**Aus dem Fachbereich der Medizin
der Johann Wolfgang Goethe-Universität
Frankfurt am Main**

**Orthopädische Universitätsklinik
Stiftung Friedrichsheim**

(Ärztlicher Direktor: Prof. Dr. med. L. Zichner)

# Der Einfluss von Medikamenten auf die akut postoperative Rehabilitation bei Kniepatienten

Einfluss und Auswirkungen von einmaligen intraartikulären Pharmakakombinationsgaben aus Morphin, Suprarenin® und Supertendin®, aus Scandicain® und Suprarenin® und von der intraartikulären Pharmakongabe aus Hyaluronsäure am Ende arthroskopischer Kniegelenkeingriffe auf die postoperative Rehabilitation von Patienten mit Meniskusverletzungen.

Eine randomisierte klinische Untersuchung
mit einer Kontrollgruppe mit arthroskopischen Meniskuseingriffen, aber ohne intraartikuläre Pharmakagabe.

Dissertation
zur Erlangung des Doktorgrades der Medizin des Fachbereichs Medizin der
Johann Wolfgang Goethe-Universität Frankfurt am Main

vorgelegt von

Karsten Keller
aus Darmstadt

Frankfurt am Main, 2006

Dekan: Prof. Dr. med. J. Pfeilschifter
Referent: Priv.-Doz. Dr. med. M. Engelhardt
Korreferent: Prof. Dr. med. H.W. Doerr

Tag der mündlichen Prüfung: 2. März 2007

Berichte aus der Medizin

Karsten Keller

**Der Einfluss von
Medikamenten auf die akut
postoperative Rehabilitation
bei Kniepatienten**

Shaker Verlag
Aachen 2007

**Bibliografische Information der Deutschen Nationalbibliothek**
Die Deutsche Nationalbibliothek verzeichnet diese Publikation in der Deutschen Nationalbibliografie; detaillierte bibliografische Daten sind im Internet über http://dnb.d-nb.de abrufbar.

Zugl.: Frankfurt am Main, Univ., Diss., 2007

Copyright Shaker Verlag 2007
Alle Rechte, auch das des auszugsweisen Nachdruckes, der auszugsweisen oder vollständigen Wiedergabe, der Speicherung in Datenverarbeitungsanlagen und der Übersetzung, vorbehalten.

Printed in Germany.

ISBN 978-3-8322-6115-3
ISSN 0945-0890

Shaker Verlag GmbH • Postfach 101818 • 52018 Aachen
Telefon: 02407 / 95 96 - 0 • Telefax: 02407 / 95 96 - 9
Internet: www.shaker.de • E-Mail: info@shaker.de

# Inhaltsverzeichnis

| | | |
|---|---|---|
| 1 | Einleitung | 7 |
| 1.1 | Allgemeines | 7 |
| 1.2 | Anatomische Grundlagen | 10 |
| 1.2.1 | Anatomie des Kniegelenks | 10 |
| | 1.2.1.1 Femoropatellargelenk | 10 |
| | 1.2.1.2 Femorotibialgelenk | 11 |
| | 1.2.1.3 Die knöchernen Strukturen | 11 |
| | 1.2.1.4 Die Menisken | 14 |
| | 1.2.1.5 Nervöse Versorgung der Kniebinnenstrukturen | 22 |
| | 1.2.1.6 Der Gelenkknorpel | 24 |
| | 1.2.1.7 Die Gelenkkapsel | 25 |
| | 1.2.1.8 Der Bandapparat | 25 |
| | 1.2.1.9 Mechanik, Stabilität, ansetzende Muskulatur und Belastungen des Kniegelenks | 26 |
| | 1.2.1.10 Angrenzende Gelenke | 27 |
| 1.3 | Verletzungen der Menisken | 27 |
| 1.3.1 | Ätiologie | 28 |
| 1.3.2 | Ursachen und typischer Unfallmechanismus von Meniskusverletzungen | 29 |
| 1.4 | Symptome einer Meniskusläsion | 31 |
| 1.5 | Einteilung von Meniskusverletzungen | 32 |
| 1.6 | Therapie | 35 |
| 1.6.1 | Geschichte der Therapie von Meniskusverletzungen | 35 |
| 1.6.2 | Behandlungsoptionen und Heilungstendenz in Abhängigkeit von den Durchblutungszonen des Meniskus (heutiger Wissensstand und Standards der Therapie) | 40 |
| | 1.6.2.1 Ort der Meniskusläsion und Heilungschancen | 40 |
| | 1.6.2.2 Behandlungsoptionen bei Meniskusverletzungen | 42 |
| | 1.6.2.3 Nachbehandlung und Rehabilitation (postoperative Behandlung) | 54 |
| 2 | Fragestellung und Hypothesen | 58 |
| 2.1 | Kernhypothesen | 58 |
| 2.1.1 | Null-Hypothese 1 | 58 |
| 2.1.2 | Alternativ-Hypothese 1 | 59 |
| 2.2 | Untersuchte Nebenhypothesen | 59 |
| 2.2.1 | Null-Hypothese 2 | 59 |
| 2.2.2 | Alternativ-Hypothese 2 | 59 |
| 2.2.3 | Null-Hypothese 3 | 59 |
| 2.2.4 | Alternativ-Hypothese 3 | 60 |
| 3 | Patienten, Material und Methoden | 61 |
| 3.1 | Allgemeiner Überblick über die Anwendungsbeobachtung | 61 |
| 3.2 | Überblick über die Untersuchungsteile A und B | 62 |
| 3.2.1 | Überblick über den Untersuchungsteil A | 64 |
| 3.2.2 | Überblick über den Untersuchungsteil B | 64 |
| 3.3 | Studiendesign | 65 |
| 3.3.1 | Studiendesign des Untersuchungsteils A | 65 |
| | 3.3.1.1 Patientenkollektiv des Untersuchungsteils A | 65 |
| | 3.3.1.2 Kniegesunde Kontrollgruppe (Gruppe 3) des Untersuchungsteils A | 66 |
| 3.3.2 | Studiendesign des Untersuchungsteils B | 66 |

| | | |
|---|---|---|
| | 3.3.2.1 Patientenkollektiv des Untersuchungsteils B | 66 |
| 3.3.3 | Ein- und Ausschlusskriterien für beide Untersuchungsteile | 68 |
| 3.4 | Methoden | 69 |
| 3.4.1 | Ablauf der Anwendungsbeobachtung | 69 |
| | 3.4.1.1 Ablauf der präoperativen Anwendungsbeobachtung der Untersuchungsteile A und B | 71 |
| | 3.4.1.2 Prä- und postoperativer Ablauf der Anwendungsbeobachtung des Untersuchungsteils B | 72 |
| | 3.4.1.3 Durchgeführte Befragungen, Untersuchungen, Evaluationsbögen und Messungen | 73 |
| 3.5 | Pharmaka | 79 |
| 3.5.1 | Morphin 10 mg Injektionslösung (MSI 10 Mundipharma Injektionslösung®) | 79 |
| 3.5.2 | Scandicain® 1 % | 80 |
| 3.5.3 | Suprarenin® Injektionslösung | 81 |
| 3.5.4 | Supertendin® | 82 |
| | 3.5.4.1 Glukokortikoid-Anteil (Dexamethasonacetat) | 82 |
| | 3.5.4.2 Lidocain-Anteil | 83 |
| 3.5.5 | Ostenil® Injektionslösung | 83 |
| 3.6 | Statistik | 84 |
| 3.6.1 | Statistische Tests im Untersuchungsteil A | 84 |
| 3.6.2 | Statistische Tests im Untersuchungsteil B | 84 |
| 3.6.3 | Hervorhebung der signifikanten Ergebnisse und der benutzten statistischen Tests | 85 |
| 3.6.4 | Signifikanzschwelle | 85 |
| **4** | **Ergebnisse** | **86** |
| 4.1 | Erläuterungen zu beiden Ergebnisteilen (A und B) | 86 |
| 4.1.1 | Erläuterungen zu den Messungen | 86 |
| 4.2 | Ergebnisteil A: präoperativer Vergleich zwischen kniegesunder Kontrollgruppe, Knorpelgruppe und Meniskusgruppe | 86 |
| 4.2.1 | Anamnese (Studienteilnehmerbefragung auf der Grundlage des IKDC- und ICRS-Knieevaluationsbogens) | 86 |
| | 4.2.1.1 Allgemeine Patientendaten | 86 |
| | 4.2.1.2 Beschwerdezeiträume | 87 |
| | 4.2.1.3 Entstehung der Kniegelenkverletzung | 88 |
| | 4.2.1.4 (Bein-) Seite der Kniegelenkschädigung | 89 |
| | 4.2.1.5 Bisherige Therapie | 89 |
| | 4.2.1.6 Aktivitätsniveau und Symptome bei Aktivität | 89 |
| | 4.2.1.7 Funktion des betroffenen Kniegelenks | 90 |
| | 4.2.1.8 Stimmung vor der anstehenden Operation bzw. am ersten Befragungs-, Untersuchungs- und Messtermin | 91 |
| 4.2.2 | Klinische Untersuchung | 91 |
| | 4.2.2.1 Beinachse, Bandapparat, kompartimentale Befunde, Meniskustests | 91 |
| | 4.2.2.2 Bewegungsumfang (Range of Motion) | 92 |
| | 4.2.2.3 Entzündungszeichen | 95 |
| | 4.2.2.4 Schmerz | 95 |
| | 4.2.2.5 Röntgenbefunde | 98 |
| | 4.2.2.6 IKDC Knie-Evaluation | 98 |
| | 4.2.2.7 ICRS Knorpel Standard Knie-Evaluation | 98 |
| 4.2.3 | Laborparameter | 99 |
| 4.2.4 | Operation | 99 |
| 4.2.5 | Nachbehandlung | 100 |

| | | |
|---|---|---|
| | 4.2.5.1 Zeiträume der geplanten Teilbelastung bis zur ersten Vollbelastung und Dauer des Aufenthalts im Krankenhaus | 100 |
| 4.2.6 | Beinumfangsmessungen | 101 |
| | 4.2.6.1 Beinumfänge in Höhe des Kniegelenkspalts | 101 |
| | 4.2.6.2 Beinumfänge am Oberschenkel 20 cm über dem Kniegelenkspalt | 102 |
| | 4.2.6.3 Beinumfänge am Oberschenkel 10 cm über dem Kniegelenkspalt | 102 |
| | 4.2.6.4 Beinumfänge am Unterschenkel 10 cm unter dem Kniegelenkspalt | 103 |
| | 4.2.6.5 Größter Umfang am Unterschenkel | 104 |
| 4.2.7 | EMG-Werte | 104 |
| | 4.2.7.1 Maximale EMG-3 s-Durchschnittswerte bei isometrischem Maximalkrafttest in 60° Kniebeugung | 104 |
| | 4.2.7.2 Maximale EMG-3 s-Durchschnittswerte bei isometrischem Maximalkrafttest in 30° Kniebeugung | 108 |
| 4.2.8 | Maximalkraft | 111 |
| | 4.2.8.1 Durchschnittliche 3 s-Maximalkraftwerte bei isometrischem Maximalkrafttest in 60° Kniebeugung | 111 |
| | 4.2.8.2 Durchschnittliche 3 s-Maximalkraftwerte bei isometrischem Maximalkrafttest in 30° Kniebeugung | 112 |
| 4.2.9 | Vergleich in der Meniskusgruppe: Unterschied der EMG-Werte der betroffenen (zu behandelnden) Beine zwischen Patienten mit Außen-, mit Innenmeniskusläsionen und mit Läsionen sowohl des Innen- als auch des Außenmeniskus | 113 |
| | 4.2.9.1 M. rectus femoris | 113 |
| | 4.2.9.2 M. vastus lateralis | 114 |
| | 4.2.9.3 M. vastus medialis | 114 |
| | 4.2.9.4 M. biceps femoris | 115 |
| 4.2.10 | Muskelatrophie auf der (nicht zu behandelnden) Gegenseite | 115 |
| 4.3 | Untersuchungsteil B: Vergleich zwischen den einzelnen Meniskusgruppen (Meniskusgruppe ohne intraartikuläre Medikation, Meniskusgruppe mit Morphin, Suprarenin® und Supertendin®, Meniskusgruppe mit Hyaluronsäure, Meniskusgruppe mit Lokalanästhetikum und Suprarenin®) | 117 |
| 4.3.1 | Vergleich der Ausgangs- und Rahmenbedingungen (zwischen den Meniskusgruppen) der Studie | 117 |
| | 4.3.1.1 Anamnese | 117 |
| | 4.3.1.2 Ergebnisse der Evaluationsbögen | 118 |
| | 4.3.1.3 Laborparameter | 119 |
| | 4.3.1.4 Operation | 119 |
| | 4.3.1.5 Postoperative Nachbehandlung | 120 |
| 4.3.2 | Die über die drei Messtermine untersuchten Parameter der Studie | 121 |
| | 4.3.2.1 Subjektive Patienteneinschätzungen | 121 |
| | 4.3.2.2 Entzündungszeichen | 124 |
| | 4.3.2.3 Schmerz (auf der verletzten Kniegelenkseite) | 126 |
| | 4.3.2.4 Beinumfänge | 134 |
| | 4.3.2.5 Bewegungsumfang | 142 |
| | 4.3.2.6 Maximalkraftwerte | 147 |
| | 4.3.2.7 EMG-Werte (ermittelt während der Maximalkrafttests) | 153 |
| **5** | **Diskussion** | **169** |
| 5.1 | Anamnestische und andere Erhebungen der IKDC- und ICRS-Knie-Evaluationsbögen und präoperativer Laborparametervergleich | 169 |
| 5.1.1 | Allgemeine Patientendaten des Untersuchungsteils A | 169 |

| | | |
|---|---|---|
| 5.1.2 | Beschwerdezeiträume und Entstehung der Kniegelenkverletzung (Untersuchungsteil A) | 172 |
| 5.1.3 | Verletzungsursachen (Untersuchungsteil A) | 172 |
| 5.1.4 | (Bein-) Seite der Kniegelenkschädigung (Untersuchungsteil A) | 173 |
| 5.1.5 | Aktivitätsniveau und Symptome bei Aktivität (Untersuchungsteil A) | 174 |
| 5.1.6 | Funktion des betroffenen Kniegelenks und Stimmung/ Zufriedenheit (bedingt durch die momentane Situation) (Untersuchungsteil A) | 174 |
| 5.1.7 | Kniegelenk der nicht betroffenen Seite (Gegenseite) (Untersuchungsteil A) | 174 |
| 5.1.8 | Beinachse, Patellofemoralgelenk, Bandapparat und Meniskuszeichen (Untersuchungsteil A) | 174 |
| 5.1.9 | Radiologische Veränderungen (Untersuchungsteil A) | 175 |
| 5.1.10 | IKDC-Knie-Evaluations- und ICRS Knorpel Standard Knie-Evaluationsbögen (Untersuchungsteil A) | 176 |
| 5.1.11 | Laborwerte (Untersuchungsteil A) | 176 |
| 5.1.12 | Allgemeine Ausgangsbedingungen des Untersuchungsteils B (Allgemeine Patientendaten, Beschwerdezeiträume, Laborwerte, Evaluationsbögen) | 176 |
| 5.2 | Intraartikuläre pharmakologische Behandlung am Ende des arthroskopischen Meniskuseingriffs (Untersuchungsteil B) | 177 |
| 5.2.1 | Intraartikuläre Medikation | 177 |
| 5.2.1.1 | Lokalanästhetikum und Suprarenin® | 178 |
| 5.2.1.2 | Hyaluronsäure | 180 |
| 5.2.1.3 | Morphin, Suprarenin® und Supertendin® | 185 |
| 5.3 | Operation | 192 |
| 5.4 | Subjektive Patienteneinschätzungen und Zufriedenheit | 192 |
| 5.5 | Entzündung und ihre Zeichen | 193 |
| 5.5.1 | Rötung, Überwärmung, Schwellung und Erguss des Kniegelenks | 194 |
| 5.6 | Schmerz und Schmerzmittelbedarf | 196 |
| 5.7 | Bewegungsumfang (Range of Motion) und Gelenkblockierungen | 210 |
| 5.8 | Beinumfänge | 213 |
| 5.9 | Elektromyographie | 219 |
| 5.10 | Kraft | 224 |
| 5.11 | Rehabilitation und Wiederherstellung nach dem arthroskopischen Meniskuseingriff | 236 |
| 5.12 | Nebenwirkungen | 241 |
| 6 | Zusammenfassung | 242 |
| 7 | Schlussfolgerung | 249 |
| 8 | Abstract | 250 |
| 9 | Literaturverzeichnis | 257 |
| 10 | Anhang | 275 |
| 10.1 | Frage- und Untersuchungsbögen | 275 |
| 10.1.1 | IKDC Knie-Evaluationsblatt | 275 |
| 10.1.2 | The Cartilage Standard Evaluation Form/Knee (ICRS) | 276 |
| 10.1.3 | Postoperativer Frage- und Untersuchungsbogen für die Patienten mit Meniskusverletzungen und Frage- und Untersuchungsbogen für die kniegesunden Kontrollgruppenteilnehmer | 280 |
| 10.2 | Ausführliche Tabellen | 281 |
| 11 | Abkürzungen | 287 |

# 1 Einleitung

## *1.1 Allgemeines*

Die Menisken spielen eine zentrale Rolle in der Funktion des Kniegelenks [198] [279]. Ihre Unversehrtheit bzw. ihre weitestgehende Erhaltung ist von besonderer Bedeutung für die Biomechanik, die Erhaltung und die Arthrosevermeidung des Kniegelenks [16] ([15], S.465f.) [54] ([92], S.478f.) [118] ([142], S.545) [200] ([202], S.340) [220] [250] [321] [327] ([394], S.176) [449] [454]. Meniskusverletzungen können Funktionsstörungen und eine frühzeitige Entwicklung arthrotischer Veränderungen des Kniegelenks hervorrufen [91] ([107], S.130) ([162], S.936). Zudem stellen sie eine der häufigsten Verletzungen des Kniegelenks dar [54] ([78], S.1040ff.) ([282], S.134) ([293], S.1258) ([397], S.305). Durch Meniskusverletzungen verursachte Kniebeschwerden sind unter anderem auch deswegen eines der wichtigsten Probleme der heutigen Orthopädie ([142], S.551). Sie führen fast immer zu Symptomen wie Schmerz, Schwellung, arthritischen Veränderungen und Einschränkungen in der Aktivität ([142], S.551) und bedürfen bis auf wenige Ausnahmen der operativen Therapie ([107], S.130). Arthroskopische Kniegelenkeingriffe und insbesondere arthroskopische Meniskuseingriffe zählen in heutiger Zeit zu den häufigsten Operationen des Kniegelenks und aller Operationen überhaupt [4] [54] ([78], S.1040f.) ([92], S.473) [112] [230] ([282], S.132) [380]. Die Entscheidung bei den Meniskuseingriffen liegt heute grundsätzlich zwischen der Meniskus(teil)resektion und der Rekonstruktion des Meniskus ([37], S.301) ([68], S.570) ([78], S.1061) [80] [81] ([238], S.110ff.) ([247], S.91) ([400], S.484).

Aber nicht nur der gelungene operative Meniskuseingriff mit der Korrektur der Funktionsstörung ist für das Ergebnis der Gesamttherapie wichtig, sondern auch die postoperative Nachbehandlung mit einer möglichst raschen und effizienten Rehabilitation [85] [261] [423]. Eine gute operative Behandlung kann nur zusammen mit einer guten Rehabilitation auch zu einem guten Gesamtergebnis in der Behandlung führen [261]. Eine insuffiziente Rehabilitation kann nach geglückter Operation das angestrebte positive Therapiegesamtergebnis gefährden und entscheidend verschlechtern [85] [261] [423]. Insbesondere eine frühzeitige suffiziente Rehabilitation nach arthroskopischen Kniegelenkeingriffen mit Mobilisation und physiotherapeutischer Therapie führt zu einer schnelleren Wiederherstellung der körperlichen Leitungsfähigkeit und vermag bei der Verhinderung vieler postoperativer Komplikationen und Schäden, insbesondere die einer verlängerten Immobilisation, zu helfen ([19], S.457) [85] ([98], S.15) ([172], S.424) [229] [261] ([286], S.86) ([334], S.470f.) ([336], S.4) [365] [373] [386] [392] [420] ([424], S.89) [434]. Die Nachbehandlung und Rehabilitation spielen eine nicht zu unterschätzende Rolle nach der operativen Behandlung von Funktionsstörungen im Kniegelenk [85] [127] ([247], S.94) [392] [423].

Sowohl durch das Trauma selbst als auch durch den operativen Eingriff werden im Verletzungsgebiet Schmerzen und eine Entzündungsreaktion verursacht ([116], S.557f.) [223] ([238], S.99) ([255], S.766) ([411], S.6) [427]. Diese, im Laufe der Phylogenese herausgebildeten Schutzmechanismen, haben das Ziel, weiteren Schaden zu vermeiden, reparative Prozesse zu ermöglichen und damit das Überleben zu sichern ([411], S.6). Der Schmerz und die Entzündungsreaktion führen nach einem Trauma für eine gewisse Zeit zu einer Einschränkung der Beweglichkeit des Kniegelenks und unterstützen damit die Heilung [7] ([71], S.285) [85] ([316], S.57f.). Der Körper profitiert aber nur kurze Zeit von dieser schmerz- und entzündungsbedingten Mobilitätseinschränkung. Ein längeres Anhalten zieht vorrangig negative Effekte nach sich, vor allem auch dann, wenn frühzeitig durch den operativen Eingriff die Funktionsstörung beseitigt wurde ([71], S.285) ([411], S.6). Der Schmerz hat nach der operativen Korrektur der Funktionsstörung seine eigentliche Warnfunktion vor drohenden weiteren Gewebeschäden ([71], S.285) verloren. Auch die als

Reaktion auf das Trauma und den operativen Eingriff entstandene Entzündungsreaktion im Bereich des Kniegelenks mit Schmerz und den anderen typischen Entzündungssymptomen ([71], S.286f.) ([116], S.557f.) [127] ([166], S.42) ([411], S.7) [427] ([448], S.543) hat nur in gewissem Umfang eine positive Wirkung auf den Rehabilitationsprozess. Ein längeres Anhalten und Ausufern der Entzündungsreaktion kann die Rehabilitation verzögern und für Schäden verantwortlich sein ([404], S.47). Neben dem postoperativen Gelenkschmerz und der Entzündungsreaktion können noch eine Reihe von Faktoren wie Einbußen an propriozeptiven Fähigkeiten, Stabilitätsverluste und Funktionsveränderungen des Gelenks, Veränderungen der periartikulären Strukturen, Knorpelschäden, Muskelatrophien und Muskelungleichgewichte direkt oder über den Umweg einer Veränderung der zentralen Bewegungsprogramme zu einer Verzögerung des postoperativen Rehabilitationsprozesses führen [29] ([78], S.146 und 1028) [85] [109] ([120], S.72ff.) [124] [125] [127] [185] [196] [197] [248] [261] [272] [298] ([336], S.4) [344] ([366], S.241f.) [386] [402] [417] [420] [434] [453].

Der postoperative Schmerz und die postoperative Entzündungsreaktion sind aber die zentralen Faktoren, die entscheidend in den zeitlichen Ablauf der Rehabilitation nach dem operativen Eingriff direkt eingreifen und ihn verzögern können [75] [298] [386] [420] [434]. Dies sind sie insbesondere auch deshalb, weil sich die Steigerung der Belastung postoperativ im Rehabilitationsprogramm direkt nach diesen beiden Faktoren richtet [298] [386] [420] [434].

Außerdem sind von den vielen aufgezählten Faktoren, die die Rehabilitation verzögern können, sowohl der Schmerz als auch die Entzündungsreaktion intra- und postoperativ am besten und am ehesten positiv zu beeinflussen.

Deshalb wurde in den letzten Jahrzehnten und wird heute immer noch zunehmend versucht, vor allem die durch die Operation am Kniegelenk verursachten Schmerzen und Entzündungsreaktionen, die unvermeidliche Folge nach chirurgischen Eingriffen sind, weitestgehend zu reduzieren ([24], S.59) ([98], S.15).

Der erste große Fortschritt dabei ergab sich durch die Weiterentwicklung der operativen Meniskusbehandlung - weg von der Arthrotomie hin zur Arthroskopie [32] ([78], S.1040) [392] [417] [451]. Dies geschah in den Jahren 1975 bis 1990 und ermöglichte nicht nur eine gezieltere Operation mit partieller Meniskektomie, sondern auch eine Reduktion der postoperativen Morbidität mit geringerer Schmerz- und Entzündungssymptomatik [32] ([78], S.1040) [392] [417] [451]. Der Fortschritt bei den Operationstechniken war mit der Möglichkeit einer sehr viel rascheren und effizienteren Rehabilitation und einer früheren Rückkehr zur normalen Aktivität in Alltag, Beruf und Sport verbunden [32] ([78], S.1040) [230] ([238], S.113) [392] [417] [451].

Als weiterer Fortschritt ist die postoperative Gabe von NSAIDs (Non-steroidal anti-inflammatory drugs) zu nennen [417]. NSAIDs mit antiphlogistischer Komponente führten zu einem signifikanten Rückgang der Schmerzen und der Entzündungsparameter ([400], S.488) [417]. Ihr Einsatz war von einer größeren Bewegungsfreiheit und Kraftentfaltung begleitet und ermöglichte eine verbesserte Mobilisation und Rehabilitation ([238], S.123) ([400], S.488) [417]. Sie wurden zum Mittel der Wahl der postoperativen Schmerz- und Entzündungsbehandlung bei arthroskopischen Kniegelenkeingriffen ([361], S.35).

Trotz der erwähnten Fortschritte sind der postoperative Schmerz und die postoperative Entzündungsreaktion auch heute noch die zentralen Faktoren, die den zeitlichen Ablauf der Rehabilitation bestimmen und ihn auch verzögern können [75] [298] [386] [420] [434]; wobei der postoperative Schmerz dabei heute die höchste Hürde in der postoperativen Frührehabilitation darstellt [204] [402]. Therapiebedürftige Schmerzen treten nach operativen Eingriffen bei mehr als zwei Dritteln der Patienten auf ([166], S.41). Dies ist auch deshalb so, weil immer noch nicht alle Patienten postoperativ ausreichend mit schmerzbekämpfenden Mitteln versorgt sind ([116], S.557) ([152], S.588) ([186], S.4). Trotz der Fortschritte im Wissen über die Schmerzentstehung und die Behandlung von Schmerzen werden akute Schmerzen im Allgemeinen nicht ausreichend effektiv oder adäquat behandelt ([71], S.284)

[283]. Zwischen einem Drittel und der Hälfte aller chirurgisch versorgten Patienten sind postoperativ mit Schmerzmitteln unterversorgt ([116], S.557) ([186], S.4). Jeder Schmerz, insbesondere auch der postoperative, bewirkt psychischen und auch physischen Stress für den Patienten ([186], S.3). Der Organismus des Patienten reagiert auf den Schmerz mit einer Ausschüttung von Stresshormonen (vor allem Katecholamine, Cortison und Hydroxycortison). Diese Stresshormone können den Heilungsverlauf verzögern und das Risiko einer Wundheilungsstörung und von Infektionen anheben ([152], S.588) ([186], S.3) [427]. Die ausreichende postoperative Schmerzbekämpfung ist daher für den postoperativen Heilungsverlauf, die problemlose Mobilisation und Rehabilitation sowie die Zufriedenheit des Patienten von zentraler Bedeutung ([24], S.59) [75] ([152], S.588) ([186], S.4) ([252], S.333) [402]. Die Notwendigkeit einer Verbesserung der postoperativen Schmerzbehandlung ist deshalb unstrittig ([152], S.588).

Hier bietet sich für die Verbesserung der postoperativen Schmerztherapie nach arthroskopischen Kniegelenkeingriffen seit einigen Jahren insbesondere die intraartikuläre Applikation von verschiedenen analgetisch und antientzündlich wirkenden Pharmaka an [344].

In einer Vielzahl von Studien wurde über eine periphere analgetische Wirksamkeit intraartikulärer Morphin-, Kortikoid-, Hyaluronsäure- und Lokalanästhetikagaben am Ende arthroskopischer Kniegelenkeingriffe berichtet [11] [20] [43] [50] [76] [84] [106] [136] ([152], S.594) [153] [164] [165] [204] [213] [214] [215] [216] [227] ([256], S.261) [298] [315] [332] [340] [344] [351] ([361], S.297f.) [383] [388] [402] ([404], S.47) [427] [440] [457].

Zusätzlich wurde eine antientzündliche Wirkung für Morphin, Kortikoide und Hyaluronsäure nachgewiesen [76] [106] [136] [137] [175] [227] ([255], S.89) [275] [291] [294] ([305], S.357) [332] [340] ([346], S.826f.) ([361], S.297f.) [402] ([404], S.47) [427] ([433], S.154) [435] [438] [459].

Die momentane Beweislage spricht dafür, dass die vielgestaltigen intraartikulären Regime hinsichtlich der postoperativen Schmerzen und der Rehabilitation grundsätzlich als effektiv und grundlegend positiv zu bewerten sind [43] [84] [344] [339] [340] [383].

Es bleibt die Frage zu klären, ob die intraartikuläre Gabe analgetischer und antientzündlicher Pharmaka und Pharmakakombinationen den nächsten großen Fortschritt in der Reduktion der postoperativen Schmerz- und Entzündungssymptomatik darstellt und damit eine noch effizientere und raschere Rehabilitation erlaubt.

Intraartikuläre analgetisch wirksame Medikationen haben den Vorteil, dass sie zu einer lokalen Abschwächung oder Ausschaltung der nozizeptiven Reize führen und deshalb diese Reize erst gar nicht oder in geringerer Anzahl bis zum ZNS gelangen können [425]. Durch die intraartikuläre Gabe können zudem periphere Konzentrationen der Pharmaka erreicht werden, die weit über denen bei systemischen Gaben liegen, ohne in den verabreichten Dosierungen bei einmaliger Gabe am Ende arthroskopischer Kniegelenkeingriffe schwerwiegende systemische oder lokale Nebenwirkungen auszulösen [42] [50] [75] [76] [77] [84] [106] [164] [204] [214] [258] [285] [315] ([316], S.78) [340] [380] [388] [427] ([433], S.154) [459].

Intraartikuläre Applikationen von Medikamenten gehören zudem zu den einfachsten Techniken, um ein Schmerzmanagement nach Kniegelenkarthroskopien zu erreichen [214] [402].

In bisherigen Studien wurden eine Vielzahl von Pharmaka für diesen Zweck genutzt bzw. ausprobiert [75] [402]. Lokalanästhetika und Opioide zählen hierbei zu den am häufigsten verwendeten Pharmaka [402]. Bisher konnte sich aber kein Pharmakon und keine Pharmakakombination entscheidend durchsetzen [402].

Die vorliegende Studie untersuchte wichtige Parameter der Frührehabilitation. Dadurch sollten die drei am Ende des arthroskopischen Meniskuseingriffs gegebenen intraartikulären Pharmaka und Pharmakakombinationen miteinander und gegenüber der Kontrollgruppe ohne intraartikuläre Pharmakagabe (aber mit gleichem Verletzungsmuster) hinsichtlich vieler Parameter verglichen und der Verlauf von prä-, über zweitem bis zum fünften Tag postoperativ beobachtet werden.

Die verfolgten wesentlichen Ziele durch die intraartikuläre Medikation waren eine Reduktion der postoperativen Schmerz- und Entzündungssymptomatik sowie eine frühzeitige effektivere und reibungslosere Rehabilitation mit Mobilisation und Wiederherstellung der Leistungsfähigkeit.

## 1.2 Anatomische Grundlagen

### 1.2.1 Anatomie des Kniegelenks

Das Kniegelenk (Articulatio genus) ist das größte ([129], S.367) ([174], S.198) ([218], S.202) ([292], S.182) ([5], S.23) ([120], S.26) ([78], S.1025) ([398], S.2) ([448], S.70) und komplexeste Gelenk des menschlichen Körpers [91] [267]. Es ist ein zusammengesetztes Gelenk, in dem drei Knochen miteinander artikulieren. Femur, Tibia und Patella bilden die knöchernen Anteile des Gelenks. Im Gegensatz zum Ellenbogengelenk, bei dem beide Unterarmknochen mit dem Humerus gelenkig verbunden sind, ist das Wadenbein beim Kniegelenk nicht mit einbezogen ([265], S.704) ([129], S.367) ([292], S.182) ([266], S.114).

Das Kniegelenk ist eine Kombination aus Scharnier- und Radgelenk. Es sind Beuge- und Streckbewegungen, bei gebeugtem Knie zusätzlich auch Rotationsbewegungen möglich ([129], S.367). Wegen des weitgehenden Fehlens einer knöchernen Führung ist das Kniegelenk anfällig für Instabilitäten und Verletzungen ([120], S.26).

Die Knochen weisen insgesamt sechs Gelenkflächen auf ([265], S.704). Aus den Gelenkflächenkontakten kann man das Articulatio genus in zwei Teilgelenke untergliedern ([369], S.332) ([88], S.357) ([450], S.10): in das Femoropatellargelenk (gelenkige Verbindung zwischen Patella und Femur) und in das Femorotibialgelenk (gelenkige Verbindung zwischen Femur und Tibia).

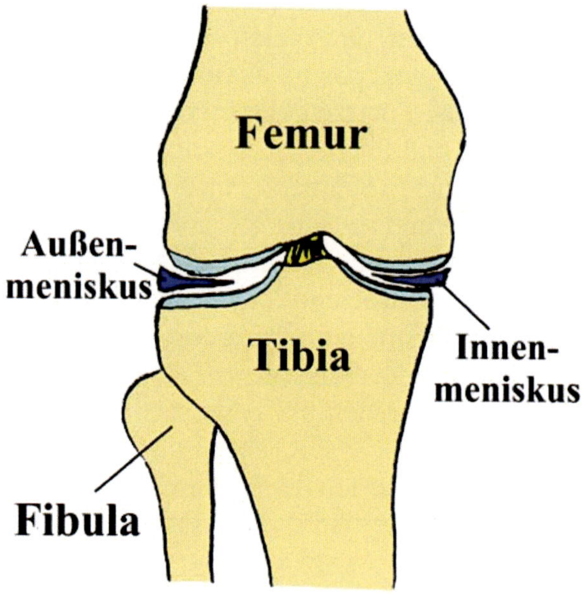

**Abbildung 1: schematische Darstellung des rechten Kniegelenks von vorne. Die Patella wurde zur besseren Übersicht in der Darstellung weggelassen**

#### 1.2.1.1 Femoropatellargelenk

Die Facies patellaris des Femur und Facies articularis patellae bilden das Articulatio femoropatellaris. Die Patella liegt als Sesambein im Verlauf der Sehne des M. quadriceps femoris. Die überknorpelte keilförmige Rückseite gleitet in der als Gelenkfläche ausgekleideten Führungsrinne des Femurs ([265], S.705). Die Hauptaufgaben der Patella als Sesambein sind:

1.) **Hypomochlionfunktion**

Bei Kniebeugung lenkt die Patella die Quadrizepssehne über die Femurkondylen zum Tibiakopf um. Zudem wird durch die Kniescheibe ein direktes Schleifen der

Sehnenfasern auf dem Gelenkknopel weitestgehend verhindert ([78], S.1041) ([129], S.321) ([265], S.705).

**2.) Abstandhalter**
Durch das Abheben der Sehne vom distalen Femur verbessert sich der Ansatzwinkel des Ligamentum patellae an der Tibia in der Streckbewegung ([88], S.337). Der Hebelarm wird verlängert ([78], S.1041). Dadurch können größere Drehmomente erzeugt werden ([265], S.705).

**3.) Druckverteilung**
Die Kniescheibe verteilt den Anpressdruck der Quadrizepssehne sowohl bei gebeugtem Knie als auch bei Streckbewegungen auf eine größere Fläche. Dadurch werden Knorpelschäden durch zu große Druckbeanspruchung reduziert ([88], S.337) ([78], S.1041). Außerdem mindert sie durch ihren Knorpelüberzug die Reibung zwischen Sehne und Knochen ([265], S.705)([129], S.321).

**4.) Sie hält die Sehne an der vorgesehenen Position**
Die Patella gleitet in einer Führungsrinne und wird durch die Retinaculi zusätzlich in Mittelposition gehalten, was ein seitliches Ausweichen der Kniescheibe mit der Sehne des M. quadriceps femoris verhindert. Die Sehne wird somit zwischen den Femurkondylen geführt und ein seitliches Abgleiten vermieden ([265], S.705) [415].

### 1.2.1.2 Femorotibialgelenk

Das Articulatio femorotibialis (Femorotibialgelenk) ist ein bikondyläres Gelenk ([88], S.357). Dem distalen Endstück des Femurs mit seinen walzenförmigen Kondylen stehen die napfförmigen ovalen Gelenkflächen des proximalen Tibiakopfes entgegen ([88], S.357). Das Größenverhältnis zwischen den Gelenkflächen des Femurs und der Tibia beträgt 3:1 ([292], S.182). Die Inkongruenz dieser Gelenkflächen wird durch einen dicken Knorpelüberzug und vor allem durch die Menisken ausgeglichen ([218], S.202) ([408], S.191). Man muss sich hierbei die Menisken als transportable Gelenkpfannen auf einem fast ebenen Tibiaplateau vorstellen ([265], S.706) ([129], S.369) ([264], S.143). Erst durch diese anatomische Besonderheit werden auch Rotationsbewegungen möglich. Die Hauptaufgaben der Menisken sind eine Verbesserung der Gelenkführung ([292], S.182) ([361], S.295f.), eine Stoßdämpferfunktion ([408], S.190) ([361], S.295f.) ([264], S.143) und eine günstigere Druck- und Lastverteilung ([129], S.369) ([292], S.182) ([264], S.143).

Die Krümmung der Gelenkflächen der Femurkondylen nimmt von vorne nach hinten zu; so wird die Auflagefläche umso größer, je mehr das Kniegelenk gestreckt wird ([129], S.367ff.). Das Femur steht nur punktförmig über der Gelenkfläche der Tibia. Bei Beugung und Streckung bewegen sich die Femurkondylen mit den Menisken auf dem Tibiaplateau nach vorne und hinten. Dies wird als Rollgleitbewegung bezeichnet ([218], S.202) ([292], S.182) ([293], S.1254) ([316], S.487) ([398], S.8) ([460], S.434).

### 1.2.1.3 Die knöchernen Strukturen

#### *1.2.1.3.1 Femur*

Das Femur (Schenkelbein) ist der längste und kräftigste Knochen des menschlichen Körpers ([88], S.334) ([129], S.317). Das Schenkelbein bestimmt somit in entscheidender Weise die individuelle Körpergröße ([88], S.334) ([129], S.317). Es besteht, von proximal nach distal betrachtet, aus dem kugelförmigen Schenkelkopf (Caput femoris), dem Schenkelhals (Collum femoris), dem kräftigen Schaft (Corpus femoris) und dem distalen Endstück, das in die beiden knorpeltragenden Kondylen ausläuft ([129], S.317).

Das Caput femoris wird von der Hüftgelenkspfanne (Acetabulum) aufgenommen ([292], S.175). Zusammen bilden Femurkopf und Acetabulum des Os coxae ein modifiziertes Kugelgelenk mit drei Freiheitsgraden (=Hüftgelenk =Articulatio coxae) ([408], S.175), auch Nussgelenk (Articulatio cotylica) genannt ([129], S.322).

Der Schenkelhals verbindet den Hüftkopf mit dem Oberschenkelschaft. Das Collum femoris ist ein wichtiges mechanisches Trageglied ([88], S.334f.).

Die Hauptachse des Femurschafts und die Längsachse des Femurhalses schließen den sogenannten Collodiaphysenwinkel ein ([129], S.317) ([88], S.335), der beim Erwachsenen ungefähr 125° beträgt ([129], S.317) ([88], S.335).

Der röhrenförmige Schaft trägt an seiner Rückseite eine Längsleiste, die Linea aspera, die vor allem die Tragfähigkeit des Femurschafts erhöht ([129], S.319). Außerdem ist sie Muskelansatz- und –ursprungsfläche ([129], S.319). Das proximale Schaftende läuft in den Trochanter major aus. Dieser ist Ansatzpunkt zahlreicher Hüftmuskeln ([129], S.319).

In Höhe der Collum-Corpus-Grenze an der Rückseite des Schenkelschafts, etwas medial gelegen, sitzt der Trochanter minor, dem Oberschenkelknochen auf. Hier inseriert der stärkste Beuger im Hüftgelenk, der M. iliopsoas ([292], S.190).

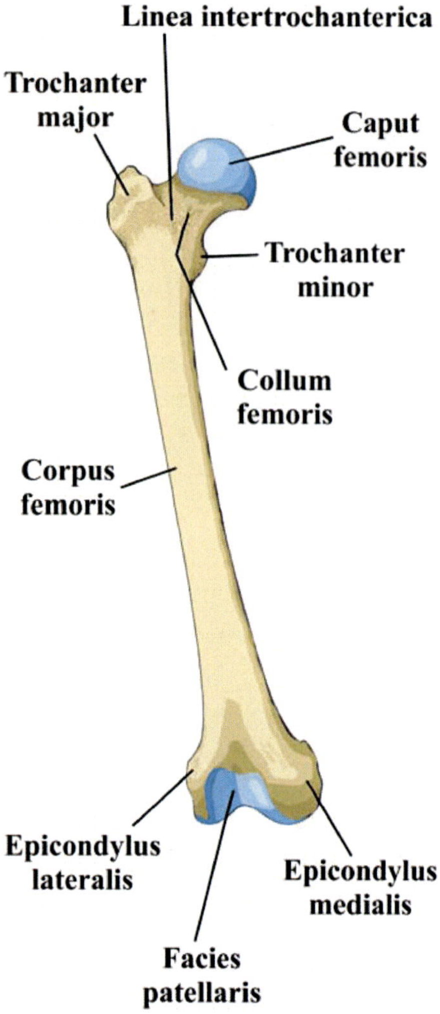

**Abbildung 2: rechtes Femur von vorne (nach ([218], S.189))**

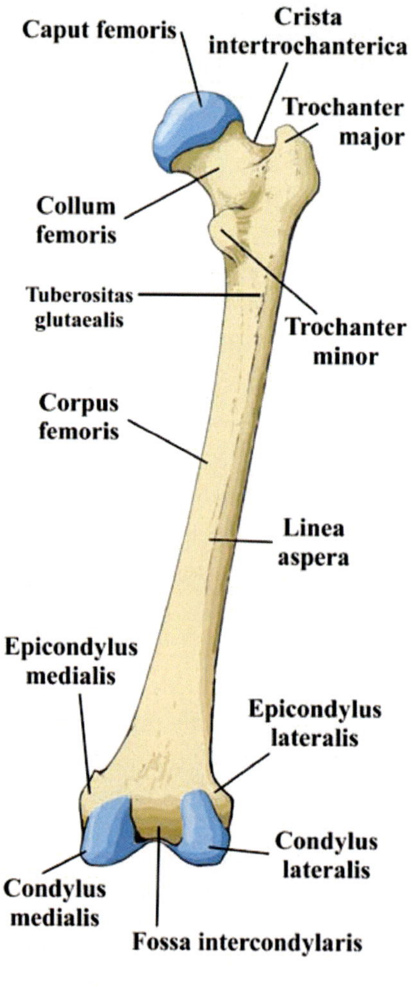

**Abbildung 3: rechtes Femur von hinten (nach ([218], S.189))**

Das distale Endstück des Femurs wird von den Kondylen gebildet. Der Condylus lateralis ist etwas breiter als der Condylus medialis ([129], S.319f.). Auf der Rückseite werden die Kondylen durch die tiefe Fossa intercondylaris getrennt; auf der Vorderseite verbindet die mit Knorpel überzogene Facies patellaris die beiden Kondylen ([129], S.320). Die Facies patellaris besitzt in der Mitte eine abgesenkte Rinne, die Kniescheibenrinne, in der die Kniescheibe gleitet. Die Ränder sind durch die Kondylen erhöht. Die laterale Rinnenbegrenzung ist etwas mehr aufgeworfen als die mediale, um dem stärkeren Zug des M. vastus lateralis entgegenzuwirken ([129], S.320).

Von den Binnenseiten der Femurkondylen entspringen die Kreuzbänder, die zum Tibiakopf ziehen ([129], S.320).

## 1.2.1.3.2 Tibia

Der im Querschnitt dreikantige kräftige Schaft der Tibia verbindet den proximalen Tibiakopf mit dem medialen Knöchel des oberen Sprunggelenks. Am Schienbeinschaft, Corpus tibiae, unterscheidet man drei Knochenränder: den Margo anterior, den Margo interosseus und den Margo medialis. Der Margo anterior, auf deutsch Schienbeinkamm genannt, wird nach proximal breiter und läuft in den Knochenhöcker der Tuberositas tibiae aus. Hier setzt der M. quadriceps femoris über das Lig. patellae an ([129], S.362f.). Lateral liegt der Margo interosseus, an dem die Membrana interosseus befestigt ist, die eine feste Verspannung zwischen den Unterschenkelknochen (Tibia und Fibula) bewirkt. Der dritte Knochenrand, der Margo medialis, ist eher stumpf und begrenzt mit dem Margo anterior die mediale Schienbeinfläche, die dicht unter der Haut liegt ([88], S.368).

Die dreikantige Querschnittsform der Tibia ist der besonderen Biegebeanspruchung angepasst. Die Hauptmasse des Knochens liegt wie die größten Druckspannungen im hinteren Teil des Querschnitts ([129], S.364).

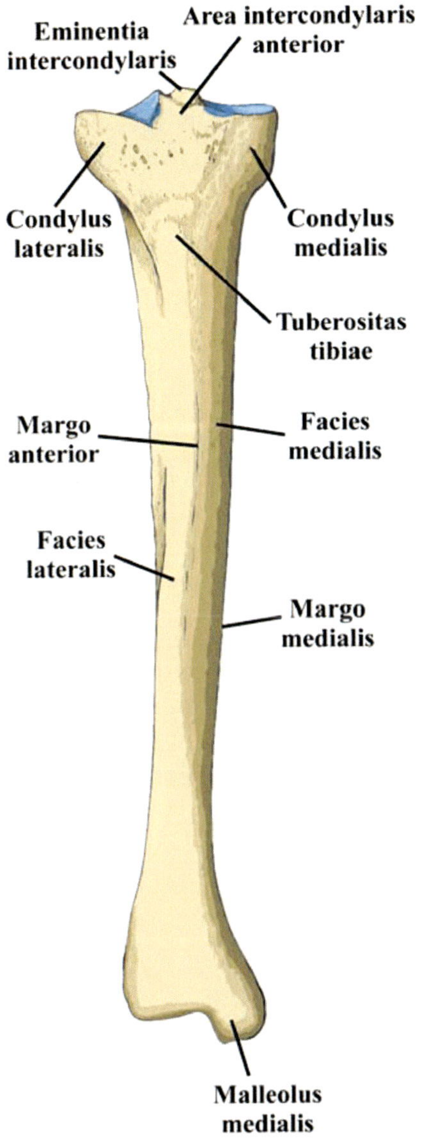

**Abbildung 4: rechte Tibia von vorne (nach ([218], S.199))**

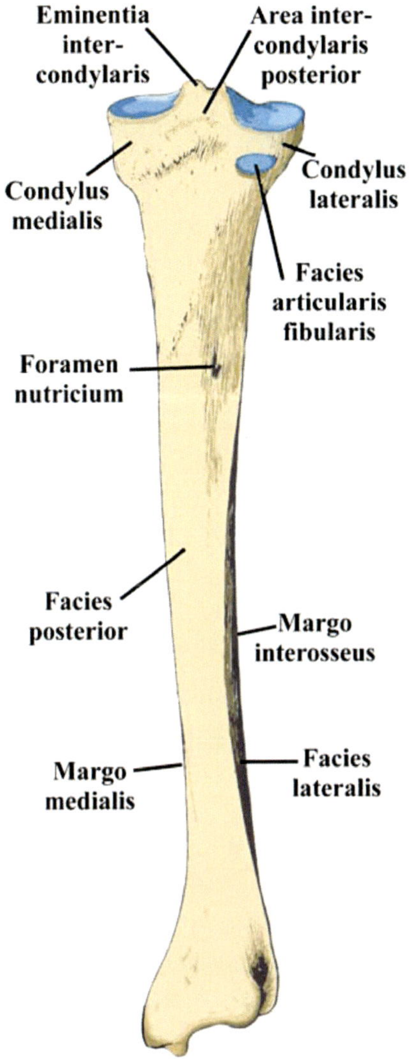

**Abbildung 5: rechte Tibia von hinten (nach ([218], S.199))**

Das proximale Ende des Schienbeins verbreitert sich zum Tibiakopf, der von den Condyli medialis und lateralis gebildet wird. Auf den Kondylen, dem Tibiaplateau, liegt die Facies articularis superior. Diese formiert sich aus zwei ovalen, tellerförmigen Flächen, auf denen das Femur mit den Menisken gleitet ([88], S.367).

Zwischen den beiden Gelenkflächen liegt eine knorpelfreie Zwischenzone. Diese wird durch die Eminentia intercondylaris in die Areae intercondylaris anterior und posterior unterteilt ([88], S.367) ([129], S.364), die die Ansatzpunkte der Kreuzbänder bilden ([129], S.364).

Am lateralen Schienbeinkondylen, auf dessen lateraler Seite, befindet sich die Facies articularis fibularis, an die sich der Fibulakopf anlegt ([129], S.364).

Das distale Ende der Tibia läuft in den Malleolus medialis aus. Gemeinsam mit der Fibula bildet sie die Malleolengabel des oberen Sprunggelenks ([129], S.365).

### *1.2.1.3.3 Patella*

Die Kniescheibe ist das größte Sesambein des Menschen ([369], S.326) ([265], S.705). Sie ist eingelagert in die starke Sehne des M. quadriceps femoris ([265], S.705). Der Sehnenabschnitt zwischen Patella und Tibia wird Lig. patellae genannt ([265], S.705).

**Abbildung 6: rechte Patella von vorne und von hinten (nach ([218], S.191))**

Das Sesambein zeigt sich im Aufbau als eine dreieckige Knochenplatte. Proximal, an dem Ansatz der Quadrizepssehne, liegt die abgerundete Basis patellae. Distal läuft die Kniescheibe spitz in den Apex patellae aus, an dem das Lig. patellae inseriert ([129], S.321). Auf der Rückseite der Patella liegt die Facies articularis, die überknorpelte Gelenkfläche. Die Facies articularis patellae besitzt eine Führungsleiste, die in der Kniescheibenführungsrinne des Femurs gleitet ([129], S.321). Die Dicke des Gelenkknorpelüberzugs beträgt hier bis zu 6 mm ([218], S.190).

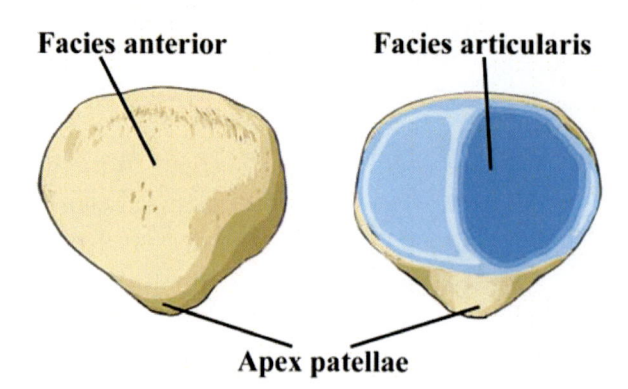

## 1.2.1.4 Die Menisken

Die Menisken spielen eine bedeutende Rolle in der Gelenkfunktion und sind sicherlich nicht die funktionslosen Zusatzstrukturen, als die sie lange Zeit fehlgedeutet wurden [279] [280] ([282], S.135) [327] [341].

### *1.2.1.4.1 Evolution der Menisken*

Das menschliche Kniegelenk ist Resultat einer 400 Millionen Jahre andauernden Gelenkentwicklung ([398], S.43). Als die ersten Lebewesen vor Millionen von Jahren ihren Lebensraum aus dem Wasser auf das Land verlegten, begann die Anpassung der Kniegelenke an die neuen Aufgaben. Menisken bildeten sich erstmals bei Reptilien aus ([450], S.1).
Die Säugetiere haben, mit Ausnahme einiger Fledermausarten, alle vergleichbare Zwischengelenkknorpel (Menisken). Die Form der Menisken spielt dabei für die Funktion des Kniegelenks eine wichtige Rolle ([450], S.1).
Anatomische Untersuchungen zeigten, dass der Aufbau und die Form der Menisken nicht vorrangig von der Artenverwandtschaft, sondern von der Art der Fortbewegung abhängen. Verallgemeinernd ist festzustellen, dass die Menisken sich schnell und geschmeidig bewegender Tiere schlanker und schmaler gebaut sind als die von sich langsam bewegenden Tieren ([450], S.1). Die Menisken des Menschen ähneln im Tierreich eher den Zwischengelenkknorpeln von bewegungsärmeren Haustieren. Sie sind im Vergleich zu den Menisken der Wildtiere in der Belastungsfähigkeit eingeschränkt ([450], S.1).

### *1.2.1.4.2 Embryologie*

Die Menisken sind beim Embryo des Menschen bereits zwischen der 8. und 10. Woche der Schwangerschaft bei einer Größe von 30 mm Scheitelsteißlänge sichtbar und abgrenzbar ([68], S.568) [280] ([400], S.483) ([450], S.1). Vor diesem Entwicklungsstand ist ein embryonales Füllgewebe an der Stelle zwischen Femur und Tibia zu beobachten ([450], S.1).

Ab etwa einer Scheitelsteißlänge von 40 mm erscheinen die Menisken der späteren Form entsprechend ausgebildet und haben schon den Kontakt zu den Femurkondylen verloren ([450], S.1). Zu dieser Zeit bestehen sie aus Mesenchymgewebe ([68], S.568) ([400], S.483) ([450], S.1). Erst wenn der Embryo Willkürbewegungen vornimmt, also etwa im 3. Monat der Schwangerschaft erfolgt eine weitere Ausdifferenzierung der Menisken ([450], S.1). Bis zur Geburt wandelt sich das mesenchymale Gewebe in ein zellreiches, gut durchblutetes Bindegewebe um ([92], S.475) [280] ([400], S.483) ([450], S.1). Nach der Geburt mit den wachsenden Belastungen der ersten Gehversuche des Säuglings wird das Bindegewebe in knorpelähnliches Gewebe umgebaut und enthält ab dem 1. Lebensjahr zunehmend Knorpelzellen ([450], S.1). Erst jetzt ist der Faserknorpelbau der Menisken erreicht ([400], S.483) ([450], S.1). Die Durchblutung lässt postnatal vom peripheren kapselnahen Anteil hin zum zentralen kapselfernen Anteil nach [280].

### 1.2.1.4.3 Makroskopische Anatomie der Menisken

Die Menisken sind c-förmige Gebilde, die einen keilförmigen Querschnitt zeigen ([88], S.360) ([129], S.369) ([15], S.464) ([282], S.127) ([398], S.17) [451]. Das Baumaterial wird als Faserknorpel ([129], S.369) oder Bindegewebsknorpel beschrieben ([15], S.464) ([282], S.127) [451]. Am äußeren verdickten Rand sind sie mit der Gelenkkapsel verwachsen ([129], S.369) [451]. Während der mediale Meniskus eine halbmondähnliche Form besitzt, ist der laterale Meniskus mehr kreis- oder ringförmig ([88], S.360) ([92], S.473) ([129], S.369) ([162], S.934) ([398], S.18) ([450], S.2). Befestigt sind die freien Enden der Menisken im Raum zwischen den Tibiapfannen ([88], S.360). Beide Menisken sind an ihrem Vorderhorn in der Area intercondylaris anterior und an ihrem Hinterhorn in der Area intercondylaris posterior der Tibia verankert ([129], S.369) [239] ([450], S.2). Die Menisken sind zusätzlich anterior durch das Ligamentum transversum genus miteinander verknüpft ([450], S.2). Die Befestigungspunkte des medialen Meniskus liegen weit auseinander, während sich die des lateralen Meniskus eng beieinander befinden ([266], S.116). Zusätzlich ist der Innenmeniskus an seinem kapselnahen Anteil fest mit der Kapsel ([36], S.219) ([282], S.127) ([398], S.18) und dem Innenband ([266], S.116) verwachsen und Faserzüge des M. semimembranosus inserieren an seinem Hinterhorn ([450], S.2). Daher ist der mediale Meniskus weniger beweglich ([92], S.474) ([282], S.127) ([266], S.116) ([374], S.38) [382] und viel verletzungsanfälliger als der laterale ([398], S.18) ([450], S.2). Der Außenmeniskus ist im Gegensatz dazu nur an seinem vorderen und hinteren Anteil mit der Kapsel verwachsen. Seine mittlere Meniskusregion ist frei beweglich und nicht an der Kapsel befestigt ([282], S.127). Dadurch ist der laterale Meniskus gut beweglich ([92], S.474) ([266], S.116) [382].

Die jeweilige proximale Fläche der Menisken ist konkav und der Querkrümmung der Femurkondylen angepasst ([129], S.369) ([15], S.464). Die Menisken mindern dadurch nicht nur die bestehende Ungleichheit zwischen den Gelenkflächen im Kniegelenk, sondern wandeln den punkt- bzw. linienförmigen Kontakt zwischen Femurkondylen und Tibiaplateau in eine flächige Verbindung um ([408], S.191) ([282], S.127). Daraus resultiert eine günstigere Druck- und Lastverteilung ([129],

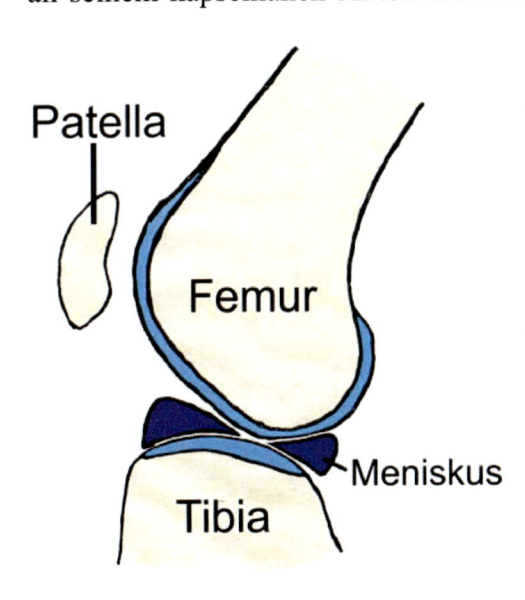

**Abbildung 7: schematische Darstellung eines Sagittalschnitts durch das lat. Kompartiment eines Kniegelenks**

S.369) ([292], S.182) ([264], S.143) ([15], S.466) ([78], S.1056) und im Bedarfsfall eine Stoßdämpferfunktion ([408], S.190) ([361], S.295f.) ([264], S.143) ([15], S.466) ([282], S.127).

Die Menisken stellen transportable Gelenkpfannen für die Femurkondylen dar, die auf dem fast planen Tibiaplateau verschoben werden können [239] ([265], S.706) ([129], S.369). Sie verbessern die Gelenkführung ([292], S.182) ([361], S.295f.) ([15], S.464) und machen Rotationsbewegungen nach innen und außen möglich ([265], S.706) ([266], S.116).

Diese Rollgleitbewegung ist eine ebenso geniale wie problematische Kompromisslösung der Natur.

### 1.2.1.4.4 Mikroskopische Anatomie der Menisken

Die Mikroanatomie der Menisken ist komplex und altersabhängig [280]. Der Bindegewebsbzw. Faserknorpel des Meniskus stellt ein typisches Bindegewebe mit wenigen Zellen (Chondrozyten und Fibroblasten) umgeben von reichlich extrazellulärer Matrix dar ([15], S.465) ([68], S.568) [103] [280] ([395], S.539) ([450], S.2). Die Chondrozyten und Fibroblasten sind verantwortlich für die Synthese und die Erhaltung der extrazellulären Matrix ([68], S.568) [280].

Die Materialeigenschaften der Menisken sind durch ihre biochemische Zusammensetzung sowie durch die Anordnung, die Organisation und die Interaktionen der Hauptkomponenten vorgegeben [118]. Das Gewebe enthält etwa 70 – 75 % Wasser, abhängig von Alter und Belastung ([142], S.545f.) [280] [451]. Die vier Hauptmakromoleküle der Extrazellulärmatrix sind faserförmiges Kollagen, Proteoglykane, Matrixglykoproteine und Elastin ([68], S.568) ([92], S.477) [118] [280] [451].

Die Kollagenkonzentration im Meniskus ist sogar höher als im Gelenkknorpel (60 – 70 % der Trockenmasse der Menisken) [118] [280] ([450], S.2). Im Unterschied zum Gelenkknorpel, der fast ausschließlich Typ-II-Kollagen enthält, besteht das Kollagen der Menisken zum überwiegenden Teil (75 – 98 %) aus Typ-I-Kollagen ([92], S.474) [118] [279] ([450], S.2), gefolgt von Typ II, III, IV und V ([68], S.568) [280].

Proteoglykane sind Makromoleküle aus Glykosaminen und Protein und spielen neben dem Kollagen eine wichtige Rolle in der Struktur der Menisken ([450], S.2). Kollagenfasern und Proteoglykane zusammen in spezifischer Anordnung geben dem Meniskus viskoelastische, Druck- und Zugspannung widerstehende Eigenschaften ([68], S.568) [118] [300] ([450], S.2). In Folge einer Druckbelastung wird Flüssigkeit aus dem Meniskusgewebe in den Gelenkspalt abgegeben, die bei Entlastung wieder aufgenommen wird [118]. Dies ist eine der Grundlagen für die Belastungsfähigkeit der Menisken und der guten Schmierfunktion im intakten Kniegelenk [118]. Proteoglycane interagieren zudem mit Hyaluronsäure [280].

Matrixmoleküle dienen unter anderem der intermolekularen Adhäsion [280]. Fibronectin ist ein wichtiger Teilnehmer bei der Reparatur und Regeneration des verletzten Meniskus [280].

Die Kollagenkonzentration nimmt bis etwa zum 30. Lebensjahr zu und bleibt dann bis etwa zum 80. Lebensjahr konstant [280]. Bei Degenerationen der Menisken kommt es zu einer Zunahme des Wasser-, Proteglycan- und Matrixglykoproteingehalts, bei gleichzeitiger Abnahme der Kollagenkonzentration [280] ([450], S.2).

Die Ultrastruktur des Meniskus, aufgebaut aus einem Netzwerk von Kollagenfasern mit Zellen, Proteoglykanen, Glycoproteinen und eingelagertem Wasser ([92], S.474) ([142], S.545f.) ist verantwortlich für die hohe Kapazität der Energie- und Gewichtsverteilung und Schockabsorption der Menisken [118]. Sie macht das Gewebe widerstandsfähig gegen Spannung, Kompression und Scherkräfte [118].

Das Verständnis der mikroskopischen Struktur des normalen Meniskus ist notwendig, um die Pathophysiologie und die Fehlfunktionen eines verletzten Meniskus nachvollziehen zu können ([142], S.545f.).

An der Oberfläche in der kapselnahen Außenzone des Meniskus sind die Kollagenfaserbündel in Bezug auf ihre Hauptausrichtung parallel zirkulär angeordnet ([142], S.545f.) [280] ([450], S.21). Zur Mittelzone laufen die Fasern arkadenförmig bogenförmig aus ([400], S.483) ([450], S.21) und am freien Meniskusrand zeigen sie einen radialen Verlauf [118] ([450], S.21).

Neben den Fasern in der Hauptrichtung sorgen Fasern mit senkrechter und schräger Ausrichtung für eine Verbesserung der Strukturintegrität und für eine Vernetzung der Fasern ([15], S.465) ([92], S.475) ([142], S.545f.) [279] [280].

Direkt unter dieser oberflächlichen Schicht liegt eine zweite Schicht, aufgebaut aus stark vernetzten Kollagenfaserbündeln, ohne klare Hauptanordnungsrichtung ([15], S.465).

Die dritte, tiefe Schicht im Inneren des Meniskus ist aufgebaut aus größeren und gröberen Kollagenfasern ([15], S.465). Die primäre Ausrichtung in dieser Schicht ist circumferent parallel zur Peripherie ([15], S.465) ([68], S.568) [118] [280]. Trotzdem werden auch hier einige radiale Fasern beobachtet, die, von der peripheren Verknüpfung mit der Kapsel aus, zu einer Vernetzung der Fasern führen [118] [280]. In dieser

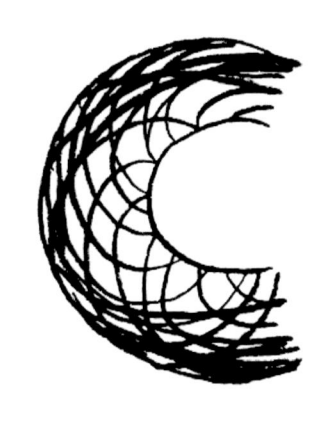

**Abbildung 8: schematische Darstellung des Faserverlaufs des Meniskus**

Weise sorgen die radialen Fasern dafür, dass die circumferenten Fasern an ihrem Ort bleiben, und helfen somit, dass der Meniskus Scherkräften widerstehen kann [118].

Insbesondere diese innere (dritte) Schicht gestattet es dem Meniskus, die Last zu verteilen und den Scherkräften zu widerstehen ([15], S.465) ([78], S.1056) [118] ([450], S.5). Der vom Femur aus fast senkrecht einwirkenden Pressdruck des Körpergewichts wird durch die Menisken zu einem großen Teil in Schubkräfte umgewandelt, die den keilförmigen Meniskus nach außen (peripherwärts, aus dem Gelenk heraus) drücken wollen [300] ([450], S.12). Gleichzeitig wird der Meniskus durch die Kräfte verformt, und die peripheren Meniskusanteile wölben sich nach außen ([92], S.477). Dieser peripherwärts gerichteten Ausdehnungstendenz des Meniskus unter Last widersteht der Meniskus vor allem durch die longitudinal angeordneten Kollagenfasern, die durch die radialen Fasern stabilisiert werden ([92], S.477) [279] [300]. Durch die Verankerungen der Menisken wird das Herausdrücken aus dem Gelenk verhindert und die Schubkraft in peripherwärts gerichteten ringförmigen Stress, also in Zugkräfte, umgewandelt ([68], S.568) ([450], S.12). Diese Zugkräfte werden von den radial angeordneten Kollagenfasern aufgenommen, die dabei gedehnt werden ([68], S.568) ([92], S.477) [279] ([450], S.12). Die Widerstandskräfte des Meniskus gegenüber Spannungsbelastungen sind deshalb im Besonderen von den radialen Fasern abhängig [118]. Störungen in der Anordnung und Vernetzung der radialen Fasern durch exzessive Kompressionen können der Ausgangspunkt für die Entstehung von longitudinalen Spalten und Korbhenkelläsionen sein [118] [280].

Periphere parallele und circumferent verlaufende Fasern fangen die Zugbelastungen auf ([92], S.475) ([450], S.5) und helfen damit, den Zugkraft- und Scherbelastungen bei Rotationsbewegungen entgegenzuwirken [300].

Die Zugfestigkeit des Meniskusgewebes scheint altersabhängig zu sein und nimmt nach dem 5. Lebensjahrzehnt deutlicher ab ([450], S.17).

Grundsätzlich ist das kapselnahe Drittel des Meniskus mit mehr circumferent laufenden und dicht nebeneinander angeordneten Faser besser gegen Lastenstress gewappnet und kann starken Beanspruchungen besser widerstehen als das Kollagenfasernetzwerk am inneren freien Rand ([142], S.545f.). Die Überlastungsgrenze liegt deshalb am inneren freien Rand viel niedriger und Risse sind hier häufiger ([142], S.545f.).

### 1.2.1.4.5 Durchblutung der Menisken

Der Faserknorpel der Menisken ist zum großen Teil bradytrophes (kapillarfreies) Gewebe mit verlangsamten Stoffwechsel ([162], S.934). Nur das äußere Fünftel der Menisken wird durch Mikrozirkulation ernährt, der Hauptteil durch Diffusion ([162], S.934) [451] ([460], S.452). Schon von der pränatalen zur postnatalen Entwicklung des Menschen zieht sich die vaskuläre Versorgung bis auf die äußeren kapselnahen Regionen des Meniskus zurück ([68], S.568) ([92], S.475). Diese kapselnahen Regionen werden aus den Gefäßen der lateralen, medialen und mittleren Gelenkarterien versorgt, die einen kapillaren Meniskusplexus ausbilden ([15], S.466) ([68], S.568) [280] ([398], S.17) ([450], S.3ff.).

Zudem erreichen die mittleren Gelenkarterien die Vorder- und Hinterhörner und durchbluten diese in begrenztem Maße zusätzlich ([15], S.466) ([400], S.483). Anatomische Studien haben ergeben, dass die Gefäße die Menisken in sehr variablem Umfang durchziehen. Im medialen Meniskus liegt die Vaskularisierung des Meniskus bei 10 – 30 % seiner gesamten Breite ([15], S.466) ([68], S.568) ([92], S.475) [263] ([394], S.176) ([400], S.483). Der laterale Meniskus muss im Durchschnitt mit etwas weniger auskommen, nämlich mit der Vaskularisierung von 10 – 25 % seiner Breite ([15], S.466) ([92], S.475) [263] ([400], S.483) ([394], S.176). Der restliche innere Anteil des Meniskus ist ohne Anschluss an die Blutzirkulation ([78], S.1056) und wird durch die Diffusion von Nährstoffen aus der Gelenkschmiere ernährt ([68], S.568) ([162], S.934). Die Diffusion verbessert sich durch die lasttragende und Gelenkschmiere verteilende Funktion der Menisken bei Bewegung und Belastung ([68], S.568). Die Energiegewinnung erfolgt durch anaerobe Glycolyse ([68], S.568).

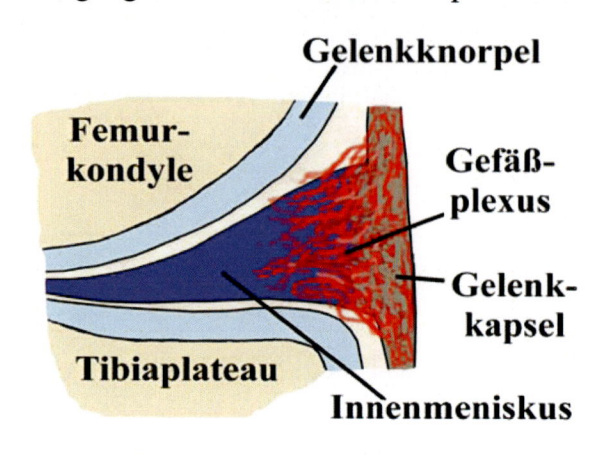

**Abbildung 9: Meniskusdurchblutung: perimeniscaler Kapillarplexus**

Auf Grund der Gefäßversorgung und der Durchblutung wurden die Menisken in drei Zonen eingeteilt: rot-rot, rot-weiß und weiß-weiß, mit abnehmender Kapazität für eine Heilung nach einer Meniskusverletzung ([68], S.568) ([450], S.3).

#### Rot-rote Zone (= Zone 1)

Diese Zone umfasst den gut vaskularisierten und durchbluteten Kapselansatzbereich ([400], S.483) ([450], S.4). Das parameniskale Randareal ist auch für das Meniskuswachstum verantwortlich ([450], S.4).

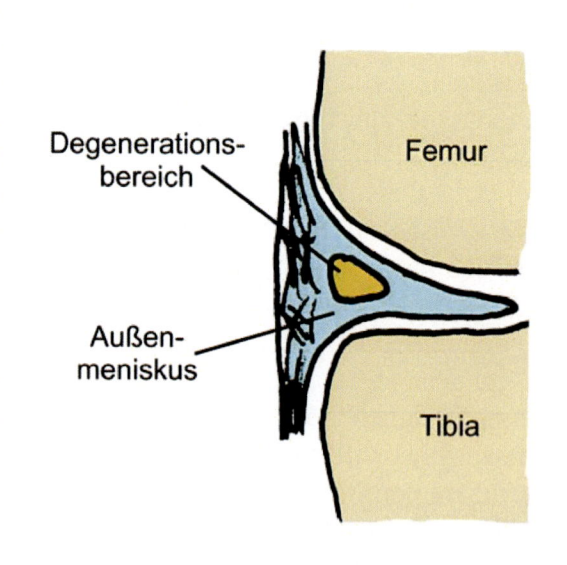

**Abbildung 10: Degenerationsbereich im Außenmeniskus (Bereich mit schlechtester Ernährungslage) (nach ([450], S.9))**

**Rot-Weiße Zone (= Zone 2)**
Die rot-weiße Zone ist schmal und wird nur von vereinzelten Kapillaren durchzogen ([450], S.3f.). Sie ist mäßig vaskularisiert ([400], S.483) und die Durchblutung ist variabel [80] [81].

**Weiß-weiße Zone (= Zone 3)**
Die gefäßfreie Innenzone, bestehend aus Faserknorpelgewebe, nimmt etwa 75 % des Meniskus ein ([450], S.3). Ihre Ernährung erfolgt ausschließlich durch Diffusion, da keine Vaskularisation vorliegt ([162], S.934) ([400], S.483). Da die Diffusion der Nährstoffe aus der Synovia an den Ober- und Unterseiten vonstatten geht, gibt es in dieser weiß-weißen Zone einen zentralen Meniskusbezirk, der wegen seiner Lage schlecht von den Diffusionsprozessen erreicht wird ([450], S.8f.) ([78], S.1056f.). Dieser Bezirk ist prädisponiert für mukoide Degeneration ([450], S.8f.) ([78], S.1056f.) ([460], S.452f.) (siehe hierzu auch Abbildung 10).

### *1.2.1.4.6 Funktion der Menisken*

Die Menisken sind wichtig für die komplizierte Biomechanik des Kniegelenks und tragen zur Erhaltung der Homöostase des Kniegelenks bei ([68], S.567) [118]. Besonders deutlich werden diese Funktionen, wenn man sich die arthrotischen Veränderung des Kniegelenks nach einer Meniskektomie anschaut.
Radiologisch findet man mehrere Veränderungen, die einer Meniskektomie nach Jahren folgen können [113] ([15], S.456):

1. eine Verkleinerung des Gelenkspalts zwischen Tibia und Femur [113] ([15], S.465)
2. eine Abflachung der Femurkondylen [113] ([15], S.465)
3. die Bildung von Osteophyten [113] ([15], S.465).

Diese arthrotischen Veränderungen sind zu einem Großteil Folge, der durch die Meniskektomie verloren gegangenen lasttragenden und lastverteilenden Funktionen des Meniskus ([15], S.465f.). Es stellte sich nämlich in Studien heraus, dass 50 % der Drucklast im Kniegelenk in der Streckung und sogar 85 % - 90 % der Drucklast in 90° Kniebeugung durch die Menisken übertragen und somit verteilt werden ([15], S.465f.) ([68], S.567) ([78], S.1027) ([142], S.545) [279] ([450], S.12).
Dafür ist vor allem auch die anatomische Form der Menisken wichtig. Der Ausgleich der Inkongruenz durch die Form der Menisken zwischen flachem Tibiaplateau und annähernd runden Femurkondylen verringert die Punktbelastung und verteilt somit die Last bzw. den Druck auf einen größeren Gelenkflächenbereich [4] [17] [31] [32] [39] [47] [52] ([56], S.554) ([67], S.148) ([68], S.567) [80] ([92], S.476) [103] ([107], S.130) [118] ([129], S.369) ([142], S.545) [147] ([189], S.106f.) [200] [220] [250] [254] ([262], S.153) [279] ([286], S.59) ([292], S.182) ([264], S.143) ([15], S.465f.) ([172], S.419) ([282], S.127) [300] [321] [326] [327] ([398], S.17ff.) ([407], S.550) [409] ([410], S.290ff.) [430] [449] ([450], S.10ff.) [451] ([460], S.452) ([78], S.152, 1026, 1056f. und 1061). Die Menisken tragen als bewegliche Gelenkpfannen zu einer Konkruenzverbesserung des Gelenks in jeder physiologischen Gelenkstellung bei [31] ([56], S.554) ([78], S.1026 und 1056) ([189], S.106f.) [200] ([262], S.153) ([361], S.296) ([407], S.550) ([450], S.19). Neben der besseren Gelenkführung ([78], S.1061) ([189], S.106f.) wird damit ein Absinken des Kontaktstresses zwischen den Knochen (Femur und Tibia) im Kniegelenk erreicht [54] und unphysiologische Spannungsspitzen am Gelenkknorpel werden abgefangen oder gemindert ([78], S.1027).
In einem Kniegelenk, das keinen Meniskus mehr besitzt, ist die Kontaktfläche zwischen Femur und Tibia auf ungefähr 50 % reduziert ([15], S.466) ([293], S.1255). Dies führt zu einer gesteigerten Punktbelastung des Knorpels und somit zu einem höheren Risiko für

arthrotische Veränderungen des Kniegelenkknorpels ([15], S.466) ([282], S.127) ([78], S.1057).

Eine weitere wichtige Funktion in der Arthroseprävention durch den Meniskus ist die Stoßabsorption (Stoßdämpferfunktion, energieabsorbierende Wirkung) [4] ([15], S.466) [17] [31] [32] [52] [54] ([56], S.554) [80] ([92], S.476) [103] [118] ([142], S.545) ([189], S.106f.) ([286], S.84) ([293], S.1255) ([408], S.190) ([361], S.295f.) ([264], S.143) ([282], S.127) [300] [327] ([394], S.176) ([398], S.19) ([400], S.483) [409] ([410], S.290ff.) [430] ([78], S.1026 und 1061) [449] ([450], S.10) [451] ([460], S.452). Es hat sich gezeigt, dass der Meniskus die beim Gehen entstehenden Stoßwellen teilweise absorbiert, so dass sich diese nicht fast ausschließlich im Gelenkknorpel entladen ([15], S.466) ([142], S.545) ([172], S.419). Kniegelenke nach einer Meniskektomie waren dazu nur noch in geringerem Maße fähig. Ihre stoßabsorbierende Kapazität war um etwa 20 % vermindert ([15], S.466). Die große Bedeutung der Stoßdämpferfunktion der Menisken in der Arthroseverhinderung wird um so klarer, wenn man sich vor Augen führt, wie oft die Menisken alleine im Alltag (z.B. beim Gehen) dieser Stoßdämpferfunktion nachkommen müssen, ganz zu Schweigen von dem Einsatz bei sportlicher Betätigung.

Gemeinsam mit dem Bandapparat sind die Menisken im Kniegelenk mitverantwortlich für die gute Gelenkstabilität bei Aufrechterhaltung des großen Bewegungsumfangs [4] [17] [32] [39] [54] ([68], S.567) [80] ([92], S.476) [103] ([107], S.130) [118] ([142], S.545) ([166], S.577) ([174], S.213) [181] [200] [220] [250] [279] ([286], S.59) ([293], S.1255) [300] [321] [327] ([394], S.176) ([398], S.2 und 19) ([400], S.483) ([407], S.550) [409] ([410], S.290ff.) [449] ([450], S.10) [451]. Der Verlust der Funktion, sei es durch Verletzung des Bandapparats und/oder der Menisken, führt meist zu einer Instabilität im Kniegelenk mit der Folge einer späteren degenerativen Gelenkveränderung ([15], S.457) [61] ([172], S.420) ([120], S.22) [220] ([282], S.127) [275] [327] [430] ([78], S.1027 und 1057). Totale Meniskektomien verursachen klinisch und tierexperimentell meist eine Knieinstabilität unterschiedlichen Ausmaßes ([450], S.10). Trotzdem muss erwähnt werden, dass Verletzungen, Teil- oder Totalentfernungen der Menisken alleine nicht unbedingt zu einer größeren Gelenkinstabilität führen müssen ([15], S.466). Kleinste Veränderungen am vorderen Kreuzband haben aber bei bestehenden Verletzungen, Teil- oder Totalentfernungen der Menisken eine vordere Gelenkinstabilität des Kniegelenks zur Folge. Dies ist mit dem fehlenden oder eingeschränkten Inkongruenzausgleich bei einem verletztem, teilweise oder total resezierten Meniskus zu erklären ([15], S.466) ([450], S.10). Insbesondere das Innenmeniskushinterhorn spielt mit seiner Verbindung zum hinteren Schrägband eine wichtige Rolle in der Verhinderung übermäßiger Außenrotationsbewegungen der Tibia und wirkt damit gelenkstabilisierend ([450], S.10). Diese stabilisierende Funktion des Hinterhorns des Innenmeniskus, ähnlich einem die Tibiabewegung abfangenden Bremskeils, ist aber verknüpft mit einer besonderen Verletzungsanfälligkeit dieses Meniskusanteils ([450], S.10).

Eine weitere Aufgabe der Menisken liegt in der Propriozeption (=Tiefensensibilität). In den Vorder- und Hinterhörnern liegen Typ I- und Typ II-Nervenendigungen, die sehr wahrscheinlich der Erfassung von Informationen der Gelenkstellung dienen ([15], S.466) [23] ([68], S.567) [127].

Zudem haben die Menisken, als transportable Gelenkpfannen, auch eine gelenkführende Rolle bei den Rotationsbewegungen inne ([265], S.706f.).

Da sie gelenkteilende Binnenstrukturen sind, haben die Menisken einen großen Einfluss auf die Strömungsdynamik der Synovia im Gelenkbinnenraum. Sie verbessern durch ihre Gleitbewegungen über den Gelenkknorpel dessen und ihre Ernährungsgrundlage (Schmierfunktion für den Gelenkknorpel und Verbesserung der Knorpel- und Meniskusernährung) [7] ([15], S.466) [17] [31] [52] [54] ([68], S.567) ([78], S.115 und 1061) ([92], S.476) ([107], S.130) [118] ([120], S.22 und 28) ([142], S.545) [220] [279] ([282], S.127) ([394], S.176) [409] [430] ([460], S.452).

Zusammenfassend bleibt nochmals die herausragende Rolle der Menisken bei der Gelenkerhaltung und Arthrosevermeidung zu betonen [16] ([15], S.465f.) [54] ([92], S.478f.) [118] ([142], S.545) [200] ([202], S.340) [220] [250] [321] [327] ([394], S.176) [449] [454]. Eine meniskuserhaltende Therapie sollte, wenn möglich, deshalb immer an der ersten Stelle stehen ([78], S.1027) [220].

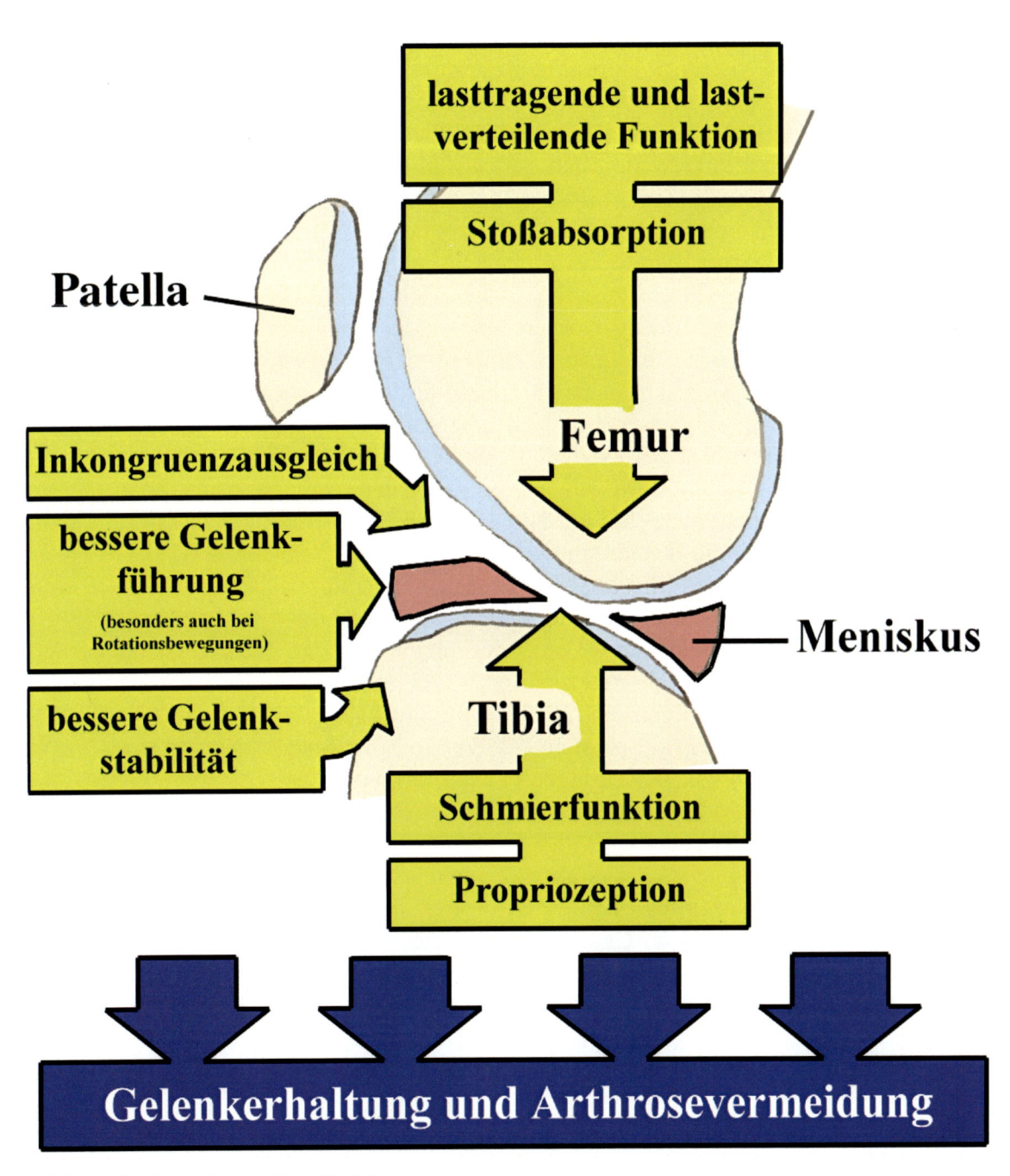

**Abbildung 11: Funktionen der Menisken**

### 1.2.1.5 Nervöse Versorgung der Kniebinnenstrukturen

Die nervöse Versorgung des Kniegelenks geschieht durch drei voneinander zu trennende, afferente sensible Nerven (medialer, lateraler und posterior artikulärer Nerv), die die afferenten Informationen, insbesondere der Propriozeption (=Tiefensensibilität =kinästhetische Sensibilität), aus dem Kniegelenk und den periartikulären Strukturen weiterleiten [124] [127] ([462], S.224).

Die Propriozeption dient der Wahrnehmung der Stellung und Bewegung des Körpers, der Muskelspannungen, des Drucks und anderer Parameter [187] ([398], S.36) ([462], S.224). Sie setzt sich aus Stellungs-, Bewegungs- und Kraftsinn zusammen ([406], S499f.) ([462], S.224). Diese neuromuskuläre Funktion wird von Rezeptoren – Propriozeptoren – ausgeübt ([398], S.36). Sie stellen ein peripheres inneres Sinnesorgan des Gelenks dar ([398], S.36). Propriozeptoren werden histologisch in freie und korpuskuläre Rezeptoren eingeteilt ([398], S.36). Je nach Funktion werden Mechanorezeptoren (Berührung, Druck, Dehnung), Chemorezeptoren (pH-Niveau, Hormonkonzentration), Schmerzrezeptoren, Thermorezeptoren und Osmorezeptoren unterschieden ([398], S.36).

Die Sensoren der Propriozeption sind in der Muskulatur, den Gelenken (Kapsel, Bänder, Menisken und periartikuläres Gewebe), den Sehnen, in der Haut und im Vestibularorgan zu finden [7] [23] [66] [121] [123] [287] ([398], S.36ff.) ([406], S.499f.) ([462], S.224).

Für die sensiblen Informationen aus dem Kniegelenkbereich sind mehrere Rezeptoren von Bedeutung [23] [124]. Dazu gehören die in der Muskulatur gelegenen Muskelspindeln, die Golgi-Sehnenspindeln, die Lamellenkörper, die sich in den artikulären Strukturen befindlichen Golgi-Pacini- und Ruffini-Körperchen und die freien Nervenendigungen [124].

**Pacini-Rezeptoren** finden sich in großer Zahl in der Gelenkkapsel, dem Hoffaschen Fettkörper, dem medialen Meniskus und am Übergang zu den Bandstrukturen und in den Bändern [124] [127] ([398], S.37). Sie sind unerregt bei gleichförmigen Bewegungen (Bewegungen mit gleichbleibender Geschwindigkeit) und beim immobilen Kniegelenk [124] [127]. Erregt werden sie durch Bewegungen im Kniegelenk mit positiven oder negativen (abbremsenden) Beschleunigungen [23] [124] [127] ([398], S.37). Sie haben daher besondere Bedeutung, den Beginn und die Beendigung von Bewegungen zu melden [23].

Die **Ruffini-Körperchen** sind myelinisierte Mechanorezeptoren [124]. Sie übermitteln Informationen über die Gelenkwinkelstellung, den intraartikulären Druck, die Geschwindigkeit und Amplitude der Gelenkbewegungen und die Dehnung von Geweben [127] ([398], S.36). Dazu sitzen diese Rezeptoren in der gesamten Kapsel, den Bändern, den Sehnen, Aponeurosen und den Menisken [127] ([398], S.36).

**Golgi-Sehnenorgane** und **Muskelspindeln** liefern Informationen über dynamische und kinematische Eigenschaften von Bewegungen [127]. Starke mechanische Belastungen führen über die Golgi-Sehnenorgane und zentrale Verschaltungen vorrangig zu einer Hemmung der Streckmuskulatur [124] [127].

Diese zentralen Verschaltungen der Gelenkafferenzen - auch mit anderen Afferenzen (z.B. mit solchen der der Nozizeption, des Auges oder des Gleichgewichtssystems) - auf Rückenmarksebene und in Höhe des Gehirns haben verletzungsverhütende Funktion [127].

Golgi-Organe kommen nur in dem Bereich der Gelenkkapsel vor, der durch Sehnen oder Bänder gestärkt wird [124]. Des Weiteren finden sie sich in den Bändern selbst, den Menisken und in der Patellasehne [124] ([398], S.37).

Die Muskelspindeln liegen in der Arbeitsmuskulatur und sind für die Kniegelenksfunktion von Bedeutung, da sie jede Gelenkbewegung durch die Spannungs- und Längenänderung der extraartikulären Muskulatur weitermelden [124].

**Freie Nervenendigungen** sind als Rezeptoren nicht ummantelt und vielfach verzweigt [124]. Sie sind der am häufigsten vorkommende Rezeptorentyp im Kniegelenk [124]. Die wesentliche Funktion dieses Rezeptorentyps ist die nozizeptive Sensorik [124] ([398], S.37). Freie Nervenendigungen sind häufig in der Nähe von Gefäßästen lokalisiert [124] ([398],

S.37). Im Normalfall haben sie eine hohe mechanische Reizschwelle, die durch entzündliche Prozesse erniedrigt werden kann [124].
Sie kommen im Bereich des Stratum fibrosum der Kapsel, dem Fettkörper, den Synovialfalten, dem äußeren und mittleren Drittel der Menisken, dem meniskusnahen Gewebe und in den Ligamenten vor [124] ([398], S.37).

Die Informationen der Propriozeption müssen permanent registriert werden, um das Gleichgewicht und einen reibungslosen Bewegungsablauf nicht zu stören ([398], S.36).
Die Verarbeitung der propriozeptiven Daten erfolgt auf drei Ebenen [187]. Reaktionen auf der Höhe der spinalen Ebene ist gegebenenfalls eine Reflexantwort nachgeschaltet [187]. Diese schnelle unbewusste Antwort auf die propriozeptiven Signale ist für die protektiven Reflexe und zur Erhaltung der Gelenkstabilität notwendig [187] ([398], S.36).
Die zweite Ebene wird aus den unteren Gehirnabschnitten (Basalganglien, Gehirnstamm und Kleinhirn) gebildet [187]. Diese Bereiche funktionieren wie eine Zwischenstation für die Signale auf dem Weg zur Hirnrinde [187]. Zudem sind diese Bereiche in den Zeitablauf von Bewegungen, in das Lernen von geplanten Bewegungen und in die Kontrolle von komplexen Bewegungen mit einbezogen [187].
Die oberste Stufe der Verarbeitung der Daten findet auf Höhe der Hirnrinde – dem Kortex - statt [187]. Hier liegt die Kontrolle der Bewegungen und es erfolgt eine Zusammenführung der propriozeptiven Daten mit den anderen Afferenzen [187]. Die Antwort, die auf dieser Ebene entsteht und dann ausgeführt wird, ist die langsamste, da sie über viele verschaltete Synapsen läuft und auch eine größere Distanz zurücklegt [187]. Propriozeptive Informationen beeinflussen damit direkt die Bewegungsplanung [187] ([462], S.224). Die Informationen der Propriozeptoren werden dazu auch mit den Informationen der anderen Sinnesorgane (Auge, Ohr, etc.) verknüpft ([398], S.36). Damit sind propriozeptive Informationen an der bewussten und der unbewussten Motorik beteiligt ([462], S.224).
Durch den Selbstversuch von Scott Dye konnte erstmals eine genaue Karte der neurosensorischen bewussten Empfindungen aller intraartikulärer Strukturen des Kniegelenks erstellt werden [91] ([78], S.1030). Dye, der sich bei vollem Bewusstsein nur mit Lokalanästhesie an den Zugängen arthroskopieren ließ, konnte dadurch direkt Auskunft über die Schmerzhaftigkeit der verschiedenen Kniegelenkbinnenstrukturen geben [91] ([78], S.1030). Dabei waren die vordere Synovia und der Hoffasche Fettkörper am schmerzempfindlichsten [91] ([78], S.1030). Die Gelenkknorpelschicht der Patella war auch bei erheblichem Druck unempfindlich [91] ([78], S.1030). Alle anderen Kniebinnenstrukturen lagen in ihrer Schmerzhaftigkeit dazwischen [91] ([78], S.1030).
Die Berührung der Menisken am inneren Rand löste nur mäßige Schmerzwahrnehmungen aus [91]. Im kapselnahen Bereich des Meniskus war der Schmerz sehr deutlich und stark zu spüren [91]. Schmerzen, die durch Druck auf das Meniskusgewebe hervorgerufen wurden, konnten nicht genau lokalisiert werden [91]. Damit kann die häufig geringe Fähigkeit, den Ursprungsort der Schmerzen bei Meniskusläsionen genau eingrenzen zu können, erklärt werden [91].
Diese Aussagen zum Meniskus werden durch die histologische Untersuchung der Menisken bestätigt. Im Meniskus kommen Mechanorezeptoren (Ruffini-, Golgi- und Pacini-Körperchen) und freie Nervenendigungen für propriozeptive und nozizeptive Aufgaben nebeneinander vor ([68], S.569) ([92], S.476) [124] [148] [211] [280] ([286], S.84) ([398], S.38) ([400], S.483) ([407], S.548). Die meisten korpuskulären Rezeptoren (Golgi-Körperchen, Ruffini-Körperchen und Pacini-Körperchen) befinden sich im Bereich der Vorder- und Hinterhörner ([68], S.569) [211] ([286], S.84) ([398], S.38) ([400], S.483). Die größte Anzahl von freien Nervenendigungen wurde im kapselnahen Meniskusdrittel gefunden ([68], S.569) ([92], S.476) ([286], S.59) ([398], S.38). Die Menisken haben nicht nur eine passive Gelenkfunktion, sondern über die Propriozeption eine nicht zu unterschätzende

Schutzfunktion für den normalen Ablauf der Gelenkbewegung ([68], S.567) [124] ([286], S.84) ([398], S.38) ([400], S.483).

Diese Tatsache unterstreicht noch einmal die essentielle Funktion der Menisken für die Erhaltung eines intakten Kniegelenks ([398], S.38). Auch wenn ein Großteil der Menisken bei Meniskusschäden entfernt werden muss, so sollte trotzdem die Restbasis mit ihren Propriozeptoren erhalten bleiben, um weiterhin die Informationen der Propriozeption registrieren zu können ([398], S.38).

### 1.2.1.6 Der Gelenkknorpel

Der Gelenkknorpel muss im beweglichen Gelenk mehrere Aufgaben erfüllen [308]. Neben Gewichts- und Kraftübertragung fungiert er als reibungsarme Gleitfläche, als Schockabsorber und Druckverteiler [57] ([78], S.111ff.) ([97], S.878) ([120], S.18) [275] [299] [308]. Er ist in Grenzen verformbar und gleicht Inkongruenzen im Gelenkbereich soweit wie möglich aus ([120], S.18ff.). Das gesunde Knorpelgewebe erneuert seine Struktur lebenslang, schmiert sich selber und übertrifft jede Metalloberfläche von Gelenkimplantaten bezüglich der mechanischen und funktionellen Eigenschaften [308].

Er besteht aus glasigem hyalinen Knorpel ohne Perichondrium ([264], S.143) ([120], S.18) [275]. Gesunder Gelenkknorpel ist avaskuläres, alymphatisches und nicht innerviertes Gewebe ([78], S.113ff.) ([120], S.18ff.) [144] ([335], S.15). Die Chondrozyten (Knorpelzellen) sind zwar metabolisch sehr aktiv, haben aber nach dem Erreichen des Erwachsenenalters keine Teilungstendenz mehr ([335], S.15). Deshalb verfügt der Gelenkknorpel nur über eine sehr geringe Regenerationsfähigkeit und Knorpelschäden sind weitgehend irreversibel ([78], S.116) ([120], S.18ff.) [144] [275] [299] [308]. Sie werden in der Regel nicht mehr durch gleichwertigen hyalinen Knorpel ersetzt ([78], S.1048) [299]. Knorpelschäden bleiben ohne Symptome, solange sie in der Knorpelschicht lokalisiert sind. Symptomatisch werden sie hingegen, wenn sie bis zum Knochen reichen ([78], S.1048). Daraus folgen dann Belastungsschmerzen und es entstehen im Laufe der Zeit arthrotische Veränderungen [275].

Der Gelenkknorpel ist einer strengen Strukturorganisation unterworfen ([335], S.15). Gegliedert in Zonen (Tangential-, Übergangs-, Radial- und Kalkknorpelzone) besitzt er in diesen Zonen eine zonenspezifische Chondrozyten- und Fibrillenanordnung ([335], S.15). Verankert im Knochen ist er durch einen dünnen Streifen mineralisierten Knorpels. Dort wurzeln die bogenförmig verlaufenden Fibrillen ([264], S.143).

70 % des Gesamtgewichts des Knorpels macht das Wasser aus, dies ist eng an die von den Chondrozyten produzierte extrazelluläre Matrix gebunden ([335], S.15ff.). In das Kollagengerüst eingebettete Proteoglykane geben dem Knorpelgewebe die Möglichkeit, reversible Deformationen wieder auszugleichen ([335], S.17). Die Wasserbindungskapazität bestimmt die Elastizität und Belastbarkeit des Gelenkknorpels ([120], S.18). Der Gelenkknorpel reagiert auf Belastungen mit reversibler Dickenzunahme, die durch eine zeitlich begrenzte Flüssigkeitseinlagerung erreicht wird. Diese Dickenzunahme führt zu einer Verbesserung der mechanischen Eigenschaften und schützt in bestimmten Umfang den Gelenkknorpel vor vorzeitigem Verschleiß ([120], S.18) [399].

Der Gelenkknorpel im Kniegelenk hat eine Dicke von 2 – 6 mm und wird fast ausschließlich durch Diffusion ernährt ([78], S.113) ([120], S.18ff.). Bei gesunden Menschen nimmt der Knorpel in seiner Dicke pro Jahr um etwa 0,01 - 0,02 mm ab [357].

Bei den arthrotischen Veränderungen der Gelenke spielt der Gelenkknorpel die zentrale Rolle ([335], S.15). Zusätzlich können die Synovialmembran, das subchondrale Knochengewebe, der Kapsel-Band-Apparat und die Menisken mitverantwortlich für die Arthroseentstehung sein ([240], S.737) ([335], S.15). Die Arthroseentstehung wird durch eine molekulare Kaskade verursacht ([335], S.18). Entzündungsmediatoren und Proteasen stören das

Gleichgewicht von Synthese und Abbau und kippen es hin zum Knorpelabbau ([335], S.18). Von besonderer Bedeutung bei der Entstehung der Kniegelenkarthrose sind auch die traumatischen Ereignissen folgenden Instabilitäten des Kniegelenks [275] ([335], S.11). Bereits geringe Band-, aber vor allem auch Meniskusverletzungen können die Biomechanik im Kniegelenk beeinflussen und eine Arthrose auslösen ([335], S.11). Weitere arthrosebegünstigende Faktoren im Kniegelenk sind Beinachsenabweichungen, Beinlängendifferenzen und Übergewicht ([335], S.11). Das Kniegelenk ist ein Prädislektionsort für eine Arthrose ([240], S.722). Auch Knorpelschäden am Kniegelenk können deutliche Funktionseinbußen nach sich ziehen und stellen schwer behandelbare Präarthrosen dar [275]. Knorpelschäden des Kniegelenks werden nach der Klassifikation von Outerbridge eingeteilt ([92], S.508).

Die Behandlung der Knorpelschäden richtet sich nach der Größe und Tiefe der Läsionen ([247], S.92f.) und gliedert sich in konservative und operative Therapieformen [6] [57] ([78], S.124f. und 1055ff.) [144] [145] [160] [275] [284] [294] [295] [299] [308] ([346], S.826f.) [392] [405] [409] [441] [452]. Bei den operativen Therapieverfahren stehen vor allem Lavage, Knorpelglättung, Abrasion, Pridie-Bohrungen, Microfracture-Technik, Knorpeltransplantationen (Knorpelknochenzylinderverpflanzung, Chondrozyten-Transplantation), Lateral release und Korrekturosteotomie zur Verfügung und als Ultima Ratio verbleiben der künstliche Gelenkersatz und in Ausnahmefällen die Gelenkversteifung [6] [57] ([78], S.124f. und 1055ff.) [144] [160] [275] [284] [294] [295] [299] [308] ([346], S.826f.) [392] [405] [409] [441].

### 1.2.1.7 Die Gelenkkapsel

Die Gelenkkapsel besteht aus einem äußeren Stratum fibrosum und einer inneren Schicht, dem Stratum synoviale. Durch das Stratum fibrosum ist die Gelenkkapsel mit dem Periost verwachsen. Das Stratum synoviale ist für die Bildung der Synovia verantwortlich. Es ist aus lockerem, gefäßreichem Bindegewebe aufgebaut und geht an seinen Enden in den Gelenkknorpel über ([264], S.143).

Die Gelenkschmiere (Synovia) ist ein Gemisch aus Proteohyaluronat, einem Transudat des Blutes und abgeschilferten Zellen ([264], S.143). Wie ihr deutscher Name verrät, verringert die Gelenkschmiere die Reibung im Gelenk. Außerdem hat sie die wichtigen Aufgaben des Stofftransports und der Ernährung des Gelenkknorpels ([264], S.143) ([120], S.27), der Menisken und der Bänder [7] und ist zuständig für eine Druckdämpfung und Druckverteilung ([120], S.27).

Die fibröse Kapsel hat zudem gelenkstabilisierende Funktion und nimmt durch propriozeptive Nervenendigungen Aufgaben der Tiefensensibilität wahr [7].

### 1.2.1.8 Der Bandapparat

Die Bänder des Kniegelenks stabilisieren das Gelenk zwischen Femur und Tibia [7], während sie eine große Beweglichkeit in drei Bewegungsachsen erlauben ([15], S.457).

Dies wird durch die anatomische Besonderheit von Bändern innerhalb und außerhalb des Kniegelenks ermöglicht; außerdem durch den Aufbau der Bänder selbst ([15], S.457).

Bänder sind kurze, harte, zähe, aber trotzdem flexible knochenverbindende Strukturen. Mikroskopisch betrachtet sind sie streng geordnete, in parallelen Bündeln aufgebaute kollagene Fasern [7] ([15], S.457). Kollagen stellt 70 – 80 % der Trockenmasse von Bändern dar [7].

Die wichtigsten Bandstrukturen des Kniegelenks sind die Seiten- und die Kreuzbänder ([120], S.28f.). Die Seitenbänder sind in der Kniestreckung gespannt und sichern somit das Gelenk in der Streckung passiv. Wird das Kniegelenk gebeugt, so entspannen sich die Seitenbänder zunehmend, wobei das Innenband immer noch eine Restspannung behält ([120], S.28f.). Das Außenband zieht vom lateralen Femur zum Fibulakopf und ist der Hauptstabilisator gegen Varusstress ([282], S.127). Das Innenband wirkt einem Valgusstress, durch seinen Verlauf vom medialen Femur zur Tibia, entgegen.

Die Kreuzbänder sind für die Bewegungen im Kniegelenk von entscheidender Bedeutung. Bei Rotationsbewegungen wickeln sich die beiden Bänder umeinander (Innenrotation) oder voneinander ab (Außenrotation) ([120], S.28f.). In der Streckung ist das vordere Kreuzband angespannt. Bei Beugebewegungen werden beide Kreuzbänder je nach Winkelstellung unterschiedlich unter Zugspannung gesetzt. Mit zunehmender Beugung ist eine vermehrte Spannung am hinteren Kreuzband zu beobachten ([120], S.28f.). Die Kreuzbänder sind dafür verantwortlich, dass der Oberschenkel nicht in der Beugung vom Schienbeinplateau abgleitet. Das vordere Kreuzband verhindert dabei den Unterschenkelvorschub (vorderes Schubladenphänomen), das hintere Kreuzband ein Abrutschen nach hinten (hinteres Schubladenphänomen) ([120], S.28f.) ([282], S.127). Die Kreuzbänder (insbesondere das vordere Kreuzband) sind der zentrale Stabilisationspfeiler für die Vor- und Rückwärtsbewegung ([78], S.1092) und somit von größter Bedeutung für die Kniegelenkstabilität ([247], S.88).

Instabilitäten durch Bandapparatverletzungen können zu arthrotischen Veränderungen des Kniegelenks führen ([15], S.457) [66] ([78], S.1057) [133] ([172], S.420) [290] ([398], S.8f.) [438]. Zusätzlich sind Instabilitäten des Bandapparats häufig von einer Mehrbelastung und Schädigung der Menisken begleitet ([78], S.1057) [290] [382] ([398], S.8f.). Ein gut funktionierender Bandapparat ist deshalb für die Vermeidung einer Arthrose von großer Bedeutung ([15], S.457) ([78], S.1057) [133] ([172], S.420) [290] [438].

### 1.2.1.9 Mechanik, Stabilität, ansetzende Muskulatur und Belastungen des Kniegelenks

Die Rollgleitbewegung im Kniegelenk ist eine ebenso geniale wie problematische Kompromisslösung der Natur. Die Femurkondylen schieben die Menisken bei den Kniebewegungen vor sich her ([265], S.707). Bei einer Beugung im Knie bis etwa 20° rollen die Femurkondylen auf dem Tibiaplateau ab, wobei die Kondylen nach hinten wandern ([129], S.375) ([400], S.483). Danach drehen die Oberschenkelrollen auf der Stelle weiter, weil die Kreuzbänder kein weiteres Abweichen nach hinten zulassen ([129], S.375). Die Menisken gleiten bei der Beugung mit nach hinten ([88], S.360f.) ([265], S.707) ([129], S.375). Der Meniskus lateralis legt hierbei als der weniger fixierte den weiteren Weg zurück ([88], S.360). Bei der Kniestreckung gleiten die Menisken wieder nach vorne ([129], S.375) ([400], S.483). Bei Bewegungen wird das Kniegelenk aktiv durch die Muskeln und passiv durch die knöchernen Strukturen, die Menisken, die Kapsel und die Bänder gesichert ([120], S.26f.) [287]. In der Streckstellung ist das Kniegelenk außerordentlich stabil. Zunehmende Beugung erlaubt im Kniegelenk eine erhöhte seitliche Beweglichkeit und Rotationsbeweglichkeit, was zugleich eine Stabilitätsabnahme bedeutet, weil dafür eine recht komplizierte und störungsanfälligere Gelenkmechanik benötigt wird ([78], S.1026ff.).

Im Alltag, im Sport und im Beruf wird das Kniegelenk vorrangig durch die Muskulatur aktiv stabilisiert ([78], S.1090). Dieser muskuläre Stabilisationsmechanismus funktioniert reflektorisch über die propriozeptiven Fähigkeiten und schützt die Bänder und die anderen Strukturen vor Verletzungen ([78], S.1090).

Vor allem die Muskulatur des Oberschenkels und ihre Sehnen sind hierfür besonders wichtig ([120], S.26f.) [287] [414]. Der M. quadriceps femoris ist der kräftigste und wichtigste aktive Kniestabilisator ([37], S.299) [45] [65] [66] ([67], S.149) ([78], S.138 und 1028) ([174], S.199) ([293], S.1254) ([398], S.6). Neben seiner Streckfunktion des Kniegelenks ist er dynamischer Partner des vorderen Kreuzbandes und stabilisiert das Kniegelenk streckseitig

([293], S.1254) ([303], S.350). Der M. biceps femoris stabilisiert zum überwiegenden Teil den dorsolateralen und der M. semimembranosus den dorsomedialen Gelenkanteil des Kniegelenks [66] [287] ([303], S.350) ([398], S.35).

Die Bewegungen im Kniegelenk werden zum Großteil auch von den eben genannten Muskeln bewerkstelligt. Neben dem M. quadriceps femoris ist noch der M. tensor fasciae latae zu einem geringen Anteil an der Kniestreckung beteiligt ([30], S.47) [330] ([374], S.45). Für die Beugung kommen mehr Muskeln in Frage: M. semimembranosus, M. biceps femoris, M. semitendinosus, M. gracilis, M. sartorius, M. popliteus und M. gastrocnemius ([374], S.45).

Die Belastungen des Kniegelenks in Alltag und Sport reichen von ein- bis vierfachem Körpergewicht beim Gehen bis zu 10 – 14fachem Körpergewicht bei Landungen ([372], S.47) [373].

**Belastungen des Kniegelenks bei ausgesuchten Aktivitäten in Vielfachem des Körpergewichts**

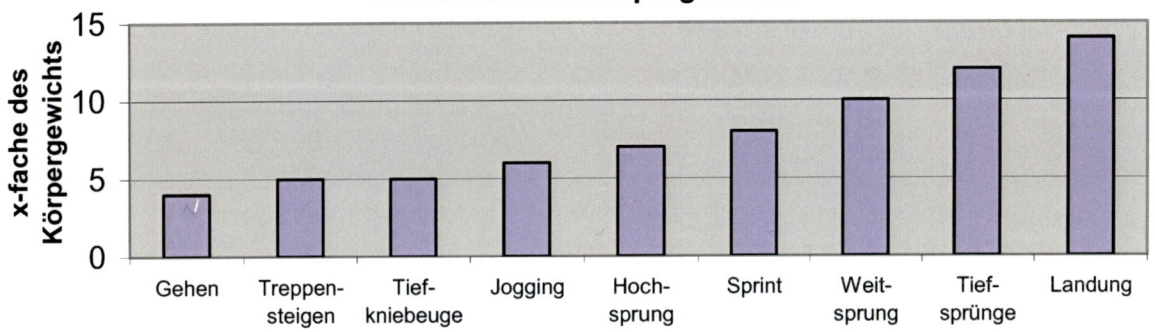

| Aktivität | x-faches des Körpergewichts |
|---|---|
| Gehen | 4 |
| Treppensteigen | 5 |
| Tiefkniebeuge | 5 |
| Jogging | 6 |
| Hochsprung | 7 |
| Sprint | 8 |
| Weitsprung | 10 |
| Tiefsprünge | 12 |
| Landung | 14 |

**Abbildung 12: Belastungen des Kniegelenks bei ausgesuchten Aktivitäten in Vielfachem des Körpergewichts. Die Belastung reicht bis zu diesem Vielfachen heran (nach ([67], S.148) ([73], S.19) [197] [279] ([372], S.47) [373] ([446], S.36f.)).**

### 1.2.1.10 Angrenzende Gelenke

Fehlstellungen oder Schäden der angrenzenden Gelenke können Schäden am Kniegelenk nach sich ziehen. Fußschäden und Fußschwächen haben Auswirkungen auf die gesamte Haltung des menschlichen Körpers. Fußfehlstellungen können Ausgleichsstellungen im Kniegelenk und Hüftgelenk bedingen und die Verschleißerscheinungen in diesen beschleunigen bzw. in ihrer Zahl anwachsen lassen [253]. Vor allem Fuß- und Kniefehlstellungen können sich gegenseitig verschlimmern ([78], S.1066).

Diesbezüglich kann richtiges Schuhwerk Kniegelenke vor Überlastungsschäden und darauf folgende irreversible Schäden bewahren ([247], S.93) [377].

## *1.3 Verletzungen der Menisken*

Die Menisken des Kniegelenks sind verformbar und großen mechanischen Belastungen ausgesetzt ([172], S.419). Gesunde Menisken, ohne degenerative Vorschäden, sind sehr belastbar ([30], S.179). Werden die einwirkenden Kräfte aber größer als die natürliche Geweberesistenz der Menisken, so kann es zur Zerstörung der Gewebekontinuität kommen ([92], S.478) ([172], S.419) ([448], S.542). Die Faktoren, die eine Meniskusläsion verursachen können, sind vielseitig und nur zum Teil bekannt ([450], S.19). Vor allem die komplizierte Gelenkmechanik spielt eine entscheidende Rolle bei der Entstehung der Meniskusverletzung ([450], S.19). Anatomische Varianten des Kniegelenks, die Beinstatik und insbesondere die Stabilität des Gelenks sind Faktoren, die bei der Entstehung von Meniskusläsionen nicht unterschätzt werden sollten ([78], S.1057) ([450], S.19). Wegen der bedeutenden Funktion des Meniskus für das Kniegelenk zählen Meniskusverletzungen zu den wichtigsten Binnenverletzungen des Kniegelenks ([355], S.1).

## 1.3.1 Ätiologie

Meniskusverletzungen stellen die häufigsten Verletzungen des Kniegelenks dar ([78], S.1056) ([293], S.1258). Etwa 50 % aller schmerzhaften Kniegelenkverletzungen, die eine chirurgische Intervention benötigen, gehen auf Meniskusläsionen zurück ([68], S.567). Die Inzidenz von Meniskusverletzungen liegt bei 61 von 100000 Menschen ([68], S.567). Meniskusverletzungen finden sich bei Männern etwa doppelt so häufig wie bei Frauen ([448], S.542) [451].

Kinder sind äußerst selten von Meniskusverletzungen betroffen ([78], S.1056) ([450], S.19) [451]. Bei jüngeren Patienten überwiegen die traumatischen Ursachen der Meniskusverletzungen, mit zunehmendem Alter muss aber eine degenerative Ursache in Betracht gezogen werden ([78], S.1056) ([97], S.879) ([171], S.351) ([450], S.19). Die physiologische Alterung des Meniskus beginnt bereits kurz nach Abschluss des Wachstums, also im dritten Dezennium ([78], S.1056) ([172], S.419) ([450], S.19) [451]. Das Häufigkeitsmaximum der Meniskus-verletzungen liegt im dritten Lebensjahrzehnt ([410], S.290). Der Gipfel der Verletzungen liegt bei den Männern zwischen dem 31. und 40. Lebensjahr und bei den Frauen zwischen dem 11. und 20. Lebensjahr ([68], S.567) [451]. Im Allgemeinen sind isolierte Innenmeniskusverletzungen häufiger als Außenmeniskusverletzungen ([68], S.567) [148] ([448], S.542). Meist ist eine degenerative Meniskusschädigung zusätzlich mit einer arthrotischen Veränderung des Kniegelenks gekoppelt ([171], S.351).

Der Sport macht nach Alltagstätigkeiten mit 25 - 30 % den zweitgrößten Anteil an den Knieverletzungen aus ([78], S.1056) ([286], S.8).

Sportliche Aktivität bildet in der heutigen Gesellschaft den Ausgleich zu der beruflich bedingten Bewegungsarmut und den im Beruf hervorgerufenen Fehlhaltungen und hat deshalb in unserer modernen Gesellschaft eine immer größere Bedeutung [38] ([120], S.11f.) [391] ([393], S.19) ([456], S.7). Die heutige Gesellschaft

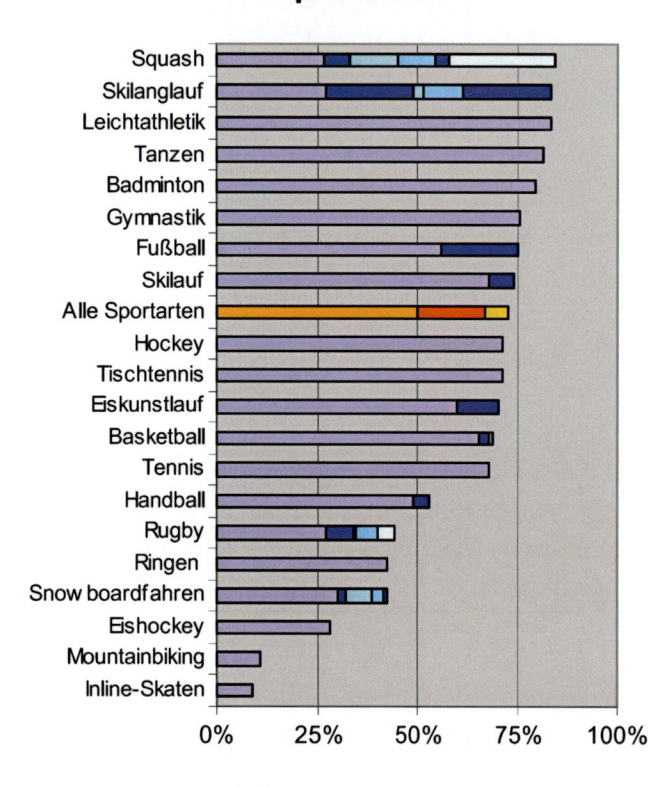

Abbildung 13: Anteil der Verletzungen der unteren Extremität an den gesamten Sportverletzungen in der jeweiligen Sportart. Rot/Orange ist der Balken für den Durchschnitt durch alle Sportarten. Die unterschiedlichen Farbtöne eines Balkens geben die Werte verschiedener Studien/Autoren an (nach ([41], S.513) [131] ([190], S.223) ([201], S.272) [207] [207] ([242], S.310) [251] [269] ([274], S.262) ([304], S.375) [312] [318] [323] [328] ([375], S.313) [379] [391] ([393], S.25) [416] ([444], S.329) [461] [463])

verlangt dem Menschen und seinem Körper durch ihre fortschreitende Technisierung immer weniger Bewegungen ab ([120], S.11f.). Der Körper des Ausgleichsportlers ist daher meist nicht genügend auf Belastungen vorbereitet ([78], S.1056) ([120], S.11ff.) ([236], S.173). Die mangelnde Vorbereitung in Kombination mit einseitiger Belastung und hochspezialisierten Trainingsmethoden und Trainingsinhalten führt damit häufiger zu sportartspezifischen Verletzungen und Schäden ([120], S.12). Die untere Extremität, das Kniegelenk und die Menisken sind von Sportverletzungen häufig betroffen ([162], S.934f.) [423] ([460], S.452). Kniegelenkverletzungen machen 15 – 30 % aller Verletzungen im Sport aus ([448], S.537).

### 1.3.2 Ursachen und typischer Unfallmechanismus von Meniskusverletzungen

Die genaue Vorgeschichte mit Unfallmechanismus und den Symptomen ist von besonderer Bedeutung für die Diagnose der Meniskusläsion ([162], S.935) ([171], S.343) ([361], S.297). Meniskusdysfunktionen rühren, wie schon erwähnt, entweder von traumatischen Zerreißungen der Meniskusarchitektur her oder sind ursächlich durch eine generalisierte Degeneration auf zellulärer Ebene bedingt ([142], S.561).

Traumatisch bedingte Meniskusverletzungen werden typischerweise durch ein Verdrehtrauma bei gebeugtem Kniegelenk (Rotations-Flexions-Trauma) verursacht [54] ([79], S.177) [206]. Entweder dreht sich dabei der Körper mit den Femurkondylen über das fixierte Tibiaplateau oder es erfolgt eine gewaltsame Drehung des fixierten und belasteten Unterschenkels im gebeugten Kniegelenk ([162], S.935) ([171], S.351). Das plötzliche Strecken während der Drehbewegung klemmt den Meniskus zwischen Femur und Tibia ein ([171], S.351). Der erst genannte Unfallmechanismus wird eher beim Fußball und der zweite eher beim Skilaufen beobachtet ([162], S.935) ([171], S.351).

Bei degenerativer Vorschädigung des Meniskusgewebes ist die Widerstandsfähigkeit des Meniskusgewebes sehr viel geringer. In solchen Fällen reicht bereits ein nicht typisches, sehr viel kleineres Trauma aus, um zu einer Meniskusverletzung zu führen ([171], S.351). So können bereits Alltags-

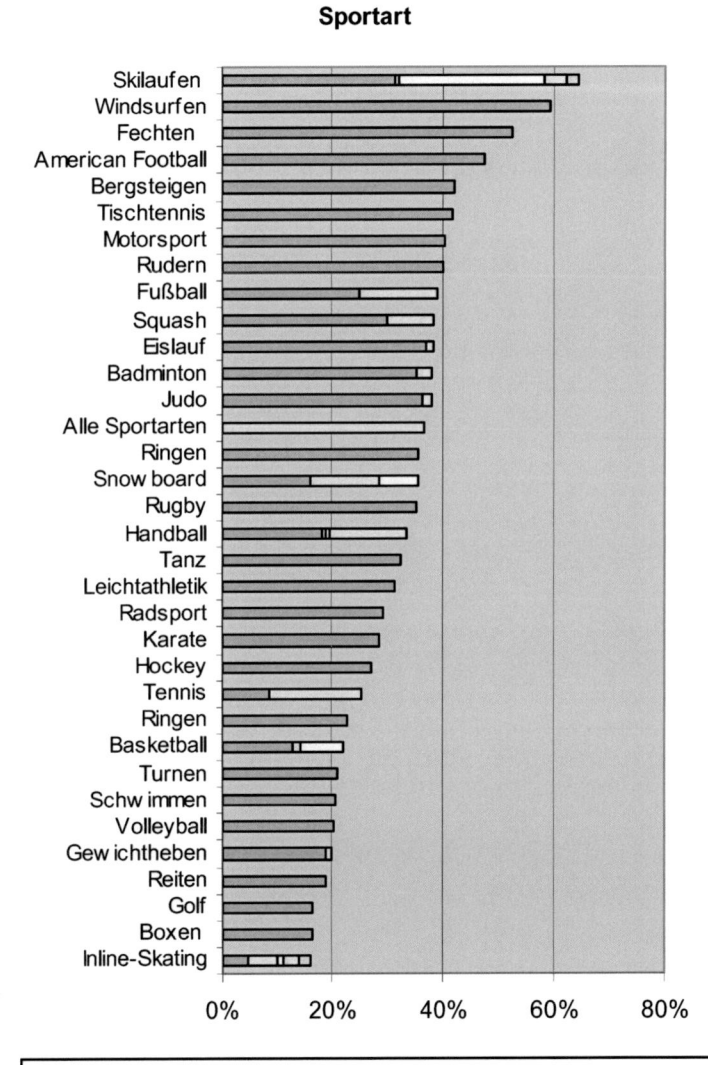

Abbildung 14: Anteil der durch sportliche Aktivität entstandenen Knieverletzungen verglichen mit allen Sportverletzungen in der jeweiligen Sportart. Orange ist der Balken für alle Sportarten. Die verschiedenen Blautöne eines Balkens zeigen die verschiedenen Studienergebnisse (nach ([37], S.301) ([41], S.513) [87] [99] [167] [178] [188] ([201], S.278) [207] [207] [208] [209] [251] [269] ([304], S.375) [312] [323] [328] [338] [359] [391] ([393], S.25) [392] [443]).

bewegungen, wie zum Beispiel ein in die Hocke gehen, Meniskusverletzungen verursachen [54] ([162], S.935) ([171], S.351) ([172], S.419). Teilweise ist den Patienten sogar kein Trauma erinnerlich ([171], S.351). Meist sind die Meniskusschäden auch mit bereits bestehenden arthrotischen Veränderungen des Kniegelenks in Verbindung zu bringen ([171], S.351) ([172], S.419).

Sowohl traumatisch als auch degenerativ bedingte Meniskusverletzungen können zwar isoliert auftreten, sind aber häufiger mit anderen Verletzungen und Schäden des Kniegelenks kombiniert anzutreffen ([172], S.419). Einige Autoren stufen sogar die isolierte primär traumatische Meniskusläsion als eher selten ein ([172], S.419).

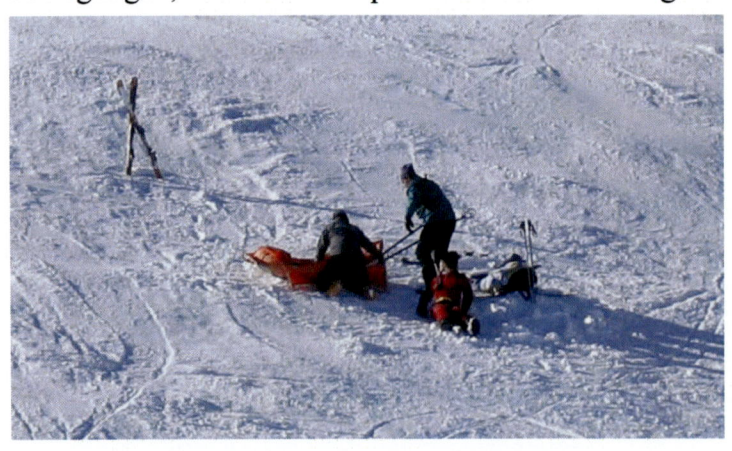

**Abbildung 15: Skilaufen – Sportart, bei der häufig Kniegelenkverletzungen zu beobachten sind**

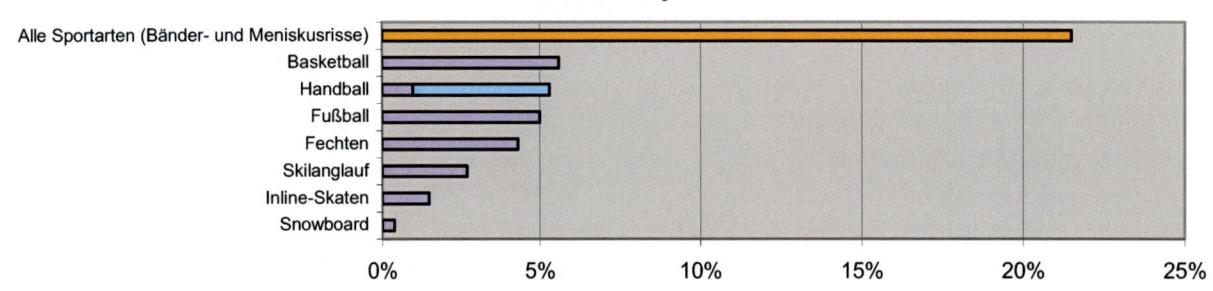

**Abbildung 16:** Meniskusverletzungen in Prozent der gesamten Sportverletzungen. Orange ist der Durchschnitt aller Sportarten, hier als Kombination aus Meniskus- und Bandverletzungen dargestellt. Die blauen Balken zeigen die reinen Meniskusprozentsätze in den einzelnen Sportarten an. Die verschiedenen Blautöne weisen auf unterschiedliche Studienergebnisse hin (modifiziert nach ([37], S.301) [131] ([190], S.224) [233] ([234], S.292) ([239], S.310) ([242], S.310) [251] [269] [323] [328] [391] [443])).

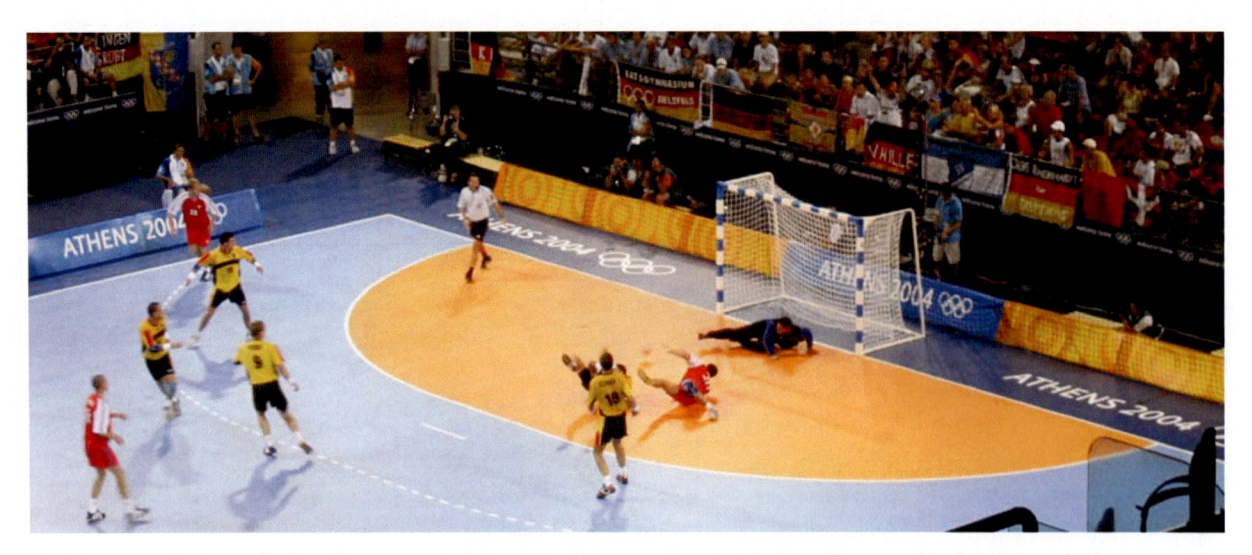

**Abbildung 17: Handball – Sportart, bei der Meniskusverletzungen häufiger zu beobachten sind**

## *1.4 Symptome einer Meniskusläsion*

Durch Meniskusschäden verursachte Kniebeschwerden sind das Problem Nummer eins in der Orthopädie heute ([142], S.551). Meniskusschädigungen führen fast immer sowohl zu Schmerzen als auch zu mechanischen Symptomen [54]. Die typische Symptomtriade umfasst Schmerz, Blockierung und Schwellung [451]. Zusätzlich können Gelenkerguss, Reiben, Instabilitätsgefühl mit giving-way-Phänomen, arthritische Veränderungen und Muskelatrophien auftreten ([33], S.405f.) ([36], S.219) [54] ([78], S.1058) ([79], S.170 und 177) ([92], S.487) ([142], S.551) ([171], S.343 und 352) ([293], S.1258) ([410], S.290ff.) ([448], S.543) ([450], S.26f.) [451]. Zudem ist häufig die Aktivität der Patienten eingeschränkt ([142], S.551). Die Symptome nach Meniskustraumen können anhaltend oder intermittierend sein ([92], S.487). Die intermittierenden Symptome sind meist durch die Synovitis oder eine abnormale Beweglichkeit eines Meniskusfragments verursacht ([92], S.487). Die typischen Meniskuszeichen (Meniskustests) sind zumeist positiv.

Schmerzen gehören zu den am häufigsten bei Meniskusverletzungen beobachteten Symptomen ([36], S.219) [54] ([78], S.1058) ([79], S.170 und 177) ([92], S.487) ([142], S.551) [148] ([171], S.350f.) ([238], S.112) ([286], S.59) ([346], S.828) ([349], S.359). Sie werden entweder direkt durch die Meniskusläsionen, die in das neurovaskulär versorgte, kapselnahe Drittel des Meniskus hineinreichen ([36], S.219) [148] ([286], S.59), oder durch Entzündung und mechanische Irritation insbesondere des Kapselgewebes verursacht ([36], S.219) [54] ([78], S.1058) ([79], S.170ff.) ([92], S.487) ([142], S.551) [148] ([171], S.351) ([238], S.112) ([346], S.828) ([349], S.359) ([448], S.543). Häufig werden auch belastungsabhängige Schmerzen beklagt ([346], S.828) ([448], S.543). Hierbei sind es vor allem Rotationsbewegungen und Bewegungen, die zu einer Kompression des verletzten Meniskusgewebes führen, die Schmerzsensationen auslösen ([78], S.1058) ([171], S.351) ([238], S.112). Auch nächtliche Schmerzen können bei beruflich stark beanspruchten Patienten ein Hinweis auf eine Meniskusläsion darstellen ([78], S.1030 und 1058).

Subluxierte Meniskusfragmente und komplett luxierte Meniskusfragmente als freie Gelenkkörper können zu Einklemmungen und Gelenkblockierungen führen ([36], S.222) [54] [64] ([78], S.1055) ([78], S.1055) ([79], S.177) ([92], S.487) ([171], S.351) [198] ([282], S.129) ([238], S.112) ([397], S.31) ([448], S.543). Gelenkblockierungen zählen zu den häufigen Folgen von Meniskusverletzungen [54] [64] ([78], S.1055) ([79], S.177) ([92], S.487) ([171], S.351) [198] ([282], S.129) ([238], S.112) ([397], S.31) ([448], S.543). Charakteristisch für die Meniskusverletzung ist die Streckhemmung ([171], S.351) ([346], S.828).

Auch Schwellungen und Ergüsse gehören zu den häufig beobachteten Leitsymptomen nach Meniskusverletzungen ([33], S.405f.) ([78], S.1086) ([79], S.177) ([97], S.876f.) ([142], S.551) ([162], S.935) ([171], S.343 und 351f.) ([174], S.213) ([293], S.1258) ([303], S.300) ([331], S.301) ([406], S.39f.) ([410], S.290ff.) ([450], S.26f.). Der Kniegelenkerguss und die Kniegelenkschwellung können dabei direkt traumabedingt sein, oder sie bilden sich als Reizungserscheinung verletzungs- und reizungsabhängig bei schon bestehender Meniskusläsion aus ([171], S.351f.) ([303], S.300). Zu Beginn nach einem frischen Meniskustrauma kann der Kniegelenkerguss durch Meniskusverletzung im kapselnahen Drittel oder als Abriss des Meniskus von der Gelenkkapsel durch ein Hämarthros verursacht sein ([78], S.1086) ([139], S.45) ([161], S.783) ([171], S.352) ([172], S.419) ([174], S.213) ([282], S.129) ([361], S.297) ([448], S.543) ([450], S.27). Liegt der Riss im schlecht durchbluteten Bereich des Meniskus, ist meist am Tag nach dem Unfall ein seröser Erguss zu beobachten ([448], S.543). Die Schwellung des Kniegelenks kann aber auch als Reizerguss Folge von bestehenden Meniskusläsionen sein ([79], S.177) ([97], S.876f.) ([142], S.551) ([171], S.351f.) ([174], S.213) ([303], S.300) ([331], S.301) ([346], S.828) ([448], S.543). Die Reizungserscheinungen bei bestehenden Meniskusverletzungen werden häufig nach einer körperlichen Aktivität größer ([171], S.351f.) ([174], S.213) ([303], S.300) ([397], S.31)

([448], S.543). Rezidivierenden Gelenkergüssen liegen meist degenerative Veränderungen des Gelenkknorpels oder der Menisken zu Grunde ([397], S.31). Im Laufe der Zeit kommt dann zusätzlich eine Kapselschwellung hinzu ([78], S.1086).

Ein giving-way-Phänomen, auch als Aushängen ([79], S.173), Nachgeben oder Einknicken des Kniegelenks beschrieben, kommt bei Meniskusverletzungen typischerweise während Drehbewegungen vor ([171], S.352). Die anamnestische Ermittlung eines giving-way-Phänomens kann wegweisend zur Diagnose einer Meniskusläsion sein ([171], S.352). Man darf aber nicht vergessen, dass auch eine Insuffizienz des vorderen Kreuzbands ein giving-way-Phänomen auslösen kann ([79], S.173). Das giving-way-Phänomen ist eine mechanisch-nozizeptiv vermittelte Tonusminderung der Kniegelenkstreckmuskulatur mit reaktiver Steigerung des Tonus der Kniegelenkbeuger [126]. Dieses Phänomen wird als veränderte Reaktion auf die Afferenzen aus dem Gebiet der Gewebeschädigung aufgefasst und dient dem Schutz des durch Meniskusriss oder durch Kreuzbandriss verletzten Kniegelenks [126].

Meniskusläsionen führen zusätzlich zu einer Atrophie des M. quadriceps femoris und besonders zu einer Atrophie seines medialen Anteils, des M. vastus medialis ([78], S.1030) ([79], S.170) ([162], S.935) ([174], S.214) ([293], S.1258) ([361], S.297) ([398], S.7) [429] ([447], S.12) ([450], S.27) ([460], S.453). Die Muskelatrophie wird zwar häufiger bei chronischen Meniskusverletzungen gefunden, ist aber auch bei traumatischen Verletzungen bereits 2 Wochen nach einem Meniskustrauma nachweisbar ([450], S.27).

## 1.5 Einteilung von Meniskusverletzungen

Die Einteilung von Meniskusverletzungen kann auf mehrere Arten erfolgen. Zum einen nach dem Eintreten der Verletzungen, ob sie akut oder chronisch verursacht sind, zum anderen auf der Grundlage der Lokalisation in Beziehung zu den Meniskusdurchblutungszonen und zum Dritten anhand der Ausrichtung der Meniskusläsionen ([92], S.480) [451].

Meniskusverletzungen werden nach ihrer Ursache in **akut traumatische (primäre) und chronisch degenerative (sekundäre) Meniskusläsionen** eingeteilt ([36], S.219) ([68], S.567) ([286], S.76) ([448], S.543) [451]. Echte traumatische Meniskusrisse im gesunden Meniskus sind selten [148] ([460], S.452). Für einen akuten Meniskusriss in nicht degenerativ vorgeschädigtem Meniskusgewebe ist eine erhebliche Gewalteinwirkung nötig ([30], S.179). „Die Reißfestigkeit des Meniskusgewebes schwankt je nach Geschlecht, Alter und untersuchtem Meniskusabschnitt zwischen etwa 8 und 100 kg/cm$^2$" [429]. Der typische Verletzungsmechanismus einer akuten Läsion ist die Verwindung des gebeugten Kniegelenks [429]. Akute Traumata sind meist Sportverletzungen, bei denen der Meniskus zwischen Tibia und Femurkondylen zerquetscht wird ([30], S.179) ([36], S.219) ([448], S.543) ([460], S.452). Traumatische Meniskusverletzungen sind oft von Verletzungen des Bandapparats begleitet ([68], S.567) ([78], S.1057) [428].

Bei Meniskusrissen liegt aber viel häufiger eine degenerative Vorschädigung vor ([78], S.1057) [148] ([450], S.19) ([460], S.452). Die Degeneration des Meniskus wird auf mehreren Wegen verursacht. Wie jedes biologische Gewebe des Körpers unterliegt auch der Meniskus einer physiologischen Degeneration [210] ([448], S.542f.). Die degenerativen Meniskusveränderungen steigen mit dem Alter an ([36], S.219) ([78], S.1029 und 1057) [198] ([361], S.296) [429] ([448], S.543) ([450], S.19) [451]. In der Regel werden bis zum 30. Lebensjahr sehr wenige degenerative Veränderungen am Meniskus festgestellt [429]. In den folgenden Lebensjahrzehnten steigt der Prozentwert der degenerativen Meniskusveränderungen zunehmend an [429]; im vierten Lebensjahrzehnt auf 16 %, auf über 23 % im fünften, 40 % im sechsten und auf über 53 % im siebten Lebensjahrzehnt ([68], S.567) [429]. Die Meniskusdegeneration ist aber nicht nur abhängig vom Lebensalter, sondern auch von der körperlichen Belastung und der genetischen Veranlagung ([78], S.1057) ([172], S.419) [429] ([450], S.19) [451]. Degenerative Meniskusveränderungen entstehen dabei durch Abnutzung und kleine, sich wiederholende Verletzungen ([36], S.219) ([448], S.543) ([460], S.452). Auch Instabilitäten, zum Beispiel durch einen nicht rekonstruierten Kreuzbandriss, sorgen für eine Mehrbelastung und degenerative Veränderungen der Menisken ([293], S.1254) [403] ([460], S.434). Knorpelschäden sind meist mit Meniskusdegenerationen verbunden [198]. Meniskusrisse im degenerativ vorgeschädigten Meniskusgewebe können sowohl durch ein akutes Trauma als auch bereits durch Alltagsbewegungen (z.B. Aufstehen aus der Hocke) verursacht werden ([36], S.219) ([448], S.542f.) [460], S.452). Ihnen geht also meist nur ein geringfügiges, nicht adäquates Trauma voraus ([36], S.219) ([78], S.1057). Basierend auf der **Durchblutung** werden die Meniskusverletzungen zuerst nach ihrer Lokalisation in der rot-roten, der rot-weißen und der weiß-weißen Zone und damit bezüglich ihrer Chancen für eine Heilung eingeteilt ([68], S.569f.).

Neben anderen Faktoren ist insbesondere der Faserverlauf der Kollagenfaserbündel des Meniskus eine bedeutende Einflussgröße für die Art und die Richtung der Meniskusrisse ([450], S.21). Längsrisse treten deshalb vorrangig im Verlauf der parallel angeordneten Fasern in der Außenzone der Menisken auf ([450], S.21). Bogen- und Lappenrisse finden sich in der Mittelzone mit den arkadenförmig angeordneten Fasern ([450], S.21). Hier kommen auch Korbhenkelläsionen als Sonderform des Längsrisses vor ([450], S.21). Entlang der radial angeordneten Faserbündel am freien inneren Rand des Meniskus kommt es eher zu queren radialen Rissen des Meniskus ([450], S.21). Im Hinterhornbereich treten horizontale Risse entlang der vorherrschenden Faserrichtung auf ([450], S.21).

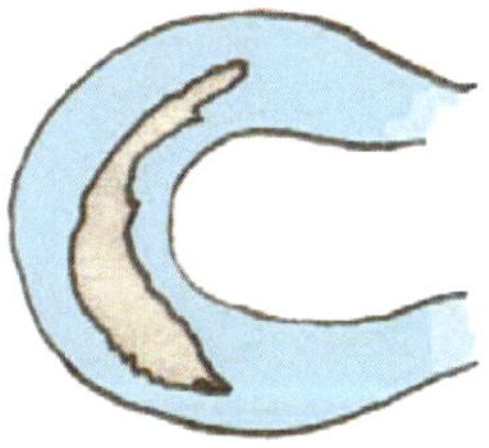

**Korbhenkelriß des Meniskus**

**Abbildung 18: Korbhenkelriss**

Die Meniskusrisse wurden nach Trillat (1962) auf Grund der systematischen Beobachtungen der bei den Knieoperationen am häufigsten vorgefundenen Meniskusrissformen des medialen Meniskus klassifiziert ([448], S.543) ([450], S.21f.) [451]. Trillats Theorie besagt, dass alle Läsionen im Bereich der größten Beanspruchung und der schlechtesten Ernährung (siehe hierzu auch Kapitel 1.2.1.4.5, „Durchblutung der Menisken") des Meniskus am Übergang vom mittleren Drittel zum Hinterhorn entstehen ([78], S.1057) ([448], S.543) ([450], S.8f. und 21f.) [451]. Dieser Teil des Meniskus ist mit dem schrägen Seitenband fest verbunden und der Meniskus ist hier weniger beweglich ([448], S.543) ([450], S.21f.) [451]. Der dort entstehende Ausgangsriss weitet sich dann zu den klassischen Verletzungsformen aus ([448], S.543) ([450], S.21f.) [451] ([460], S.452). Zusätzlich werden typische Auswalzungen beobachtet, die zu gestaffelten Längsrissen und lippenförmig abgerundeten Abrissen insbesondere am Innenmeniskushinterhorn bei chronischen Instabilitäten des Kniegelenks führen ([448], S.543).

Anhand der **Ausrichtung** werden die Meniskusrisse typischerweise in vertikale, horizontale und komplexe Verletzungen kategorisiert ([92], S.481) ([293], S.1258) ([410], S.290ff.).

Vertikale Meniskusrisse sind häufiger in Verbindung mit akuten Traumen zu finden ([36], S.221) ([78], S.1057) ([146], S.205) ([410], S.290ff.). Sie werden nochmals unterteilt in longitudinale und radiale/transversale Risse ([68], S.569f.) ([92], S.481).

Längsrisse (longitudinale Meniskusrisse) sind parallel zum freien Rand verlaufende Risse. Sie kommen in der Regel bei jungen, aktiven Patienten vor und werden durch akute Meniskustraumen verursacht ([78], S.1057) ([92], S.481) ([410], S.290ff.). Sie entstehen durch

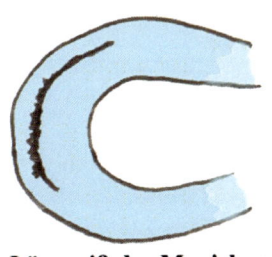

**Längsriß des Meniskus**

**Abbildung 19: Längsriss**

exzessive Kompressionskräfte, die weit größer als die physiologischen, senkrecht einwirkenden axialen Lasten sind ([92], S.478). Die Korbhenkelläsion ist ein ausgedehnter longitudinaler Meniskusriss, bei dem ein Großteil des freien peripheren Meniskusanteils subluxiert ist ([92], S.481) ([286], S.76). Auch ein Lappenriss kann sich aus einem Längsriss entwickeln ([78], S.1057) ([162], S.935). Korbhenkel- und Lappenrisse können umschlagen und Einklemmungen und Blockierungen bedingen ([78], S.1057) ([162], S.935).

Transversale/radiale Meniskusrisse haben eine radiale Ausrichtung und können durch Scherkräfte entstehen ([92], S.478ff.). Die häufigste Lokalisation der radialen Meniskusrisse ist das freie Ende des Außenmeniskus ([92], S.481). Die radialen Meniskusrisse entstehen häufiger am freien Rand des Meniskus, weil hier die Anzahl der radial angeordneten Fasern höher ist als in den der Kapsel näheren Bereichen des Meniskus, wo mehr circumferente longitudinale Fasern anzutreffen sind ([92], S.481). Auch Radiärrisse können sich zu Lappenrissen ausweiten ([92], S.482).

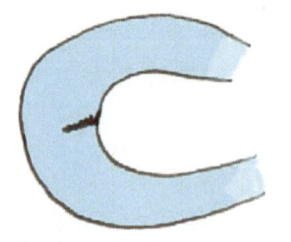

**Radiärriß des Meniskus**

**Abbildung 20: Radiärriss**

Sind die radialen Risse kurz, so sind sie meist nicht schmerzhaft, da sie die nerval versorgten Bereiche des Meniskus nicht erreichen ([92], S.481).
Bei den horizontalen Meniskusrissen ist der Meniskus entweder komplett oder inkomplett horizontal gespalten (cleavage tears) ([92], S.481ff.). Horizontale Meniskusrisse sind die am häufigsten gefundene chronische Rissform ([92], S.482). Sie entstehen typischer Weise durch exzessive Scherkräfte ([92], S.478). Im Gegensatz zu den longitudinalen Meniskusrissen entwickeln sich horizontale Risse typischerweise bei älteren Patienten mit degenerativ vorgeschädigtem Meniskusgewebe ([36], S.221) ([92], S.482) ([146], S.205) ([286], S.76) [429] [451]. Die horizontalen Meniskusrisse entstehen in horizontaler Ebene und führen zu einem oberen und einem unteren Meniskusanteil ([92], S.482). Vor allem partielle Meniskusspaltungen können sich im oberen oder im unteren Anteil des gespaltenen Meniskus zu einem Lappenriss ausweiten ([92], S.482).

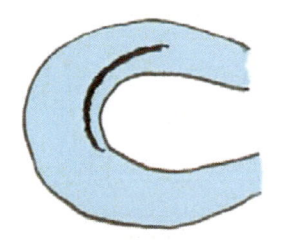

**Horizontalriß des Meniskus**

**Abbildung 21: Horizontalriss**

Komplexe Meniskusrisse können zwar auch bei Menisken mit gesundem Gewebe auftreten, werden aber in der Regel bei chronisch degenerativ veränderten Menisken gefunden ([68], S.567) ([92], S.481ff.). Komplexe Meniskusverletzungen bestehen aus einer Kombination von mehreren Einzelverletzungen des Meniskus ([92], S.482f.).

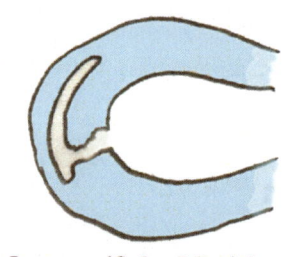

**Lappenriß des Meniskus**

**Abbildung 22: Lappenriss**

Weitere Einteilungsmethoden unterscheiden drei Bereiche des Innenmeniskus in radiale Zonen von posterior nach anterior in A-, B- und C-Zone und drei Bereiche des Außenmeniskus von anterior nach posterior in D-, E- und F-Zone ([68], S.569f.).
Zusätzlich existieren Meniskusganglien, auch Meniskuszysten genannt. Sie werden etwa bei 1 % der Patienten, die sich einer Meniskusteilresektion unterziehen, beobachtet ([36], S.224). Sie sind durch Gallertbildung in degenerativen Menisken bedingt ([78], S.1088) ([92], S.485) ([303], S.353). Ursachen sind Fehlbildungen, Verletzungen, Fehlbelastungen und Überlastungen des Meniskus ([168], S.340) [325]. Die am häufigsten in Verbindung mit

perimeniskalen Zysten gefundene Rissverletzung sind die horizontale Meniskusspaltung (horizontal cleavage), der radiale Riss und der Lappenriss ([92], S.485). Vorwiegend kommen die Meniskuszysten am Außenmeniskus vor ([36], S.224) ([78], S.1088) ([92], S.485) ([168], S.340) ([238], S.122) [325]. Perimeniskale Zysten werden vorzugsweise durch arthroskopische Meniskusrekonstruktion oder –resektion behandelt ([92], S.507) ([238], S.122).

Der Scheibenmeniskus ist eine recht seltene angeborene Affektion ([78], S.1041). Sie ist im Verhältnis 20:1 lateral häufiger als medial zu finden ([168], S.340). Intakte, asymptomatische Scheibenmenisken sind nicht behandlungsbedürftig ([238], S.122). Nur bei schwereren, andauernden Beschwerden ist eine Operation in Form einer Teilexzision zu erwägen [39] ([78], S.1041).

## 1.6 Therapie

### 1.6.1 Geschichte der Therapie von Meniskusverletzungen

Lange Zeit galten die Kniegelenkmenisken als funktionslose Zusatzstruktur, die man beim kleinsten Hinweis der Fehlfunktion scheinbar ohne negative Folgen entfernen konnte [4] [279] ([282], S.135) [327] [341].

Das Krankheitsbild der Meniskusverletzung fand im 18. Jahrhundert erstmals Erwähnung. 1731 wurde von Heinrich Bass eine erste Meniskusverletzung beschrieben [343]. Erst nach weiteren 40 Jahren konnte der Engländer William Bromfield die Verbindung zwischen Kniegelenkbeschwerden und Meniskusverletzung herstellen. Seit den Publikationen seines Schülers William Hey bürgerte sich der Begriff „Internal Derangement of the Knee-joint" als Synonym für die Verletzung der Kniegelenkmenisken ein [343]. Trotzdem waren in der Ärzteschaft bei weitem nicht alle davon überzeugt, dass Kniegelenkbeschwerden durch Meniskusverletzung verursacht sein könnten [343].

Das große Problem der damaligen Zeit war das hohe Infektionsrisiko einer Operation am offenen Gelenk. Deshalb wurden die Operationen am verletzten Meniskus meistens lange hinausgeschoben, und die Meniskusbestandteile waren meist schon durch mechanische Einflüsse und Reizzustände der Kniebinnenräume verändert worden und einer Meniskusverletzung nicht mehr klar zuzuordnen [343]. Bei den Arthrotomien gefundene Meniskusbestandteile wurden deshalb häufig als freie Gelenkkörper anderer Herkunft fehlgedeutet [343]. Operationen nach frischen Kniegelenkverletzungen waren die absolute Ausnahme und daher war die direkte Zuordnung von Beschwerden zu Meniskusverletzungen schwer zu beweisen [343].

Dies änderte sich erst mit der Entdeckung der Infektionserreger und den sich daraus entwickelnden Reduktionstechniken für Keime. Mitte bis Ende des 19. Jahrhunderts war eine Desinfektion, eine Asepsis und eine Antisepsis möglich geworden ([94], S.288) ([385], S.566). Diese neuen operationsbegleitenden Maßnahmen machten Eingriffe am Kniegelenk ungefährlicher und ließen die Operationszahlen in die Höhe schnellen [343].

Damit war der Weg geebnet geworden, auch frische Verletzungen der Kniegelenkmenisken zu operieren und somit die Hypothese, dass Kniegelenkbeschwerden und Meniskusverletzungen in direktem Zusammenhang stehen können, zu beweisen [343]. Bei den in der Zahl drastisch angestiegenen Eingriffen am Kniegelenk stieß man zwangsläufig immer wieder auf verletzte Menisken, wo man präoperativ freie Gelenkkörper erwartet hatte. Die zweifelnden Ärzte mussten damit akzeptieren, dass neben dem Krankheitsbild der freien Gelenkkörper auch das des verletzten Meniskus existierte [343].

Der erste Bericht über einen chirurgischen Eingriff am Meniskus des Kniegelenks stammt aus dem Jahr 1866. Der Chirurg Bernard Brodhurst versuchte durch eine Operation, einen freien Gelenkkörper zu entfernen. Während des Eingriffs stellte sich heraus, dass der freie

Gelenkkörper angewachsen war. Er extrahierte den Gelenkkörper und identifizierte ihn als Teil des medialen Meniskus [343] ([450], S.49). Die Verletzung der Menisken als Ursache von Gelenkbeschwerden war nun endgültig bewiesen [343].

Die erste Meniskusreparatur wurde von Thomas Annandale 1885 durchgeführt ([63], S.521) [181] [279] [343] ([450], S.49). 1889 publizierte er, trotz kleiner Fallzahlen, über die Methoden der Meniskusbehandlung und stellte Naht, Teilresektion und die Totalresektion als die wichtigen Operationsverfahren heraus. Der Heilungsverlauf nach den Nahtversorgungen war zufrieden stellend [343].

1889 veröffentlichte Herbert Allingham auf der Grundlage größerer Fallzahlen seine Erfahrungen mit dem „Internal Derangement of the Knee-joint". Er teilte die Meniskusverletzungen in verschiedene Formen ein. Grundsätzlich unterschied er bereits chronische und akute Verletzungen. Weiterhin differenzierte er zwischen Abreißen, partieller Dehnung, abnormer Beweglichkeit sowie einfacher und mehrfacher Spaltung der Länge nach [343].

Seiner Empfehlung nach sollten die akuten Fälle zunächst durch eine Naht reponiert und dann konsequent ruhiggestellt werden [343].

Die Vorstellungen über die beste Behandlung gingen weit auseinander. Es existierten keine einheitlichen Behandlungsrichtlinien. Während im deutschsprachigen Raum mehr die Teil- und Totalresektion der Kniegelenkmenisken im Vordergrund standen, wurde in England immer noch vermehrt die Naht des verletzten Meniskus favorisiert [343].

Emil T. Kocher, einer der Pioniere der Meniskuschirurgie im deutschsprachigen Raum, veröffentlichte 1887 seine Ergebnisse nach vorrangig durchgeführten Totalresektionen des Meniskus und fand in der direkten postoperativen Phase kaum Einbußen an Streckkraft und der Beugewerte bis 90° [343].

Trotz dieser Fortschritte in der Meniskuschirurgie wurden aber auch noch 1890 Kniegelenke wegen anhaltender Kniebeschwerden reseziert [343].

1895 dämpfte der Arzt Johannes Nissen erstmals den Optimismus, der der Meniskustotalresektion entgegengebracht wurde. Er beschrieb bei einem Patienten mit Zustand nach Meniskustotalresektion einen Verbleib der Schmerzen und zusätzlich eine laute Krepitation im Kniegelenk bei Bewegungen. Damit war die Entfernung des Kniegelenkmeniskus mit einer postoperativ vorkommenden Funktionsstörung und einer Arthrose in Verbindung gebracht [343].

1902 versuchte sich Arthur Barker aus England an einer systematischen Einteilung der Meniskusverletzungen. Er erkannte, dass der Meniskusriss in Längsrichtung die häufigste Meniskusrissverletzung war [343].

Die damaligen statistischen Erhebungen förderten keine gravierenden Unterschiede zwischen der Nahttechnik auf der einen Seite und der Teil- und Totalresektion auf der anderen Seite zu Tage. Die Entscheidung für die eine oder andere Methode war von den Erfahrungen und den Vorlieben des Einzeloperateurs abhängig [343].

In dieser Zeit wurden häufiger Menisken, ähnlich einem überflüssigen Organ, prophylaktisch entfernt, falls trotz präoperativer Kniegelenkbeschwerdesymptomatik keine adäquate Meniskusverletzung in der Operation zu finden war. Die Verlegenheitsdiagnose lautete dann meist „abnorm beweglicher Meniskus" [343].

In den folgenden Jahrzehnten gab es immer wieder Berichte über negative, arthrotische Kniegelenkveränderungen nach Meniskusresektionen [343]. Daraufhin wurden wieder die Stimmen für eine konservative Therapie lauter. Sie forderten ein konservatives Anbehandeln. Die Patienten, bei denen die Beschwerden auch danach noch längere Zeit persistierten, sollten dann einer Operation zugeführt werden [343].

Neben den schon erwähnten Behandlungsmaßnahmen wurden noch eine Fülle von alternativen Verfahren, unter anderem auch ein Meniskusersatz, erdacht und teilweise auch eingesetzt [343].

Zu Anfang des 20. Jahrhunderts setzten sich einige wichtige Neuerungen in der Kniechirugie und der postoperativen Nachbetrachtung der Operationsergebnisse durch. Zum einen wurde mehr Wert auf die Langzeitergebnisse gelegt. Unterstützt wurden die postoperativen Nachbetrachtungen durch die Einführung der Röntgen-Strahlen (X-Rays). Die Entdeckung Röntgens von 1895 war bahnbrechend und wurde innerhalb weniger Wochen fast in der ganzen Welt bekannt. Die Röntgenstrahlen traten in kürzester Zeit im medizinischen Bereich in Diagnostik und Therapie ihren Siegeszug an ([94], S.361f.). Sie brachten die Möglichkeit mit sich, die operierten Kniegelenke postoperativ besser zu beurteilen. Dadurch wuchs die Zahl der bekannten postoperativen Arthrose-Fälle nach Meniskusresektionen rasch an. Ein Großteil der Ärzteschaft weigerte sich aber anfangs, die radiologischen Befunde als Kriterien der Arthrose anzuerkennen und beharrte auf den klinischen Untersuchungsergebnissen (Klinik) als wichtigeres und entscheidendes Kriterium der Kniegelenkarthrose [343].

Zum anderen revolutionierten die arthroskopischen Techniken die Kniegelenkeingriffe. Bereits zu Beginn des 19. Jahrhunderts hatten Mediziner mit Hilfe optischer Instrumente damit begonnen, menschliche Körperhöhlen auszuleuchten und zu untersuchen ([397], S.19) ([398], S.407). Die Namen Fischer, Segalas und Desormeaux sind eng verbunden mit der Fortentwicklung der Endoskope ([397], S.19). Großen Anteil daran hatte auch die Erfindung der Kohlefadenglühlampe durch Edison im Jahre 1874, womit erstmals eine gefahrenarme befriedigende Ausleuchtung der Körperhöhlen möglich war ([397],19f.). Leiter baute daraufhin 1886 ein Zytoskop, das weltweit genutzt wurde und Anerkennung fand und die Zytoskopie zu einer ernst zu nehmenden, vernünftigen Wissenschaft machte [199] ([397], S.20).

Die ersten beschriebenen Versuche arthroskopischer Gelenkbetrachtungen führte Takagi daraufhin 1918 an einer Leiche mit einem Zytoskop durch ([139], S.11) ([398], S.407). Bis 1920 hatte Takagi die arthroskopischen Techniken so weiterentwickelt, dass er auch beim Lebenden eine Kniegelenkarthroskopie wagen konnte. Mit dem Bericht seiner Ergebnisse wartete er aber bis 1933 [343]. Das verfolgte Ziel seiner Untersuchungen galt vor allem dem Ausschluss beziehungsweise der Früherkennung einer Tuberkulose, die zu dieser Zeit gerade in Japan wütete ([30], S.13) ([397], S.22).

1919 und 1920 führte der Schweizer Eugen Bircher mit einem Laparoskop die ersten erfolgreichen arthroskopischen Untersuchungen am lebenden Menschen durch ([139], S.11). Sein Ziel war es, die präoperative Unsicherheit, ob eine Meniskusverletzung vorlag oder nicht, zu beseitigen. Mit der Publikation seiner Erfahrungen mit der Arthroendoskopie leitete Bircher 1921 die Ära der Arthroskopie ein, wobei er selber noch nicht an ein arthroskopisches Vorgehen zur Behandlung des Meniskus dachte [343]. Zu dieser Zeit stand dem Vormarsch der Arthroskopie aber vor allem noch der Mangel an funktionellen, geeigneten optischen Geräten im Wege ([139], S.11).

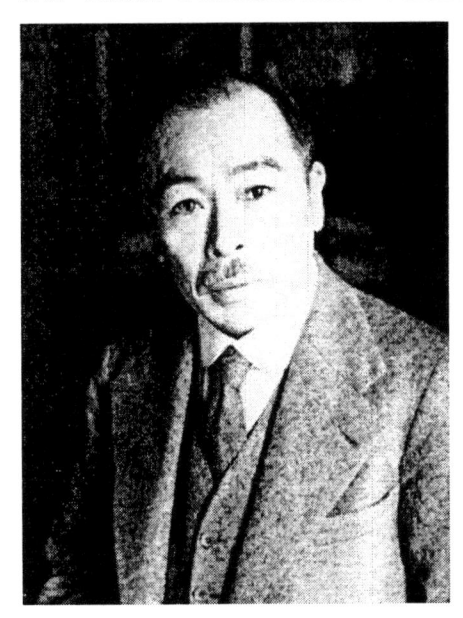

**Abbildung 24: Kenji Takagi (1888 – 1963) (aus [397])**

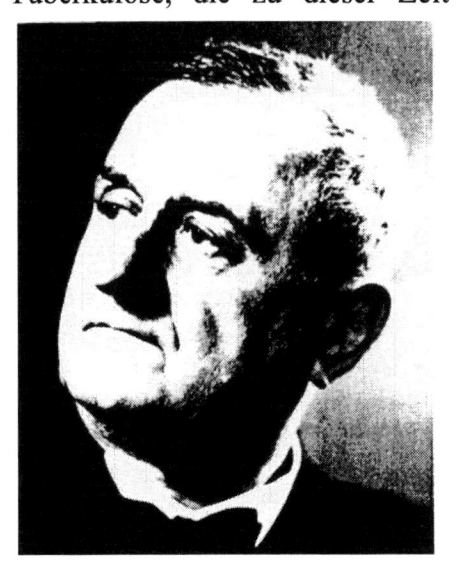

**Abbildung 23: Eugen Bircher (1882 – 1956) (aus [397])**

Pfab (1927) und King (1936) untersuchten jeweils die Blutversorgung der Menisken und die damit verbundenen Heilungschancen von Meniskusverletzungen in verschiedenen Meniskusbereichen ([15], S.466) ([63], S.521) [231] [263] [343] ([400], S.483) [431]. Sie stellten jeweils fest, dass im zentralen kapselfernen Bereich die Durchblutung des Meniskus viel spärlicher als im kapselnahen Bereich war ([15], S.466) ([63], S.521) [231] [263] [343] ([400], S.483) [431]. Damit war im kapselfernen Bereich von einer schlechten und im kapselnahen Bereich von einer guten Heilungschance auszugehen, was King in seinen Versuchen auch nachwies ([15], S.466) ([63], S.521) [231] [263] [343] ([400], S.483) [431]. Zusätzlich berichteten beide Autoren über erhöhte Arthroseraten nach totalen Meniskektomien [15], S.466) [231] [263] [343] ([400], S.483) [431].

Ende der 20er Jahre waren die Total- und die Teilresektion die bevorzugten Behandlungstechniken für eine Meniskusverletzung. Die Meniskusnaht spielte eine untergeordnete Rolle [343]. Die großzügige Entfernung auch des zentralen Meniskusanteils wurde einige Zeit zur Standardoperationsmethode nach Meniskusverletzungen [343].

Uneinig war man sich weiterhin über die Ursache von Meniskusschäden. Man war sich nicht klar darüber, ob die Verletzungen der Kniegelenkmenisken durch akute Traumata oder auf Grund degenerativer Veränderungen entstanden waren [343]. Auch deshalb dauerte es bis 1952, bis erstmals eine Meniskusläsion als Berufskrankheit bei Bergarbeitern anerkannt wurde [343].

Obwohl die Korrelation zwischen radiologisch und klinisch gestellter Arthrose in den Statistiken klar bestätigt worden war, konnte sich die radiologische Arthrosebefundung auch jetzt noch nicht durchsetzen, und die Diagnose und Beurteilung der Arthrose wurde immer noch in der Regel rein klinisch gestellt [343].

Auch wenn immer mehr Veröffentlichungen die gelenkprotektiven Eigenschaften der Menisken betonten und, wie z. B. die Studie von Fairbank 1948, eine postoperative Arthrose nach Totalexstirpationen des Meniskus zeigten, konnte die Ärzteschaft nicht von der Totalresektion hin zur Teilresektion als Standardverfahren bewegt werden ([63], S.521) [343]. Noch 1966 verneinte zum Beispiel P.W. Springorum die Entstehung einer Arthrosis deformans nach Totalresektionen des Meniskus [343].

1959 gelang Watanabe mit seinem neu konstruierten Arthroskop der Durchbruch in der arthroskopischen Kniegelenkoperationstechnik. Seine Entwicklung ebnete den Weg für den weltweiten Aufschwung der arthroskopischen Diagnostik des Kniegelenks und anderer Gelenke ([92], S.494) ([139], S.11). „Für ein Jahrzehnt war dieses legendäre Instrument, das die Lichtquelle noch in das Gelenk mit einbrachte, konkurrenzlos und wurde weltweit benutzt." ([139], S.11).

1957 veröffentlichte Watanabe das erste umfangreiche und gut illustrierte Standardwerk der Arthroskopie ([30], S.13) [199] ([246], S.56).

1962 war es auch der Japaner, der eine erste arthroskopische Teilresektion vornahm ([139], S.90). Bis 1967 nahm er insgesamt sechs arthroskopische partielle Meniskusresektionen vor. Der günstige postoperative Verlauf schien ihm im Bezug auf das neue Operationsverfahren Recht zu geben.

Die Arthroskopie begann ihren Siegeszug also letztlich von Japan aus, über Nordamerika bis hin nach Europa [230] [343] und wurde zum Goldstandard der Kniegelenkbinnendiagnostik ([78], S.1036). Die führende Position in der arthroskopischen Forschung und Therapie nahmen japanische Ärzte ein. Dies wurde mit der 1969 von Watanabe, Takeda

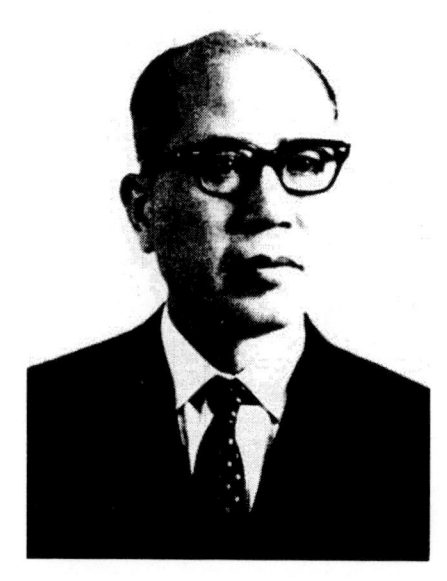

**Abbildung 25: Masaki Watanabe (aus [397])**

und Ikeuchi publizierten zweiten Auflage des berühmten und mit zahlreichen Farbfotos ausgestalteten Arthroskopieatlas bekräftigt und untermauert ([30], S.13).

Ende der 60er und Anfang der 70er Jahre wurden vermehrt amerikanische Ärzte auf die arthroskopische Meniskuschirurgie aufmerksam. Nach Besuchen in Japan führten Dick O`Connor und Robert W. Jackson die arthroskopische Chirurgie in den USA ein. Vor allem O`Connor, der 1970 und 1971 in Japan war, trug dazu bei, die arthroskopische Chirurgie wesentlich weiterzuentwickeln ([92], S.494) ([139], S.90). Hierzu entwickelte er ein Operations-Arthroskop ([30], S.13) ([398], S.408). 1977 berichtete er bereits über 40 arthroskopische Meniskektomien ([139], S.90). Zur selben Zeit wurde das erste deutschsprachige Arthroskopie-Buch durch Hans-Rudolf Henche veröffentlicht ([397], S.25).

Die Anzahl der Operateure und der durchgeführten Eingriffe stieg weltweit stetig an. Es wurden zunehmend immer mehr Berichte veröffentlicht, und somit wuchs die Akzeptanz für die immer noch neue Operationstechnik. In immer mehr Ländern versuchten sich Operateure an arthroskopischen Meniskuseingriffen und schilderten ihre Erfahrungen. 1977 veröffentlichte McGinty seinen Erfahrungsbericht, 1978 Oretorp und Gillquist (Schweden), 1979 Metcalf und Glinz (Schweiz) ([139], S.90).

Wurden anfänglich nur besonders geeignete Fälle arthroskopisch am Meniskus operiert, weiteten sich durch bessere technische Möglichkeiten und die zunehmend größer werdende Erfahrung der operierenden Ärzte die Operationsindikationen auf alle Rissbildungen am Meniskus aus ([139], S.90).

In den 70er Jahren des 20. Jahrhunderts erlebte die Meniskusnaht eine Renaissance [343]. Zu dieser Zeit wurde durch Ikeuchi die erste arthroskopische Meniskusnaht durchgeführt ([63], S.521) [181] [378].

Im Reisensburger Workshop wurde die Meniskusnaht auch in ausgewählten kapselnahen Rissen empfohlen. Trotzdem blieb als Resümee dieses Workshops auch 1976 noch die Aussage bestehen: „Bei Rissbildungen im Meniskus muss dieser entfernt werden" [343]. Trotz der klaren Hinweise durch die Untersuchungen von King und Fairbank, dass nach totalen Meniskektomien hohe Arthroseraten zu erwarten und zu beobachten waren, waren also noch Ende der 70er und Anfang der 80er Jahre großzügige, offene Meniskektomien an der Tagesordnung ([63], S.521) ([141], S.23) [343] [378].

Dies änderte sich erst in den späten 70er und den darauf folgenden 80er Jahren des 20. Jahrhunderts [343] ([400], S.484). Anfang der 1980er Jahre war die Arthroskopie nicht mehr nur ein vorrangig diagnostisches Werkzeug, sondern auch ein hilfreiches Therapieinstrument [199]. In diesem Jahrzehnt wurde die Arthroskopie zu einem therapeutischen Verfahren, das in einer fortschrittlichen Kniechirurgie nicht mehr wegzudenken war ([139], S.7). Zudem wurden die Statistiken genauer und es zeigte sich, dass eine postoperative Arthrose nach Totalresektionen des Meniskus annähernd doppelt so oft auftrat wie nach Teilresektionen [343]. Die Meniskuschirurgie erlebte ab dieser Zeit einen großen Wandel [343] [378] ([400], S.484) [449]. Durch die bessere Sicht machte die Arthroskopie gezielte sparsame partielle Meniskektomien erst möglich [4] ([92], S.494) ([141], S.23) [378].

Heute ist die Arthroskopie des Kniegelenks und somit auch die arthroskopische Meniskuschirurgie einer der häufigsten Eingriffe in den orthopädisch-traumatologischen Fachgebieten [4] [343]. Die Arthroskopie war 1992 die vierthäufigste Operation überhaupt ([78], S.1041).

Die totale Meniskektomie ist bis auf ganz wenige Ausnahmen obsolet ([172], S.420) [343]. Die Erkenntnisse über die wichtige Bedeutung der Menisken für die Biomechanik des Kniegelenks und die gelenkerhaltende Funktion der Menisken ließ die Techniken, die den Meniskus weitestgehend erhalten, in den Vordergrund treten [279] ([400], S.484). Meniskusnaht und die möglichst sparsame Meniskusteilresektion haben die Totalentfernung verdrängt ([92], S.494) ([172], S.420) ([400], S.484) [449]. Zusätzlich ist die Meniskustransplantation derzeit in der Erprobung [343].

### 1.6.2 Behandlungsoptionen und Heilungstendenz in Abhängigkeit von den Durchblutungszonen des Meniskus (heutiger Wissensstand und Standards der Therapie)

#### 1.6.2.1 Ort der Meniskusläsion und Heilungschancen

Seit den Versuchen von King 1936 über die Blutversorgung der Menisken, wurde von vielen Autoren darauf hingewiesen, dass die Meniskusheilung direkt mit der Lokalisation der Meniskusverletzung und der an diesem Ort ausgebildeten Vaskularisierung und Durchblutung der Menisken zusammenhängt ([15], S.466f.) [31] [32] [52] ([92], S.475f.) [231] [263] [279] [378] ([400], S.483) [431]. Grundsätzlich ist anzumerken, dass die Chance einer Ausheilung umso geringer ist, je weiter innen und somit kapselferner ein Meniskusriss sich befindet ([410], S.566).

Wie bereits im Kapitel 1.2.1.4.5, „Durchblutung der Menisken", beschrieben, wird der Meniskus anhand der Vaskularisierung und Durchblutung in drei Zonen eingeteilt. Eine rot-rote Zone, eine rot-weiße Zone und eine weiß-weiße Zone ([15], S.468) ([92], S.475f.). Zusätzlich wird die Kapsel teilweise als Zone 0 bezeichnet [378].

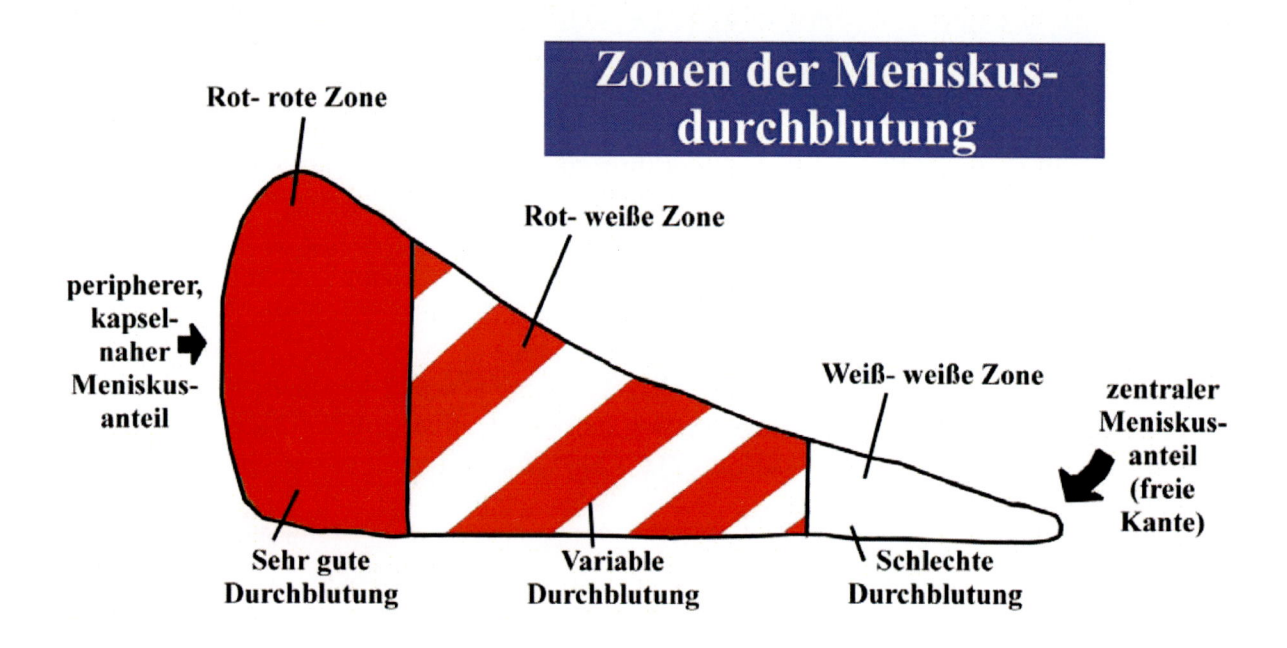

**Abbildung 26: Zonen der Meniskusdurchblutung (nach ([92], S.476))**

##### 1.6.2.1.1 Rot-rote Meniskuszone

Der Meniskus ist ein relativ schlecht durchblutetes Gewebe [327]. Nur die äußeren, kapselnahen 10 – 30 % des Innenmeniskus und 10 – 25 % des Außenmeniskus werden durch die Blutversorgung aus der Kapsel versorgt [31] [52] ([92], S.475) [279] [327]. Das äußere kapselnahe Drittel, das als rot-rote Zone oder Zone 1 des Meniskus bezeichnet wird und die kapselnahen 3 mm des Meniskus umfasst, hat einen direkten Anschluss an die Blutversorgung der Gelenkkapsel und ist gut vaskularisiert und gut durchblutet ([15], S.468) [31] ([68], S.571) [80] ([92], S.475f.) [279] [327] [378] ([400], S.483). Meniskusverletzungen in dieser Zone haben gute Heilungschancen [31] ([36], S.222ff.) [54] ([78], S.1056) ([92], S.481) [198] ([202], S.339) [279] [327] [378] ([400], S.483). In diesem Bereich ist eine spontane Selbstheilung von Verletzungen grundsätzlich möglich ([286], S.59).

### *1.6.2.1.2 Rot-weiße Zone*

Die rot-weiße Zone, auch als Zone 2 bezeichnet, erstreckt sich auf den Bereich des Meniskus, der zwischen 3 und 5 mm von der Kapsel entfernt liegt ([68], S.571) [80] ([92], S.475f.) [279] [378] ([400], S.483). Die Zone ist mäßig vaskularisiert und variabel durchblutet ([68], S.571) [80] ([92], S.475f.) [279] ([400], S.483). Der größte Teil wird durch Diffusion aus der Synovia ernährt [279].

Meniskusrisse in dieser Zone schneiden den zum Gelenkinneren gerichteten Verletzungsanteil oft von der Blutversorgung ab ([15], S.468). Trotzdem haben diese Läsionen zumeist eine ausreichende Blutversorgung für den Heilungsprozess ([15], S.468).

Die Heilungschancen in dieser Zone werden in der Fachliteratur sehr unterschiedlich beurteilt, grundsätzlich ist aber eine Selbstheilung von Verletzungen möglich [279] ([286], S.59). Cole et al. [68] beschreiben gute Heilungschancen ([68], S.567f.). In anderer Fachliteratur wird die Heilungstendenz als variabel ([92], S.481), aber auch als gering [54] [327] ([395], S.539) bewertet.

### *1.6.2.1.3 Weiß-weiße Zone*

Die weiß-weiße Zone umfasst als Zone 3 den nicht vaskularisierten Meniskusanteil, der am weitesten in das Gelenkinnere hineinragt ([15], S.467) [31] ([68], S.571) ([78], S.1057) [80] ([92], S.475f.) [279] [378] ([400], S.483) [431]. Sie liegt 5 mm und mehr von der Kapsel entfernt, erstreckt sich auf das innere Drittel mit dem freien Rand des Meniskus und wird durch Diffusion aus der Synovialflüssigkeit ernährt ([68], S.571) [80] ([92], S.475f.) [279]. Meniskusverletzungen in diesem Bereich haben praktisch keine Heilungstendenz ([15], S.467) [31] ([68], S.567f.) ([78], S.1057) ([92], S.481) [198] [263] ([286], S.85) [327] ([395], S.539) ([400], S.483) [431] und auch die Chancen für eine chirurgische Wiederherstellung sind sehr gering ([78], S.1057) [115]. Trotzdem haben experimentelle Studien einen Anhalt dafür gegeben, dass auch Läsionen in diesem Bereich des Meniskus eine gewisse Heilungstendenz haben [327].

### *1.6.2.1.4 Ablauf und Dauer der Meniskusheilung*

Meniskusverletzungen, die sich in den gut durchbluteten Meniskusbereichen befinden, heilen ähnlich wie andere durchblutete Bindegewebe ([68], S.567f.) [279]. Wichtig für die Meniskusheilung ist eine Rekrutierung von Zellen, die am Reparaturprozess teilnehmen sollen [327], die Einleitung unterstützender inflammatorischer Vorgänge ([15], S.467) und der Einfluss von Wachstumsfaktoren aus dem Blutkreislauf [198]. Dies alles ist vor allem in der rot-roten Meniskuszone mit guter Durchblutung gegeben ([36], S.222ff.) [54].

Ein Riss in der vaskularisierten Zone des Meniskus führt zu einer Fibrinausschüttung mit inflammatorischer Reaktion und einer Proliferation undifferenzierter Mesenchymalzellen ([15], S.467) ([286], S.85) ([400], S.483). In den ersten 3 Wochen nach dem Trauma sind Ödem, Zellschaden und kleine Nekrosen vorherrschend ([30], S.181) [429] ([448], S.543). Ab der dritten Woche beginnen die reparativen Vorgänge ([30], S.181) [429]. Innerhalb von 10 Wochen entwickelt sich eine fibrovaskuläre Narbe, die die Rissränder annähert, verklebt und die Kontinuität der Meniskusoberfläche wieder herstellt ([15], S.467) ([68], S.567f.) [279] ([286], S.85) ([400], S.483). Eine Umwandlung in normales Faser-Bindegewebs-Knorpelgewebe bedarf darüber hinaus aber mehrerer Monate ([15], S.467) ([68], S.567f.) [279] ([286], S.85). Anfangs zeigt dieses Reparaturgewebe noch keine volle Belastbarkeit ([15], S.467) ([30], S.181f.) ([68], S.567f.). Die Angaben in der Literatur über die Dauer einer Heilung von Meniskusverletzungen differieren zwischen 2 bis 3 und 12 Monaten [17] ([30], S.181f.) [54] [111] [320] [327] [429]. Eine bereits bestehende Meniskusdegeneration kann eine Regeneration verzögern oder sogar verhindern [429].

## 1.6.2.2 Behandlungsoptionen bei Meniskusverletzungen

Zur Behandlung von Meniskusverletzungen stehen grundsätzlich konservative und operative Behandlungsverfahren zur Verfügung [54] ([78], S.1039) [80] ([238], S.112) ([247], S.90) ([410], S.290ff.) [451]. Einfluss auf die Entscheidung, ob eine Meniskusverletzung konservativ oder operativ behandelt werden kann oder muss, haben Art, Länge, Lokalisation, Stabilität und Klinik der Meniskusverletzung ([15], S.467) [31] [32] [80] [231] [279] ([286], S.85) [327] ([448], S.70) [451]. Dabei muss der Lokalisation und damit der Durchblutung und Regenerationsfähigkeit die größte Bedeutung beigemessen werden ([15], S.467) [32] [231] [327] ([448], S.70). Andere auch zu bedenkende Faktoren sind das Patientenalter, die Degeneration des Meniskusgewebes, der Zeitraum des Bestehens der Meniskusverletzung, begleitende Kniebinnenverletzungen und dabei vor allem die Integrität der Kreuzbänder (Stabilität des Kniegelenks) [279].

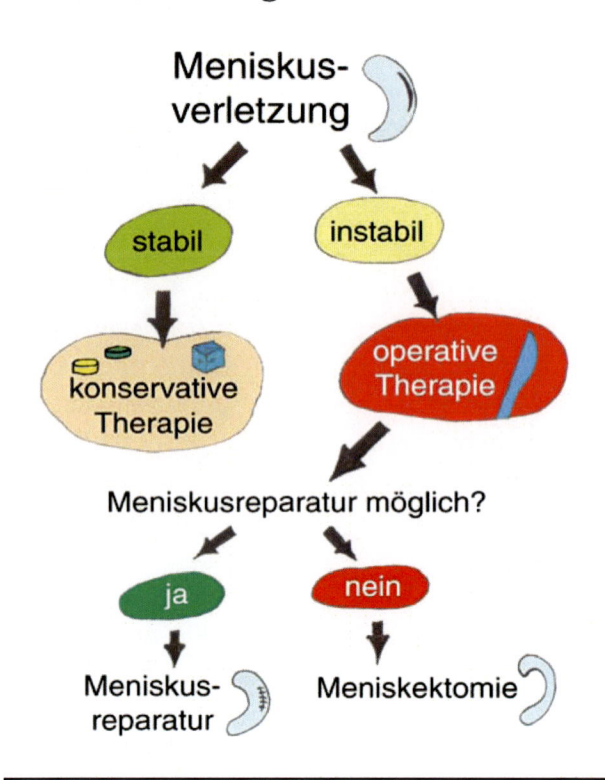

**Abbildung 27: Flussdiagramm zur Therapie von Meniskusverletzungen (nach [451])**

### *1.6.2.2.1 Konservative Therapie bei Meniskusverletzungen*

Nicht alle Meniskusverletzungen bedürfen einer unmittelbaren chirurgischen Intervention ([92], S.492). Insbesondere Meniskusrisse im kapselnahen, gut durchbluteten peripheren Drittel des Meniskus können spontan ausheilen ([282], S.135) [454].

Eine konservative Therapie mit Zuwarten, Reduzierung und Selektierung der Aktivität, physikalischen rehabilitativen Maßnahmen und Antiphlogistika kommt bei allen stabilen (kleiner 1 cm) und asymptomatischen Meniskusrissverletzungen in Betracht ([63], S.522) ([68], S.570) ([78], S.1059f.) ([107], S.131) ([238], S.112) ([247], S.91f.) [279] ([282], S.135) ([400], S.487) ([410], S.290ff.) [451]. Stabil bedeutet in diesem Zusammenhang, dass trotz der Läsion kein Meniskusanteil weiter ins Gelenkinnere ragt oder dort hineingezogen werden kann als es auch bei dem inneren Rand eines intakten Meniskus der Fall wäre ([238], S.112) [451].

Insbesondere Vertikalrisse in der vaskularisierten Zone kleiner 1 cm können konservativ ausheilen [80] ([107], S.130). Hierzu gehören kleine stabile Längsrisse, ob inkomplett (<5 mm bzw. <10 mm) oder komplett (<5 mm bzw. <10 mm) im Bereich der gut durchbluteten rot-roten Meniskuszone und Radiärrisse von weniger als einem Drittel bzw. der halben Meniskusbreite bzw. kleiner als 5 mm je nach Autor der jeweiligen Publikation [54] ([63], S.522) ([68], S.570ff.) ([78], S.1060) [80] [81] ([92], S.483) ([238], S.112) ([247], S.90f.) [279] ([361], S.297f.) [378] ([400], S.487) ([410], S.290ff.) [428] ([448], S.544f.) ([450], S.49) [451]. Nach Meinung anderer Autoren können auch Risse der eben angeführten Kriterien in der weiß-rote Zone konservativ ausheilen [279].

Eine konservative Therapie ist auch dann vertretbar, wenn nur geringe Beschwerden vorliegen und davon auszugehen ist, dass es zu einer spontanen Ausheilung kommt und die Meniskusverletzung asymptomatisch wird [54] ([78], S.1039 und 1060) ([107], S.131) ([293],

S.1259) ([410], S.290ff.). Ein Beispiel hierfür ist die akute traumatische Hinterhornläsion als Begleitverletzung bei vorderen Kreuzbandrupturen, die eine hohe Heilungstendenz hat und in der Regel mit der Zeit asymptomatisch wird ([247], S.91).

Nach der Meinung von Cole et al. [68] können auch kleine Risse an der inneren Kante, partielle Splittungen in der Dicke und sogar degenerative Risse in osteoarthritisch veränderten Gelenken ohne mechanische Symptome konservativ behandelt werden ([68], S.570). Außerdem ist eine konservative Therapie bei älteren Patienten mit Meniskusläsionen zu überlegen, die gewillt sind, ihren Lebensstil zu ändern, und bei Patienten, die durch eine chirurgische Behandlung einem erhöhten Risiko ausgesetzt wären ([68], S.570).

Nach der Verletzung am Meniskus kann zudem eine Punktion des Ergusses sinnvoll und ein Repositionsmanöver zur Lösung einer Gelenkblockade nützlich sein ([162], S.935) ([172], S.419) ([410], S.290ff.). Gegebenenfalls sollte man dem Patienten für die Zukunft anraten, auf extreme Knie- und Meniskusbelastungen durch Sport oder Beruf zu verzichten ([78], S.1060).

### 1.6.2.2.2 Verschiedene Operationsverfahren der Meniskuschirurgie

Meniskusläsionen bedürfen bis auf wenige Ausnahmen der operativen Therapie, um einer frühzeitigen Entwicklung arthrotischer Veränderungen des Gelenks vorzubeugen ([107], S.130). Zwar können auch verletzte Menisken bei intakten kapselnahen zirkulär verlaufenden Fasern ihren biomechanischen Funktionen noch eingeschränkt nachkommen, meist verändern die Meniskusverletzungen aber die Biomechanik des Kniegelenks so gravierend, dass es zu einer erhöhten Beanspruchung der Gelenkknorpelflächen kommt [54] [80] [81] ([92], S.478) ([335], S.11) ([407], S.553). Des Weiteren können abnormal mobile Meniskusanteile den Gelenkknorpel zusätzlich schädigen ([92], S.478).

Übersehene oder bewusst nicht behandelte, aber therapiebedürftige Meniskusläsionen, die durch die Selbstheilungstendenzen nicht abgeheilt sind oder nicht abheilen können, beeinträchtigen anfangs meist nur die Aktivität des Patienten durch Schmerz und Fehlfunktionen [57] [91] ([142], S.546). Die Belassung von geschädigten Menisken trotz rezidivierender Reizerscheinungen, Einklemmungen und anderer Symptome führt zu einer Begünstigung von Knorpelschäden und einer vorzeitigen Arthrose [57] [91] ([107], S.130) [118] ([142], S.545f.) [147] ([162], S.936) ([174], S.214) ([407], S.553) ([450], S.50) [451] ([460], S.454). Bereits Monate nach einem Meniskusriss sind die histologisch degenerativen Veränderungen, sofern die Verletzung nicht ausheilen konnte, deutlich ([286], S.11). Meist ist dann schon kein Unterschied mehr zwischen altersbedingter und verletzungsbedingter fortgeschrittener Degeneration des Gelenkknorpels festzustellen ([286], S.11). Diese Knorpelveränderungen können dann bereits mit Bewegungseinschränkungen verbunden sein ([171], S.345) ([171], S.350) ([172], S.420 und 425). Die Meniskusläsion stellt insofern eine Präarthrose des Kniegelenks dar ([78], S.1068) [429].

Insbesondere wenn die Symptome persistieren oder rezidivieren, die Patienten keinen Beobachtungszeitraum abwarten wollen (z.B. Profisportler) oder die klinische Untersuchung eine intermittierende Blockierung bzw. Einklemmung ergibt, ist deshalb ein früher arthroskopischer Eingriff indiziert ([68], S.570) ([78], S.1060) ([92], S.492f.) ([238], S.112) ([282], S.135) ([410], S.290ff.) ([448], S.544f.). Ein operatives Vorgehen bei solchen Läsionen verbessert in der Regel die Funktion und mindert die Schmerzen ([92], S.473).

Sobald klar ist, dass eine Meniskusverletzung nicht sich selbst überlassen werden kann und darf, bleibt nur die chirurgische Behandlung [80] [81]. Die Meniskusrisse sollten in einer Arthroskopie beurteilt und, wenn nötig, therapiert werden ([78], S.1037) ([92], S.493) ([107], S.131).

Bei den operativ zu versorgenden Meniskusverletzungen liegt die Entscheidung grundsätzlich zwischen der Meniskusresektion und der Rekonstruktion ([37], S.301) ([68], S.570) ([78], S.1061) [80] [81] ([238], S.110ff.) ([247], S.91) ([400], S.484). Der Meniskusersatz hat sich noch nicht als Standardtherapie durchgesetzt und seine Anwendung bleibt auf ausgesuchte Einzelfälle beschränkt ([286], S.85) [341] [343]. Viele Faktoren spielen eine Rolle bei der Entscheidung, wie eine Meniskusverletzung behandelt werden sollte [279]. Die Wichtigkeit des Meniskus für den Erhalt der Gelenkfunktion wurde schon in Kapitel 1.2.1.4.6, „Funktion der Menisken" dargelegt. Wegen dieser wichtigen Bedeutung für die Biomechanik des Kniegelenks sollte so viel intaktes, vitales Meniskusgewebe wie möglich erhalten werden ([247], S.90) [279] ([400], S.484). Dies sollte bei jeder Entscheidung für eine Behandlungsmethode im Hinterkopf behalten werden [279].

Faktoren, die die Entscheidung für eine Rekonstruktions- oder Resektionsbehandlung beeinflussen, sind die Lokalisation, die Länge, die Art und die Stabilität des Meniskusrisses, ob es sich um eine Innen- oder eine Außenmeniskusverletzung handelt und ob zusätzlich die Integrität des Meniskuskörpers erhalten ist oder nicht ([63], S.521) ([68], S.571) [80] [279] ([397], S.305). Andere auch zu bedenkende Faktoren sind das Patientenalter, die Degeneration des Meniskusgewebes, der Zeitraum des Bestehens der Meniskusverletzung, begleitende Kniebinnenverletzungen und hierbei insbesondere die Integrität der Kreuzbänder (Stabilität des Kniegelenks) ([63], S.521) [80] [279] ([397], S.305). Die Lokalisation der Meniskusverletzung in Verbindung mit der Durchblutung und der Regenerationsfähigkeit des Meniskusgewebes im Verletzungsbereich sind dabei die bedeutendsten Kriterien für die Entscheidung, ob ein Meniskusriss rekonstruierbar ist oder nicht [279].

Die Meniskuserhaltung ist, wenn möglich und erfolgversprechend, immer der partiellen Resektion vorzuziehen [4] [16] [31] [54] ([68], S.571) ([78], S.1027) [80] ([107], S.130) [200] [220] ([247], S.90) ([282], S.135) [279] ([334], S.470f.) [392] ([400], S.484) ([410], S.290ff.) [431]. Es sind aber nicht alle Meniskusverletzungen einer Reparatur zugänglich [4] [54] ([400], S.484). Wenn eine Meniskusverletzung nicht erfolgversprechend rekonstruiert werden kann, ist eine sparsame, schonende partielle Meniskektomie die Methode der Wahl [4] [31] [54] ([68], S.570) ([78], S.1056) [80] [81] ([92], S.473ff.) ([141], S.25) [220] ([282], S.135) [290] ([293], S.1259) ([400], S.484) ([410], S.290ff.). Es sollte die geringstmögliche, aber in ihrem Umfang gerade so erforderliche Teilresektion angestrebt werden (schonende sparsame Meniskusteilresektion) ([15], S.466) [31] [54] ([78], S.1056) [80] ([92], S.473 und 494) ([141], S.25ff.) ([161], S.784) [220] ([282], S.135) [290] [392] ([400], S.484) ([410], S.290ff.). Die Erhaltung des Meniskus ist heutzutage ein anerkanntes Ziel zur Arthroseprävention [47]. Deshalb ist der weitestgehendste Erhalt des Meniskus für die Vermeidung einer vorgezogenen Kniegelenkarthrose von großer Bedeutung ([15], S.466) ([92], S.475) [454]. Trotz der Vorteile einer Meniskusreparatur wird von einigen Patienten (insbesondere Leistungssportlern und beruflich sehr stark eingespannten Menschen) die Meniskusteilresektion der Reparatur, auch wenn diese möglich wäre, vorgezogen, damit der lange Nachbehandlungszeitraum der Naht umgangen wird und die Belastungsfähigkeit des Kniegelenks früher wieder gesteigert werden kann ([247], S.92).

#### 1.6.2.2.2.1 Meniskusreparatur

Der arthroskopischen Meniskusreparatur wird immer mehr Aufmerksamkeit geschenkt [397] [431]. Die Meniskusreparatur hat den großen Vorteil, dass das körpereigene Meniskusgewebe erhalten bleibt und der Patient keine Einbußen bei den Meniskusfunktionen und somit auch sehr wahrscheinlich kein erhöhtes Arthroserisiko in Kauf nehmen muss ([68], S.570) [115] ([247], S.90). Sie sollte, falls möglich, durchgeführt werden ([400], S.484) ([78], S.1056f.).

Das Konzept der Meniskusreparatur ist nicht neu [279]. Schon 1885 führte Annandale eine erste Meniskusnaht durch [279].

Nach Bronstein [54] sind 30 % der alleinigen Meniskusverletzungen und etwa 60 % der Meniskusrisse in Verbindung mit einer vorderen Kreuzbandverletzung bei Patienten unter 30 Jahren reparabel [54].

Das Ziel einer Meniskusrekonstruktion ist vorrangig die Befreiung des Patienten von Schmerzen und die Wiedererlangung der Funktion des Kniegelenks [378]. Langfristig soll die normale Gelenkmechanik wieder hergestellt und eine Arthrose verhindert werden [378].

Leider sind aber nicht alle Meniskusverletzungen für eine erfolgversprechende Reparatur geeignet [54].

Wie in Kapitel 1.6.2.1, „Ort der Meniskusläsion und Heilungschancen" bereits beschrieben, sind die Heilungschancen nach einer Rekonstruktion direkt abhängig von der Durchblutung und damit von den Durchblutungszonen des Meniskus ([68], S.571) [231] [263] [378].

Meniskusrisse in der kapselnahen rot-roten Zone haben Anschluss an die Vaskularisation, werden gut durchblutet und können erfolgversprechend rekonstruiert werden und ausheilen [54] ([68], S.571) [80] [81] [279] [327] ([400], S.487f.) ([448], S.70) [454].

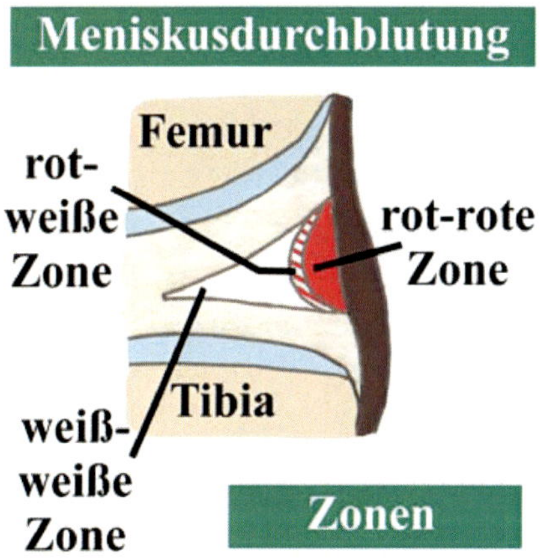

Meniskusrisse in der variabel durchbluteten, mittleren rot-weißen Meniskuszone sind grundsätzlich auch mit einer Reparatur behandelbar [17] [54] ([68], S.571) [81] [279] [327] [378] ([400], S.487f.) ([448], S.544f.), nur sind hier die

**Abbildung 28: Schematische Darstellung der Zonen der Meniskusdurchblutung (nach ([238], S.111))**

Erfolgsaussichten geringer [115] [327]. Bei Meniskusverletzungen in der rot-weißen Zone müssen sowohl die Rissform als auch das Alter und der Allgemeinzustand des Patienten mit berücksichtigt werden ([448], S.70).

Verletzungen in der avaskulären weiß-weißen Zone des Meniskus heilen im Allgemeinen nach einer Rekonstruktion nicht komplett aus [54] ([78], S.1057) [81] [263] [327] [454]. Eine alleinige Nahtbehandlung in diesem Bereich erreicht meist nur eine teilweise Heilung mit fraglicher Funktion [454]. In der Fachliteratur wurde aber auch über die erfolgreiche Rekonstruktion von Meniskusläsionen in dieser Zone bzw. von Rissen, die in diese Zone hineinreichen, berichtet [81] [321] [378] ([400], S.487f.), insbesondere wenn durchblutungs- und heilungsfördernde Maßnahmen zusätzlich ergriffen wurden [81] [454].

Vor allem bei instabilen traumatischen Läsionen in der vaskularisierten Zone des Meniskus (größer 7 mm bzw. größer 10 mm (kleinere Risse können konservativ ausheilen)), die längs oder vertikal verlaufen, bei denen der Meniskuskörper nicht oder nur minimal geschädigt ist und bei gleichzeitiger Bandrekonstruktion ist von einer hohen Erfolgsrate nach Meniskusrekonstruktionen auszugehen [17] [54] ([63], S.521f.) ([68], S.571) ([78], S.1057) [80] [81] ([107], S.130f.) [115] [161] [245] ([293], S.1259) [306] [378] ([400], S.487). Aber auch Meniskusrisse mit degenerativen Veränderungen der Meniskusoberfläche sind durchaus mit einer Reparatur behandelbar [54] [378]. Mediale Korbhenkelverletzungen ([238], S.113) sollten, wenn möglich, rekonstruiert und refixiert werden ([238], S.113) [245] ([247], S.91). Sowohl die weitere Belassung der Läsionen als auch die leider meist nötige großzügige Meniskusteilresektion sind der Meniskusnaht in Bezug auf die Biomechanik und auf das folgende Arthroserisiko unterlegen [245].

Außerdem ist für eine Meniskusrekonstruktion mit guten Erfolgsaussichten - wie auch für eine konservative Therapie - grundsätzlich ein stabiles Kniegelenk mit intaktem Kreuzbandkomplex und gegebenenfalls suffizienter Versorgung einer Innenbandruptur mit einer Orthese eine wichtige Voraussetzung ([247], S.90).

Besonders junge und sportlich ambitionierte Patienten profitieren von einer Meniskusreparatur ([107], S.130).

Ein fragliches Ergebnis ist bei Verletzungen der Menisken zu erwarten, deren Durchblutung zweifelhaft ist, bei denen der Meniskuskörper schwereren Schaden genommen hat und wenn ein vollständiger Radiärriss vorliegt [80] [81]. Grundsätzlich sind die Heilungschancen nämlich größer, wenn die ringförmig verlaufenden circumferentialen Fasern intakt sind [279]. Deshalb haben radiale Risse, die die circumferenten Fasern immer durchbrechen, grundsätzlich geringere Erfolgsaussichten bei einer Reparatur [279]. Trotzdem rechtfertigen einige komplette radiale Meniskusrisse den Versuch einer Reparatur, insbesondere dann, wenn ansonsten eine subtotale Meniskektomie durchgeführt werden müsste [279]. Für alle Verletzungen mit fraglichem Ergebnis ist aber nicht gezeigt worden, dass die Menisken eine ähnliche mechanische Funktion und Belastbarkeit wiedererlangen, selbst wenn die Rissverletzungen ausgeheilt sind [81].

Zur Meniskusrekonstruktion werden neben den Nahttechniken (Nahttechniken mit vertikaler und horizontaler Schleife und Knotenendtechnik; inside-out, outside-in und all-inside-Technik) inzwischen auch viele Reparaturgerätschaften (T-fix, FasT-fix, SR-PLLA, Meniscus Arrow, Arthrex Meniscal Dart, Linvatec Biostinger, Clearfix Meniscal Screw, Mitek Meniscal Repair System, Mitek Rapid Loc, SDsorb Staple, Biomet meniscal staple, ...) eingesetzt [17] [18] ([63], S.522) [115] [220].

### 1.6.2.2.2.1.1 Heilungsverbessernde Techniken

Heilungsverbessernde Techniken sollen die Chancen einer Heilung insbesondere von Läsionen in schlecht durchbluteten Bereichen und in der avaskulären Meniskuszone (Zone 3) verbessern ([68], S.567f.) [321] [327] [378]. Sie stellen überwiegend Hilfsmaßnahmen zu der durchgeführten Meniskusrekonstruktion dar [378]. Dabei werden mehrere Therapieansätze verfolgt:

Das Debridement der Wundränder kommt vorrangig in der rot-roten und in der weiß-roten Zone zum Einsatz und soll durch Auffrischen der Wundränder den Reparationsprozess einleiten [31] [378] [454]. Ähnliche Effekte sollen mit der Abrasion der angrenzenden Synovialmembran erreicht werden [4] ([68], S.567f. und 572) [81] ([92], S.493) [181] ([202], S.340) [279] [321] [327] [378] [454]. Die Schaffung von Gefäßkanälen (Trephination) vom gut durchbluteten Bereich in den avaskulären Bereich hinein soll die Durchblutungssituation um den Meniskusriss im schlecht durchbluteten Bereich verbessern ([15], S. 468f.) ([68], S.567f. und 572) ([296], S.335) [321] [327] [378] [454]. Weiterhin können synoviale Lappen oder Faszienstreifen aufgenäht werden, die auch zu einer Verbesserung der Durchblutung führen sollen ([15], S. 468f.) ([68], S.567f.) [181] ([296], S.335) [321] [378] ([450], S.54). Das Einbringen eines Fibrinknäuls bzw. Fibringerinsels (fibrin clot) in die Läsion soll die Heilung initiieren [4] ([15], S.468f.) ([68], S.567f. und 572) ([63], S.522) [80] [81] [181] ([202], S.345) [279] ([296], S.335) [321] [378] [431] ([450], S.54) [454]. Das Fibringerinsel kann auch mit anderen heilungsfördernden Verfahren erfolgversprechend kombiniert werden ([63], S.522) ([68], S.572) [81] [279] [378].

Auch das Einbringen von Fibrinkleber, die Implantation von autologen, präkultivierten Stammzellen, die Gabe von Wachstumsfaktoren und insbesondere die intraartikuläre Gabe von Hyaluronsäure konnten experimentell gute Ergebnisse erzielen [31] ([202], S.345) [321] [378]. Es bleibt aber zu bemerken, dass sich von den vielen Anstrengungen, die unternommen wurden, um die Durchblutung und dementsprechend auch die Heilungschancen von Läsionen in der avaskulären Zone zu verbessern, bislang keine entscheidend durchsetzen konnte [31] [378].

### 1.6.2.2.2.1.2 Prognose einer Meniskusreparatur

Aufgrund der Bedeutung der Menisken für die Gelenkstabilität, die Lastverteilung und Arthrosevermeidung kommt der weitgehenden Erhaltung der Menisken besondere Wichtigkeit zu [47] [200].

Die Meniskusheilung wurde in den letzten Jahren intensiv erforscht [378]. In Langzeitstudien und auch in tierexperimentellen Studien ist die Überlegenheit der Meniskusrekonstruktion gegenüber der partiellen Meniskektomie in Bezug auf die klinischen postoperativen Ergebnisse, die erhaltene natürliche Biomechanik und eine geringere Arthroserate belegt [52] [54] ([92], S.511) [200] [245] [378].

Trotzdem kann durch die momentane Datenlage noch nicht eindeutig geklärt werden, ob durch eine Meniskusrekonstruktion die biomechanischen Funktionen eines Meniskus wieder vollständig hergestellt werden können [378]. Verschiedene Studien haben gezeigt, dass bei Patienten, deren Meniskusrisse mit einer Meniskusnaht versorgt werden konnten und die zum Zeitpunkt der Ruptur (bzw. der operativen Versorgung) keine Begleitverletzungen aufwiesen, auch nach Ablauf von bis zu 10 Jahren radiologisch oder arthroskopisch keine wesentlichen Arthrosezeichen nachgewiesen werden konnten [245].

Die Ergebnisse nach einer Meniskusreparatur sind im Allgemeinen gut und haben gezeigt, dass der Meniskus heilt und bis zum Lebensende überleben kann [54]. Die weit überwiegende Zahl der Patienten erlangt durch die Meniskusrekonstruktion wieder eine vollständige Schmerzfreiheit und eine annähernd normale Kniefunktion [378].

Bei der Beurteilung des Erfolgs einer Rekonstruktionsbehandlung ist die momentane Diskussion noch offen, ob der Erfolg nach klinischen Kriterien (Meniskuszeichen, Ergussbildung, Schmerzen, etc.) oder nach rein objektiven anatomischen Kriterien beurteilt werden sollte [378]. Der Unterschied zeigte sich in Nachbetrachtungen, in denen nach Meniskusrekonstruktionen bei einem Drittel der Patienten, die asymptomatisch waren, trotzdem ein anatomisch nicht ausgeheilter Meniskus gefunden wurde [378]. Zwischen 50 und 75 % der anatomischen Fehler werden somit als klinische Erfolge verbucht ([63], S.536). Dabei sollte aber beachtet werden, dass ein noch unbekannter Anteil dieser klinischen Erfolge und gleichzeitig anatomischen Misserfolge im Laufe der Zeit erneut zu Beschwerden führen kann und sich damit auch klinisch als Misserfolg herausstellen wird ([63], S.536).

Die Meniskusrekonstruktion weist in der Literatur nach klinischen und anatomischen Kriterien insgesamt Heilungsraten zwischen 50 und 95 % auf [17] [18] ([63], S.523) ([68], S.573) [81] [321] [378] [384]. Auch nach durchschnittlich 5 bis 7 Jahren nach der Meniskusrekonstruktion zeigten sich in Studien um die 90 % geheilte Menisken mit normaler Kniefunktion [81] ([92], S.511) und nach 10 Jahren 79 % Überlebensrate der Rekonstruktionen [81]. Re-Rupturen fanden sich meist innerhalb der ersten 6 Monate nach der Rekonstruktion [378]. In bis zu 10 % der Fälle ist innerhalb von 10 Jahren mit dem Auftreten einer Re-Ruptur des Meniskus in stabilen Kniegelenken zu rechnen ([238], S.112f.). Bei zusätzlicher Instabilität des Kniegelenks steigt die Re-Rupturrate je nach Studie auf 11 bis 60 % an [80] ([238], S.113) [290].

Meniskusrekonstruktionen bei gleichzeitigem Kreuzbandersatz haben die besten Heilungschancen ([63], S.528) ([68], S.573) [279] [378] [428]. Die Erfolgsrate liegt in verschiedenen Studien zwischen 75 und 96 % ([63], S.528) ([68], S.573) [428]. Sie haben sogar höhere Heilungstendenzen als alleinige Meniskusrekonstruktionen im stabilen Kniegelenk [378]. Dies scheint durch eine Mehrdurchblutung der Meniskusbasis bei gleichzeitiger Kreuzbandverletzung bedingt zu sein [378]. Isolierte Meniskusrekonstruktionen in stabilen Kniegelenken haben Heilungschancen zwischen 50 und 75 % ([63], S.528) [378].

Die Heilungschancen nach einer Meniskusreparatur werden durch eine Instabilität des Bandapparats deutlich eingeschränkt [54] ([68], S.571ff.) ([296], S.336) [378] ([450], S.79). Isolierte Meniskusreparaturen in Kniegelenken mit gerissenem vorderen Kreuzband und somit mit einer belassenen Instabilität des Kniegelenks haben Heilungsraten von 40 – 50 % ([68], S.573) [378].

Ein sehr bedeutender Faktor, der die Prognose der Meniskusrekonstruktion beeinflusst, ist die Distanz der Läsion von der meniskosynovialen Grenze und somit die Durchblutungssituation des Meniskusrisses [378]. Traumatische Meniskusrisse in der vaskularisierten Zone haben Heilungsraten von bis zu 90 % nach ihrer Rekonstruktion [80]. Mittelfristige Überprüfungsstudien nach 5 bis 10 Jahren zeigten 70 bis 89 % Erfolgs- und Überlebensrate nach einer Nahtbehandlung von Rissen im vaskularisierten Bereich [80].

Läsionen, die nicht in der rot-roten Zone liegen, zeigen eine schlechtere Heilungstendenz [378]. Bei Meniskusrissen in der variabel durchbluteten weiß-roten Zone ergaben sich immerhin noch Erfolgsraten von 65 – 79 % [81].

In der avaskulären weiß-weißen Zone kann die Rissverletzung durch die Rekonstruktion zwar fixiert werden, eine Heilung kann aber nur durch eine Verbindung zur Blutversorgung einsetzen [327]. Hier werden heilungsfördernde Begleittechniken angewandt, die die Heilungsraten erhöhen sollen [451].

Weitere morphologische Kriterien, die die Erfolgsrate mitbestimmen, sind der Risstyp, die Risslänge und das Ausmaß der Zerstörung des Meniskus [80] [378] ([450], S.79).

Longitudinale vertikale Meniskusrisse in der kapselnahen Meniskusperipherie sind am erfolgversprechendsten für eine Rekonstruktion [279]. Schräge und horizontale Risse haben schlechtere Heilungschancen [279]. Radial- und Komplexrisse haben aufgrund ihrer anatomischen Gegebenheiten ohnehin eine schlechtere Heilungstendenz ([63], S.522) [378]. Auch Korbhenkelrisse und das Vorhandensein mehrerer Längsrisse können schlechtere Heilungstendenzen besitzen ([296], S.336) [378]. Korbhenkelläsionen, die komplex sind und eine radiale Komponente haben, werden oft auf dem Boden chronischer Meniskusdegenerationen beobachtet und haben schlechtere Heilungschancen als einfache, akut traumatisch entstandene Korbhenkelläsionen ([68], S.571) [279]. Die meisten Lappenrisse sind schlecht für eine Rekonstruktion geeignet, es sei denn, die Rissbildung befindet sich in der posterioren Region des Außenmeniskus, die sehr gut durchblutet ist und daher für eine Rekonstruktion gute Erfolgsaussichten bietet ([63], S.522). Zeigen sich signifikante Verletzungen des Meniskuskörpers, wie sie bei komplexen Meniskusverletzungen und Meniskusspaltungen, Veränderungen der Meniskuskörperkontur oder degenerativen Veränderungen der Fall sind, ist eine Rekonstruktionsbehandlung sehr wenig erfolgversprechend [279].

Eine Rekonstruktion einer Läsion am Außenmeniskus scheint eine bessere Prognose zu haben als am Innenmeniskus ([296], S.337).

Andere Faktoren, die bezüglich ihres Einflusses auf die Heilungschancen unterschiedlich bewertet werden, sind die Dauer des Zeitraums zwischen Verletzung und Operation, die Beteiligung beider Menisken eines Kniegelenks, Einklemmungen, intensive sportliche Aktivität und das Alter des Patienten ([63], S.529) ([296], S.336) [378].

Rekonstruktionen von akuten Meniskusverletzungen hatten bessere Erfolgsraten als die Reparatur von chronischen Meniskusverletzungen (> 8 Wochen) ([63], S.529) ([68], S.571) [181]. Der Zeitraum des Bestehens der Meniskusverletzung spielt vor allem durch die Möglichkeit einer Verschlechterung des Meniskusgewebes durch Degeneration und einem Anstieg in der Komplexität der Verletzung eine wichtige Rolle ([68], S.571) [279].

Patienten, die über Einklemmungen des Meniskus nach der Meniskusverletzung klagten, hatten signifikant schlechtere Rekonstruktionsergebnisse der Meniskusverletzung als Patienten, die solche Beschwerden präoperativ nicht äußerten ([63], S.529).

Rekonstruierbare Meniskusverletzungen finden sich meist zwischen dem 12. und 45. Lebensjahr und sind oft mit vorderer Kreuzbandverletzung kombiniert [81]. Das Patientenalter an sich verschlechtert die Erfolgsaussichten einer Reparatur des Meniskus nicht ([68], S.571). Das Patientenalter spielt nur insofern eine Rolle als die Menisken bei älteren

Patienten neben der Meniskusverletzung öfter schon durch degenerative Veränderungen vorgeschädigt sind [279]. Zusätzlich sind in höherem Prozentsatz begleitende Knorpelverletzungen im Vergleich zu jungen Patienten zu erwarten [279]. In diesen Fällen ist das Resultat einer Rekonstruktion weniger erfolgversprechend [279]. Trotzdem sollte aber eine Meniskusrekonstruktion in jedem Alter erwogen werden, obwohl einige Autoren die Meinung vertreten, dass die Patienten für eine Rekonstruktion das Alter von 50 Jahren nicht überschritten haben sollten ([68], S.571).

In der Studie von Jäger et al. [200] zeigte sich, dass 86 % der Leistungssportler und 100 % der Freizeitsportler bei stabilem Knie ihr ursprüngliches Aktivitätsniveau wieder erreicht haben [200]. Im Falle instabiler Kniegelenke kam es zu sehr viel schlechteren Ergebnissen [200]. Hier konnten nur ein Drittel der Patienten ihr ursprüngliches Aktivitätsniveau wiedererlangen [200].

#### 1.6.2.2.2.2 Meniskektomie

Bei der Resektion von Meniskusanteilen werden drei Formen unterschieden [451]: Die partielle, die subtotale und die totale Meniskektomie [451]. Eine totale Meniskektomie liegt vor, wenn der gesamte Meniskus mit der vaskulären Randleiste entfernt wird oder der zirkuläre Faserring bei geringerer Resektion durchbrochen wird (funktionell total) [451]. Als subtotale Meniskektomie gelten Meniskusresektionen von mehr als 50 % des Meniskusgewebes und als Teilresektion eine Entfernung von weniger als 50 % des Meniskusgewebes [451].

Die totale Meniskusresektion unter Mitnahme der gefäßführenden Basisschichten ist heute obsolet ([172], S.420) [343] ([460], S.455). Die Meniskusrekonstruktion und die möglichst sparsame Meniskusteilresektion haben die Totalentfernung abgelöst [4] ([92], S.494) ([172], S.420) ([400], S.484) [449]. Eine subtotale oder totale Meniskektomie ist nur bei eindeutiger und zwingender Indikation in absoluten Ausnahmefällen vertretbar ([172], S.421) ([400], S.487) ([410], S.290ff.) ([450], S.51). Die partielle Meniskektomie ist, falls möglich, immer einer totalen oder subtotalen Resektion vorzuziehen ([141], S.30).

Die partielle Meniskektomie ist der am häufigsten durchgeführte elektive Eingriff in der operativen Behandlung von Meniskusverletzungen [4] ([92], S.473). Meniskusverletzungen, die einer operativen Therapie bedürfen, die aber wegen der geringen Heilungschancen nicht erfolgversprechend rekonstruiert werden können, sollten durch eine partielle Meniskektomie behandelt

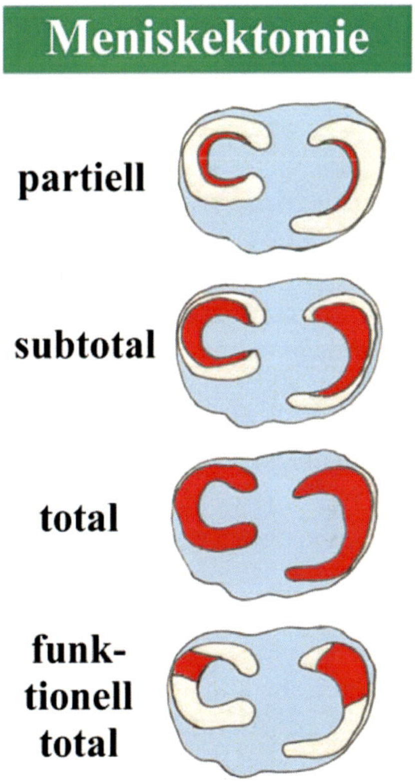

Abbildung 29: Meniskektomieformen (nach ([238], S.111))

werden [4] [80] ([92], S.491ff.) [290] ([410], S.290ff.). Das Ziel einer partiellen Meniskektomie ist, so viel Meniskusgewebe wie möglich zu erhalten, weil auch das verbleibende restliche Meniskusgewebe eine lastverteilende und lasttragende Kapazität und Funktion hat [4] ([92], S.473, 493 und 515) [392]. In den meisten Fällen ist es dabei ausreichend, mechanisch störende, ab- und eingerissene instabile Meniskusteile schonend und sparsam zu entfernen ([68], S.570f.) ([78], S.1056) [80] [81] ([92], S.494) ([141], S.25) ([400], S.485) [392]. Der Restmeniskus sollte, damit er nach der Operation belastungsfähig ist, eine stabile, intakte und richtig konturierte innere Kante aufweisen und keine Rissbildung

mehr zeigen ([68], S.570f.) [80] [81] ([92], S.494) ([141], S.25) ([400], S.485). Wenn es möglich ist, wird der Riss selber als Resektionslinie verwendet (z.B. bei einer Korbhenkelresektion) ([400], S.485).
Eine sparsame Teilresektion, die möglichst viel Meniskusgewebe erhält [54] ([68], S.570f.) ([78], S.1056) ([92], S.473 und 494) [290], erfolgt vor allem bei Rissen im avaskulären Bereich der Menisken ([15], S. 468) ([78], S.1057) [80] ([107], S.130) ([238], S.112) ([282], S.135) ([286], S.85) ([400], S.483) ([410], S.290ff.) ([448], S.70), bei degenerativer Vorschädigung der Menisken und bei Patienten mit geringer Aktivität über 40 Jahren [80] ([107], S.130f.) ([172], S.420) ([397], S.307).
Komplexe, radiale, horizontale, lappenförmige und degenerative Meniskusrisse sollten wegen der oft schlechten Erfolgsaussichten einer Meniskusreparatur mit einer sparsamen partiellen Resektion behandelt werden ([68], S.571) [80] ([107], S.131) ([334], S.470f.) ([397], S.307) ([448], S.544f.). Partielle Meniskektomien verbessern die Funktion und führen zu einer Schmerzreduktion ([92], S.473).
Die partielle Meniskektomie wird heute standardmäßig arthroskopisch durchgeführt und ist einer der erfolgreichsten und am häufigsten durchgeführten orthopädischen Eingriffe der heutigen Zeit ([92], S.473) [392] ([400], S.485).

1.6.2.2.2.2.1 Prognose nach einer Meniskusteil- oder Totalresektion

Meniskektomien sind nicht so harmlos, wie sie früher eingestuft wurden [431]. Sowohl eine totale als auch eine partielle Meniskektomie erhöhen das Risiko für Knorpelschäden und einer frühzeitigen Gelenkarthrose [4] ([15], S.466) [31] [47] [64] ([78], S.1068) [81] ([142], S.545) ([174], S.201) [245] ([247], S.90) [396]. Eine Meniskektomie verändert die Eigenschaften der Lastverteilung im Kniegelenk dramatisch [118]. Es entstehen höhere Punktbelastungen, größere Stresskonzentrationen und eine Verringerung der schockabsorbierenden Fähigkeiten des Kniegelenks [118]. Die lasttragenden und lastverteilenden Eigenschaften der Menisken mindern die Punktbelastungen zwischen Femur und Tibia und haben deshalb direkte Einwirkung auf den Erhalt des Gelenkknorpels ([15], S.465f.). Eine verteilte Last kann dabei vom Gelenkknorpel sehr viel besser vertragen und toleriert werden als die viel höheren Punktbelastungen nach einer großzügigen Meniskektomiebehandlung, die schon viel früher zu einer degenerativen Arthritis [54], Gelenkknorpelschädigung und damit zu einer Kniegelenkarthrose führen können. Tierexperimentelle Untersuchungen haben demonstriert, dass die degenerativen Veränderungen mit der Größe des weggenommenen Meniskusanteils korrelieren [54]. Je mehr Meniskusgewebe entfernt wird, desto größer wird der Kontaktstress auf den Gelenkknorpel ([68], S.567) ([92], S.479).
Neben dem **Ausmaß der Meniskektomie** ([92], S.509), haben auch andere Faktoren einen mitentscheidenden Einfluss auf das Ergebnis der Operation und das Risiko für Knorpelschäden und die damit verbundene Entstehung einer Arthrose nach der partiellen oder totalen Meniskektomie.
Mechanische Ursachen, die eine Arthroseentstehung nach einer Meniskektomie wahrscheinlicher machen, sind die **Varus- bzw. Valgusdeformität** der unteren Extremität sowie ausgeprägte **Beinlängendifferenzen** ([247], S.90) ([335], S.11) ([450], S.51). Auch die **Veränderungen der Gelenkmechanik** nach der resezierenden Meniskusbehandlung wie neue Ausrichtung der Gelenkachse ([92], S.509) ([450], S.51), Begleitverletzungen am Kapsel-Bandapparat einhergehend mit **Instabilitäten** ([92], S.509) ([247], S.90) ([450], S.51) und eine Arthritis mit **Synovialitis** ([92], S.509) ([450], S.51) können, neben anderen konstitutionellen und dispositionellen Faktoren ([450], S.51), das Ergebnis von Meniskektomien beeinflussen.

Der Zusammenhang zwischen **Übergewicht** und der Gonarthrose ist nicht komplett geklärt ([247], S.90) ([335], S.11). Zwischen der beidseitigen Gonarthrose der Frau und dem Körpergewicht scheint der Zusammenhang aber bewiesen ([335], S.11).

Zusätzlich beeinflussen **begleitende Knorpelschäden** zum Zeitpunkt des Meniskuseingriffs maßgeblich die Ergebnisse nach arthroskopischen Meniskusresektionen [25] [47] [64] [81] ([92], S.511) [273] ([450], S.51). Vor allem schwerere Knorpelschäden verschlechtern die Prognose nach Meniskusresektionsbehandlungen. Bestehen zum Zeitpunkt der operativen Versorgung der Meniskusverletzung aber nur leichtere Knorpelschäden, scheinen diese das Langzeitergebnis nach partieller und totaler Meniskektomie nur unwesentlich zu beeinflussen [64] ([92], S.511) [357]. Im Gegensatz zu diesen Ergebnissen berichteten Pearse et al. [326], dass sogar bei weit fortgeschrittener Knorpeldegeneration (Grad IV nach Outerbridge) und im selben Kompartiment bestehendem Meniskusschaden eine Meniskusteilresektion zu keiner signifikanten Beschleunigung der Osteoarthritis und der Knorpeldegeneration in der Nachbetrachtung (durchschnittlich 4,3 Jahren) führte [326].

Eine **laterale Meniskektomie** führt häufiger zur Arthrose als eine mediale und der Verlauf geht rasanter vonstatten [32] ([68], S.567) ([92], S.509 und 512) ([142], S.546) [409] ([450], S.51). Der laterale Meniskus überträgt den größeren Teil der Körperlast [279]. Dies hat zur Folge, dass Meniskektomien am Außenmeniskus egal welchen Ausmaßes mit einem höheren Risiko einer Gelenkschädigung einhergehen als Meniskektomien am Innenmeniskus [279].

Die Ergebnisse der Untersuchungen über den Zusammenhang zwischen **Alter** zum Zeitpunkt einer partiellen oder totalen Resektion und dem Ergebnis des Meniskuseingriffs gehen weit auseinander ([92], S.513). Das Alter an sich scheint dabei aber nicht der entscheidende Punkt zu sein ([92], S.513). Es sind eher die mit höherem Alter wahrscheinlicheren degenerativen Veränderungen des Gelenkknorpels und des Meniskusgewebes, die das Ergebnis der Meniskuseingriffe negativ beeinflussen [357] ([92], S.513). Diese Veränderungen scheinen langsam zuzunehmen und zwischen dem 30. und 40. Lebensjahr einen Grad erreicht zu haben, der das Ergebnis signifikant beeinflussen kann [47] [64] [357] ([450], S.51). Somit ist die partielle Meniskektomie auch bei über 60jährigen Patienten ein sinnvoller Eingriff, um die Funktion des Kniegelenks bei Meniskusverletzungen erfolgreich zu verbessern ([92], S.513).

Auch in Bezug auf das **Geschlecht** in Zusammenhang mit der Prognose bzw. dem Ergebnis einer partiellen Meniskektomie sind die Studienergebnisse in der Literatur unterschiedlich ([92], S.513). Während einige Studien sogar einen signifikanten Ergebnisvorteil für männliche Patienten zeigten, ließen andere Untersuchungen ein leicht besseres Ergebnis bei Frauen erkennen ([92], S.513). Es wird vermutet, dass Begleitdiagnosen hier einen größeren Einfluss haben (wie z.B. patellofemorale Beschwerden) ([92], S.513).

Der **Zeitraum zwischen dem Meniskustrauma und der Operation** spielte in einigen Untersuchungen eine signifikante Rolle hinsichtlich der degenerativen Veränderungen des Gelenkknorpels und des Meniskusgewebes [47] [81] ([172], S.420) ([450], S.51). In Publikationen lag der Zeitpunkt, der den Unterschied signifikant werden ließ, zwischen 6 Monaten ([172], S.420) ([450], S.51) und einem Jahr [47]. Andere Untersuchungen konnten nur einen unwesentlichen Einfluss auf die Langzeitprognose nachweisen [357].

Die **Art der Läsion** beeinflusst signifikant das 5-Jahresergebnis eines meniskusteilresizierten Kniegelenks [47]. Patienten mit einer Korbhenkelläsion, einem Lappenriss oder Radialverletzungen des Meniskus haben eine gute Prognose [47]. Anders war dies bei Patienten mit einer horizontalen Spaltung des Meniskus, degenerativen oder komplexen Meniskusverletzungen [47]. Meniskusläsionen, die größer als zwei Drittel eines Meniskus waren, eine degenerative Ursache hatten oder verletzte Menisken mit horizontaler Spaltung waren sehr häufig mit radiologischen Zeichen einer Arthrose verbunden [47].

Auch die Entfernung des hinteren Drittels des Innenmeniskus und die Resektion des Meniskusrandes zeigten schlechte Langzeitergebnisse [64].

Insuffiziente Rehabilitationsprogramme nach einer Meniskektomie können zu einem postoperativen Muskelungleichgewicht führen [32]. Vor allem die stärkere **Atrophie des M. vastus medialis** kann die resultierende Zugrichtung auf die Patella etwas verändern und somit retropatellare Beschwerden bedingen [32] ([450], S.51).
Auch die **sportliche Betätigung** vor der Meniskusverletzung hatte Einfluss auf das Langzeitergebnis nach einer Meniskusteilresektion. Die Sportaktivität vor der Operation bzw. vor dem Trauma verbessert das Langzeitergebnis [64].
Nach dem Meniskuseingriff können hohe Gelenkbelastungen das Risiko degenerativer Kniegelenkveränderungen steigern ([450], S.51)

### 1.6.2.2.2.2.1.1 Totale Meniskektomie

Die totale Meniskektomie zeigt in kurzzeitigen Nachkontrolluntersuchungen sehr häufig gute Resultate [47] ([68], S.570). Auch die langfristigen klinischen Ergebnisse sind recht gut ([450], S.110). Die zu erwartenden Knorpeldegenerationen nach einer totalen Meniskektomie sind aber über längere Zeit erheblich [260].
Nach einer totalen Meniskektomie kann die Inkongruenz zwischen den Knochen nicht mehr ausgeglichen werden und auch die Führung des Gelenks ist eingeschränkt [47]. Eine totale Meniskektomie verringert die Gelenkkontaktfläche um 50 bis 75 % ([15], S.466) ([67], S.148) ([68], S.567) ([78], S.1080) ([92], S.478) [250] [279] [396] ([450], S.12). Dadurch nehmen die Punktbelastungen, die auf den Gelenkknorpel einwirken, deutlich zu und erreichen Punktbelastungsmaxima am Gelenkknorpel, die um 40 bis 700 % angewachsen sind ([68], S.567) ([92], S.478ff.) [138] [200] [409]. Eine totale Meniskektomie führt auf diesem Wege zu einem erhöhten, bis auf das Doppelte bis zum Vierfachen gesteigerten Gewebestress für den Gelenkknorpel im betroffenen Kompartiment ([68], S.567) ([92], S.478) [138] [279] [396]. Auch im subchondralen Knochen ist ein erhöhter Stress festzustellen [47] ([92], S.480) [138].
Zudem sind die elastischen Fähigkeiten bei einem Kniegelenk ohne Menisken auf weniger als die Hälfte reduziert [47], da die Stoßdämpferfunktion der Menisken entfällt.
Die Gelenkstabilität ist nach einer totalen Meniskektomie durch die fehlende Gelenkführung der Menisken und durch die Lockerung des Bandapparates herabgesetzt [47] ([92], S.480 und 513) ([120], S.28) [300] [396] ([450], S.110) ([460], S.455). Eine totale Meniskektomie kann zu einer neuen Ausrichtung der Gelenkachse führen (varus/valgus), die eine erhöhte Beanspruchung eines Gelenkkompartiments mit verstärkter Degeneration zur Folge haben kann ([92], S.511).
Eine Meniskektomie ist außerdem von einem 20 % höheren Reibungskoeffizienten begleitet ([68], S.567).
Die oben genannten Faktoren führen zu einer Mehrbelastung des Gelenkknorpels und begünstigen die Entstehung von Knorpelschäden, degenerativen Veränderungen und einer frühzeitigen Arthrose des Kniegelenks ([15], S.465f.) [47] ([63], S.521) [64] ([67], S.148) ([68], S.570) ([78], S.122 und 1068) ([79], S.178) [81] [105] [113] [118] ([120], S.28) [138] ([142], S.545) ([172], S.425) ([174], S.201) [198] ([238], S.113) [245] ([247], S.90) [254] ([282], S.136) [347] [357] [396] [403] ([450], S.13, 51 und 110) ([460], S.455).
Die typischen radiologischen Veränderungen des Kniegelenks nach einer Meniskektomie wurden von Fairbank bereits 1948 beschrieben ([15], S.465) ([63], S.521) [113]:
 1. Verkleinerung des Gelenkspalts ([15], S.465) [47] [113] ([142], S.546)
 2. Abflachung der Femurkondylen ([15], S.465) [47] [113] ([142], S.546)
 3. Bildung von Osteophyten ([15], S.465) [47] [113] ([142], S.546)

Er vermutete schon damals, dass der Verlust der gewichttragenden und gewichtverteilenden Funktion der Menisken für die Veränderungen verantwortlich ist [113] [47].

Grundsätzlich haben Kniegelenke ohne Menisken ein hohes Arthroserisiko ([78], S.1057) ([79], S.178). Die Entwicklung einer Arthrose nach Meniskustotalentfernung erstreckt sich über Jahre ([79], S.178). Nach Wirth et al. [450] sind ansteigende Arthroseraten nach totaler Meniskektomie im Laufe der Zeit als unausweichliche Folge zu erwarten ([450], S.51). 10 Jahre nach der totalen Meniskektomiebehandlung sind etwa bei 40 %, nach 20 Jahren bei 56 % und nach mehr als 20 Jahren bei nahezu 100 % der Patienten arthrotische Knorpelveränderungen zu erwarten ([450], S.51).

### *1.6.2.2.2.2.2.1.2 Partielle Meniskektomie*

Auch bei der Meniskusteilresektion kommt es zu einer Verschlechterung der lasttragenden, lastverteilenden und stoßabsorbierenden Eigenschaften der Menisken. Folglich entsteht auch hier ein verkleinerter Gelenkflächenkontakt und somit ein Anstieg der einwirkenden Punktbelastung auf den Gelenkknorpel [4] ([15], S.466) [47] ([68], S.570f.) ([92], S.479f.) [147] [254] [327] ([410], S.290ff.). Je mehr Meniskusgewebe entfernt wird, desto größer ist der Verlust an Kontaktfläche und desto höher ist der Anstieg des Stresses durch die Punktbelastung auf den Gelenkknorpel ([92], S.479f.) [279]. Der Anstieg des Stresses ist proportional zur Größe des entfernten Meniskusanteils ([92], S.479f.).

Die Kontaktflächen werden im Allgemeinen bei einer partiellen Meniskektomie aber sehr viel geringer reduziert als bei einer totalen Meniskektomie [300]. Der durch eine partielle Resektion behandelte Meniskus überträgt und verteilt immer noch effektiv die Lasten und hat immer noch eine günstige biomechanische Funktion im Kniegelenk, da in der Regel die circumferente Kontinuität erhalten bleibt ([92], S.510) ([450], S.52).

Die Ergebnisse und die Prognosen nach einer Meniskusteilresektion sind daher wesentlich günstiger als nach totaler Meniskektomie ([63], S.521) ([68], S.573) [81] ([92], S.510) [104] ([141], S.24) ([202], S.339) ([238], S.113) ([394], S.177) ([410], S.290ff.) [449] ([450], S.52).

Eine Meniskusteilresektion in einer Größenordnung von 15 – 34 % des Meniskus lässt die Punktbelastung auf den Gelenkknorpel um mehr als 350 % im Vergleich zum gesunden Meniskusträger ansteigen ([15], S.466) ([68], S.567) [181]. Zusätzlich verschlechtert sich die Gelenkstabilität ([172], S.420). Also kann man auch bei einer Meniskusteilresektion im Hinblick auf eine Gelenkarthrose von keiner ungefährlichen Operation sprechen ([15], S.466), viel mehr ist heute ausreichend belegt, dass auch eine Meniskusteilresektion zu einem erhöhten Risiko für eine Entstehung einer Arthrose führt ([15], S.466) [31] [47] ([63], S.521) [64] ([68], S.572f.) ([78], S.1068) [81] ([142], S.545) ([174], S.201) [200] ([238], S.113) [245] ([247], S.90) [275] [290] [327] [378] [396].

In tierexperimentellen Studien konnte gezeigt werden, dass eine direkte Korrelation zwischen dem Ausmaß des Meniskusresektion und der Entstehung einer Arthrose besteht [32] [47] ([92], S.510) [118] [200] ([202], S.339).

Deshalb sollte so viel Meniskusgewebe wie möglich erhalten werden, um die Inzidenz und Schwere der degenerativen Veränderungen im Laufe der Zeit gering zu halten ([15], S.466) [47] ([68], S.570f.). Wenn eine Meniskusrekonstruktion nicht erfolgversprechend ist, sollte die geringstmögliche, aber in ihrem Umfang gerade so erforderliche Teilresektion angestrebt werden (schonende sparsame Meniskusteilresektion) ([15], S.466) ([161], S.784) [392] ([410], S.290ff.).

In zahlreichen Untersuchungen wurde festgestellt, dass nach einer Meniskusteilresektion eine Beschwerdefreiheit bei normalem Bewegungsumfang bei 90 – 95 % der Patienten erreicht werden kann [104].

Die anfangs hohe Zahl von guten bis exzellenten Ergebnissen [32] [47] ([92], S.509f.) [102] ([448], S.545) verschlechtert sich typischerweise langsam im Laufe der Zeit, meist nach 8 - 15 Jahren ([92], S.509f.) [357] [384] ([448], S.545). Auf längere und lange Sicht ist das Risiko der Entstehung arthrotischer Veränderungen des Kniegelenks erhöht ([448], S.545).

Die Entwicklung der Arthrose wird aber von verschiedenen Faktoren, die im Kapitel 1.6.2.2.2.2.1, „Prognose nach einer Meniskusteil- oder Totalresektion" weiter vorn bereits aufgeführt wurden, beeinflusst und begünstigt ([448], S.545). In Studien mit isolierten Meniskusrissen wurde aber durchaus auch nach durchschnittlich 10 und 15 Jahren nach einer partiellen Meniskektomie noch über 88 – 95 % gute bis exzellente Ergebnisse berichtet ([63], S.521) [64] ([92], S.509). Insbesondere auch die Ergebnisse bei Sportlern mit ihrer rasch wiederhergestellten Sportfähigkeit sind spektakulär und damit wegweisend für den Normalpatienten [392].

### 1.6.2.2.2.3 Meniskusersatz

Das Ziel einer Meniskustransplantation ist es, insbesondere durch eine Meniskektomie verloren gegangenes Meniskusgewebe zu ersetzen und damit die drohenden degenerativen Veränderungen im Gelenk zu verhindern oder zumindest zu verringern [4] ([68], S.572f.) [396] [451] und meniskektomierte Kniegelenke zu stabilisieren [396]. In tierexperimentellen Studien wurde gezeigt, dass ein Meniskusersatz die Punktbelastung auf dem Gelenkknorpel durchaus im Vergleich zu meniskektomierten Kniegelenken verkleinern kann [341] ([142], S.546f.). Ganz einheitlich waren die Ergebnisse der verschiedenen tierexperimentellen Studien jedoch nicht [103]. So gab es auch enttäuschende Ergebnisse hinsichtlich der protektiven Auswirkungen auf den Gelenkknorpel [103]. Die Idee eines Meniskusersatzes ist alt. Bereits 1916 führte Lexer Tierexperimente mit einem Meniskusersatz aus autologen Fettlappen durch ([450], S.59).

Der Meniskusersatz hat sich noch lange nicht als Standardverfahren etabliert [16] [54]. Für den Meniskusersatz wurden bereits Allografts, Autografts und andere Materialien ausprobiert [4] [54] [103] [341] ([395], S.539). Die Langzeitinformationen sind nur zeitlich begrenzt und spärlich vorhanden [4] [54] [103] [341]. Die Berichte über die Ergebnisse waren aber mitunter durchaus positiv ausgefallen [4] [103] ([142], S.547ff. und 562) [341] ([395], S.539) [409]. Bei schon bestehenden fortgeschrittenen arthrotischen Veränderungen im Kniegelenk zum Zeitpunkt der Transplantation sind die Ergebnisse aber eher schlecht [54] [409].

Bis heute sind die Indikationen für einen Meniskusersatz nicht eindeutig definiert [341]. Eine Indikation für eine Transplantation eines Meniskusersatzes wird eher zögerlich gestellt und konzentriert sich zumeist auf jüngere Patienten, die bereits eine partielle oder totale Meniskektomie hinter sich gebracht haben und trotzdem erneut Symptome im betroffenen Kompartiment aufweisen [54] ([68], S.572f.) [341] ([400], S.488) [409]. Die Langzeitergebnisse bleiben hier abzuwarten [54] [341].

## 1.6.2.3 Nachbehandlung und Rehabilitation (postoperative Behandlung)

Die Nachbehandlung und die Rehabilitation bilden mit der chirurgisch-orthopädischen Primärbehandlung eine Einheit und sind Teil des Gesamttherapieplans ([173], S.251). Die komplette Wiederherstellung und Heilung ist sowohl das Ziel der Primär- als auch das der Nachbehandlung und Rehabilitation ([173], S.251). Meist wird aber die Bedeutung der Nachbehandlung und Rehabilitation im Vergleich zu der des arthroskopischen Meniskuseingriffs unterschätzt ([173], S.251). Die Nachbehandlung und die Rehabilitation nach der geglückten Operation spielen eine wichtige Rolle für den Behandlungserfolg der gesamten Therapie [85] [127] ([173], S.251) ([247], S.94) [261] [392] [423]. Sie helfen, dass das positive Ergebnis einer erfolgreichen Operation nicht durch die teils typischen Folgen einer verlängerten Immobilisation gefährdet oder geschmälert wird [85] [229] [261] [420] [423] [434]. Frühestmögliche Nachbehandlung und Rehabilitation sind deshalb für die Vermeidung von späteren Schäden oder eines verzögerten Heilungsprozesses von entscheidender Bedeutung [85] ([238], S.122). An erster Stelle zur Vermeidung postoperativer Störungen steht die Frühmobilisation des Patienten ([424], S.89), die viele postoperative Komplikationen verhindern kann [85] ([98], S.15) ([238], S.122) [261]. Sie stellt nach arthroskopischen Kniegelenkeingriffen einen wichtigen Grundbaustein der Rehabilitation dar und sollte so früh wie möglich postoperativ erfolgen ([19], S.457) ([172], S.424) [261] ([286], S.86) ([336], S.4) [365] ([424], S.89). Eine frühzeitige effektive Rehabilitation beinhaltet zudem eine physiotherapeutische Therapie ([334], S.470f.) [373]. Eine suffiziente Rehabilitation führt zu einer schnelleren Wiederherstellung der körperlichen Leistungsfähigkeit und damit auch zu einem kürzeren verletzungs- und krankheitsbedingten Sport- und Arbeitsausfall [261] [373] [386] [434].

Sowohl durch das Trauma selbst als auch durch den operativen Eingriff werden im Verletzungsgebiet Schmerzen und eine Entzündungsreaktion verursacht ([116], S.557f.) [223] ([238], S.99) ([255], S.766) ([411], S.6) [427]. Diese, im Laufe der Phylogenese herausgebildeten Schutzmechanismen haben das Ziel, weiteren Schaden zu vermeiden, reparative Prozesse zu ermöglichen und damit das Überleben zu sichern ([411], S.6). Der Schmerz führt nach einem Trauma oder einer Operation für eine gewisse Zeit zu einer Einschränkung der Beweglichkeit des Kniegelenks und unterstützt damit die Heilung [7] ([71], S.285) [85] ([316], S.57f.). Der Körper profitiert aber nur kurze Zeit von dieser schmerz- und entzündungsbedingten Mobilitätseinschränkung, während ein längeres Anhalten eher negative Effekte nach sich zieht, vor allem auch dann, wenn frühzeitig durch den operativen Eingriff die Funktionsstörung beseitigt wurde ([71], S.285) ([411], S.6). Der Schmerz hat nach einer operativen Korrektur der Funktionseinschränkung seine eigentliche Warnfunktion vor drohendem (weiterem) Gewebeschaden ([71], S.285) verloren. Auch die als Reaktion auf das Trauma und die Operation entstandene inflammatorische Akutphasen-Reaktion mit Schmerz und den anderen typischen Entzündungssymptomen ([71], S.286f.) ([116], S.557f.) [127] ([166], S.42) [411], S.7) [427] ([448], S.543) hat nur in eingeschränktem Maße positive Wirkungen auf den Rehabilitationsprozess. Ein Ausufern kann zu Schäden und einer verzögerten Mobilisation, Rehabilitation und Wiederherstellung führen ([404], S.47). Neben dem Schmerz und der Entzündungsreaktion können aber noch andere Faktoren wie Einbußen an propriozeptiven Fähigkeiten, Stabilitätsverluste und Funktionsveränderungen des Gelenks, Veränderungen der periartikulären Strukturen, Knorpelschäden, Muskelatrophien und Muskelungleichgewichte direkt oder über den Umweg der Veränderung der zentralen Bewegungsprogramme für eine Verzögerung des postoperativen Rehabilitationsprozesses mitverantwortlich sein [29] ([78], S.146 und 1028) [85] [109] ([120], S.72ff.) [124] [125] [127] [185] [196] [197] [248] [261] [272] [298] ([336], S.4) [344] ([366], S.241f.) [386] [402] [417] [420] [434] [453].

Der postoperative Schmerz und die postoperative Entzündungsreaktion nehmen aber in der Rehabilitation nach dem operativen Eingriff die zentrale Rolle ein [75] [298] [386] [420] [434], da auch die Steigerung der Belastung postoperativ sich direkt nach diesen beiden Faktoren richtet [298] [386] [420] [434] und sie intra- und postoperativ direkt angegangen werden können.

Deshalb wurde in den letzten Jahrzehnten und wird heute immer noch zunehmend versucht, vor allem die durch die Operation am Kniegelenk verursachten Schmerzen und Entzündungsreaktionen, die unvermeidliche Folge nach chirurgischen Eingriffen sind, weitestgehend zu reduzieren ([24], S.59) ([98], S.15).

Sowohl die minimalinvasiven Techniken einer arthroskopischen Meniskusoperation mit geringerer postoperativer Morbidität und geringerer Schmerz- und Entzündungssymptomatik als auch die standardmäßige Gabe von NSAIDs postoperativ zur Reduktion des Schmerzes und der Entzündungssymptomatik waren jeweils ein großer Fortschritt und ermöglichten eine raschere und effizientere Rehabilitation und eine frühere Rückkehr zur normalen Aktivität in Alltag, Beruf und Sport [32] ([78], S.1040) [230] ([238], S.113) ([361], S.35) [392] ([400], S.488) [417] [451].

Trotz der erwähnten Fortschritte sind der postoperative Schmerz und die postoperative Entzündungsreaktion auch heute noch die zentralen Faktoren, die den Zeitablauf der Rehabilitation entscheidend bestimmen und verzögern können [75] [298] [386] [420] [434], wobei der postoperative Schmerz dabei die höchste Hürde in der postoperativen Frührehabilitation darstellt [204] [402]. Therapiebedürftige Schmerzen treten nach operativen Eingriffen bei mehr als zwei Dritteln der Patienten auf ([166], S.41). Dies ist auch deshalb so, weil immer noch nicht alle Patienten postoperativ ausreichend mit schmerzbekämpfenden Mitteln versorgt sind ([116], S.557) ([152], S.588) ([186], S.4). Trotz der Fortschritte im Wissen über die Schmerzentstehung und die Behandlung von Schmerzen werden akute Schmerzen im Allgemeinen nicht effektiv genug oder adäquat behandelt ([71], S.284) [283]. Bis zu 50 % aller chirurgisch versorgten Patienten sind postoperativ mit Schmerzmitteln unterversorgt ([116], S.557) ([186], S.4). Jeder Schmerz, insbesondere auch der postoperative, bewirkt psychischen und auch physischen Stress für den Patienten ([186], S.3). Der Organismus des Patienten reagiert auf den Schmerz mit einer Ausschüttung von Stresshormonen, die den Heilungsverlauf verzögern und das Risiko einer Wundheilungsstörung oder von Infektionen anheben können ([152], S.588) ([186], S.3) [427]. Die ausreichende postoperative Schmerzbekämpfung ist daher für den postoperativen Heilungsverlauf, die problemlose Mobilisation und Rehabilitation und die Zufriedenheit des Patienten von zentraler Bedeutung ([24], S.59) [75] ([152], S.588) ([186], S.4) ([252], S.333) [402]. Die Notwendigkeit einer Verbesserung der postoperativen Schmerzbehandlung ist daher unstrittig ([152], S.588).

Hier bietet sich für die postoperative Schmerztherapie nach arthroskopischen Kniegelenkeingriffen die intraartikuläre Applikation von verschiedenen analgetisch und antientzündlich wirkenden Pharmaka an [344].

In einer Vielzahl von Studien wurde über eine periphere analgetische Wirksamkeit intraartikulärer Morphin-, Kortikoid-, Hyaluronsäure- und Lokalanästhetikagaben am Ende arthroskopischer Kniegelenkeingriffe berichtet [11] [20] [43] [50] [76] [84] [106] [136] ([152], S.594) [153] [164] [165] [204] [213] [214] [215] [216] [227] ([256], S.261) [298] [315] [332] [340] [344] [351] ([361], S.297f.) [383] [388] [402] ([404], S.47) [427] [440] [457].

Zusätzlich wurde eine antientzündliche Wirkung für Morphin, Kortikoide und Hyaluronsäure nachgewiesen [76] [106] [136] [137] [175] [227] ([255], S.89) [275] [291] [294] ([305], S.357) [332] [340] ([346], S.826f.) ([361], S.297f.) [402] ([404], S.47) [427] ([433], S.154) [435] [438] [459]. Die momentane Beweislage spricht dafür, dass die vielgestaltigen intraartikulären Regime hinsichtlich der postoperativen Schmerzen und der Rehabilitation grundsätzlich als effektiv und somit als positiv zu bewerten sind [43] [84] [344] [339] [340] [383]. Intraartikuläre analgetisch wirksame Medikationen haben den Vorteil, dass sie zu einer lokalen Abschwächung oder Ausschaltung der nozizeptiven Reize führen und daher diese Schmerzreize erst gar nicht oder in geringerer Anzahl bis zum ZNS gelangen können [425].

Die intraartikuläre Gabe analgetischer und antiphlogistischer Pharmaka scheint der nächste große Fortschritt bei der Reduktion der die Rehabilitation störenden Schmerz- und Entzündungssymptomatik nach operativen Meniskuseingriffen zu sein. Intraartikuläre Pharmaka können die frühe Rehabilitation nach arthroskopischen Kniegelenkeingriffen verbessern [43] [84] [344] [339] [340] [383]. Dadurch können in Zukunft vermutlich auch die unten aufgeführten, aus mehreren Publikationen zusammengefassten Nachbehandlungsempfehlungen nach den verschiedenen operativen Meniskuseingriffen entscheidend modifiziert und zeitlich kürzer gestaltet werden.

### *1.6.2.3.1 Nachsorge einer Meniskusteilresektion*

In der Nachsorge der partiellen Meniskektomie ist eine frühzeitige Rehabilitation anzustreben ([238], S.122). Schon am Tag der Operation kann mit physiotherapeutischen Maßnahmen begonnen werden ([92], S.508) ([238], S.123). Bereits am Abend der Operation ([238], S.123) ([400], S.488) bzw. am 1. Tag postoperativ ist das Aufstehen entweder zuerst unter Teilbelastung ([400], S.488) oder gleich mit voller Belastung des operierten Beines ([448], S.544f.) erlaubt. Ist anfangs nur eine Teilbelastung gestattet, so ist die volle Belastung in der Regel nach einigen Tagen möglich ([238], S.123) ([400], S.488). Letztendlich ist aber die Nachbehandlung und Rehabilitation zusätzlich vom Zustand des bei dem arthroskopischen Eingriff vorgefundenen Gelenkknorpels und der Art und dem Ausmaß der dabei durchgeführten Meniskusteilresektion abhängig ([238], S.123).

Nach einer partiellen oder subtotalen Meniskektomie ist der Belastungsaufbau zügig hin zur Vollbelastung zu gestalten ([238], S.123). Der Belastungsaufbau richtet sich grundsätzlich nach der Wiedererlangung der muskulären Fähigkeiten und wird durch Schwierigkeiten wie die postoperative Schmerz- und Entzündungssymptomatik in der direkten postoperativen Phase gebremst [75] ([238], S.123) [298] [386] [420] [434]. Ist durch eine chronische Meniskusläsion der M. quadriceps femoris atrophiert, ist der Kniestrecker wieder aufzutrainieren ([92], S.508).

Nach etwa einer Woche ist in der Regel die Arbeitsfähigkeit wieder erreicht ([92], S.508) ([448], S.544f.). Eine volle Sportfähigkeit ist nach einer komplikationslosen, sparsamen partiellen Meniskektomie innerhalb von ungefähr 2 bis 4 Wochen wieder gegeben ([238], S.113) ([400], S.489). Bei größeren Teilresektionen sollten 4 bis 6 Wochen Sportkarenz eingehalten werden ([400], S.489). Es sollten aber im Sport eher solche Belastungen empfohlen werden, die wenig Stoßbelastungen im Kniegelenk erzeugen ([92], S.508).

### *1.6.2.3.2 Nachsorge einer Meniskusreparatur*

Die Rehabilitationsprogramme nach einer Meniskusrekonstruktion haben sich mit der Zeit dem Wissenstand über die Biomechanik und über die Meniskusheilung angepasst ([68], S.573). Über die Nachbehandlung und Rehabilitation von Meniskusrekonstruktionen wird aber immer noch kontrovers diskutiert ([63], S.536) ([238], S.123) [279] [378] [417]. Es stehen sich Autoren, die aggressivere und solche, die konservative Rehabilitationsprotokolle befürworten, gegenüber ([63], S.536).

Die Befürworter einer aggressiveren Rehabilitation geben frühzeitig die Mobilisation und die Belastung frei ([63], S.523) [200] [244] [378] [392]. Die Anhänger konservativer Nachbehandlungsprotokolle lassen den Patienten in der frühen Rehabilitationsphase (erste 4 - 6 Woche postoperativ) nur wenig belasten und limitieren in der Regel die Beweglichkeit des betroffenen Kniegelenks [17] [54] ([68], S.573) ([238], S.123) [244] [279] [321] [378] [392] ([448], S.544f.). Eine Belastung ist in der frühen postoperativen Phase, wenn überhaupt, meist nur bei voll gestrecktem Kniegelenk erlaubt [17] ([68], S.573) [279] [378].

Sportliche Aktivitäten werden in der Regel erst nach einigen Monaten befürwortet, wobei pivotierende Sportarten erst nach frühestens 6 (eher 9) Monaten ausgeführt werden sollten [17] ([63], S.523) ([68], S.573) ([238], S.113) [279] [321] [378] [392] [451].

Der lange Zeitraum von mehreren Monaten nach einer Meniskusreparatur bis zur Rückkehr zu einem Aktivitätslevel, der annähernd dem vor der Meniskusverletzung entspricht, ist als ein Nachteil gegenüber der Meniskusteilresektion anzusehen. Trotzdem sollte dieser lange Zeitraum in Kauf genommen werden, da die Meniskusfunktionen unangetastet und die Biomechanik unverändert bleiben und das Risiko einer Kniegelenkarthrose im Vergleich zur Meniskusteilresektion viel geringer ist [245].

# 2 Fragestellung und Hypothesen

Nach arthroskopischen Kniegelenkeingriffen bestimmen immer noch das Ausmaß des Schmerzes und das der postoperativen Entzündungsreaktion, ob die Frührehabilitation reibungslos ablaufen kann ([71], S.286f.) [101] ([116], S.557f.) [127] ([166], S.42) [223] ([238], S.99) ([255], S.766) ([411], S.6f.) [427] ([448], S.543). Beide Faktoren können die schnelle effektive Rehabilitation verzögern, die insbesondere auch von den Fähigkeiten der frühzeitigen Aktivierung der neuromuskulären Systeme abhängig ist [75] [101] [298] [386] [402] [420] [434] ([404], S.47).

Durch die vorliegende klinische Beobachtung sollte geklärt werden, inwieweit die gezielte intraartikuläre Anwendung

- der Pharmakakombination aus Morphin, Suprarenin® und Supertendin® (Kortikoid und Lokalanästhetikum),
- der Kombinationstherapie aus Lokalanästhetikum (Mepivacain) und Suprarenin® und
- der Einzelgabe von Hyaluronsäure

die frühe postoperative Rekonvaleszenz positiv beeinflussen können. Zur Überprüfung des Einflusses dieser Pharmaka wurden sowohl objektive als auch subjektive Parameter erhoben. Hierzu zählten subjektive Patienteneinschätzungen über die Funktion des Kniegelenks, die Stimmung/Zufriedenheit und die Schmerzeinstufungen. Die objektiven Parameter umfassten die Entzündungszeichen, den Schmerzmittelverbrauch, den Bewegungsumfang, die Beinumfänge, die Erfassung der Muskelaktivierungsströme (EMG), die Austestung der Maximalkraft und die Mobilisationsparameter. Die Maximalkraft und die Muskelströme wurden an der Oberschenkelmuskulatur untersucht.

Von besonderem Interesse waren dabei der Vergleich zwischen den Gruppen, der Vergleich in den einzelnen Gruppen von prä- zu postoperativ und in diesen zwischen dem zweiten und fünften postoperativen Tag und damit die frühe postoperative Entwicklung als Reaktion auf die Schmerzen und die Entzündungsreaktion des operierten Kniegelenks. Als Vergleichsgruppe wurden Patienten mit gleichem Verletzungsmuster aber, ohne intraartikuläre Medikation postoperativ genauso nachbehandelt, untersucht und beobachtet.

Darüber hinaus wurden die bereits genannten Parameter auch auf der Seite des gesunden Kniegelenks der Kniepatienten und bei kniegesunden Kontrollgruppenteilnehmern untersucht. Dieser Teil der Untersuchung der kniegesunden Kontrollgruppenteilnehmer sollte klären, ob bereits zwischen den kniegesunden Beinen signifikante Unterschiede bestehen können und wie aussagekräftig die untersuchten Parameter somit für die Beurteilung der frühen postoperativen Rehabilitation waren.

Zusätzlich wurden präoperativ die Patienten mit Meniskusverletzungen mit Patienten mit Knorpelverletzungen, bei denen präoperativ auch eine Meniskusverletzung vermutet worden war, und den kniegesunden Kontrollgruppenteilnehmern hinsichtlich der bereits erwähnten und weiterer Parameter von Evaluationsbögen verglichen.

Die folgenden Hypothesen wurden in dieser vorliegenden Studie untersucht:

## 2.1 Kernhypothesen

### 2.1.1 Null-Hypothese 1

Es gibt keinen signifikanten Unterschied zwischen den verschiedenen Gruppen der Meniskuspatienten und insbesondere keine signifikante Verbesserung der Meniskusgruppen mit intraartikulären Pharmakagaben gegenüber der Vergleichsgruppe ohne intraartikuläre

Medikation und keine signifikante Verbesserung in den einzelnen Meniskusgruppen von prä- zu postoperativ und zwischen den postoperativen Untersuchungsterminen hinsichtlich der erhobenen Parameter der Frührehabilitation (Funktion, Stimmung/Zufriedenheit, Entzündungszeichen, Schmerz, Schmerzmittelverbrauch, Bewegungsumfang, Beinumfänge, Muskelaktivierungsströme, Maximalkraft und Mobilisationsparameter) durch die intraartikuläre Gabe der unterschiedlichen Pharmaka und Pharmakakombinationen.

### 2.1.2 Alternativ-Hypothese 1

Es gibt einen signifikanten Unterschied zwischen den verschiedenen Gruppen der Meniskuspatienten und/oder insbesondere eine signifikante Verbesserung der Meniskusgruppen mit intraartikulären Pharmakagaben gegenüber der Vergleichsgruppe ohne intraartikuläre Medikation und/oder eine signifikante Verbesserung in den einzelnen Meniskusgruppen von prä- zu postoperativ und zwischen den postoperativen Untersuchungsterminen hinsichtlich der erhobenen Parameter der Frührehabilitation (Funktion, Stimmung/Zufriedenheit, Entzündungszeichen, Schmerz, Schmerzmittelverbrauch, Bewegungsumfang, Beinumfänge, Muskelaktivierungsströme, Maximalkraft und Mobilisationsparameter) durch die intraartikuläre Gabe der unterschiedlichen Pharmaka und Pharmakakombinationen.

## 2.2 Untersuchte Nebenhypothesen

### 2.2.1 Null-Hypothese 2

Es gibt präoperativ keinen signifikanten Unterschied zwischen der Meniskusgruppe, die aus Patienten mit Meniskusverletzungen besteht, der Knorpelgruppe, die sich aus Patienten mit reinem Knorpelschaden zusammensetzt und der kniegesunden Kontrollgruppe mit kniegesunden Gruppenteilnehmern und zusätzlich keinen signifikanten Unterschied in den beiden Patientengruppen zwischen betroffenen und nicht betroffenen Beinen hinsichtlich der untersuchten Parameter (allgemeine anamnestische Daten, Kniegelenk-Evaluationsbögen, Funktion, Stimmung/Zufriedenheit, Entzündungszeichen, Schmerz, Schmerzmittelverbrauch, Bewegungsumfang, Beinumfänge, Muskelaktivierungsströme, Maximalkraft).

### 2.2.2 Alternativ-Hypothese 2

Es gibt präoperativ einen signifikanten Unterschied zwischen der Meniskusgruppe, die aus Patienten mit Meniskusverletzungen besteht, der Knorpelgruppe, die sich aus Patienten mit reinem Knorpelschaden zusammensetzt und der kniegesunden Kontrollgruppe mit kniegesunden Gruppenteilnehmern und/oder zusätzlich einen signifikanten Unterschied in den beiden Patientengruppen zwischen betroffenen und nicht betroffenen Beinen hinsichtlich der untersuchten Parameter (allgemeine anamnestische Daten, Kniegelenk-Evaluationsbögen, Funktion, Stimmung/Zufriedenheit, Entzündungszeichen, Schmerz, Schmerzmittelverbrauch, Bewegungsumfang, Beinumfänge, Muskelaktivierungsströme, Maximalkraft).

### 2.2.3 Null-Hypothese 3

Es gibt keinen signifikanten Unterschied zwischen den beiden kniegesunden Beinen in der kniegesunden Kontrollgruppe bezüglich der untersuchten Einzelparameter (Beinumfänge,

Entzündungszeichen, Schmerz, Bewegungsumfang, Muskelaktivierungsströme und Maximalkraft).

## 2.2.4 Alternativ-Hypothese 3

Es gibt einen signifikanten Unterschied zwischen den beiden kniegesunden Beinen in der kniegesunden Kontrollgruppe bezüglich der untersuchten Einzelparameter (Beinumfänge, Entzündungszeichen, Schmerz, Bewegungsumfang, Muskelaktivierungsströme und Maximalkraft).

# 3 Patienten, Material und Methoden

## 3.1 Allgemeiner Überblick über die Anwendungsbeobachtung

Insgesamt wurden im Rahmen dieser Anwendungsbeobachtung 47 Patienten mit Kniegelenkbeschwerden befragt, untersucht und bei ihnen verschiedene Parameter ermittelt. Das Patientenkollektiv bestand aus Patienten mit akuten und chronischen Kniegelenkverletzungen, die in der orthopädischen Universitätsklinik Frankfurt am Main (Stiftung Friedrichsheim) operativ versorgt wurden.

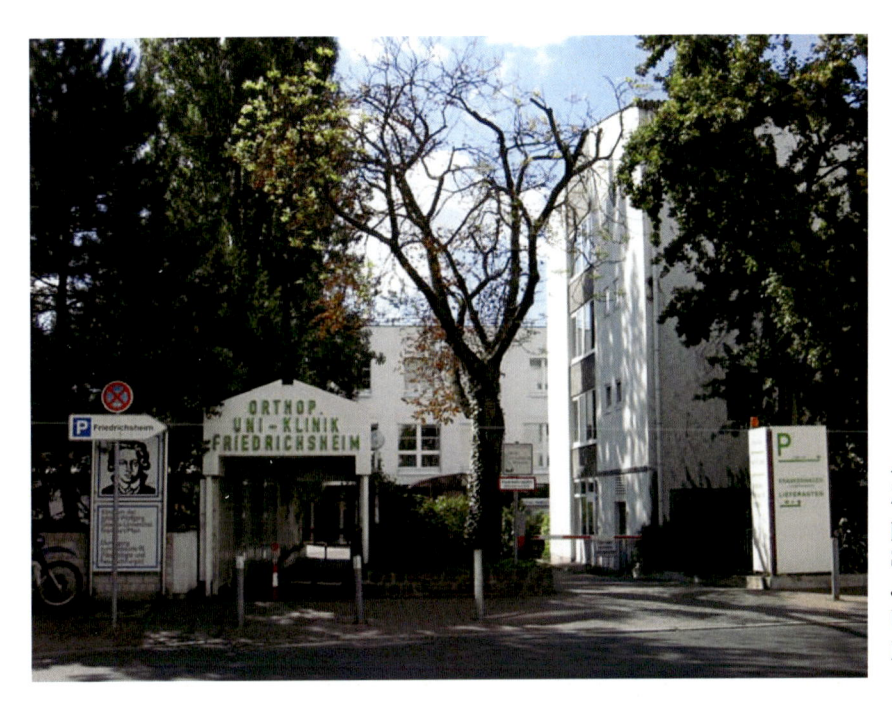

**Abbildung 30:** Blick auf den Zufahrtsbereich der orthopädischen Universitätsklinik Stiftung Friedrichsheim der Johann Wolfgang Goethe-Universität Frankfurt am Main

Zusätzlich wurden bei 26 kniegesunden Probanden Vergleichswerte für eine kniegesunde Kontrollgruppe erhoben.

Der Untersuchungszeitraum dieser Anwendungsbeobachtung erstreckte sich vom Oktober 2000 bis zum Mai 2003 (Zeitspanne: 32 Monate).

Diese Doktorarbeit umfasst die Untersuchung von zwei Teilbereichen, die zum besseren Überblick in zwei Teile (A und B) untergliedert wurden.

## 3.2 Überblick über die Untersuchungsteile A und B

**Untersuchungsteil A:**

Der Untersuchungsteil A zeigt den präoperativen Vergleich zwischen

- der Meniskusgruppe,
- der Knorpelgruppe und
- der kniegesunden Kontrollgruppe.

**Untersuchungsteil B:**

Der Untersuchungsteil B ist ein prä- und postoperativer Vergleich zwischen den einzelnen Meniskusgruppen und in den einzelnen Meniskusgruppen zwischen den drei Beobachtungszeitpunkten (Messterminen):

- Meniskusgruppe ohne intraartikuläre Medikation,
- Meniskusgruppe mit Morphin, Suprarenin® und Supertendin®,
- Meniskusgruppe mit Hyaluronsäure und
- Meniskusgruppe mit Lokalanästhetikum und Suprarenin®.

Die Meniskuspatienten der Meniskusgruppe im Untersuchungsteil A wurden bereits - bevor sie gesehen wurden (vor der Aufnahme) – randomisiert auf die vier Meniskusgruppen des Untersuchungsteils B aufgeteilt. Nach der präoperativen Untersuchung des Untersuchungsteils A wurden die Meniskuspatienten postoperativ zusätzlich zweimal für den Untersuchungsteil B befragt, untersucht und gemessen, so dass diese Patienten drei vollständige Untersuchungen aufwiesen (die präoperativ ermittelten Daten der Meniskuspatienten des Untersuchungsteils A wurden als präoperative Daten in den Untersuchungsteil B übernommen). Ein kompletter Datensatz des Untersuchungsteils B umfasste also den präoperativen Datensatz des Untersuchungsteils A plus zwei postoperative Datenerhebungen, die bei den Meniskuspatienten zusätzlich im Verlauf des Untersuchungsteils B erhoben wurden.
Von den 37 Meniskuspatienten des Untersuchungsteils A gingen 29 Meniskuspatienten in den Untersuchungsteil B mit einem kompletten Datensatz ein. Die anderen acht Meniskuspatienten schieden aus unterschiedlichen Gründen nach dem Untersuchungsteil A aus der Untersuchung des Untersuchungsteils B aus.

In der folgenden Abbildung wird schematisch das Studiendesign der Untersuchungsteile A und B dargestellt:

# Untersuchungsteil A

**(präoperativer Vergleich)**

Vergleich zwischen

| Meniskus-gruppe | Knorpel-gruppe | kniegesunde Kontroll-gruppe |
|---|---|---|
| n=37 | n=10 | n=26 |

alle Meniskus-patienten präoperativ

aus unterschiedlichen Gründen ausgeschiedene Meniskuspatienten (weniger als 3 Untersuchungen/ Messungen) n=8

Meniskus-patienten (3 Messtermine) n=29

Die im Untersuchungsteil A präoperativ befragten, untersuchten und gemessenen Meniskuspatienten waren vor ihrer Aufnahme auf Station (ohne sie in Augenschein genommen zu haben) in die Meniskusgruppen des Untersuchungsteils B eingeteilt worden.
Von den 37 Meniskuspatienten, die im Untersuchungsteil A präoperativ befragt, untersucht und gemessen wurden, verblieben 29 in den Meniskusgruppen des Untersuchungsteils B, weil nur diese 29 Meniskuspatienten alle 3 Befragungs-, Untersuchungs- und Messtermine wahrnahmen.

# Untersuchungsteil B

**(prä- und postoperativer Vergleich)**
**(3 Befragungs-, Untersuchungs- und Messtermine)**

Vergleich zwischen

| Meniskus-gruppe ohne intraartikuläre Medikation | Meniskusgruppe mit Morphin, Suprarenin und Supertendin | Meniskus-gruppe mit Hyaluronsäure | Meniskusgruppe mit Lokalanästhetikum und Suprarenin |
|---|---|---|---|
| n=8 | n=7 | n=7 | n=7 |

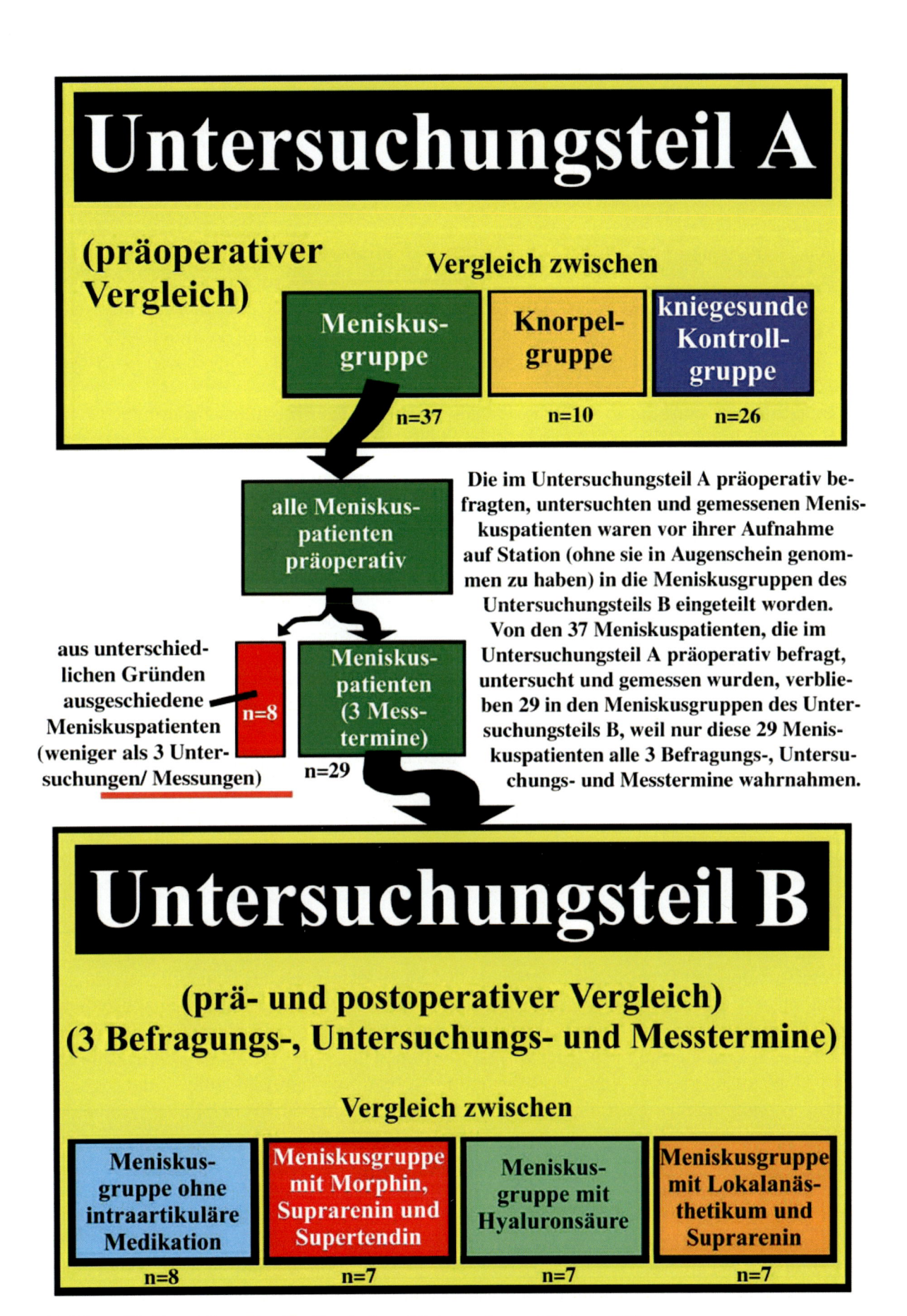

Abbildung 31: Darstellung des Studiendesigns (Untersuchungsteile A und B)

### 3.2.1 Überblick über den Untersuchungsteil A

**Untersuchungsteil A**
(präoperativer Vergleich zwischen Meniskus-, Knorpel- und kniegesunder Kontrollgruppe)

Im Untersuchungsteil A wurde ein präoperativer Vergleich zwischen zwei Patientengruppen mit Patienten mit Kniegelenkverletzungen und einer kniegesunden Kontrollgruppe durchgeführt.

Die erste Patientengruppe wurde als Meniskusgruppe bezeichnet und enthielt Patienten mit Meniskusverletzungen. Die zweite Patientengruppe wurde als Knorpelgruppe benannt und setzte sich aus Patienten mit reinen Knorpelverletzungen zusammen. Bei diesen Patienten der Knorpelgruppe war vor der Operation auch eine Meniskusverletzung vermutet worden, die sich aber intraoperativ nicht als Meniskusverletzung sondern als reine Knorpelverletzung herausstellte.

Die kniegesunde Kontrollgruppe setzte sich aus kniegesunden Probanden zusammen.

Der Vergleich beruht auf der Anamnese, der klinischen Untersuchung, einer Knieevaluation (IKDC- und ICRS-Evaluation), ausgewählten Laborparametern, der Erhebung von Schmerzeinstufungen, den beobachteten Entzündungszeichen, der Stimmung der Untersuchten und den ermittelten Elektromyographie- und Kraftwerten, die bei den Maximalkraftmessungen in 30° und 60° Kniebeugung gemessen wurden.

Im Untersuchungsteil A wurden drei Beobachtungsgruppen gebildet:

Gruppe 1: Meniskusgruppe (enthält Patienten mit Meniskusverletzungen)
Gruppe 2: Knorpelgruppe (enthält Patienten mit Knorpelläsionen ohne Meniskusbegleitverletzungen)
Gruppe 3: kniegesunde Kontrollgruppe (mit kniegesunden Patienten und Probanden)

### 3.2.2 Überblick über den Untersuchungsteil B

**Untersuchungsteil B**
(prä- und postoperativer Vergleich zwischen den Meniskusgruppen)

Im Untersuchungsteil B wurden die Patienten der Meniskusgruppe aus dem Untersuchungsteil A randomisiert auf vier Meniskusgruppen aufgeteilt. Die Einteilung der Meniskuspatienten auf die Meniskusgruppen erfolgte bereits - ohne sie gesehen zu haben - vor der Aufnahme.

Die Patienten bekamen je nach Zugehörigkeit zu einer der vier Meniskusgruppen am Ende der Meniskusoperation ein Pharmakon (Hyaluronsäure), eine der beiden Pharmakakombinationen (Morphin, Suprarenin® und Supertendin® oder Lokalanästhetikum und Suprarenin®) oder keine Medikation intraartikulär injiziert.

Die Operationen wurden von erfahrenen Operateuren der Klinik vorgenommen. Das Operationsvorgehen war standardisiert und es wurde ein gleichartiges Verfahren angestrebt. Hierbei stand die minimalinvasiv arthroskopisch vorgenommene, möglichst schonende und sparsame Meniskusteilresektion im Vordergrund.

Die Daten wurden an drei Terminen erhoben. Der erste Termin war unmittelbar in den letzten Tagen vor der Operation und entsprach zugleich dem präoperativen Termin der Meniskusgruppe des Untersuchungsteils A. Hier wurden also die im Untersuchungsteil A erwähnten Daten der Patienten aus der Meniskusgruppe übernommen.

Die beiden anderen Datenerhebungen und Messungen fanden am zweiten Tag postoperativ und am fünften Tag postoperativ statt. Damit ist nicht nur ein Vergleich zwischen den einzelnen Meniskusgruppen an den einzelnen Terminen möglich, sondern auch eine Verlaufsbeobachtung von präoperativ bis zum letzten postoperativen Termin in den einzelnen Meniskusgruppen und zwischen den Meniskusgruppen.

Der Untersuchungsteil B entspricht also den präoperativen Daten des Untersuchungsteils A der Meniskuspatienten plus den Daten aus zwei postoperativen Datenerhebungen.

Folgende Gruppen wurden verglichen:

Meniskusgruppe 1: Meniskusgruppe ohne intraartikuläre Medikation
Meniskusgruppe 2: Meniskusgruppe mit Morphin, Suprarenin® und Supertendin®
Meniskusgruppe 3: Meniskusgruppe mit Hyaluronsäure
Meniskusgruppe 4: Meniskusgruppe mit Lokalanästhetikum und Suprarenin®

Aufgrund der einfacheren Lesbarkeit und der Platzersparnis wurde bei den Meniskusgruppen mit intraartikulärer Medikamentengabe und bei der Meniskusgruppe ohne intraartikuläre Medikation auf das Adjektiv "intraartikulär" meist verzichtet (z.B. wurde, statt von der "Meniskusgruppe mit intraartikulärer Hyaluronsäure" zu sprechen, diese Gruppe als "Meniskusgruppe mit Hyaluronsäure" bezeichnet. Die Meniskusgruppe ohne intraartikuläre Medikation wurde in Text und Abbildungen öfters auch als „Meniskusgruppe ohne Medikation" bezeichnet).

## 3.3 Studiendesign

### 3.3.1 Studiendesign des Untersuchungsteils A

**Studiendesign des Untersuchungsteils A**
**(präoperativer Vergleich zwischen Meniskus-, Knorpel- und kniegesunder Kontrollgruppe)**

#### 3.3.1.1 Patientenkollektiv des Untersuchungsteils A

Das Patientenkollektiv bestand aus zwei Gruppen von Patienten mit Kniegelenkverletzungen: zum einen der Meniskusgruppe, die aus Patienten mit Meniskusläsionen zusammengesetzt war, und zum anderen der Knorpelgruppe, in die Patienten mit Knorpelläsionen ohne begleitende Meniskusläsionen aufgenommen wurden.

##### 3.3.1.1.1 Meniskusgruppe (Gruppe 1)

Insgesamt wurden 37 Meniskuspatienten präoperativ befragt, untersucht und bei ihnen Beinumfangs-, EMG- und isometrische Kraftmessungen durchgeführt. Alle 37 Meniskuspatienten gingen in den Präoperativ-Vergleich zwischen den Gruppen (Meniskusgruppe, Knorpelgruppe und kniegesunde Kontrollgruppe) des Untersuchungsteils A ein. Die Meniskusgruppe setzte sich aus acht Frauen und 29 Männern zusammen und hatte ein durchschnittliches Alter von 46,7 ± 14,6 Jahren.

29 der 37 Meniskuspatienten dieser Gruppe gingen in den Vergleich über drei Messtermine des Untersuchungsteils B ein.

### *3.3.1.1.2 Knorpelgruppe (Gruppe 2)*

Die Knorpelgruppe zählte zehn Patienten mit Knorpelläsionen im Kniegelenkbereich ohne begleitende Meniskusverletzungen. Bei diesen zehn Patienten war präoperativ auch eine Meniskusverletzung vermutet worden, intraoperativ fand sich aber dann "nur" eine Knorpelläsion ohne Meniskusverletzung.

Präoperativ wurden dieselben Befragungs- und Untersuchungsschritte wie bei den Patienten der Meniskusgruppe durchgeführt. Auf weitere postoperative Untersuchungen wurde dann aber verzichtet (die Patienten gingen nicht in den Untersuchungsteil B ein).

Diese Gruppe wurde neben der Gruppe der kniegesunden Kontrollgruppenteilnehmer als eine weitere Vergleichsgruppe zur Gruppe der Meniskuspatienten im Untersuchungsteil A herangezogen. Sie dient dem Vergleich, der Einordnung und der Bewertung der präoperativ gewonnenen Daten der Meniskuspatienten.

Die Gruppe bestand aus vier Frauen und sechs Männern. Das Durchschnittsalter betrug zum Zeitpunkt der präoperativen Untersuchung $39,7 \pm 12,4$ Jahre.

### 3.3.1.2 Kniegesunde Kontrollgruppe (Gruppe 3) des Untersuchungsteils A

Neben den beschriebenen Patientengruppen wurde zur Einordnung der verschiedenen ermittelten Werte und Aussagen eine Gruppe von kniegesunden Kontrollpersonen befragt, untersucht und gemessen.

Auch in dieser Gruppe wurden neben einer Befragung und einer einmaligen Untersuchung dieselben Messungen hinsichtlich Umfangsmaßen, Bewegungsumfängen, EMG- und Kraftparametern durchgeführt wie in der Knorpel- und der Meniskusgruppe.

Bei der gesunden Kontrollgruppe nahmen 26 kniegesunde Probanden an der Untersuchung teil (zwölf Männer, 14 Frauen). Die Probanden waren zu einem Großteil Patienten der orthopädischen Uniklinik Frankfurt und mussten sich zumeist arthroskopischen Operationen an Schulter oder Ellenbogen unterziehen. Ein zweiter großer Anteil setzte sich aus den Physiotherapeuten und Sportlehrern des Reha-Domes Frankfurt zusammen.

Das durchschnittliche Alter in der gesunden Kontrollgruppe zum Zeitpunkt der Messung betrug $41,1 \pm 12,7$ Jahre.

Als Einschlusskriterium in diese Gruppe wurden die Unversehrtheit beider Kniegelenke und deren Freiheit von akuten Schmerz- oder Entzündungszuständen gewertet. Zudem stand bei keinem der Teilnehmer eine Knieoperation an oder wurde eine solche innerhalb des letzten Jahres durchgeführt.

### 3.3.2 Studiendesign des Untersuchungsteils B

**Studiendesign des Untersuchungsteils B**
**(prä- und postoperativer Vergleich zwischen den Meniskusgruppen)**

### 3.3.2.1 Patientenkollektiv des Untersuchungsteils B

Im Untersuchungsteil B wurden die Patienten mit Meniskusläsionen randomisiert in vier verschiedene Gruppen eingeteilt, die je nach Gruppenzugehörigkeit intraoperativ drei verschiedene Pharmaka bzw. Pharmakakombinationen oder keine Pharmaka intraartikulär verabreicht bekamen.

Die Patienten wurden präoperativ, am zweiten Tag postoperativ und am fünften Tag postoperativ befragt, untersucht und bei ihnen wurden verschiedene Parameter gemessen.

Von den 37 Meniskuspatienten, die präoperativ in den Untersuchungsteil A eingingen, fielen aus unterschiedlichen Gründen acht Patienten nach der ersten präoperativen Messung oder auch später aus der Untersuchung heraus. Es verblieben 29 Patienten für die eigentliche Gruppenuntersuchung des Untersuchungsteils B.

Von den acht ausgeschiedenen Patienten nahmen drei Patienten trotz vorheriger Zusage den dritten Messtermin nicht mehr wahr und waren auch telefonisch nicht mehr zu einem solchen zu bewegen. Ein anderer Patient lehnte nach der Operation alle weiteren Studienaktionen ab. Leider musste einem weiteren Patienten postoperativ mitgeteilt werden, dass er nicht mehr zeitgerecht gemessen werden konnte, da die Biodex-Messeinrichtung zu diesem Zeitpunkt defekt war. Bei einem Meniskuspatienten trat durch die Aufbringung des Desinfektionsmittels nach dem ersten Messtermin eine lokale allergische Reaktion mit einem Erythem auf, so dass die arthroskopische Operation verschoben werden musste und der Patient aus der Studie herausfiel. Eine Patientin schied aus der Beobachtung aus, weil während der Operation eine Herzrhythmusstörung aufgetreten war und deshalb von einer intraartikulären Arzneimittelgabe am Ende der Operation abgesehen wurde. Ein weiterer Patient wurde aus der Untersuchung genommen, weil postoperativ eine andere, nicht studiengerechte intraartikuläre Medikation festgestellt wurde.

Die 29 verbliebenen Patienten verteilten sich wie folgt auf die vier Meniskusgruppen:

### *3.3.2.1.1 Meniskusgruppe ohne intraartikuläre Medikation (Meniskusgruppe 1)*

Die Meniskusgruppe ohne intraartikuläre Medikation bestand aus acht Patienten mit Meniskusschäden. Die Gruppe diente dem direkten Vergleich zu den drei Medikamentengruppen. Das durchschnittliche Alter der zwei Frauen und sechs Männer in dieser Gruppe lag bei 46,8 ± 16,6 Jahren.

### *3.3.2.1.2 Meniskusgruppe mit Morphin, Suprarenin® und Supertendin® (Meniskusgruppe 2)*

Die Meniskusgruppe mit Morphin, Suprarenin® und Supertendin® setzte sich aus zwei Frauen und fünf Männern zusammen. Die sieben Meniskuspatienten waren im Durchschnitt zum Zeitpunkt der Operation 50,9 ± 11,3 Jahre alt.

### *3.3.2.1.3 Meniskusgruppe mit Hyaluronsäure (Meniskusgruppe 3)*

In der Meniskusgruppe mit Hyaluronsäure befanden sich sieben Männer mit einem durchschnittlichen Lebensalter von 52,4 ± 15,1 Jahren.

### *3.3.2.1.4 Meniskusgruppe mit Lokalanästhetikum und Suprarenin® (Meniskusgruppe 4)*

Zwei Frauen und fünf Männer befanden sich in der Meniskusgruppe mit Lokalanästhetikum und Suprarenin®. Sie waren im Schnitt zum Zeitpunkt der präoperativen Untersuchung 39,9 ± 12,2 Jahre alt.

### 3.3.3 Ein- und Ausschlusskriterien für beide Untersuchungsteile

**Untersuchungsteil A und Untersuchungsteil B**

Bei allen Patienten dieser Beobachtung gab es gleiche Ein- und Ausschlusskriterien.
Hierzu wurden die wegen ihrer Verletzung in Frage kommenden Patienten am Aufnahmetag bezüglich etwaiger Begleiterkrankungen befragt.
Es wurden nur Patienten in die Beobachtung aufgenommen, die mindestens 18 Jahre alt waren und kein Ausschlusskriterium erfüllten.
Grundsätzliche Voraussetzung für die Aufnahme in die vorliegende Studie waren außerdem ausreichende geistige und körperliche Möglichkeiten, um die maximalen isometrischen Kraft- und EMG-Messungen durchführen zu können, damit eine geforderte maximale Muskelanspannung auch möglichst maximal in Angriff genommen werden konnte.
Die größte körperliche Anstrengung ging von der isometrischen Ermittlung der Maximalkraft aus. Deshalb wurden Patienten mit höhergradiger Herzinsuffizienz und einer hämodynamisch relevanten Aortenstenose von der Teilnahme an dieser Beobachtung ausgeschlossen.
In Tabelle 1 sind alle Ausschlusskriterien aufgeführt:

| Ausschlusskriterien | Begründung |
|---|---|
| **Herz** | |
| Höhergradige Herzinsuffizienz | Eine längere isometrische Muskelanspannung ist bei einer höhergradigen Herzinsuffizienz kontraindiziert ([149], S.1157ff.) [390] |
| Hämodynamisch relevante Aortenstenose | Erhöhte Gefahr einer Synkope bei Belastungen (maximaler isometrischer Kontraktion) ([183], S.133) |
| **Magen-Darm-Trakt** | |
| Gastrointestinale Erkrankungen innerhalb des letzten Jahres (Ulcus, akuter Schub Morbus Crohn oder Colitis ulcerosa, etc.) | Die Reaktion des Organismus auf die zusätzliche Pharmakabelastung ist nicht genau abschätzbar. |
| **Endokrinologisches System** | |
| Nicht ausgeglichene hypothyreotische Stoffwechsellage | Verzögerte Wundheilung, Muskelschwäche ([27], S.715), Muskelschmerzen ([27], S.715) |
| **Nervensystem** | |
| Generalisierte neurologische Erkrankungen | Die Schmerzeinstufung ist nicht vergleichbar. |
| Diabetische Polyneuropathie | Die Vergleichbarkeit der Schmerzeinstufung zwischen den Patienten ist dann nicht mehr gewährleistet ([184], S.608). |
| **Blut** | |
| Ungeklärte Blutbildveränderungen | Fragliche Veränderung der Wirksamkeit der injizierten Pharmaka |
| **Bewegungsapparat** | |
| Akute entzündliche Gelenkerkrankungen | Nicht zu kontrollierende Beeinflussung des Schmerzverhaltens und des Heilungsverlaufs in der Studie; damit ist keine Vergleichbarkeit mehr gegeben. |
| Bandscheibenvorfall (chronisch oder akut) (Falls die Symptomatik anhaltend und nicht vollständig beseitigt ist; wenn keine Beschwerden mehr existent sind, stellt ein Zustand nach Bandscheibenvorfall kein Ausschlusskriterium mehr dar.) | Zum einen kann eine Reduktion der Maximalkraft durch Nervenkompression bzw. abakterielle Neuritis Folge des Bandscheibenvorfalls sein. Zum anderen kann davon ausgegangen werden, dass durch einen akuten oder chronischen Bandscheibenvorfall die Schmerzen in ihrer Intensität beeinflusst werden. |
| Muskelerkrankungen | Sie können die Maximalkraft- und EMG-Messungen deutlich verändern [421]. |
| Akute Verletzungen bzw. Erkrankungen der Hüfte oder der Sprunggelenke | Mögliche Reduktion der Maximalkraft |
| Die Tabelle wird auf der nächsten Seite fortgesetzt. | |

Fortsetzung der Tabelle

| Ausschlusskriterien | Begründung |
|---|---|
| Betroffenes Kniegelenk ist synovektomiert. | Die Wirkung der intraartikulären Pharmaka kann sich ggf. nicht genauso wie im nicht synovektomierten Kniegelenk entfalten. |
| Andere Organerkrankungen mit schwer eingeschränkter Funktion (Leber, Niere, Lunge, etc.) | Maximalkraftmessungen können zu belastend werden (Gefährdung des Patienten) |
| Schwangerschaft | Gefährdung von Mutter und Kind |
| Stillzeit | Eine Gefährdung des Kindes durch die injizierten Pharmaka ist nicht komplett auszuschließen. |
| **Überempfindlichkeiten/ Allergien** | |
| Bekannte Überempfindlichkeit gegen Morphin | Mögliche allergische Reaktionen |
| Bekannte Überempfindlichkeit gegen Suprarenin® | Mögliche allergische Reaktionen |
| Bekannte Überempfindlichkeit gegen Supertendin® | Mögliche allergische Reaktionen |
| Bekannte Überempfindlichkeit gegen Dexamethason | Mögliche allergische Reaktionen |
| Bekannte Überempfindlichkeit gegen Lokalanästhetika | Mögliche allergische Reaktionen |
| Bekannte Überempfindlichkeit gegen Hyaluronsäure | Mögliche allergische Reaktionen |
| **Maligne Erkrankungen (nicht überwunden bzw. nicht als geheilt eingestuft)** | Nicht zu überschauende Beeinflussung der Erkrankung |
| **Immunsuppressive oder zytostatische Therapie** | Wechselwirkungen sind nicht ausgeschlossen. |
| **Oligophrenie (geistige Retardierung), Demenz** | Einverständnis und Verständnis fraglich |
| **Sprachprobleme** | Einverständnis und Verständnis fraglich |

**Tabelle 1: Ausschlusskriterien**

Zusätzlich wurde postoperativ die Aufnahmediagnose überprüft und gegebenenfalls wurden Patienten deshalb aus den Gruppen ausgeschlossen.

## *3.4 Methoden*

### 3.4.1 Ablauf der Anwendungsbeobachtung

Mittels der Einweisungsdiagnose der Patienten wurde über eine mögliche Aufnahme der Patienten in die Anwendungsbeobachtung entschieden. Die Patienten wurden, bereits bevor sie in Augenschein genommen wurden, randomisiert in die Beobachtungsgruppen eingeteilt.
Danach wurden die möglichen Teilnehmer, falls sie ihr Einverständnis zur Teilnahme an der Studie gegeben hatten, hinsichtlich der Ausschlusskriterien befragt. Bei Vorliegen eines Ausschlusskriteriums wurde dies dem Patienten mitgeteilt, und er schied wieder aus der Beobachtung aus.
War dies nicht der Fall, wurden die Patienten in die Anwendungsbeobachtung aufgenommen.

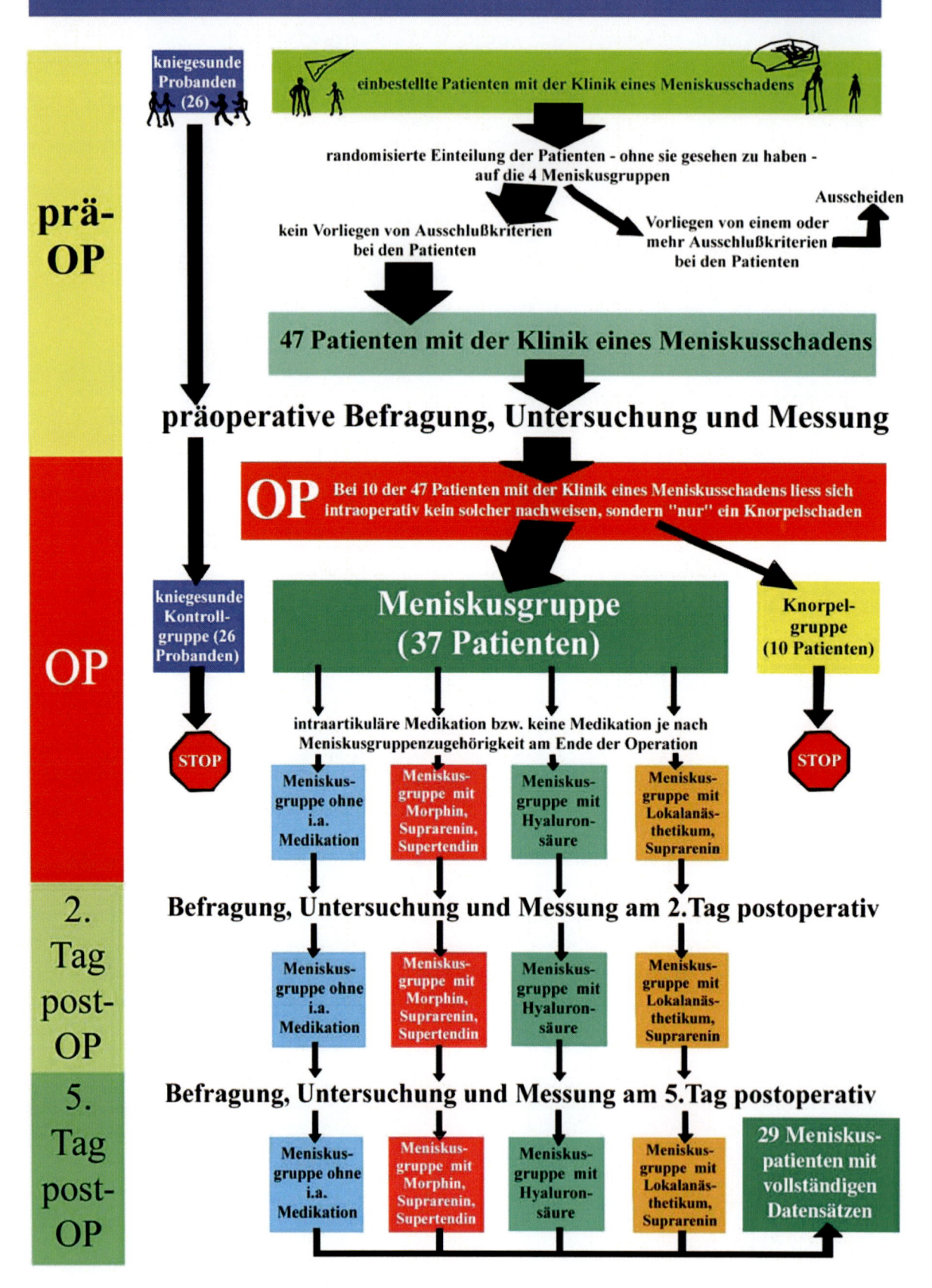

Abbildung 32: Zeitablauf der Anwendungsbeobachtung

## 3.4.1.1 Ablauf der präoperativen Anwendungsbeobachtung der Untersuchungsteile A und B

**Untersuchungsteil A und Untersuchungsteil B (präoperativer Vergleich zwischen den Gruppen)**

Nach kurzer freier Anamnese wurde die Befragung mittels der IKDC- und ICRS-Kniegelenkbefragungs- und Untersuchungsbögen fortgesetzt (das IKDC-Rating wurde in verschiedenen Studien schon bei Meniskuspatienten eingesetzt [382] [422]). Danach erfolgte die körperliche Untersuchung nach den eben erwähnten Bögen mit zusätzlicher Testung einiger Meniskuszeichen (siehe hierzu auch Tabelle 2 am Ende dieses Abschnitts) und der inspektorischen und palpatorischen Einschätzung der Entzündungszeichen des verletzten Kniegelenks. Die Untersuchung schloß den Bewegungsumafng der Kniegelenke mit ein.

Auf den Röntgenbildern wurde der Gelenkspalt beurteilt und ausgemessen; die Ergebnisse wurden in die IKDC- und ICRS-Bögen eingetragen.

Einige der präoperativ in der Routinediagnostik gemessenen Blutwerte wurden für die spätere statistische Aufarbeitung notiert (BSG, CRP, GOT, GPT, γ-GT).

Danach erfolgte die Messung der Beinumfänge, der Kraft- und Elektromyographiewerte an jeweils beiden Beinen der Patienten, wie es auch in der Literatur ([79], S.169) zum besseren Vergleich und zur besseren Einordnung empfohlen wird.

Damit war der präoperative Messtermin abgeschlossen, und die Datenerhebung des Untersuchungsteils A der Patienten war komplett. Da die präoperativen Daten der Meniskuspatienten des Untersuchungsteils A als präoperative Daten der Meniskuspatienten in den Untersuchungsteil B übernommen wurden, war hiermit auch das erste Drittel des Untersuchungsteils B (der präoperative Anteil) vervollständigt.

| | |
|---|---|
| **Lokaler Druckschmerz** | Der Druckschmerz über innerem oder äußerem Gelenkspalt ist meist ein deutliches Zeichen, das für eine Meniskusverletzung spricht ([92], S.488f.) ([162], S.935) ([410], S.290ff.) ([450], S.27) [451] ([460], S.453). |
| **Streckhemmung** | Bei ruckartiger Überstreckung kommt es zu einem deutlichen Wippschmerz ([162], S.935). |
| **Böhler-Zeichen** | Ab- oder Adduktionsschmerz bei Außen- bzw. Innenmeniskusverletzung [148] ([162], S.935) ([171], S.356) ([174], S.214) ([361], S.297) ([450], S.27) [451] ([460], S.453). |
| **Steinmann I** | Eine Drehbewegung des Unterschenkels nach außen bei gebeugtem Kniegelenk verursacht Schmerzen am inneren Gelenkspalt bei Innenmeniskusläsion, eine entgegengesetzte Drehung nach innen lässt den Patienten Schmerzen am äußeren Gelenkspalt bei Außenmeniskusverletzung verspüren ([33], S.405f.) ([68], S.569) ([79], S.177) ([92], S.488f.) [148] ([162], S.935) ([174], S.213) ([361], S.297) ([410], S.290) ([450], S.31) [451] ([460], S.453).<br>Die Steinmann-Meniskuszeichen beruhen auf der Mitbewegung der geschädigten Menisken bei der Rotation und der Beugung ([162], S.935). |
| **Steinmann II** | Das innen- oder außenrotierte Kniegelenk (je nach Lokalisation der Meniskusverletzung) wird gebeugt oder gestreckt. Bei Beugung des Kniegelenks aus der Streckstellung heraus, wandert der Schmerzdruckpunkt von vorn nach hinten ([33], S.405f.) [148] ([162], S.935) ([171], S.352) ([174], S.213) ([361], S.297) ([410], S.291) [451] ([460], S.453); beim Strecken aus der Beugung verschiebt sich der Schmerzpunkt von hinten nach vorn ([79], S.177). |
| **Payr-Zeichen** | Hierzu wird der Patient aufgefordert, sich in die Position eines Schneidersitzes zu begeben. Bei medialer Meniskusschädigung entstehen Schmerzen am Gelenkspalt ([79], S.177) [148] ([162], S.935) ([171], S.352f.) ([174], S.213) ([361], S.297) ([410], S.291) [451] ([460], S.453). Alternativ kann die Prüfung auch in Bauchlage durch Überkreuzen der 90° angewinkelten Beine erfolgen ([162], S.935). |
| Fortsetzung der Tabelle auf der folgenden Seite. | |

Fortsetzung der Tabelle

| | |
|---|---|
| **McMurray-Zeichen** | Beim McMurray-Zeichen sind ein tastbarer Klick, knurpsende Geräusche oder ein Schnappphänomen am jeweils zur Meniskusverletzung näheren Gelenkspalt (medial oder lateral) wahrzunehmen. Durchgeführt wird es für den Innenmeniskus als Streckung im Kniegelenk aus voller Beugung in Außenrotationsstellung und für den Außenmeniskus als Streckung im Kniegelenk in Innenrotationsstellung ([68], S.569) ([92], S.488f.) [148] ([162], S.935) ([174], S.213) ([450], S.31) [451] ([460], S.453). Je früher das Schnappen wahrzunehmen ist, also je mehr das Knie noch gebeugt ist, desto posteriorer liegt die Meniskusläsion ([79], S.177) ([171], S.356).<br>Der McMurray-Test kann auch als Beugung mit Rotation ausgeführt werden ([282], S.130f.). |
| **Test nach Apley (-Grinding)** | In Bauchlage wird der Oberschenkel des Patienten an der Unterlage fixiert und das Kniegelenk rechtwinklig gebeugt. Der Untersucher dreht den Fuß unter Zug und unter Druck im Kniegelenk. Die Rotationsschmerzen unter Druck sprechen für eine Meniskus-, die unter Zug eher für eine Kapsel- oder Bandverletzung ([33], S.405f.) [148] ([171], S.356) ([174], S.213f.) ([68], S.569) ([78], S.1059) ([79], S.177) ([92], S.488f.) ([361], S.297) ([410], S.290ff.) ([450], S.31) [451]. |
| **Bragard-Zeichen** | Beugung des innen- oder außenrotierten gestreckten Kniegelenks führt gegebenenfalls zu einem Augenblick der Resistenz auf der Seite der Meniskusläsion ([171], S.352) oder auch zu einer Druckschmerzverstärkung bei Innenrotation und Streckung des Kniegelenks ([79], S.177) ([174], S.213) ([410], S.290ff.) |
| **Merke-Zeichen** | Der Untersucher lässt den Patienten aufstehen. Das gesunde Bein soll in der Luft gehalten werden. Das andere, im verletzten Knie leicht gebeugte Bein dient als Standbein. Der Patient rotiert jetzt die Körperachse im Kniegelenk (bei fixiertem Unterschenkel) ([171], S.352). Eine schmerzhafte Außenrotation kennzeichnet eine mediale hintere Meniskusverletzung. Schmerzen bei der Innenrotation sprechen für eine vordere mediale oder eine laterale Meniskusläsion, je nachdem ob der Schmerz medial oder lateral verspürt wird ([79], S.177) ([171], S.352) ([450], S.31). |
| **Forcierte Hyperextension** | Schmerzen bei forcierter Extension können Informationen über den Ort der Meniskusverletzung geben ([171], S.352-356). |

**Tabelle 2: Meniskuszeichen**

### 3.4.1.2 Prä- und postoperativer Ablauf der Anwendungsbeobachtung des Untersuchungsteils B

**Untersuchungsteil B**
(prä- und postoperativer Vergleich zwischen den Meniskusgruppen)

29 der im Untersuchungsteil A in der Meniskusgruppe zusammengefassten 37 Patienten mit Meniskusläsionen gingen in den Untersuchungsteil B ein.

Die Patienten mit Meniskusverletzungen bekamen, je nach der - bereits vor der Aufnahme durch Randomisierung festgelegter - Meniskusgruppenzugehörigkeit, am Ende der Operation eine intraartikuläre Injektion mit den jeweiligen Pharmaka oder Pharmakakombinationen oder keine intraartikuläre Medikation.

Am zweiten und am fünften Tag postoperativ wurden dann erneut eine Befragung und eine Untersuchung nach einem modifizierten postoperativen Frage- und Untersuchungsbogen durchgeführt.

Neben der Ermittlung der Beinumfänge, der inspektorischen Einschätzung der Entzündungszeichen und der Austestung des Bewegungsumfangs erfolgte eine Messung der Maximalkraft- und der EMG-Werte.

### *3.4.1.2.1 Medikamentöse Thromboseprophylaxe*

Die Thromboseprophylaxe wurde mittels Bauchspritzen mit Fraxiparin® (Nadroparin-Calcium) durchgeführt.

### *3.4.1.2.2 Operation*

Die Operationen wurden von erfahrenen Operateuren der Klinik vorgenommen. Das Operationsvorgehen war standardisiert. Hierbei stand die minimalinvasiv arthroskopisch vorgenommene, möglichst schonende und sparsame Meniskusteilresektion im Vordergrund.
Wie in der Einleitung beschrieben, sind einige Verletzungen der Menisken besser mit einer Naht des Meniskus behandelbar. Eine solche Meniskusschädigung lag nur bei einem Meniskuspatienten unserer Beobachtung vor, der aber wegen der schneller wieder möglichen Belastungsfähigkeit eine schonende Meniskusteilresektion der Meniskusnaht vorzog. Bei allen anderen Patienten mit Meniskusverletzungen waren keine Voraussetzungen für eine Naht des Meniskus gegeben.

### *3.4.1.2.3 Anästhesie, Drainage und postoperative Schmerzmittelgabe*

Bei arthroskopischen Kniegelenkeingriffen werden sowohl allgemeine als auch regionale anästhetische Verfahren genutzt ([78], S.1040) ([139], S.15f.) ([143], S.253ff.) ([255], S.1257) [297] ([303], S.8) [380].
Die Patienten unserer Studie wurden in Intubationsnarkose oder in spinaler Anästhesie operiert. Die Wahl eines der beiden Verfahren wurde zwischen Anästhesist und Patient entschieden.
Am Ende der Operation wurde eine Drainage eingelegt, die aber erst 2 h postoperativ geöffnet wurde.
Der postoperative Schmerz wurde mit postoperativen Gaben von NSAIDs und einer Bedarfsmedikation aus schwachen Opioiden bekämpft; Anzahl und Volumen wurden notiert.

## 3.4.1.3 Durchgeführte Befragungen, Untersuchungen, Evaluationsbögen und Messungen

### *3.4.1.3.1 Anamnese und Untersuchung zum größten Teil mittels IKDC- und ICRS-Kniegelenkevaluationsbögen*

Die Evaluationsbögen des Internationalen Knie-Dokumentations-Komitees (IKDC) [169] ([21], S644f.) wurden schon in mehreren Meniskusstudien eingesetzt [64] ([142], S.547ff.). Zusätzlich wurde "The Cartilage Standard Evaluation Form/Knee" der ICRS benutzt [313] (die Bögen sind im Anhang auf den Seiten 275 bis 279 einzusehen).
Folgende Parameter wurden erfragt bzw. untersucht und bewertet: allgemeine Patientendaten, Unfall- bzw. Verletzungsursache, Beschwerdezeitraum, Status der Gegenseite, Vorzustand der Menisken, subjektive Beurteilungen des Patienten von Aktivitätsniveau, Aktivitätslevel und Funktion, Symptome, Bewegungsumfang, Entzündungszeichen, Untersuchung des Bandapparats, kompartimentale Befunde, Gelenkspaltbefunde aus den Röntgenbildern, Stimmung vor der Operation, Einstufung des Kniegelenks im Vergleich zum Kniegelenk der Gegenseite, Startschmerz. Auf den Einbein-Sprungtest (jeweils Punkt acht der Evaluationsbögen) wurde verzichtet, da er als nicht unproblematisch anzusehen ist und in das Gesamtergebnis der Bögen sowieso nicht eingeht.

### *3.4.1.3.2 Postoperativer Frage- und Untersuchungsbogen*

Der postoperative Frage- und Untersuchungsbogen, der auch dem Frage- und Untersuchungsbogen für die kniegesunden Kontrollgruppenteilnehmer entsprach, umfasste neben den Beinumfängen, den Entzündungszeichen und dem Bewegungsumfang des verletzten Kniegelenks die momentane Stimmung, die subjektive Beurteilung des Patienten der Funktion und die subjektive vergleichende Einschätzung des Patienten zwischen verletztem Kniegelenk und gesundem Knie. Zusätzlich wurden noch einmal die Zeitpunkte des ersten Aufstehens und des ersten Auftretens nach der Kniegelenkoperation notiert (der Bogen ist im Anhang auf Seite 280 einzusehen).

### *3.4.1.3.3 Schmerz und Entzündungszeichen*

#### 3.4.1.3.3.1 Schmerzeinstufung

Die Schmerzeinstufung erfolgte anhand einer numerischen Rangskala ([255], S.765) (VAS – Visual Analog Scale) [44]. Wobei 0 cm für keinen Schmerz und 10 cm für unerträgliche Schmerzen stand. Die Patienten wurden an den verschiedenen Messtagen jeweils erneut aufgefordert, ihre größten verspürten Schmerzen in Ruhe, bei Belastung - also während der Krankengymnastik oder bei der Mobilisation auf der Station und zu Hause - und während der Maximalkraftmessung einzuschätzen. Die VAS-Skala ist weit verbreitet und wird für die Messung von akuten und chronischen Schmerzen verwendet [62].

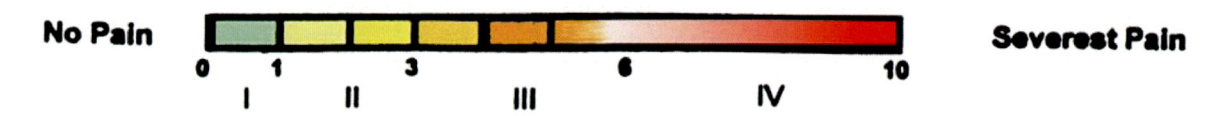

**Abbildung 33: Schmerzskala (0 cm = kein Schmerz; 10 cm = stärkste, zerreißende Schmerzen) (modifiziert nach ICRS-Knieevaluationsbogen [313])**

#### 3.4.1.3.3.2 Rötung, Schwellung, Überwärmung

Die Rötung, die Schwellung und die Überwärmung der betroffenen Kniegelenke wurden an den Messterminen jeweils inspektorisch bzw. palpatorisch in keine, schwache, mittlere und starke Ausprägung eingestuft.

### *3.4.1.3.4 Beinumfangsmessung*

Die Beinumfangsmessungen bieten einen objektiven, vom Patienten während der Messung kaum zu beeinflussenden Wert ([171], S.356).

Die standardisierte Umfangsmessung am Oberschenkel erfolgte nach der Methode, die auch für gutachterliche Fragestellungen benutzt wird ([426], S.236): mit einem Maßband wurde der Oberschenkelumfang 20 cm und 10 cm oberhalb des medialen Kniegelenkspalts bestimmt ([426], S.236) ([374], S.36).

Zusätzlich wurden die Umfänge der Kniegelenke und der Unterschenkel ermittelt. Der Kniegelenkumfang wurde in der Mitte des medialen Kniegelenkspalts gemessen (wie in der Literatur angegeben ([374], S.36)). Die Umfänge der Unterschenkel wurden 10 cm unterhalb des medialen Kniegelenkspalts erhoben. Zuletzt erfolgte die Messung des maximalen Unterschenkelumfangs.

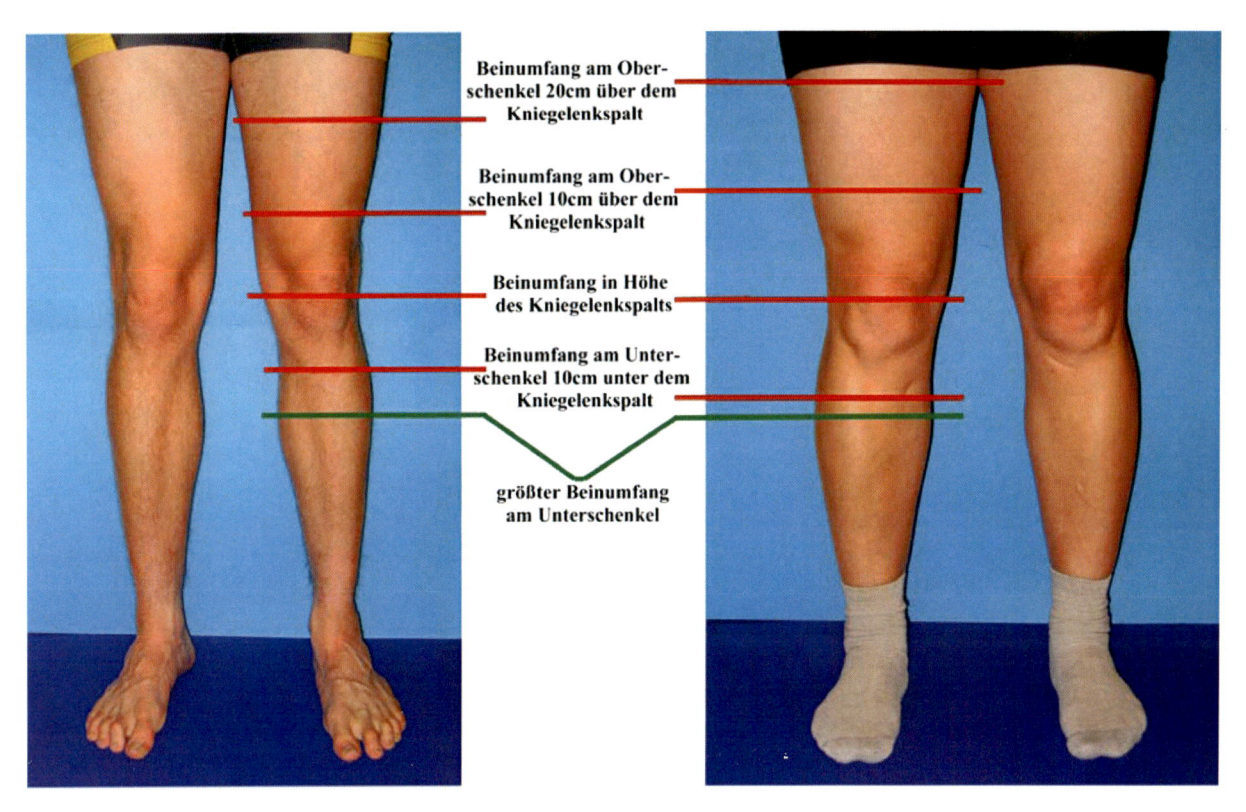

**Abbildung 34: Beinumfangsmessungen**

Bei jeder Messung wurden also fünf Beinumfangsparameter am linken und rechten Bein erhoben.
Alle Umfangsmessungen wurden mit einem nicht dehnbaren Maßband vorgenommen. Die Ermittlung der Beinumfangswerte erfolgte beim stehenden Patienten, wie in der Literatur empfohlen ([361], S.25).

### 3.4.1.3.5 Isometrische Maximalkraftmessung

Die isometrischen Krafttests erfolgten an einer ISO-Maschine, die die statische Kraft der Knieextensoren bei fixierter Gelenkstellung misst. Isometrische Verfahren sind nach Müller et al. [302] schnell durchführbar und liefern gültige Resultate zur isometrischen Maximalkraft [302].

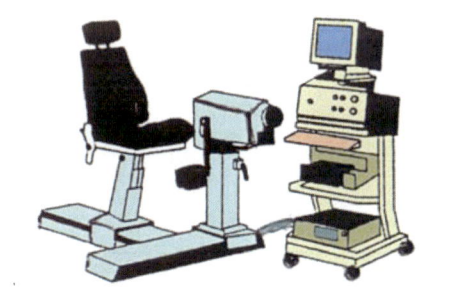

**Abbildung 35: Skizze der Biodex-Messeinrichtung mit Computer des Biodex-Systems (modifiziert nach Biodex-Unterlagen)**

Der Referenzdatenpool ist wegen der geringen Kosten und der schnellen und einfachen Durchführbarkeit groß [302]. "Wegen der zentralen Bedeutung der Maximalkraft für die sportliche Leistungsfähigkeit ist diese Messung Grundbestandteil jeder Leistungsdiagnostik [302]." Die Bewegungskoordination kann mit der isometrischen Kraftmessung allein nicht analysiert werden [302].
Isometrische Tests sind gut vergleichbar, weil sowohl die Bewegungsgeschwindigkeit (=0 m/s) als auch die Position des Beines konstant sind [302]. Bei der Messung wird das Drehmoment ermittelt und mithilfe der Hebelarmlänge die Kraft errechnet:
Kraft = Drehmoment / Hebelarmlänge ([53], S.49) ([67], S.148) ([158], S.300f.) [302] ([336], S.11).

$$F = M / r$$

**Formel 1: Berechnung der Kraft aus Drehmoment und Hebelarmlänge (M: Drehmoment; r: Ortsvektor (Hebelarm); F: angreifende Kraft) ([53], S.49) ([67], S.148) ([158], S.300f.) [302] ([336], S.11)**

### 3.4.1.3.5.1 Ablauf der Messung

Die Kraft- und EMG-Messungen wurden in der Gruppe der Kniegesunden, wie auch in den Patientengruppen ohne vorheriges Aufwärmen oder Dehnen durchgeführt. Dies erschien wichtig, da in Untersuchungen festgestellt wurde, dass Dehnung und Aufwärmen einen Einfluss auf den EMG- und Kraft-Output der Getesteten hatten [413] [442]. Ein Aufwärmen und Dehnen in den Patientengruppen unserer Anwendungsbeobachtung hätte sich sicherlich nicht ähnlich einfach und ähnlich effektiv durchführen lassen wie in der Gruppe der Kniegesunden. Deshalb wurde auf Grund der besseren Vergleichbarkeit zwischen den Gruppen auf solche Vorbereitungen vor den Messungen bei allen Studienteilnehmern verzichtet.

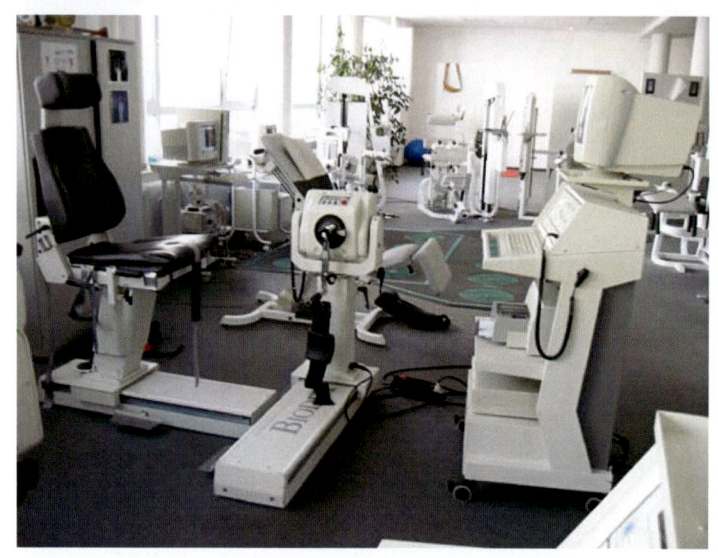

**Abbildung 36: „Biodex System 3" Messeinrichtung mit Computer**

Die Positionierung der zu messenden Personen auf dem Biodex-Trainings-Test-Instrumenten-Stuhl („Biodex System 3") war sitzend mit einer Hüftflexion von 105°. Die zu messenden Personen wurden mit einem Gurt am Sitz fixiert, so dass die Hüfte nicht aus ihrer Position wegbewegt werden konnte und Ausweichbewegungen vermieden wurden. Außerdem wurde darauf geachtet, dass die zu messenden Personen sich nicht mit den Armen am Sitz festhielten, da sonst die Messwerte nach oben verfälscht hätten werden können.

Der Ablauf und die zeitliche Abfolge der Tests waren vorgegeben. Es wurde auf eine weitgehend standardisierte Messung (Untersuchungssituation) geachtet.

Zuerst erfolgte die Messung des nicht betroffenen Beines, damit die Patienten trotz Erklärung des genauen Testablaufs einen besseren Eindruck hatten, was bei der Messung ihres verletzten Beines auf sie zukommt. Danach erst wurden beim Bein mit dem verletzten Kniegelenk Maximalkraft und Muskelaktivität ermittelt.

Sowohl auf der nicht betroffenen Beinseite als auch auf der verletzten Kniegelenkseite stellte sich der Messablauf wie folgt dar:

Nach Aufklebung der EMG-Elektroden, Anbringung der Kabel und einem Test der Funktionstüchtigkeit und des richtigen Ortes der EMG-Ableitungen bei einer leichten Probeextension des Kniegelenks wurde die Drehachse des Kniegelenks mit der des Gelenks des Kraftaufnehmers der Biodexmesseinrichtung in Übereinstimmung gebracht. Danach wurde eine erträgliche Position für die Befestigungsmanschette des Hebelarms des Kraftaufnehmers am Unterschenkel ausgesucht (etwa 30 cm distal der Kniegelenkdrehachse). Nach Ausmessen der Hebelarmlänge und Einspannen des Unterschenkels wurde dem Computer der Biodex-Messeinrichtung die Position der völligen Kniestreckung als 0° Kniebeugung mitgeteilt. Danach wurden den Patienten die Messpositionen in 30° und 60° Kniebeugung als Messwinkel an ihrem eigenen Kniegelenk demonstriert. War eine komplette

Streckung im Kniegelenk nicht möglich, wurde ein dem Patienten möglicher Winkel eingestellt und ausgemessen; dieser Wert wurde dann dem Computer als Vergleichswinkel angegeben.

Darauf folgte dann die eigentliche Messung: zuerst wurde die Messung in 60° Kniebeugung durchgeführt. Die Kniegelenkwinkel wurden vom Computer selbsttätig eingestellt. Von der zu messenden Person wurden drei maximale isometrische Maximalkraftanspannungen in Form von Extensionsbestrebungen im Kniegelenk verlangt. Die Streckversuche (isometrische Anspannungen) dauerten 5 s. Dazwischen lagen jeweils 15 s Erholungspause.

Danach hatten die zu messenden Personen 30 s (kleine Serien-)Pause, bevor es in der 30° Kniebeugungs-Messposition weiterging. Auch hier erfolgten drei Maximalkraftanspannungen über 5 s mit jeweils 15 s Pause dazwischen. Die Aufforderung für den Beginn und das Ende des Krafteinsatzes der einzelnen maximalen Muskelbeanspruchungen wurde optisch und akustisch angekündigt.

Waren diese Messungen des einen Beines beendet, so erfolgte auf der anderen Kniegelenkseite die Messung mit gleichen Versuchsbedingungen und gleichem Versuchsablauf.

Die Daten der Drehmomentwerte wurden von der Biodex-Messeinrichtung mittels spezieller Ausgabeplatine und Verbindungskabel an das auch für die EMG-Ableitungen benutzte EMG-Gerät „Myo System 2000" der Firma Noraxon (Phoenix, Arizona) weitervermittelt. Mit Hilfe eines Computers und der zugehörigen Software „Myo Research 98" der Firma Noraxon (Phoenix, Arizona) wurden die Drehmomentdaten aufgezeichnet, aufbereitet und weiterverarbeitet. Dabei wurden aus diesen drei 5 s-Maximalkraftkurven in jeder Gelenkstellung und auf jeder Kniegelenkseite mit Hilfe des Computers die 3 s herausgesucht, die den höchsten Durchschnittswert erzielten; dies erfolgte sowohl bei allen EMG-Kanälen als auch beim Drehmoment. Die maximalen durchschnittlichen 3 s Maximalkraftwerte wurden in jeder Winkelposition und für jedes Bein ermittelt. Dies erfolgte bei allen Studienteilnehmern an jedem Messtermin.

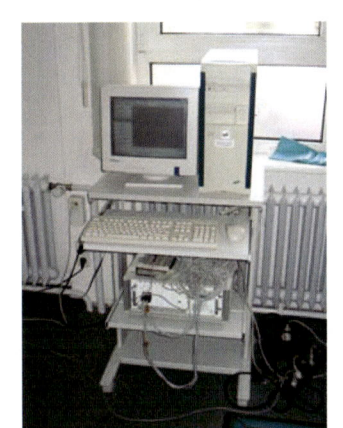

**Abbildung 37: Computer mit „Myo Research 98" Software (Firma: Noraxon) zur Auswertung der EMG- und Drehmoment-Daten. Unten sieht man das EMG-Gerät**

Da bei jeder Messung auf beiden Kniegelenkseiten die Hebelarmlängen variabel waren, weil sie den anatomischen Verhältnissen der gemessenen Personen angepasst wurden, mussten die Hebelarmlängen jeweils gemessen und notiert werden.

Die Drehmomentwerte wurden dann mit der Formel Kraft = Drehmoment / Hebelarmlänge ([53], S.49) ([158], S.300f.) [302] in die vergleichbaren Maximalkraftwerte umgerechnet.

### *3.4.1.3.6 EMG-Messung während isometrischer Maximalkraftmessung*

Die Messung der EMG-Muskelaktivität wurde während der isometrischen Maximalkrafttests durchgeführt, so dass die Maximalkraftwerte mit den maximalen EMG-Werten zeitlich parallel ermittelt wurden. Da der Ablauf der Messung für die Maximalkraftbestimmung bereits oben genau beschrieben wurde und die EMG-Wertermittlung parallel dazu verlief, wird auf eine nochmalige Beschreibung verzichtet.

Die Untersuchung wurde mit einem EMG-Gerät „Myo System 2000" der Firma Noraxon (Phoenix, Arizona) durchgeführt.

Abgeleitet wurden die Muskelpotentiale mittels Oberflächenelektroden („blue sensor (disposable electrodes) P-OO-S") der Firma Medicotest (bipolar und mit einem Erdungskabel auf der Tibia).
Es wurde auf eine weitgehend standardisierte Messung (Untersuchungssituation) geachtet.

**Abbildung 38: EMG-Gerät „Myo System 2000" der Firma Noraxon (Phoenix, Arizona)**

Zur Hautvorbereitung der mit den Oberflächen-EMG-Elektroden zu beklebenden Hautstellen wurden diese zuerst mittels eines Einmalrasierers enthaart. Danach wurde die Haut mit einer Kompresse von den Haarresten befreit und gesäubert, mit einem Stück feinem Sandpapier leicht aufgeraut und mit Softasept N® (Braun Melsungen AG) desinfiziert und entfettet. Danach erst wurden die Elektroden auf die Haut aufgebracht.
Es wurde auf eine bestmögliche Reduktion von Störgrößen (biologisch und nicht biologisch) geachtet. Daher waren folgende Faktoren besonders wichtig: eine möglichst genaue Positionierung der Elektroden half die EMG-Signalbeeinflussung durch benachbarte Muskeln zu minimieren. Kabelbewegungen und Kabelkreuzungen, die Artefakte im EMG-Signal hervorrufen können, wurden beseitigt. Auch externe Spannungsquellen (wie Handys, Stromkabel, etc.), die ebenso Artefakte durch Störströme herbeiführen können, wurden ausgeschaltet. Erst danach wurde mit den EMG-Messungen begonnen.
Abgeleitet wurden EMG-Potentiale des M. rectus femoris, M. vastus lateralis, M. vastus medialis und des M. biceps femoralis.
Bei der Anordnung der Elektroden wurde darauf geachtet, die beiden Elektroden auf dem jeweiligen Muskelbauch nahe beieinander und in Muskelfaserrichtung anzubringen. Dies entspricht der Empfehlung von Prof. Dr. Freiwald; dabei wurde aber der von Prof. Dr. Neumann und Dr. Schüler [311] vertretene Mindestabstand zweier EMG-Elektroden von etwa 2 cm (zwischen den leitenden Flächen) nicht unterschritten ([311], S.137).
Nach Aufklebung der EMG-Elektroden und Anbringung der Kabel wurden die Funktionstüchtigkeit, die Signalqualität und zusätzlich der richtige Ort der EMG-Ableitungen bei einer leichten Probeextension des Kniegelenks getestet. Hierbei konnten Artefakteinflüsse erkannt und reduziert oder abgestellt werden.
Bei den isometrischen Maximalkraftversuchen für die Kniegelenkstreckung wurden anschließend die Muskelströme der bereits oben erwähnten Muskeln abgeleitet. Als Parameter wurden die maximale durchschnittliche Aktivierung (in μV) und die mediane Frequenz (in Hz) gemessen. Mittels Computersoftware wurden dann an den einzelnen Messtagen (- jeweils auf den verschiedenen Extremitätenseiten, in den einzelnen Kniegelenkwinkeln und bei den einzelnen abgeleiteten Muskeln -) aus den drei 5 s-Anspannungen die 3 s-EMG-Werteaufzeichnungen durch den Computer herausgesucht, die den höchsten Mittelwert besaßen, und diese Durchschnittswerte gesondert aufgezeichnet.
Es wurde ein Eingangswiderstand von 10000 Ohm, eine Bandbreite von 20 – 1000 Hertz und eine Abtastfrequenz von 1000 Hertz benutzt.
Aufzeichnung, Bearbeitung und Auswertung der Daten wurden mit dem Programm „Myoresearch 98", Version 1 von Noraxon (Phoenix, Arizona) unter „Windows 95" durchgeführt.

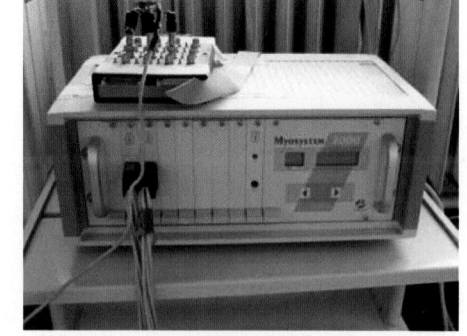

## 3.5 Pharmaka

Zur Überprüfung der Wirkung der verschiedenen Pharmaka bzw. Pharmakakombinationen auf die postoperative Rehabilitation bei Meniskuspatienten wurden die weiter vorn bereits beschriebenen objektiven und subjektiven Parameter erhoben.

Die Parameter wurden wie bereits beschrieben an drei Terminen untersucht und der Beobachtungszeitraum erstreckte sich von präoperativ bis zum fünften Tag postoperativ.

Die intraartikuläre Injektion der Pharmaka oder Pharmakakombinationen erfolgte am Ende der Kniegelenkoperation im Operationssaal. Im folgenden Abschnitt werden die einzelnen Pharmaka genauer beschrieben.

### 3.5.1 Morphin 10 mg Injektionslösung (MSI 10 Mundipharma Injektionslösung®)

Morphin ist ein starkes Analgetikum ([151], S.90) ([156], S.76ff.) ([270], S.255ff.) ([271], S.202ff.). Es gehört zur Gruppe der Opioide ([151], S.90) ([156], S.76ff.) ([270], S.255ff.) ([271], S.202ff.). Die Wirkungen des Morphins werden durch die Aktivierung von Opioidrezeptoren vor allem auf zentralen und peripheren Nervenzellen vermittelt [9] [26] [43] ([58], S.940f.) [76] [77] [84] [164] [180] [212] [213] [214] [215] [227] [228] [232] ([255], S.89) ([270], S.255ff.) ([271], S.202ff.) ([305], S.185f.) [315] ([354], S.48) [356] [387] [388] [389] [435] [440]. Die Aktivierung der Opioidrezeptoren führt in den meisten Fällen zu einer Hyperpolarisation in der Nervenzelle mit einer Erhöhung der Kaliumleitfähigkeit ([271], S.202ff.). Dadurch ist der Calciumeinstrom in die Zelle bei Erregungen vermindert ([271], S.202ff.) und die Erregung der Nervenzelle sowie die Weiterleitung der Schmerzimpulse sind nur noch eingeschränkt möglich [26] [76] [214] [227] [228] ([271], S.202ff.) [356] [389] ([58], S.940f.). Es werden µ-, κ- und δ-Opioidrezeptor-Subtypen unterschieden [76] [77] [228] ([255], S.89) [387] [389] [435]. Die klassischen analgetischen Effekte bei Morphingaben werden durch die Aktivierung des µ-Rezeptors vermittelt [26] ([255], S.88f.) [315] [387] [389]. Zusätzlich ist eine verringerte Freisetzung von proinflammatorischen exzitatorischen Mediatoren zu beobachten [26] [76] [214] [227] [356] [389]. Opioide wirken nicht nur analgetisch, sondern zusätzlich auch antientzündlich, immunmodulierend und immunsuppressiv [76] [227] ([255], S.89) [435].

Es wurde in der vorliegenden Studie 1 ml der Morphin-Injektionslösung als Studienmedikation in Verbindung mit Suprarenin® und Supertendin® verwendet. 1 ml der in dieser Studie angewandten Injektionslösung (MSI 10 Mundipharma Injektionslösung®) enthält 10 mg Morphinsulfat ([362], Nr.05017). Weitere Bestandteile sind Natriumchlorid und Wasser für Injektionszwecke ([362], Nr.05017).

Die Anwendung erfolgte gemäß „Rote Liste 2000" [362] als Analgetikum bei starken und stärksten Schmerzen ([362], Nr.05017).

Morphin wird zu Morphin-3-glucuronid und Morphin-6-glucuronid metabolisiert ([271], S.202ff.) ([249], S.215). Morphin-6-glucuronid ist biologisch noch wirksam ([249], S.215). Beide Metaboliten werden überwiegend renal ausgeschieden ([271], S.202ff.) ([249], S.215). Ein kleiner Anteil des Morphins wird zudem unverändert biliär ausgeschieden und unterliegt einem enterohepatischen Kreislauf ([249], S.215).

Die Eliminations-Halbwertszeit von systemisch verabreichtem Morphin liegt zwischen 2 und 4 h ([156], S.76ff.) ([249], S.215). In Pharmakologiebüchern wird für systemische Gaben eine Wirkdauer von 4 h angegeben ([156], S.76ff.).

Als Gegenanzeichen für eine Morphinanwendung ist vor allem ein bestehender Ileus anzusehen ([362], Nr.05017). Anwendungsbeschränkungen bestehen bei Harnwegsstenosen oder Koliken der Harnwege ([362], Nr.05017), einer Abhängigkeit von Opioiden, Bewusstseinsstörungen, erhöhtem Hirndruck, Atemfunktionsstörungen, Hypotensionen bei

Hypovolämie, einer Prostatahypertrophie mit Restharnbildung, einem Phäochromozytom, einer erhöhten Krampfbereitschaft, einem Myxödem, Gallenwegserkrankungen, obstruktiven Darmerkrankungen und einer Pankreatitis ([362], A85).

Wie Studien gezeigt haben, sind die Serumspiegel von Morphin und seinen Metaboliten nach intraartikulären Morphingaben der in dieser Studie verwendeten Größenordnung weit unter denen, die systemisch analgetisch wirksam sind oder dosisbezogene systemische Neben- und Begleitwirkungen auslösen können [50] [84] [213] [214] [259] [315] [440]. Daher sind keine systemischen Nebenwirkungen zu erwarten [84] [285]. Dies zeigte auch eine große Anzahl von Studien, in denen nach intraartikulärer Morphingabe keine systemischen Nebenwirkungen beobachtet wurden [42] [50] [76] [77] [84] [164] [204] [214] [258] [315] [388].

Trotzdem sollen hier, um der Vollständigkeit genüge zu tun, die typischen Nebenwirkungen systemisch wirksamer Morphingaben aufgeführt werden.

Als Begleit- oder Nebenwirkungen können hierbei Euphorie, Miosis, Atemdepression, Hustendämpfung, Sedierung, eine verringerte physische Aktivität, Abhängigkeit von Opiaten, Angst, Dysphorie, Übelkeit, Erbrechen, Juckreiz, Exzitation, Unruhe, Konzentrationsschwäche, Angst- und Spannungslösung, Kreislaufreaktionen, Bradykardie, Miktionsstörungen, Schwindel, Spasmen der Gallengangsmuskulatur, Kopfschmerzen und Motilitätsstörungen im Magen-Darm-Bereich mit Obstipation auftreten ([156], S.76ff.) ([255], S.88f.) ([270], S.255ff.) ([271], S.202ff.) ([362], Nr.05017) ([362], A85) ([424], S.105) [435].

### 3.5.2 Scandicain® 1 %

In der vorliegenden Studie wurde 1 Ampulle mit 5 ml des Lokalanästhetikums Scandicain® 1 % in Verbindung mit Suprarenin® als eine Studienmedikation verwendet. 1 ml Scandicain® 1 % enthält 10 mg Mepivacain-HCL ([362], Nr.59025). Weitere Bestandteile sind Natriumchlorid, Natriumhydroxid und Wasser für Injektionszwecke ([362], Nr.59025). Damit kamen in dieser vorliegenden Studie im Kniegelenk jeweils 50 mg Mepivacain zum Einsatz.

Mepivacain ist ein Lokalanästhetikum vom Amidtyp ([221], S.277ff.) ([305], S.229). Es führt, wie alle Lokalanästhetika, zu einer lokal begrenzten reversiblen Hemmung der Schmerzempfindung ([58], S.860) ([82], S.30) [90] ([221], S.277ff.) ([256], S.261) ([270], S.250ff.) ([271], S.202ff.) ([305], S.226) ([433], S.287ff.). An den Nervenzellen wird durch Blockade der $Na^+$-Kanäle die Entstehung und Fortleitung der Erregung verhindert ([58], S.860) ([82], S.30) [90] ([221], S.277ff.) ([256], S.261) ([270], S.250f.) ([305], S.187 und 227) ([433], S.287ff.). Dadurch wird die Schmerzempfindung vorübergehend ausgeschaltet ([270], S.250f.) ([305], S.226). Die Wirkung der Lokalanästhetika ist von der Konzentration im Nerv abhängig ([58], S.860). Deshalb werden bei der Injektion der Lokalanästhetika oftmals Vasokonstriktoren wie Suprarenin® (Epinephrin-HCl) hinzugegeben, da durch die Kombination der Stoffe eine Minderung der Resorption und somit eine Verstärkung und Verlängerung der Wirkung der Lokalanästhetika an Ort und Stelle bei gleichzeitiger geringerer systemischer Wirkung erreicht wird ([58], S.860) ([156], S.93) ([256], S.267) ([270], S.250ff.) ([271], S.202ff.) [305], S.226ff.) ([362], Nr.19010) ([360], S.205) ([433], S.287ff.). Die Schmerzausschaltung vollzieht sich gewöhnlich vor der Ausschaltung von Druck- und Wärmeempfindungen, zuletzt schließt sich dann der Verlust der motorischen Nervenanteile an ([58], S.860) ([433], S.287ff.). Das Bewusstsein wird durch Lokalanästhetika nicht beeinträchtigt ([58], S.860).

Mepivacain ist ein Analogpräparat zu Lidocain (die äquieffektive Dosis liegt im Vergleich zu Lidocain bei eins) ([270], S.250ff.) ([305], S.230) ([360], S.203ff.). Es hat eine relative analgetische Potenz von zwei (mittel) ([221], S.277ff.). Die Wirkung tritt schnell ein und die

Dauer der Wirkung ist mittellang (mit Adrenalinzusatz 1 - 6⅔ h) [90] ([156], S.92) ([221], S.277ff.) ([256], S.265) ([360], S.203ff.). Im Blutkreislauf ist es zu 77 % an Proteine gebunden [439]. Die Anwendungsgebiete der 1 %-igen Lösung erstrecken sich laut „Rote Liste 2000" [362] auf Infiltrationsanästhesie, Leitungsanästhesie, therapeutische und diagnostische Blockaden, Sympathikusblockaden und Neuraltherapie ([362], Nr.59025).
Der Abbau erfolgt durch enzymatische Spaltung in der Leber ([221], S.277ff.) ([360], S.203ff.). Mepivacain zeigt eine geringe Toxizität ([143], S.253ff.). Nebenwirkungen durch intraartikulär injizierte Lokalanästhetika am Ende der arthroskopischen Kniegelenkeingriffe sind äußerst selten [380]. In vielen Studien wurde auf die sehr niedrigen Serumlevel durch die intraartikulär verabreichten Lokalanästhetika hingewiesen [43] [77] ([143], S.253ff.) [164] [380]. In den meisten Studien wurden keine systemischen Nebenwirkungen nach intraartikulärer Gabe beobachtet [42] [77] [84]. Trotzdem kann es bei zu raschem systemischen Übertritt zu Nebenwirkungen vor allem am Herzen und am ZNS kommen [90] ([143], S.253ff.) ([156], S.93) [219] ([221], S.277ff.) ([270], S.250ff.) ([271], S.202ff.) ([305], S.226ff.) ([362], L60) ([433], S.288ff.). Hierbei sind Schwindel, Erbrechen, Benommenheit, Krämpfe, Bradykardie, Rhythmusstörungen, Schock, Gefäßdilatation mit Blutdruckabfall, Resistenzen, Übelkeit, allergische Reaktionen und Mydriasis als mögliche Folgen zu nennen [77] ([362], Nr.59025) ([362], L60) [380] ([433], S.288ff.).

### 3.5.3 Suprarenin® Injektionslösung

Suprarenin® enthält als wirksame Substanz Epinephrin-HCl (1 : 1000) ([362], Nr.19010), die Adrenalin ($C_9H_{13}NO_3$) entspricht ([58], S.23) ([93], S.36). Weitere Bestandteile sind Chlorobutanol ½ $H_2O$ (Konservierungsmittel), Natriumdisulfit, Natriumchlorid, Salzsäure zur pH-Einstellung und Wasser für Injektionszwecke ([362], Nr.19010).
Adrenalin ist ein Hormon des Nebennierenmarks und wirkt als Sympathomimetikum erregend sowohl auf α- als auch auf β-Rezeptoren ([58], S.23).
Anwendungsgebiete sind Kreislaufkollaps, allergische Reaktionen und verschiedene Schockformen, Therapie von akuten Anfällen bei Asthma bronchiale, anaphylaktischem Schock und akutem Herzstillstand und als Zusatz zu Lokalanästhetika ([58], S.23) ([362], Nr.19010).
Als vasokonstriktorischer Zusatz zu Lokalanästhetika und anderen Pharmaka wie in unserer Studie angewandt dient es der Herabsetzung der Resorption der Pharmaka ([58], S.23). Es verlängert und verstärkt dadurch die Wirkung der Pharmaka an dem Ort der Injektion ([58], S.23) [154] ([221], S.277ff.) ([256], S.267) ([271], S.202ff.) ([305], S.228) ([362], Nr.19010) ([433], S.287ff.), vermag zusätzlich eine Blutstillung an Haut und Schleimhäuten herbeizuführen ([58], S.23) ([256], S.267) und führt zu einer geringeren systemischen Toxizität ([58], S.23) [154] ([221], S.277ff.) ([256], S.267) ([271], S.202ff.) ([305], S.228) ([362], Nr.19010) ([433], S.287ff.).
Nebenwirkungen bei lokaler Anwendung sind ischämische Nekrosen im Anwendungsgebiet ([362], Nr.19010). Die systemischen Nebenwirkungen, die nach intraartikulärer Gabe zu den anderen Pharmaka zu erwarten sind, sind als überaus selten und in den meisten Fällen in geringer Ausprägung anzusehen. Der Vollständigkeit halber sollen aber die systemischen Nebenwirkungen aufgeführt werden: Angstgefühle, Unruhe, Kopfschmerzen, Blutdruckanstieg, Tachykardien bis Kammerflimmern und Herzstillstand, Extrasystolen, Herzrhythmusstörungen, Myokardiale Ischämien, Myokardschädigung, pektanginöse Beschwerden, Vasokonstriktion, Steigerung des venösen Rückflusses, Hyperglykämien, Hypokaliämie, metabolische Azidose, Hypomagnesiämie, zerebrale Krampfanfälle und Muskelkrämpfe ([305], S.228) ([362], Nr.19010).

## 3.5.4 Supertendin®

Supertendin® Depot 10 Kristallsuspension ist eine Kristallsuspension, die sich aus den arzneilich wirksamen Bestandteilen Dexamethasonacetat und Lidocainhydrochlorid zusammensetzt [101] ([362], Nr.31103). Die zur Verabreichung verwendeten 2 ml Suspension enthalten 10 mg Dexamethasonacetat und 60 mg Lidocain-HCl. ([362], Nr.31103). Weitere Bestandteile sind Phenylquecksilber(II)-acetat (Konservans), Cetylpyridiniumchlorid, Natriumchlorid, Hypromellose und Wasser für Injektionszwecke ([362], Nr.31103).

In der vorliegenden Studie wurde 2 ml Suspension des Pharmakons Supertendin® Depot 10 Kristallsuspension gemeinsam mit Morphin und Suprarenin® als Pharmakakombinationsgabe verwendet.

Die Anwendung erfolgt intraartikulär in Fällen von entzündlichen Schüben bei Arthrosen, Arthritiden und Traumen ([362], Nr.31103) und zur Infiltrationstherapie von Bursitiden, Synovialcysten, Tendovaginitiden, Tendinitiden, Epicondylitiden, einer Periarthritis humeroscapularis und Neuritiden ([362], Nr.31103).

Die Gegenanzeichen, Anwendungsbeschränkungen, Nebenwirkungen und Wechselwirkungen sind die typischen von Glukokortikoiden und Lokalanästhetika ([362], S.247f. und 286f.).

Anwendungsbeschränkungen bestehen bei einer Tuberkulose in der Anamnese (Gefahr der Reaktivierung) und schweren Infekten (dann nur in Kombination mit kausaler Therapie anwenden) ([362], Nr.31103).

Gegenanzeichen sind schwere Überleitungsstörungen, akut dekompensierte Herzinsuffizienz, Magen-Darm-Ulcera, schwere Osteoporose, psychiatrische Anamnese, Herpes simplex, Herpes zoster- und Varizelleninfektion, Zustand unmittelbar nach Schutzimpfungen, Amöbeninfektionen, Systemmykosen, Polyomyelitis und Eng- und Weitwinkelglaukom ([362], G10) ([362], L60).

### 3.5.4.1 Glukokortikoid-Anteil (Dexamethasonacetat)

Dexamethason ist ein lang wirksames Glukokortikoid ([433], S.153). Es hat eine starke antiphlogistische (25 - 30fach im Vergleich zu Cortisol) und eine geringe mineralkortikoide Potenz (von nahe null im Vergleich zu Cortisol) ([93], S.106) [101] ([271], S.246ff.) ([322], S.476ff.) ([370], S.339) ([433], S.152 und 288ff.). Glukokortikoide unterdrücken alle Phasen der Entzündungsreaktion ([271], S.246ff.) ([404], S.49) [427] ([433], S.288ff.). Sie wirken antiinflammatorisch und immunsuppressiv [101] ([271], S.246ff.) ([305], S.357) ([322], S.476ff.) ([370], S.338) [402] ([404], S.47) ([433], S.154 und 288ff.). Die Wirkung der Glukokortikoide wird durch die Beeinflussung der Transkription von Genen vermittelt ([271], S.246ff.) ([370], S.338) ([404], S.44) ([433], S.153 und 288ff.). Sie hemmen die Arachidonsäurekaskade und sorgen somit dafür, dass weniger Entzündungsmediatoren (Prostaglandine und Leukotriene) entstehen ([271], S.246ff.) ([305], S.357) ([322], S.476ff.) [402] ([404], S.47) [427] ([433], S.154 und 288ff.). Zusätzlich nehmen sie auch Einfluss auf die zellulären Immunreaktionen ([433], S.288ff.), da die für eine T-Zellaktivierung nötigen Interleukine auch reduziert sind ([433], S.154 und 288ff.).

Intraartikuläre Kortikoidgaben sind eine weit verbreitete Praxis bei einer rheumatoiden Arthritis des Kniegelenks, um die Entzündung zu kontrollieren [427].

Auch nach intraartikulären Glukokortikoidgaben in Form von Kristallsuspensionen wird ein erheblicher Teil resorbiert ([433], S.157). Trotzdem sind bei einmaliger intraartikulärer Kortikoidgabe keine Nebenwirkungen zu erwarten [101] [427]; wie auch eine kurzfristige systemische Anwendung in hoher Dosierung praktisch nebenwirkungsfrei ist ([271], S.246ff.).

Im Kreislauf sind 90 % des Kortikoids an Proteine gebunden (Transcortin und Albumin) ([322], S.476ff.). Dexamethason wird in der Leber metabolisiert und danach über die Niere ausgeschieden [101] ([322], S.476ff.). Die Halbwertszeit im Blutkreislauf liegt bei 3 – 5 h ([305], S.39) ([322], S.476ff.). Nach intraartikulärer Gabe von 10 mg Dexamethason-Acetat, wie in dieser Studie verabreicht, wird bei normaler Durchblutung des Gewebes der Wirkstoff innerhalb von 10 – 16 Tagen vollständig eliminiert [101].

### 3.5.4.2 Lidocain-Anteil

Lidocain ist der Prototyp des Säureamid-Typs der Lokalanästhetika ([58], S.846 und S. 860) ([221], S.277ff.) ([305], S.229) ([433], S.287ff.). Es ist ein stark wirksames Lokalanästhetikum ([58], S.846 und S.860) ([360], S.205), wird aber auch als Antiarrhythmikum eingesetzt ([82], S.30) ([305], S.230). Seine relative analgetische Potenz liegt bei zwei (mittel) ([221], S.277ff.). Die Halbwertszeit von Lidocain beträgt 1,8 h bzw. mit Metaboliten 3,5 h ([58], S.846) ([433], S.288ff.). Sein Wirkungseintritt erfolgt schnell ([82], S.30) ([221], S.277ff.) ([360], S.203ff.). Die Wirkung ist mittellang (ohne Adrenalinzusatz etwa ½ - 2 h und mit Adrenalinzusatz 1 - 6⅔ h) ([82], S.30) [101] ([221], S.277ff.) ([360], S.205). Es ist für periphere Blockaden geeignet ([221], S.277ff.). Die Proteinbindung von Lidocain liegt im Blut zwischen 64 % und 70 % ([433], S.288ff.) [439]. Lidocain wird vorwiegend in der Leber durch enzymatische Spaltung (oxidative Desalkylierung) abgebaut ([221], S.277ff.) ([271], S.202ff.) ([360], S.203ff.) ([433], S.287ff.). Es hat eine geringe Toxizität [101]. Toxische Wirkungen entstehen erst oberhalb 7 - 8 µg/ml ([433], S.287ff.). Unerwünschte Wirkungen zeigen sich neben den bei der Beschreibung von Scandicain® für Lokalanästhetika typischen, bereits erwähnten Nebenwirkungen vor allem in lokalen Gefäßerweiterungen und allergischen Reaktionen ([82], S.30) ([433], S.288ff.).

### 3.5.5 Ostenil® Injektionslösung

In der vorliegenden Studie wurden pro Kniegelenk 2 ml der Ostenil® Injektionslösung verwendet. 1 ml Ostenil® ist zusammengesetzt aus Hyaluronsäure und Natriumumsatz 10 mg ([362], Nr.05382). Weitere Bestandteile sind Natriumchlorid, Natriummono- und Natriumdihydrogenphosphat und Wasser für Injektionszwecke ([362], Nr.05382).

Hyaluronsäure ist ein linear angeordnetes langkettiges Biopolymer [106] [136] [175]. Sie spielt eine wesentliche Rolle für die Struktur und die Funktion von Synovialgelenken und hat besondere Bedeutung als Bestandteil des Gelenkknorpels und der Gelenkschmiere (Synovia) [1] ([58], S.697) [106] [175] ([268], S.130) [457]. Die Hyaluronsäure in der Synovia bildet die Basis der stoßdämpfenden viskoelastischen Eigenschaften der Synovia, vermindert die Reibung im Gelenk und ist damit für die mechanische Funktion des Gelenkknorpels und des gesamten Gelenks von entscheidender Bedeutung [1] ([78], S.115) [106] [175] ([316], S.77f.) [368] [437] [457].

Intraartikuläre Hyaluronsäuregaben wirken antientzündlich [136] [275] [291] [294] ([346], S.826f.) [438] [459]. Die Hyaluronsäuremoleküle sind wie ein Filter in der Synovia vernetzt und sieben Entzündungsmoleküle und Entzündungszellen aus der Gelenkschmiere heraus (Molekularsiebfunktion) [106] [136] [137] [175] [332]. Zusätzlich greifen sie regulierend in die Leukozytenfunktionen ein [136] [291].

Intraartikuläre Hyaluronsäuregaben führen zu einer Reduktion der Gelenkschmerzen und des Gelenkergusses und erhöhen die Beweglichkeit des Gelenks [106] [136] [294] ([316], S.77f.) [332] [457] [458] [459].

Intraartikuläre Hyaluronsäuegaben folgen dem Prinzip der Viskosupplementierung, erhöhen damit die Viskosität und verbessern die Schmierfunktion der Synovia, wodurch die Reibung herabgesetzt wird und die stoßdämpfenden Eigenschaften der Synovia verbessert werden [7] ([30], S.7) [106] [175] [275] [291] [294] ([316], S.77f.) [345] ([346], S.826f.) [368] [437] [438] ([450], S.13) [457]. Intraartikuläre Hyaluronsäuregaben stellen einen Syntheseanreiz für die körpereigene Produktion der Hyaluronsäure dar [1] [332] [438] [457]. Sie führen zu einer Knorpelprotektion und Knorpelregeneration [1] [7] [106] [136] [137] [275] [291] [294] [332] ([335], S.17) ([361], S.35) [368] [378] [401] [437] [438] [457] und verbessern die Wundheilung ([119], S.407).

Die Anwendung kann nach „Rote Liste 2000" [362] bei Schmerzen und eingeschränkter Bewegungsfähigkeit bei degenerativen und traumatischen Veränderungen des Kniegelenks und anderer Synovialgelenke erfolgen ([362], Nr.05382).

Anwendungsbeschränkungen ergeben sich bei Kindern, Patienten mit rheumatoider Arthritis und Morbus Bechterew ([362], Nr.05382).

Intraartikuläre Hyaluronsäuregaben belasten den Gesamtorganismus kaum [106] und wurden in den meisten Studien gut vertragen, ohne unerwünschte lokale oder gar systemische Ereignisse hervorzurufen [459]. Nebenwirkungen der intraartikulären Hyaluronsäuregabe sind in aller Regel, wenn überhaupt, lokal und meist von passagerem Charakter (Rötung, Schwellung, Hitzegefühl und Schmerz am behandelten Gelenk) [106] ([362], Nr.05382).

## *3.6 Statistik*

Die vorliegende Untersuchung ist als ein Parallelgruppenversuch aufgebaut ([2], S.22). Um die Untersuchungsergebnisse des Untersuchungsteils B vom Einfluss äußerer Einwirkungen zu bereinigen, ist eine Meniskus-Kontrollgruppe ohne intraartikuläre Medikation in die Untersuchung aufgenommen worden (wie in der Literatur empfohlen ([2], S.22)).

Die Auswertung wurde mit dem Statistikprogramm „BIAS Version 7.07" (von Dr. Ackermann, Biomathematisches Institut der Johann Wolfgang Goethe-Universität Frankfurt am Main) vorgenommen.

Auf Empfehlung von Dr. Ackermann wurden die folgenden statistischen Tests für die statistische Auswertung ausgesucht:

### 3.6.1 Statistische Tests im Untersuchungsteil A

Der Vergleich zwischen den Gruppen an den einzelnen Messtagen wurde, sofern mehr als zwei Gruppen verglichen wurden, mit dem Kruskal-Wallis-Test für Rangvergleiche ausgewertet. Beim Vergleich zwischen zwei Gruppen wurde der Wilcoxon-Mann-Whitney-U-Test benutzt. Wurden die beiden Beine der Personen innerhalb der Gruppen gegeneinander ausgewertet, wurde zusätzlich auf den Wilcoxon-matched-pairs-Test zurückgegriffen.

In der kniegesunden Kontrollgruppe wurden in vielen Beobachtungspunkten nicht nur rechtes und linkes Bein unterschieden, sondern zusätzlich dominantes und nicht dominantes Bein. Die Untergruppe des dominanten Beines setzt sich aus den jeweils besseren Werten der kniegesunden Kontrollgruppenteilnehmer zusammen. Die Untergruppe der nicht dominanten Beine dementsprechend aus den schlechteren Werten der eben schon genannten Gruppe. Bei den Signifikanzüberprüfungen wurde die Austestung der Signifikanz zwischen dominanten und nicht dominanten Beinen nur mittels Kruskal-Wallis-Test und hier nicht noch einmal zusätzlich mit dem Wilcoxon-matched-pairs-Test überprüft.

### 3.6.2 Statistische Tests im Untersuchungsteil B

Im Untersuchungsteil B wurden die Meniskusgruppen an den einzelnen Messtagen mittels Kruskal-Wallis-Test verglichen. Der Verlauf und damit die Veränderungen in den einzelnen Meniskusgruppen zwischen den Messterminen wurden mit dem Wilcoxon-matched-pairs-Test statistisch ausgewertet.

### 3.6.3 Hervorhebung der signifikanten Ergebnisse und der benutzten statistischen Tests

Die zur statistischen Auswertung angewandten Tests stehen in Klammern hinter den beschriebenen Ergebnissen.
Signifikante Ergebnisse sind sowohl im Text als auch in den wichtigsten Tabellen rot und in dicker Schreibweise hervorgehoben.

### 3.6.4 Signifikanzschwelle

Die Signifikanzschwelle wurde wie in den meisten medizinischen Untersuchungen auf $p=0,05$ festgelegt.

Folgende Schwellen wurden unterschieden:

$p > 0,05$ = nicht signifikant
$p < 0,05$ = schwach signifikant
$p < 0,01$ = signifikant
$p < 0,001$ = hochsignifikant
$p < 0,0001$ = sehr stark signifikant

# 4 Ergebnisse

## 4.1 Erläuterungen zu beiden Ergebnisteilen (A und B)

### 4.1.1 Erläuterungen zu den Messungen

Zu den Messungen ist zu erklären, dass im Ergebniskapitel der Zeitpunkt der Messungen oft mit den Beschreibungen Messung, Messtag, Messzeitpunkt, Messtermin, Termin bzw. Zeitpunkt der Messung synonym benutzt wurde. Die erste Messung war gleichbedeutend mit der präoperativen Untersuchung. Die zweite Messung war auf den zweiten Tag postoperativ festgelegt. Die dritte Messung fand am fünften Tag postoperativ statt.

# Ergebnisteil A

## 4.2 Ergebnisteil A: präoperativer Vergleich zwischen kniegesunder Kontrollgruppe, Knorpelgruppe und Meniskusgruppe

### 4.2.1 Anamnese (Studienteilnehmerbefragung auf der Grundlage des IKDC- und ICRS-Knieevaluationsbogens)

#### 4.2.1.1 Allgemeine Patientendaten

| Allgemeine Patientendaten | Kniegesunde Kontrollgruppe | Knorpelgruppe | Meniskusgruppe |
|---|---|---|---|
| Durchschnittsalter (Jahre) | 41,12 ± 12,65 | 39,70 ± 12,37 | 46,68 ± 14,57 |
| Durchschnittsgewicht (kg) | **73,04 ± 11,57** | 80,80 ± 12,67 | **84,14 ± 14,71** |
| Geschlecht (Frauen/Männer) | 14 / 12 | 4 / 6 | 8 / 29 |
| Durchschnittsgröße (cm) | 171,96 ± 9,68 | 172,50 ± 6,20 | 175,73 ± 9,70 |
| Durchschnittlicher BMI (kg/m²) | **24,62 ± 2,80** | 27,19 ± 4,36 | **27,26 ± 4,33** |
| Patientenanzahl | 26 | 10 | 37 |

Tabelle 3: Allgemeine Patientendaten der Gruppen (Vergleich gesunde Kontrollgruppe - Meniskusgruppe - Knorpelgruppe).

Zum Zeitpunkt der präoperativen Untersuchung bestanden zwischen den Patienten der Meniskusgruppe, denen der Knorpelgruppe und den Personen der kniegesunden Kontrollgruppe keine signifikanten Unterschiede hinsichtlich des Alters und der Körpergröße (Kruskal-Wallis-Test).
Im Gegensatz dazu fielen bei der Betrachtung des Gewichts und des Body-Mass-Indexes deutliche Unterschiede zwischen den Gruppen auf. Das Körpergewicht der Patienten der Meniskusgruppe war zum Messzeitpunkt **hochsignifikant (0,008)** höher als das der Personen aus der kniegesunden Kontrollgruppe. Der Unterschied von kniegesunder Kontrollgruppe zu den Patienten der Knorpelgruppe war nicht signifikant (Kruskal-Wallis-Test). Der BMI zeigte einen **schwach signifikant**en **(0,034)** Unterschied zwischen den Patienten der Meniskusgruppe und den Personen der kniegesunden Kontrollgruppe. Auch in diesem Punkt war keine Signifikanz zwischen der Knorpelgruppe und den beiden anderen Gruppen festzustellen (Kruskal-Wallis-Test).

## 4.2.1.2 Beschwerdezeiträume

Der Beschwerdezeitraum gibt den Zeitraum der Beschwerden in Wochen an, vom Beginn der Kniebeschwerden bis zum Zeitpunkt der Operation. Zusätzlich zum Beschwerdezeitraum wurde der Zeitraum der Beschwerdenzunahme bis zum Zeitpunkt der Operation erfragt.

| Beschwerdezeiträume | Knorpelgruppe | Meniskusgruppe |
|---|---|---|
| Durchschnittlicher Zeitraum seit Auftreten der Kniebeschwerden bis zum Zeitpunkt der Operation (Beschwerdezeitraum) (Wochen) | 251,20 ± 248,10 | 157,14 ± 289,69 |
| Durchschnittlicher Zeitraum seit Zunahme der Kniebeschwerden bis zum Zeitpunkt der Operation (Zeitraum der Beschwerdenzunahme) (Wochen) | 96,90 ± 93,95 | 48,11 ± 52,70 |
| Patientenanzahl | 10 | 37 |

**Tabelle 4: Beschwerdezeiträume und Zeiträume der Beschwerdenzunahme (Vergleich Meniskusgruppe - Knorpelgruppe)**

Es fand sich sowohl beim Beschwerdezeitraum, als auch beim Zeitraum seit der Beschwerdenzunahme ein deutlich längerer durchschnittlicher Zeitraum in der Gruppe der Patienten mit reinem Knorpelschaden im Vergleich zu den Patienten der Meniskusgruppe. Zwischen den Beschwerdezeiträumen der Patienten der Meniskus- und der Knorpelgruppe bestand ein **schwach signifikanter Unterschied (0,035)** (Wilcoxon-Mann-Whitney-U-Test). Der durchschnittliche Beschwerdezeitraum lag in der Meniskusgruppe bei knapp unter 2,5 Jahren, während er in der Knorpelgruppe im Durchschnitt fast 5 Jahre betrug.

Betrachtete man den Zeitraum der Zunahme der Beschwerden bis zur anstehenden Operation, war dieser Unterschied knapp nicht signifikant (0,089) (Wilcoxon-Mann-Whitney-U-Test). Auch hier war der Zeitraum in der Knorpelgruppe klar größer, nämlich mehr als doppelt so groß wie in der Meniskusgruppe (ca. 1 Jahr und 10 Monate in der Knorpelgruppe zu etwas über 11 Monaten in der Meniskusgruppe).

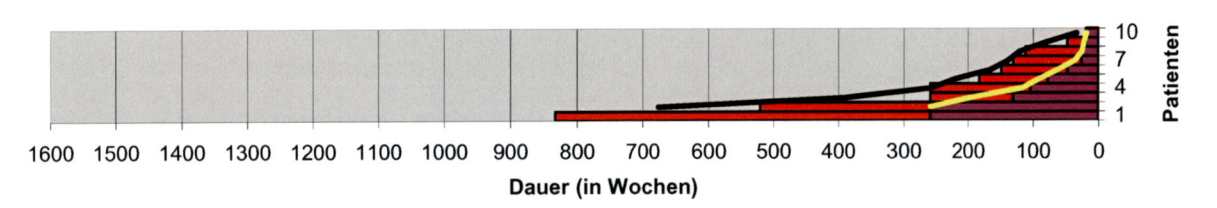

**Abbildung 39: Beschwerdezeitraum und Zeitraum der Beschwerdenzunahme bis zur Operation in der Gruppe der Patienten mit Knorpelschaden (in Wochen)**

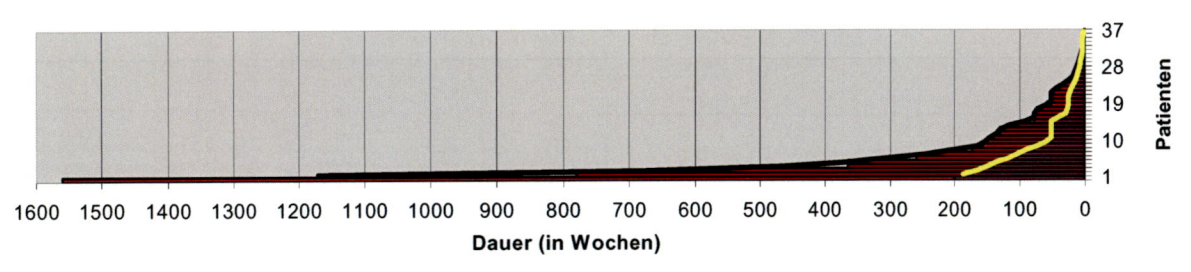

**Abbildung 40: Beschwerdezeitraum und Zeitraum der Beschwerdenzunahme bis zur Operation in der Gruppe der Patienten mit Meniskusverletzung (in Wochen)**

Erläuterungen zu den beiden obigen Abbildungen: die hellroten Balken kennzeichnen den Zeitraum seit dem Auftreten erster Beschwerden bis zur Operation, die dunkelroten Balken den Zeitraum seit der Zunahme der Beschwerden bis zur Operation. Die Operation wurde hier mit dem Zeitpunkt 0 gleichgesetzt. Zusätzlich wurden Trendlinien für die beiden Zeiträume eingefügt.

### 4.2.1.3 Entstehung der Kniegelenkverletzung

Sowohl bei den Patienten der Knorpelgruppe als auch bei denen der Meniskusgruppe setzten die Symptome in der Mehrzahl der Fälle langsam mit der Zeit, also durch degenerative Verschleißprozesse und ohne erinnerliches größeres Trauma ein. Seltener beklagten die Patienten ein plötzliches und akutes Entstehen der Symptome durch ein Trauma.

**Entstehung des Kniegelenkschadens in der Knorpelgruppe**

Traumatisch 20%
Degenerativ 80%

Abbildung 41: Entstehung der Kniegelenkverletzung in der Knorpelgruppe

**Entstehung des Kniegelenkschadens in der Meniskusgruppe**

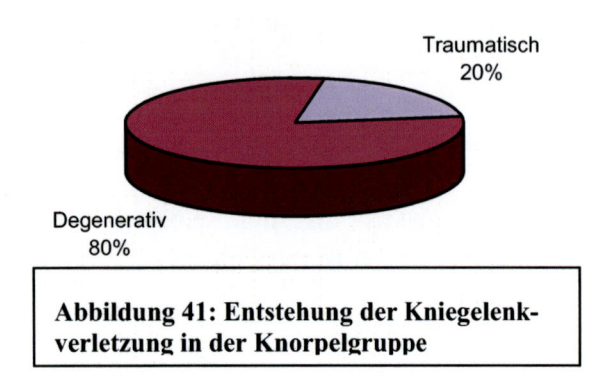

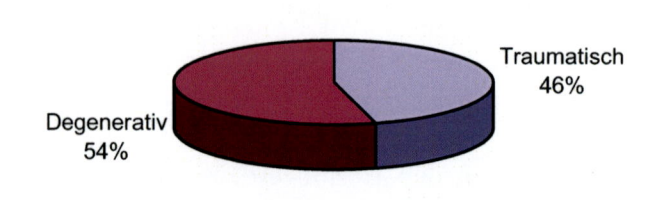

Traumatisch 46%
Degenerativ 54%

Abbildung 42: Entstehung der Kniegelenkverletzung in der Meniskusgruppe

Der weit überwiegende Teil der Patienten in beiden Patientengruppen beschrieb Alltagstätigkeiten als Beschwerdeentstehungszeitpunkt bzw. Verletzungsursache.

**Verletzungsursachen in der Knorpelgruppe**

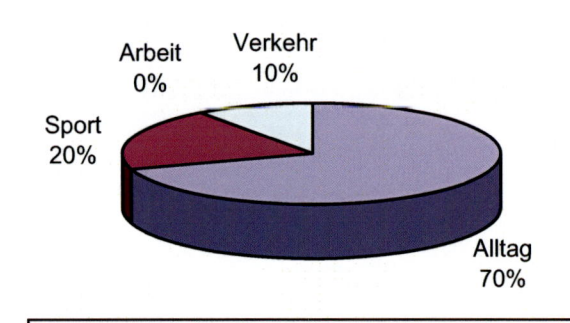

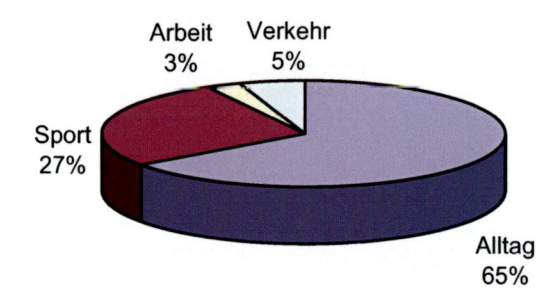

Arbeit 0%
Verkehr 10%
Sport 20%
Alltag 70%

Abbildung 44: Verletzungsursachen in der Knorpelgruppe

**Verletzungsursachen in der Meniskusgruppe**

Arbeit 3%
Verkehr 5%
Sport 27%
Alltag 65%

Abbildung 43: Verletzungsursachen in der Meniskusgruppe

Die durch sportliche Aktivitäten verursachten Knorpel- und Meniskusverletzungen dieser Untersuchung gliederten sich folgendermaßen:

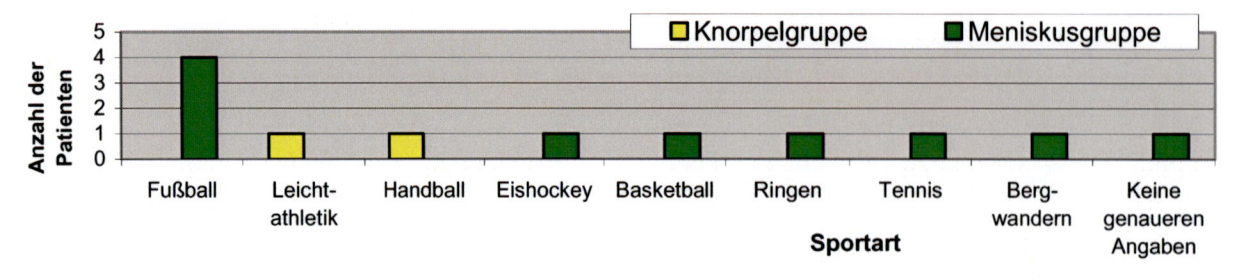

Abbildung 45: : Sportarten als Verletzungsursache (Vergleich Meniskusgruppe - Knorpelgruppe)

### 4.2.1.4 (Bein-) Seite der Kniegelenkschädigung

In beiden Patientengruppen war das rechte Kniegelenk häufiger betroffen als das linke.

**Seite der Kniegelenkschädigung in der Gruppe der Knorpelpatienten**

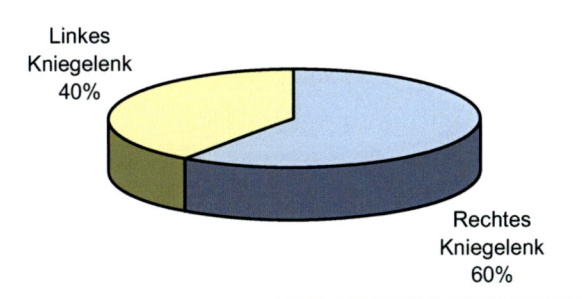

Linkes Kniegelenk 40%
Rechtes Kniegelenk 60%

Abbildung 47: Seite der Kniegelenkverletzung in der Gruppe der Knorpelpatienten

**Seite der Kniegelenkschädigung in der Gruppe der Meniskuspatienten**

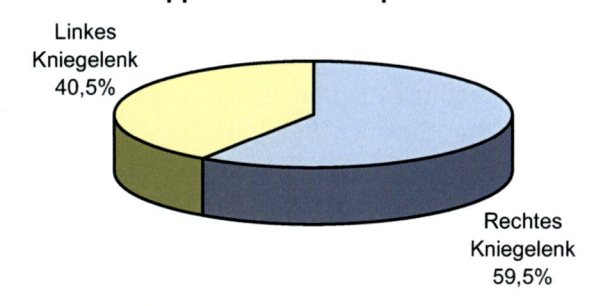

Linkes Kniegelenk 40,5%
Rechtes Kniegelenk 59,5%

Abbildung 46: Seite der Kniegelenkverletzung in der Gruppe der Meniskuspatienten

Über Symptome und Beschwerden im Kniegelenk der nicht betroffenen Gegenseite klagten in der Knorpelgruppe sehr viel mehr Patienten, nämlich 40 % (vier von zehn), als in der Meniskusgruppe, in der nur drei von 37 Patienten, also etwas mehr als 8 % der Patienten Beschwerden äußerten.

### 4.2.1.5 Bisherige Therapie

Die Patienten, die sich zur anstehenden Operation in die Orthopädische Universitätsklinik Friedrichsheim eingefunden hatten, berichteten über eine Vielzahl unterschiedlichster therapeutischer Bemühungen, um die Beschwerden am betroffenen Kniegelenk zu lindern. Am häufigsten fanden sich sowohl bei den Patienten der Knorpel- als auch bei den Patienten der Meniskusgruppe operative Voreingriffe am betroffenen Kniegelenk. Am zweithäufigsten war jeweils keine Vortherapie durchgeführt worden.

### 4.2.1.6 Aktivitätsniveau und Symptome bei Aktivität

Das Aktivitätsniveau vor dem Trauma bzw. vor der Beschwerdenzunahme war von den Patienten sowohl der Meniskus- als auch der Knorpelgruppe ähnlich eingeschätzt worden und unterschied sich statistisch nicht signifikant (Wilcoxon-Mann-Whitney-U-Test). Jeweils über 80 % der Patienten stuften ihr Aktivitätsniveau als normal ein. Die restlichen Patienten beschrieben es als fast normal.
Zum Zeitpunkt der direkt bevorstehenden Knieoperation war der Unterschied zwischen den Patientengruppen zwar immer noch nicht signifikant, trotzdem hatte sich die Einschätzung in den Patientengruppen deutlich verändert (Wilcoxon-Mann-Whitney-U-Test). Keiner der Patienten der Knorpelgruppe und nur ein Patient der Meniskusgruppe stufte sein Aktivitätsniveau zu diesem Zeitpunkt noch als normal ein.

| Aktivitätsniveau | Knorpelgruppe | | Meniskusgruppe | |
|---|---|---|---|---|
| Normal | 0 | 0 % | 1 | 2,70 % |
| Fast normal | 4 | 40 % | 13 | 35,14 % |
| Abnormal | 6 | 60 % | 16 | 43,24 % |
| Stark abnormal | 0 | 0 % | 7 | 18,92 % |
| Anzahl der Patienten | 10 | 100 % | 37 | 100 % |

Tabelle 5: Aktivitätsniveau zum Zeitpunkt der direkt bevorstehenden Operation (Vergleich Meniskusgruppe - Knorpelgruppe)

Über eine Einschränkung ihrer körperlichen Aktivität durch die Knieverletzung klagten neun von zehn Patienten der Knorpelgruppe (90 %) und 35 von 37 Patienten der Meniskusgruppe (knapp unter 95 %) (siehe hierzu auch Tabelle 59 auf Seite 281). Schmerzen bei körperlicher Aktivität wurden in der Knorpelgruppe von sechs der zehn Patienten (60 %) und in der Meniskusgruppe von 34 der 37 Patienten (fast 92 %) geäußert, wobei jeweils etwa 30 % der Patienten in den beiden Patientengruppen ihre Schmerzen in die Kategorie starke Schmerzen bei Aktivität einstuften (siehe hierzu auch Tabelle 60 auf Seite 281). Kniegelenkschwellungen durch körperliche Aktivität waren bei den Patienten der Meniskusgruppe häufiger anzutreffen als bei den Patienten der Knorpelgruppe. 28 von 37 Patienten der Meniskusgruppe (über 75 %) beschrieben Schwellungen des Kniegelenks ausgelöst durch körperliche Aktivitäten, während in der Knorpelgruppe nur fünf von zehn (50 %) der Patienten solche Ereignisse beklagten (siehe hierzu auch Tabelle 61 auf Seite 281). Ein teilweises giving-way-Phänomen bei Aktivität hatten immerhin fünf von zehn Patienten der Knorpelgruppe (50 %) schon an ihrem betroffenen Kniegelenk beobachtet. Knapp über 40 % der Patienten der Meniskusgruppe (15 von 37) hatten schon einmal ein solches Wegsacken bei Aktivität bemerkt (siehe hierzu auch Tabelle 62 auf Seite 281). Ein komplettes giving-way-Phänomen während körperlicher Aktivität wurde von keinem der Patienten aus der Knorpelgruppe, aber von über 20 % der Patienten (acht von 37) aus der Meniskusgruppe geäußert (siehe hierzu auch Tabelle 63 auf Seite 281). Über Startschmerzen klagten mehr Patienten aus der Knorpel- als aus der Meniskusgruppe. 70 % der Patienten der Knorpelgruppe (sieben von zehn) standen hier fast 65 % der Patienten der Meniskusgruppe (24 von 37) gegenüber (siehe auch Tabelle 64 auf Seite 282).

Hinsichtlich der Symptome bei körperlicher Aktivität und der Einschränkung des Aktivitätsniveaus bestanden zwischen den beiden Patientengruppen keine signifikanten Unterschiede (Wilcoxon-Mann-Whitney-U-Test)

Auch der Aktivitätslevel der Teilnehmer der drei Gruppen, der das Ausmaß der sportlichen Betätigung angab, unterschied sich nicht signifikant (Kruskal-Wallis-Test).

### 4.2.1.7 Funktion des betroffenen Kniegelenks

Bei der Einschätzung der Funktion des Kniegelenks differierten die Einstufungen der Teilnehmer in den verschiedenen Gruppen deutlich.

| Funktion | Kniegesunde Kontrollgruppe | | Knorpelgruppe | | Meniskusgruppe | |
|---|---|---|---|---|---|---|
| Normal | **26** | **100 %** | **2** | **20 %** | **8** | **21,62 %** |
| Fast normal | **0** | **0 %** | **3** | **30 %** | **5** | **13,51 %** |
| Abnormal | **0** | **0 %** | **5** | **50 %** | **17** | **45,95 %** |
| Stark abnormal | **0** | **0 %** | **0** | **0 %** | **7** | **18,92 %** |
| Anzahl der Patienten | 26 | 100 % | 10 | 100 % | 37 | 100 % |

Tabelle 6: Funktion des betroffenen Kniegelenks (Vergleich kniegesunde Kontrollgruppe - Meniskusgruppe - Knorpelgruppe)

Der Funktionsunterschied des betroffenen Kniegelenks war zwischen den Patienten der Meniskusgruppe und den Personen der kniegesunden Kontrollgruppe **sehr stark signifikant (0,000000)** (Kruskal-Wallis-Test). Zwischen den Patienten der Knorpelgruppe und den kniegesunden Kontrollgruppenteilnehmern waren die Unterschiede **signifikant (0,0021)** (Kruskal-Wallis-Test). Patienten der Knorpel- und der Meniskusgruppe zeigten gegeneinander keine signifikanten Unterscheidungen (Kruskal-Wallis-Test).

Bei der subjektiven Patienteneinschätzung, wie viel Prozent das verletzte Kniegelenk im Vergleich zum Kniegelenk der Gegenseite wert wäre bzw. die Patienten mit dem verletzten Kniegelenk im Vergleich zu dem der Gegenseite tun konnten, zeigten sich signifikante Unterschiede zwischen den Gruppen.

| Vergleich zwischen verletztem und nicht betroffenem Kniegelenk in % | Kniegesunde Kontrollgruppe | | Knorpelgruppe | | Meniskusgruppe | |
|---|---|---|---|---|---|---|
| 90 - 100 % | 26 | 100,00 % | 0 | 0,00 % | 5 | 13,51 % |
| 70 - 90 % | 0 | 0,00 % | 1 | 10,00 % | 9 | 24,32 % |
| 40 - 70 % | 0 | 0,00 % | 6 | 60,00 % | 16 | 43,24 % |
| 0 - 40 % | 0 | 0,00 % | 3 | 30,00 % | 7 | 18,92 % |
| Anzahl der Patienten | 26 | 100,00 % | 10 | 100,00 % | 37 | 100 % |

Tabelle 7: Subjektive Patienteneinschätzung des Prozentwertes des verletzten Kniegelenks im Vergleich zur Gegenseite (Vergleich kniegesunde Kontrollgruppe - Knorpelgruppe - Meniskusgruppe)

Zwischen der Meniskus- und der Knorpelgruppe wurden auch hier keine signifikanten Unterschiede gefunden (Kruskal-Wallis-Test). Anders sah dies zwischen der kniegesunden Kontrollgruppe und sowohl der Meniskus- als auch der Knorpelgruppe aus. Hier waren jeweils **sehr stark signifikante Unterschiede (0,000001)** zu beobachten (Kruskal-Wallis-Test).

Länger andauernde Einklemmungserscheinungen gab keiner der Patienten der Knorpelgruppe an. Nur zwei der 37 Patienten der Meniskusgruppe (etwas mehr als 5 %) hatten Einklemmungserscheinungen bemerkt.

### 4.2.1.8 Stimmung vor der anstehenden Operation bzw. am ersten Befragungs-, Untersuchungs- und Messtermin

| Stimmung | Kniegesunde Kontrollgruppe | | Knorpelgruppe | | Meniskusgruppe | |
|---|---|---|---|---|---|---|
| Gut | 15 | 93,75 % | 2 | 20,00 % | 13 | 35,14 % |
| Mittel | 1 | 6,25 % | 5 | 50,00 % | 20 | 54,05 % |
| Schlecht | 0 | 0,00 % | 3 | 30,00 % | 4 | 10,81 % |
| Anzahl der Patienten | 16 | 100 % | 10 | 100 % | 37 | 100 % |

Tabelle 8: Stimmung vor der Operation bzw. am ersten Messtermin

Der Unterschied zwischen den Personen der kniegesunden Kontrollgruppe und denen der Meniskusgruppe war **sehr stark signifikant (0,00003)**. Auch der Unterschied zwischen den Ergebnissen der kniegesunden Kontrollgruppe und denen der Knorpelgruppe war **hochsignifikant (0,00018)** (Kruskal-Wallis-Test). Zwischen den Patientengruppen (Knorpelgruppe und Meniskusgruppe) bestanden keine signifikanten Unterschiede (Kruskal-Wallis-Test).

## 4.2.2 Klinische Untersuchung

### 4.2.2.1 Beinachse, Bandapparat, kompartimentale Befunde, Meniskustests

Die Beinachse war bei 50 % der Patienten der Knorpelgruppe (fünf von zehn) und bei über 70 % der Patienten der Meniskusgruppe (26 von 37) gerade (siehe auch Tabelle 65 auf Seite 282).

Der Morphotyp des gesamten Bandapparats der Patienten war bei den Patienten der Knorpelgruppe nur in 70 % (sieben von zehn) normal und stabil. Dies stand einem Prozentwert von über 91 % (34 von 37) der Patienten in der Meniskusgruppe gegenüber. Bei der Untersuchung des Bandapparats (Lachman-Test in 25° Knieflexion, Anschlag-Testung, totale a.p. Translation in 70° Knieflexion, hinterer Durchhang in 70° Knieflexion und Testung der medialen und lateralen Aufklappbarkeit) ergaben sich keine signifikanten Unterschiede zwischen den beiden Patientengruppen.

Das Femoropatellargelenk wurde durch Patellaklopfschmerz, Zohlen-Zeichen und/oder Patellaverschiebeschmerz untersucht. Diese Untersuchungstechniken lösten bei 70 % (sieben von zehn) der Patienten der Knorpelgruppe und im Gegensatz dazu bei nur knapp über 32 % (zwölf von 37) der Patienten der Meniskusgruppe Schmerzen aus. Diese Unterschiede zwischen den Patientengruppen waren gerade so nicht signifikant (0,079) (Wilcoxon-Mann-Whitney-U-Test) (vergleiche hierzu auch Tabelle 66 auf Seite 282).

Die kompartimentalen Befunde beim passiven Durchbewegen der betroffenen Kniegelenke zeigten im Femoropatellargelenk sehr viel häufigere Krepitationen bei den Patienten der Knorpelgruppe als bei den Patienten der Meniskusgruppe. 80 % (acht von zehn) der Patienten der Knorpelgruppe und etwas weniger als 46 % (17 von 37) der Patienten der Meniskusgruppe hatten patellofemorale Krepitationen. Dieser Unterschied war knapp nicht signifikant (0,084) (Wilcoxon-Mann-Whitney-U-Test). Bezüglich der Krepitationen im medialen und lateralen Kompartiment der betroffenen Kniegelenke unterschieden sich die Patienten der beiden Patientengruppen nicht signifikant (Wilcoxon-Mann-Whitney-U-Test).

Bei der klinischen Patientenuntersuchung wurden auch die Meniskuszeichen (= Meniskustests) überprüft, wobei stets mehrere Meniskuszeichen überprüft wurden. Die zumeist durchgeführten Meniskustests waren die Tests nach Steinmann (I und II), Apley, Payr, Böhler und die Auslösung eines Druckschmerzes in den Gelenkspalten. Es wurde eine Einteilung in klinisch sicher positiv, unsicher positiv und negativ vorgenommen. Bei zwei oder mehr positiven klinischen Meniskustests wurde der klinische Befund als sicher positiv oder eindeutig für eine Meniskusläsion eingeschätzt. Bei einem positiven Meniskuszeichen wurde dies als unsicher positiver Befund eingestuft und bei keinem positivem Meniskuszeichen galt dies als negativer klinischer Befund für eine Meniskusläsion.

| Klinische Meniskustests | Knorpelgruppe | | Meniskusgruppe | |
|---|---|---|---|---|
| Sicher positiver Befund | 5 | 50 % | 25 | 67,57 % |
| Unsicher positiver Befund | 2 | 20 % | 9 | 24,32 % |
| Negativer Befund | 3 | 30 % | 3 | 8,11 % |
| Patientenanzahl | 10 | 100 % | 37 | 100 % |

Tabelle 9: Klinische Meniskustests (Vergleich Knorpelgruppe - Meniskusgruppe)

Die Gruppen unterschieden sich hinsichtlich der Meniskuszeichen nicht signifikant voneinander (Kruskal-Wallis-Test).

### 4.2.2.2 Bewegungsumfang (Range of Motion)

| Streckung | Kniegesunde Kontrollgruppe | | | | Knorpelgruppe | | Meniskusgruppe | |
|---|---|---|---|---|---|---|---|---|
| | Rechtes Kniegelenk | Linkes Kniegelenk | Dominantes Bein | Nicht dominantes Bein | Gesundes Kniegelenk | Verletztes Kniegelenk | Gesundes Kniegelenk | Verletztes Kniegelenk |
| Durchschnittliche **Streckung** (Grad) | -0,46 ± 1,27 | -0,54 ± 1,53 | -0,54 ± 1,53 | -0,46 ± 1,27 | -0,1 ± 2,69 | 0,1 ± 3,21 | **-0,11 ± 1,02** | **1,54 ± 3,14** |
| Durchschnittliche **Beugung** (Grad) | **137,77 ± 5,29** | **139,23 ± 5,59** | **139,50 ± 5,48** | 137,50 ± 5,32 | 134,00 ± 11,97 | 130,90 ± 14,72 | **138,24 ± 7,42** | **131,62 ± 10,14** |
| Anzahl der Patienten | 26 | 26 | 26 | 26 | 10 | 10 | 37 | 37 |

Tabelle 10: Bewegungsumfang (Vergleich kniegesunde Kontrollgruppe - Meniskusgruppe - Knorpelgruppe). 0° = komplette Streckung im Kniegelenk ist möglich. Bei der Streckung bedeuten positive Zahlen ein Streckdefizit gegenüber den normal möglichen 180° zwischen Ober- und Unterschenkel; negative Zahlen gehen hier mit der Fähigkeit für eine Überstreckung des Kniegelenks einher.

### 4.2.2.2.1 Streckung

Hinsichtlich der Streckungswerte waren zwischen den einzelnen Gruppen mit dem Kruskal-Wallis-Test keine signifikanten Unterschiede zu bemerken. Verglich man zusätzlich mittels Wilcoxon-matched-pairs-Test die Streckungswerte der Patientenbeine in den einzelnen Gruppen, so war bei den Patienten der Meniskusgruppe ein **signifikanter Unterschied (0,002)** zwischen den verletzten und den Beinen der Gegenseite zu erkennen.

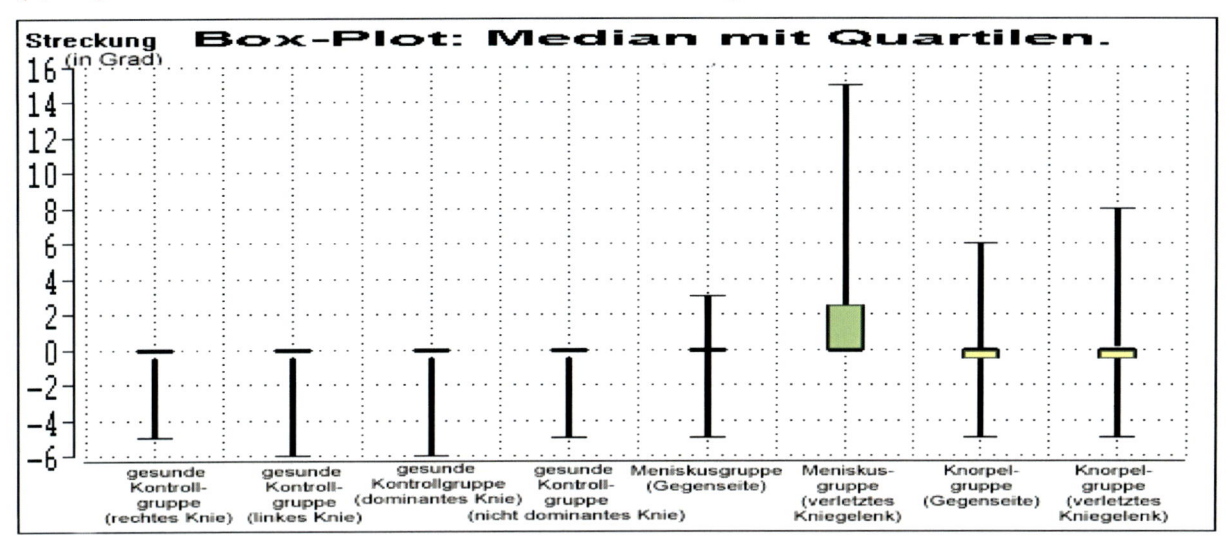

**Abbildung 48: Bewegungsumfang - Streckung (Vergleich kniegesunde Kontrollgruppe - Meniskusgruppe - Knorpelgruppe). 0° = komplette Streckung im Kniegelenk ist möglich. Positive Zahlen bedeuten ein Streckdefizit; negative Zahlen gehen hier mit der Fähigkeit für eine Überstreckung des Kniegelenks einher.**

### 4.2.2.2.2 Beugung

Die Unterschiede zwischen den Beugungswerten der verletzten Kniegelenke der Meniskusgruppe und sowohl den Beugungswerten der linken (**schwach signifikant (0,044)**) als auch der dominanten Kniegelenke der kniegesunden Kontrollgruppe (**schwach signifikant (0,027)**) waren signifikanten Ausmaßes (Kruskal-Wallis-Test). Zusätzlich war der Unterschied zwischen den beiden Beinen der Patienten in der Meniskusgruppe gerade so nicht signifikant (0,059) (Kruskal-Wallis-Test).

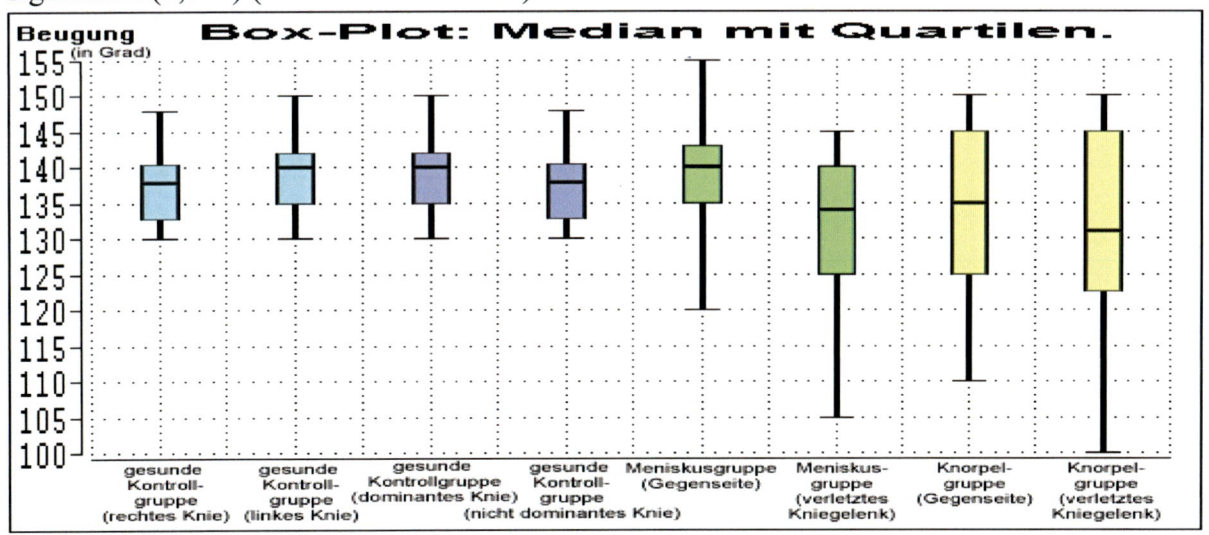

**Abbildung 49: Bewegungsumfang - Beugung (Vergleich kniegesunde Kontrollgruppe - Meniskusgruppe - Knorpelgruppe)**

Beim Vergleich der beiden Beine in den einzelnen Gruppen mittels des Wilcoxon-matched-pairs-Tests ergab sich ein **signifikanter (0,0076)** Unterschied in der kniegesunden

Kontrollgruppe zwischen linkem und rechtem Kniegelenk. In der Meniskusgruppe zeigte sich ein **hochsignifikanter Unterschied (0,0008)** zwischen beiden Beinen. Bei den Kniegelenken der Patienten in der Knorpelgruppe war bezüglich der Beugung nur ein fast signifikanter Unterschied zu beobachten (0,06).

### *4.2.2.2.3 Streckausfall*

Gemäß der IKDC- und der ICRS-Kriterien sind die Streckungswerte der Gruppen in verschiedene Kategorien eingeordnet worden:

| Streckausfall | Kniegesunde Kontrollgruppe | | Knorpelgruppe | | Meniskusgruppe | |
|---|---|---|---|---|---|---|
| < 3° | 26 | 100 % | 9 | 90 % | 28 | 75,68 % |
| 3° - 5° | 0 | 0 % | 0 | 0 % | 6 | 16,21 % |
| 6° - 10° | 0 | 0 % | 1 | 10 % | 2 | 5,41 % |
| > 10° | 0 | 0 % | 0 | 0 % | 1 | 2,70 % |
| Anzahl der Patienten | 26 | 100 % | 10 | 100 % | 37 | 100 % |

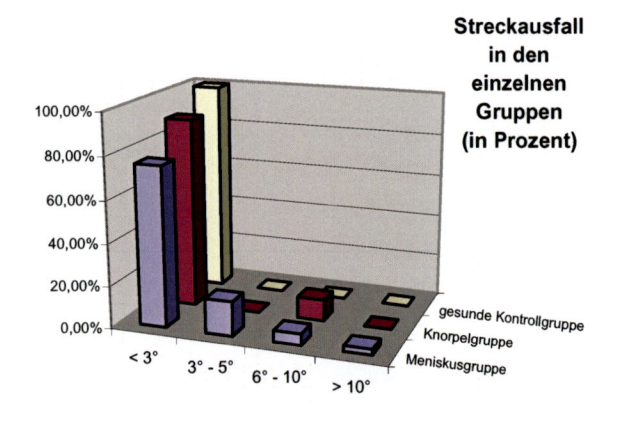

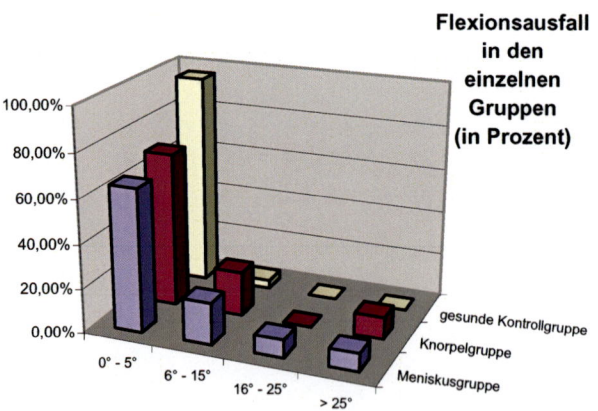

**Tabelle 11: Streckausfall (Vergleich kniegesunde Kontrollgruppe - Knorpelgruppe - Meniskusgruppe)**

Zwischen den einzelnen Gruppen bestanden hinsichtlich des Streckausfalls keine signifikanten Unterschiede (Kruskal-Wallis-Test).

### *4.2.2.2.4 Flexionsausfall*

Auch der Beugungsausfall wurde mittels der Einstufung der IKDC und der ICRS klassifiziert:

| Flexionsausfall | Kniegesunde Kontrollgruppe | | Knorpelgruppe | | Meniskusgruppe | |
|---|---|---|---|---|---|---|
| 0° - 5° | 25 | 96,15 % | 7 | 70 % | 24 | 64,86 % |
| 6° - 15° | 1 | 3,85 % | 2 | 20 % | 7 | 18,92 % |
| 16° - 25° | 0 | 0 % | 0 | 0 % | 3 | 8,11 % |
| > 25° | 0 | 0 % | 1 | 10 % | 3 | 8,11 % |
| Anzahl der Patienten | 26 | 100 % | 10 | 100 % | 37 | 100 % |

**Tabelle 12: Flexionsausfall (Vergleich kniegesunde Kontrollgruppe - Knorpelgruppe - Meniskusgruppe)**

Zwischen den Patienten der Meniskusgruppe und den kniegesunden Kontrollgruppenteilnehmern zeigte sich beim Flexionsausfall ein **schwach signifikanter Unterschied (0,03)** (Kruskal-Wallis-Test).

**Abbildung 50: Streckausfall (Vergleich kniegesunde Kontrollgruppe - Knorpelgruppe - Meniskusgruppe)**

**Abbildung 51: Flexionsausfall (Vergleich kniegesunde Kontrollgruppe - Knorpelgruppe - Meniskusgruppe)**

### 4.2.2.3 Entzündungszeichen

#### 4.2.2.3.1 Kniegelenkrötung, Kniegelenküberwärmung, Kniegelenkschwellung/ Kniegelenkerguss am Untersuchungstag (präoperativ)

Eine Kniegelenkrötung war bei keinem der Gruppenteilnehmer zu beobachten. Folglich fanden sich auch keine signifikanten Unterschiede zwischen den Gruppen (Kruskal-Wallis-Test).
Eine Überwärmung war bei 20 % der Patienten aus der Knorpelgruppe (zwei von zehn), bei 18,9 % der Patienten der Meniskusgruppe (sieben von 37) und bei keinem der Teilnehmer der kniegesunden Kontrollgruppe festzustellen. Auch bei der Überwärmung des Kniegelenks waren keine signifikanten Unterschiede zu beobachten (Kruskal-Wallis-Test).
Bezüglich der Schwellung des Kniegelenks waren die Unterschiede zwischen der kniegesunden Gruppe und den beiden Patientengruppen signifikant. Zwischen Meniskus- und kniegesunder Kontrollgruppe war der Unterschied **sehr stark signifikant (0,000010)**, zwischen Knorpel- und kniegesunder Kontrollgruppe **schwach signifikant (0,044)** (Kruskal-Wallis-Test). Ein signifikanter Unterschied zwischen den Patienten der Knorpel- und Meniskusgruppe war nicht gegeben (Kruskal-Wallis-Test).

| Kniegelenkschwellung/ Kniegelenkerguss | Kniegesunde Kontrollgruppe | | Knorpelgruppe | | Meniskusgruppe | |
|---|---|---|---|---|---|---|
| Kein Erguss/Schwellung | 26 | 100 % | 5 | 50 % | 14 | 37,84 % |
| Schwacher Erguss/Schwellung | 0 | 0 % | 4 | 40 % | 16 | 43,24 % |
| Mittlerer Erguss/Schwellung | 0 | 0 % | 1 | 10 % | 6 | 16,22 % |
| Starker Erguss/Schwellung | 0 | 0 % | 0 | 0 % | 1 | 2,70 % |
| Patientenanzahl | 26 | 100 % | 10 | 100 % | 37 | 100 % |

Tabelle 13: Kniegelenkschwellung/Kniegelenkerguss am ersten Messzeitpunkt (präoperativ) (Vergleich kniegesunde Kontrollgruppe - Knorpelgruppe - Meniskusgruppe)

### 4.2.2.4 Schmerz

Die untersuchten Personen wurden nach ihren Schmerzen in Ruhe, bei Belastungen und während der Maximalkraftmessung befragt. Um die Aussagen vergleichen zu können, wurden sie gebeten, ihre Schmerzen auf einer Skala von 0 cm (= kein Schmerz) bis 10 cm (= sehr starke zerreißende Schmerzen) einzuordnen.

#### 4.2.2.4.1 Schmerz in Ruhe

| Ruheschmerz | Kniegesunde Kontrollgruppe | | | | Knorpelgruppe | Meniskusgruppe |
|---|---|---|---|---|---|---|
| | Rechtes Kniegelenk | Linkes Kniegelenk | Kniegelenk mit größerem Ruheschmerz | Kniegelenk mit geringerem Ruheschmerz | Verletztes Kniegelenk | Verletztes Kniegelenk |
| Durchschnittlicher Ruheschmerz (cm) | 0,23 ± 1,18 | 0,13 ± 0,69 | 0,23 ± 1,18 | 0,13 ± 0,69 | 1,80 ± 2,18 | 2,54 ± 3,06 |
| Median (cm) | 0,00 | 0,00 | 0,00 | 0,00 | 1,00 | 1,00 |
| Anzahl der Patienten | 26 | 26 | 26 | 26 | 10 | 37 |

Tabelle 14: Ruheschmerz am ersten Messtermin (Vergleich kniegesunde Kontrollgruppe - Knorpelgruppe - Meniskusgruppe)

Die Unterschiede zwischen den Ruheschmerzwerten der betroffenen Kniegelenke der Patienten der Meniskusgruppe verglichen mit den Werten der rechten und der linken

Kniegelenke, den Werten der Kniegelenke mit größerem und mit geringerem Ruheschmerz der Teilnehmer der kniegesunden Kontrollgruppe waren jeweils **hochsignifikant (0,00028)** (Kruskal-Wallis-Test).

Zwischen den Werten der verletzten Beine in der Knorpelgruppe und allen Werten der kniegesunden Kontrollgruppe wurde jeweils eine Signifikanz knapp nicht erreicht (0,054) (Kruskal-Wallis-Test).

In der gesunden Kontrollgruppe waren zwischen den Ruheschmerzwerten keine signifikanten Unterschiede zu bemerken (Wilcoxon-matched-pairs-Test).

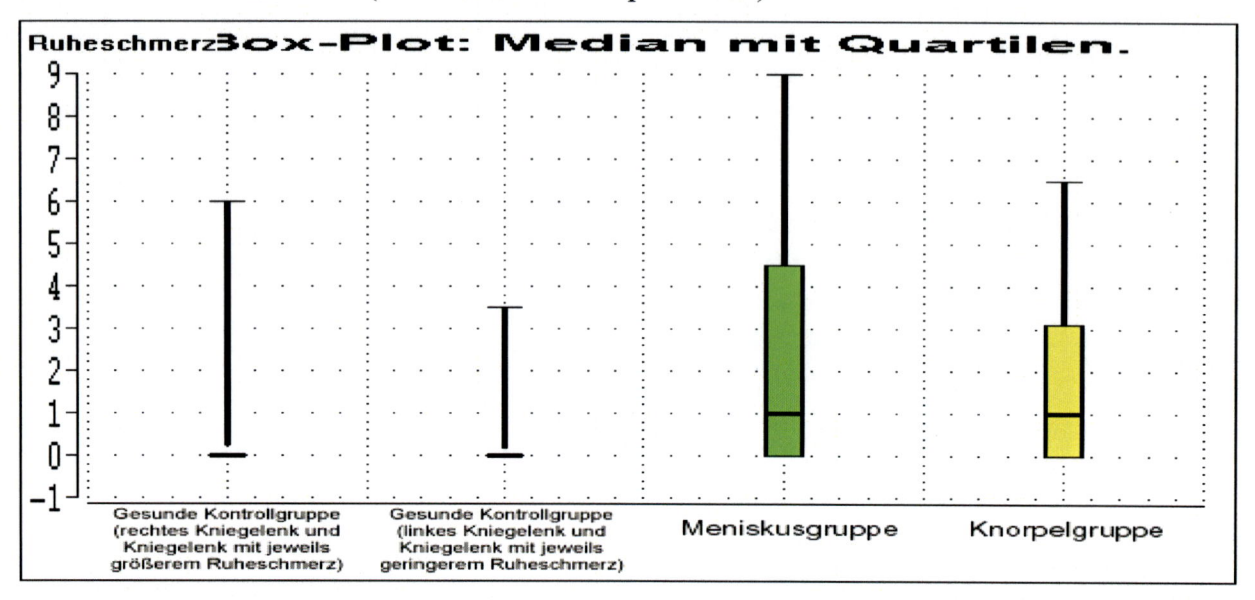

Abbildung 52: Ruheschmerz am ersten Messtermin (Vergleich kniegesunde Kontrollgruppe - Knorpelgruppe - Meniskusgruppe)

### 4.2.2.4.2 Schmerz bei Belastung

| Belastungs-schmerz | Kniegesunde Kontrollgruppe | | | | Knorpelgruppe | Meniskusgruppe |
|---|---|---|---|---|---|---|
| | Rechtes Kniegelenk | Linkes Kniegelenk | Kniegelenk mit größerem Belastungs-schmerz | Kniegelenk mit geringerem Belastungs-schmerz | Verletztes Kniegelenk | Verletztes Kniegelenk |
| Durchschnitt-licher Schmerz bei Belastung (cm) | 0,21 ± 0,78 | 0,21 ± 0,78 | 0,21 ± 0,78 | 0,21 ± 0,78 | 5,55 ± 2,41 | 5,84 ± 2,50 |
| Median (cm) | 0,00 | 0,00 | 0,00 | 0,00 | 5,25 | 6,00 |
| Anzahl der Patienten | 26 | 26 | 26 | 26 | 10 | 37 |

Tabelle 15: Belastungsschmerz am ersten Messtermin (Vergleich kniegesunde Kontrollgruppe - Knorpelgruppe - Meniskusgruppe)

Die durchschnittlichen Belastungsschmerzwerte sowohl der rechten als auch der linken Beine und der Kniegelenke mit größerem und kleinerem Belastungsschmerz in der kniegesunden Kontrollgruppe waren gleich groß.

Die Unterschiede zwischen den Belastungsschmerzwerten der Patienten der Meniskusgruppe und allen Untergruppenwerten der kniegesunden Kontrollgruppenteilnehmer waren **sehr stark signifikant (0,000000)** (Kruskal-Wallis-Test). Auch zwischen den Patienten der Knorpelgruppe und den Probanden der kniegesunden Kontrollgruppe lag ein **hochsignifikanter Unterschied (0,000039)** vor (Kruskal-Wallis-Test).

Der Unterschied im Vergleich zwischen Knorpel- und Meniskusgruppe erreichte in diesem Punkt nicht die Signifikanzgrenze (Kruskal-Wallis-Test).

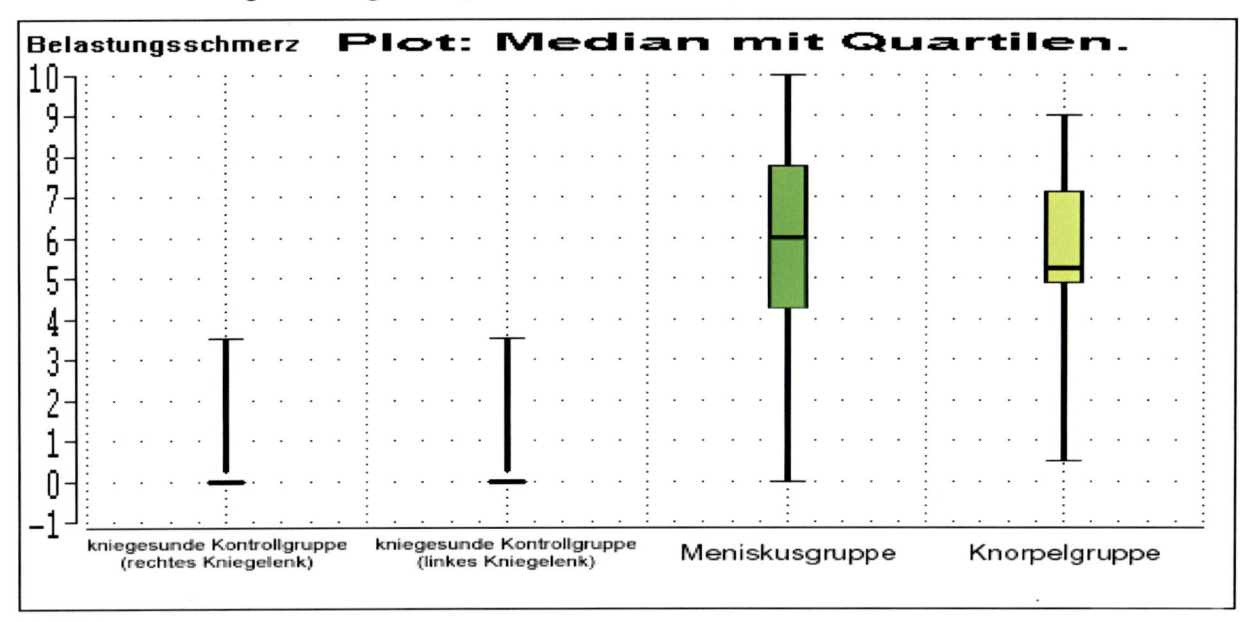

**Abbildung 53:** Belastungsschmerz am ersten Messtermin (Vergleich kniegesunde Kontrollgruppe – Meniskusgruppe - Knorpelgruppe)

### 4.2.2.4.3 Schmerz bei der Messung

| Schmerz bei der Messung | Kniegesunde Kontrollgruppe | | | | Knorpelgruppe | Meniskusgruppe |
|---|---|---|---|---|---|---|
| | Rechtes Kniegelenk | Linkes Kniegelenk | Kniegelenk mit größerem Schmerz bei Messung | Kniegelenk mit geringerem Schmerz bei Messung | Verletztes Kniegelenk | Verletztes Kniegelenk |
| Durchschnittlicher Schmerz bei der Messung (cm) | 0 ± 0 | 0 ± 0 | 0 ± 0 | 0 ± 0 | 2,00 ± 2,11 | 2,68 ± 2,71 |
| Median (cm) | 0 | 0 | 0 | 0 | 2,00 | 2,00 |
| Anzahl der Patienten | 26 | 26 | 26 | 26 | 10 | 37 |

**Tabelle 16:** Schmerz bei der Maximalkraftmessung am ersten Messtermin (Vergleich kniegesunde Kontrollgruppe - Knorpelgruppe - Meniskusgruppe)

Der Schmerz bei der isometrischen Maximalkraftmessung wurde von allen Teilnehmern der kniegesunden Kontrollgruppe jeweils bei allen Messungen mit 0 cm (= kein Schmerz verspürt) eingestuft. Damit erübrigte sich eine Suche nach einem signifikanten Unterschied zwischen rechtem und linkem Bein in der Gruppe der kniegesunden Probanden mit dem Wilcoxon-matched-pairs-Test und es waren keine Untergruppen mit größerem Messschmerz und mit geringerem Messschmerz zu differenzieren.

**Hochsignifikant (0,000025)** war demgegenüber aber der Unterschied zwischen den Werten der Teilnehmer der kniegesunden Kontrollgruppe und denen der Meniskusgruppe. Als **signifikant (0,03)** zeigte sich der Unterschied zwischen den Werten der Beine der kniegesunden Kontrollgruppe und den verletzten Beinen der Patienten der Knorpelgruppe (Kruskal-Wallis-Test).

Zwischen der Meniskusgruppe und der Knorpelgruppe bestanden bezüglich dieses Punktes keine signifikanten Unterschiede (Kruskal-Wallis-Test).

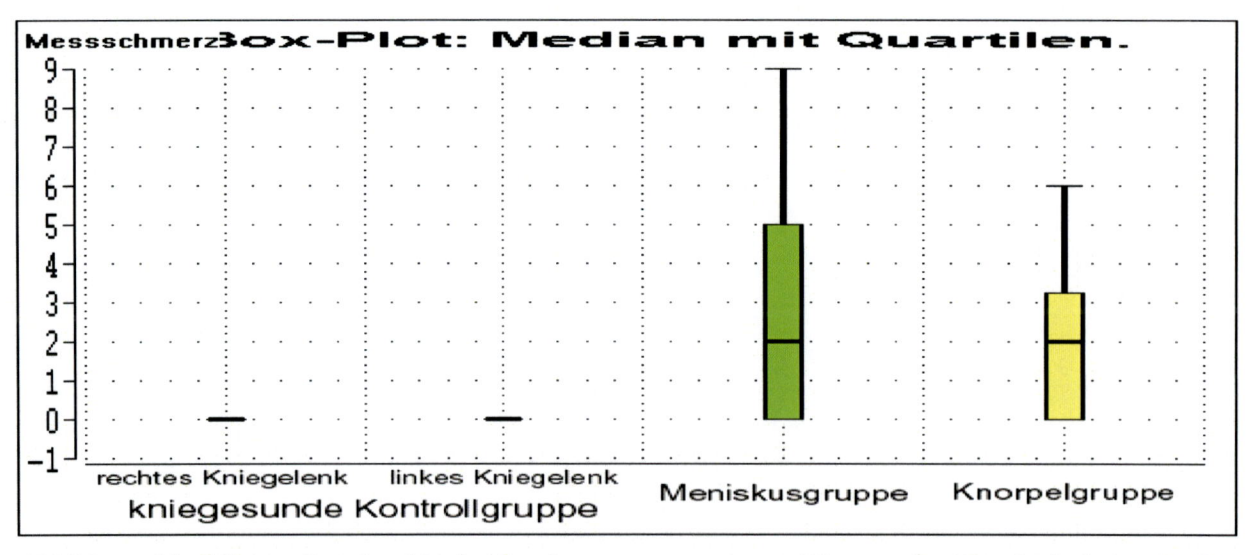

Abbildung 54: Schmerz bei der Maximalkraftmessung am ersten Messtermin (Vergleich kniegesunde Kontrollgruppe - Knorpelgruppe - Meniskusgruppe)

### 4.2.2.5 Röntgenbefunde

Die Ergebnisse der Röntgenbefunde ließen in der statistischen Auswertung weder patellofemoral, noch medial oder lateral signifikante Unterschiede zwischen den Patienten der Knorpel- und denen der Meniskusgruppe erkennen (Wilcoxon-Mann-Whitney-U-Test) (für genauere Informationen siehe Tabelle 67, Tabelle 68 und Tabelle 69 im Anhang auf den Seiten 282f.).

### 4.2.2.6 IKDC Knie-Evaluation

| IKDC Evaluation | Knorpelgruppe | | Meniskusgruppe | |
|---|---|---|---|---|
| Normal | 1 | 10 % | 0 | 0 % |
| Fast normal | 1 | 10 % | 7 | 18,92 % |
| Abnormal | 1 | 10 % | 9 | 24,32 % |
| Stark abnormal | 7 | 70 % | 21 | 56,76 % |
| Anzahl der Patienten | 10 | 100 % | 37 | 100 % |

Tabelle 17: IKDC Knie-Evaluation (Vergleich Knorpelgruppe - Meniskusgruppe)

Nach Auswertung der Ergebnisse der Patientengruppen war zu beobachten, dass unter den Patienten der Knorpelgruppe prozentual mehr betroffene Knie als stark abnormal eingestuft wurden als bei den Patienten der Meniskusgruppe. Die Unterschiede zwischen den Patientengruppen waren nicht signifikant (Wilcoxon-Mann-Whitney-U-Test).

### 4.2.2.7 ICRS Knorpel Standard Knie-Evaluation

| ICRS Evaluation | Knorpelgruppe | | Meniskusgruppe | |
|---|---|---|---|---|
| Normal | 1 | 10 % | 0 | 0 % |
| Fast normal | 2 | 20 % | 7 | 18,92 % |
| Abnormal | 0 | 0 % | 10 | 27,03 % |
| Stark abnormal | 7 | 70 % | 20 | 54,05 % |
| Anzahl der Patienten | 10 | 100 % | 37 | 100 % |

Tabelle 18: ICRS-Knie-Evaluation (Vergleich Knorpelgruppe - Meniskusgruppe)

Auch nach der ICRS-Knorpel Standard Knie-Evaluation waren prozentual mehr betroffene Kniegelenke der Patienten der Knorpelgruppe in die Kategorie „stark abnormal" eingestuft worden als bei den Patienten der Meniskusgruppe. Signifikante Unterschiede zeichneten sich aber auch hier nicht ab (Wilcoxon-Mann-Whitney-U-Test).

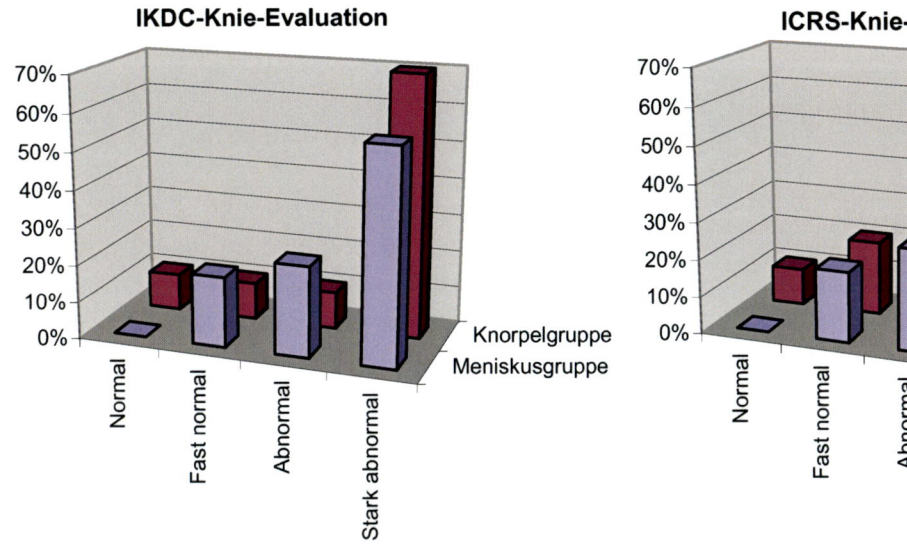

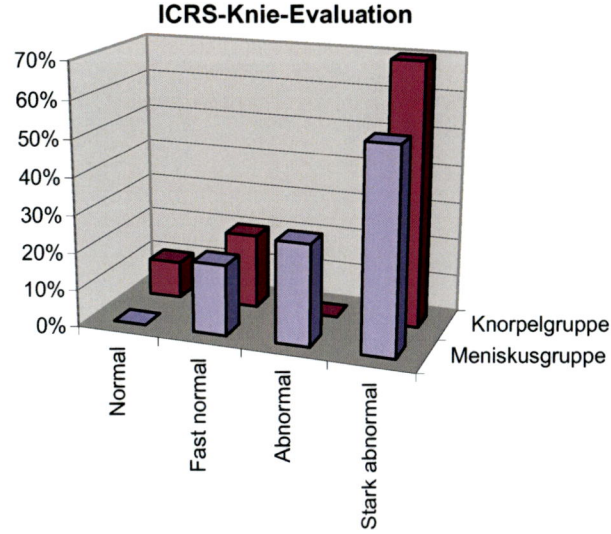

**Abbildung 55: IKDC Knie-Evaluation (Vergleich Knorpelgruppe - Meniskusgruppe)**

**Abbildung 56: ICRS-Knie-Evaluation (Vergleich Knorpelgruppe - Meniskusgruppe)**

### 4.2.3 Laborparameter

| Ausgesuchte Laborparameter (präoperativ) | Knorpelgruppe | Meniskusgruppe |
|---|---|---|
| Durchschnittlicher Wert der **Blutkörperchensenkungsgeschwindigkeit (BKS, BSG)** (mm/h) (Referenzbereich: 1 - 20 mm/h) | 5 ± 5,56 | 5,94 ± 5,33 |
| Durchschnittlicher Wert des **C-reaktiven Proteins (CRP)** (mg/dl) (Referenzbereich: 0 - 0,5 mg/dl) | 0,26 ± 0,37 | 0,29 ± 0,21 |
| Durchschnittlicher Wert der **Glutamat-Oxalacetat-Transaminase (GOT)** (U/l) (Referenzbereich: 0 - 29 U/l) | 23,2 ± 7,70 | 19,24 ± 6,26 |
| Durchschnittlicher Wert der **Glutamat-Pyruvat-Transaminase (GPT)** (U/l) (Referenzbereich: 0 - 30 U/l) | 45,4 ± 9,88 | 42,43 ± 14,49 |
| Durchschnittlicher Wert der **γ-Glutamyl-Transpeptidase (γ-GT)** (U/l) (Referenzbereich: 4 - 30 U/l) | 32,7 ± 20,61 | 41,68 ± 54,04 |
| Anzahl der Patienten | 10 | 37 |

**Tabelle 19: Ausgesuchte Laborparameter der letzten Tage vor der Operation (Vergleich Knorpelgruppe - Meniskusgruppe)**

Es bestanden bei den untersuchten und aufgeführten Laborparametern keine signifikanten Unterschiede zwischen den Patientengruppen (Kruskal-Wallis-Test).

### 4.2.4 Operation

Intraoperativ wurden bei den Patienten der Meniskusgruppe die in Abbildung 57 dargestellten Meniskuseingriffe durchgeführt.

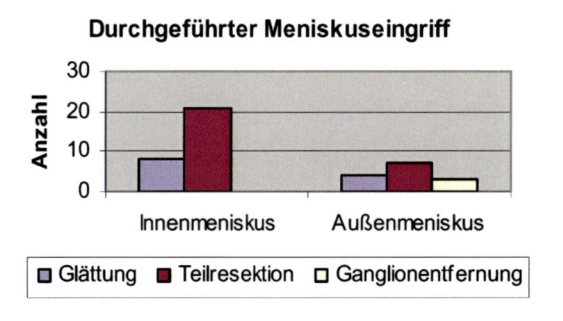

**Abbildung 57: Durchgeführte Eingriffe am Meniskus**

Der während der Operation vorgefundene höchstgradigste Knorpelschaden lag im Durchschnitt bei den Patienten der Knorpelgruppe höher als bei denen der Meniskusgruppe.

| Höchstgradiger intraoperativ vorgefundener Knorpelschaden | Knorpelgruppe | Meniskusgruppe |
|---|---|---|
| Durchschnittlicher höchstgradigster Knorpelschaden (Grad) | 2,90 ± 1,10 | 2,23 ± 1,44 |
| Median | 3 | 2,5 |
| Anzahl der Patienten | 10 | 37 |

**Tabelle 20: Höchstgradigster Knorpelschaden in den Patientengruppen (Vergleich Knorpelgruppe - Meniskusgruppe) (siehe hierzu auch Tabelle 70 im Anhang auf der Seite 283)**

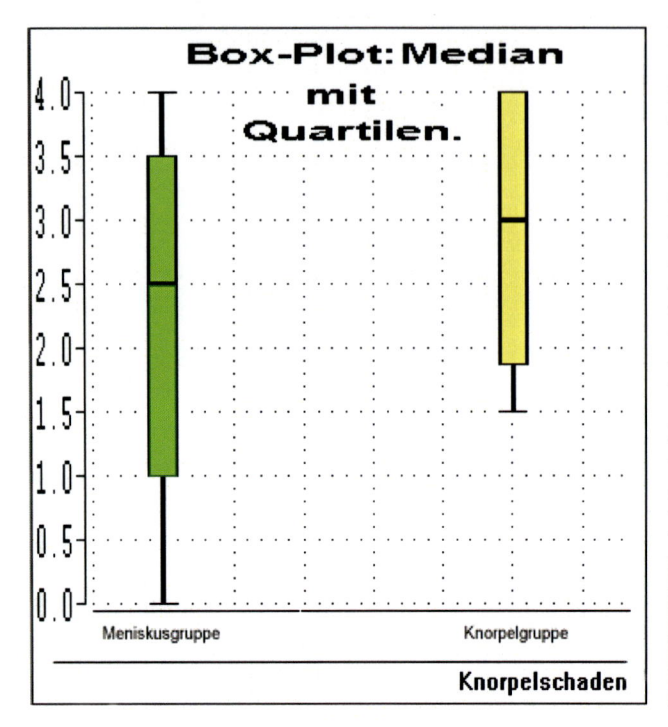

Der Unterschied zwischen den höchstgradigsten Knorpeldefekten am operierten Kniegelenk zwischen beiden Patientengruppen war nicht signifikant (Wilcoxon-Mann-Whitney-U-Test).

Freie Gelenkkörper fanden sich intraoperativ bei 10 % (einer von zehn) der Patienten der Knorpelgruppe und bei knapp über 8 % (drei von 37) der operierten Kniegelenke der Patienten der Meniskusgruppe. Eine Synovialitis wurde bei keinem der Patienten der Knorpelgruppe, aber bei zehn der 37 Patienten der Meniskusgruppe beschrieben (27,03 %).

**Abbildung 58: Höchstgradigster Knorpelschaden in der Knorpel- und in der Meniskusgruppe (Box-Plot: Median und Quartilen)**

### 4.2.5 Nachbehandlung

#### 4.2.5.1 Zeiträume der geplanten Teilbelastung bis zur ersten Vollbelastung und Dauer des Aufenthalts im Krankenhaus

|  | Knorpelgruppe | Meniskusgruppe |
|---|---|---|
| Durchschnittlicher Zeitraum der verordneten (und angestrebten) Teilbelastung (Tage) | 11 ± 12,08 | 9,24 ± 12,83 |
| Durchschnittlicher Zeitraum im Krankenhaus nach der Operation (Tage) | 3,20 ± 2,25 | 3,57 ± 3,77 |
| Durchschnittlicher Zeitraum im Krankenhaus insgesamt (Tage) | 6,30 ± 2,31 | 6,16 ± 4,17 |
| Anzahl der Patienten | 10 | 37 |

**Tabelle 21: Zeitraum der verordneten (angestrebten) Teilbelastung und Dauer des Krankenhausaufenthalts**

In keinem dieser Punkte ließ sich ein statistisch signifikanter Unterschied zwischen den Gruppen errechnen (Wilcoxon-Mann-Whitney-U-Test).

### 4.2.6 Beinumfangsmessungen

| Beinumfänge | Kniegesunde Kontrollgruppe | | | | Knorpelgruppe | | Meniskusgruppe | |
|---|---|---|---|---|---|---|---|---|
| Seite | Rechtes Bein | Linkes Bein | Dominantes Bein | Nicht dominantes Bein | Nicht betroffenes Bein | Verletztes Bein | Nicht betroffenes Bein | Verletztes Bein |
| Durchschnittlicher Beinumfang **in Höhe des Kniegelenkspalts** (in cm) | **37,41 ± 2,71** | **37,29 ± 2,41** | **37,65 ± 2,50** | **37,05 ± 2,59** | 39,56 ± 3,11 | 40,14 ± 3,32 | **39,17 ± 2,22** | **40,20 ± 2,46** |
| Durchschnittlicher Beinumfang am Oberschenkel **20 cm über dem Kniegelenkspalt** (in cm) | 52,16 ± 4,21 | 52,08 ± 4,31 | 52,61 ± 4,23 | 51,63 ± 4,24 | 54,40 ± 3,64 | 54,34 ± 4,25 | 51,96 ± 4,30 | 51,55 ± 3,83 |
| Durchschnittlicher Beinumfang am Oberschenkel **10 cm über dem Kniegelenkspalt** (in cm) | **44,45 ± 2,95** | **43,99 ± 3,43** | 44,70 ± 3,14 | 43,75 ± 3,20 | 45,92 ± 3,49 | 45,68 ± 4,08 | 44,56 ± 3,99 | 44,37 ± 4,15 |
| Durchschnittlicher Beinumfang am Unterschenkel **10 cm unter dem Kniegelenkspalt** (in cm) | 36,29 ± 3,06 | 36,02 ± 2,76 | 36,60 ± 2,85 | **35,70 ± 2,91** | **38,56 ± 3,93** | 38,15 ± 4,18 | **37,68 ± 3,18** | **37,40 ± 3,22** |
| Durchschnittlicher **größter Beinumfang am Unterschenkel** (in cm) | 37,73 ± 3,14 | 37,57 ± 3,06 | 37,94 ± 3,15 | 37,35 ± 3,02 | 39,88 ± 3,82 | 39,62 ± 3,79 | 39,00 ± 3,53 | 38,85 ± 3,38 |
| Anzahl der Patienten | 26 | 26 | 26 | 26 | 10 | 10 | 37 | 37 |

Tabelle 22: Beinumfänge (Vergleich kniegesunde Kontrollgruppe - Knorpelgruppe - Meniskusgruppe)

#### 4.2.6.1 Beinumfänge in Höhe des Kniegelenkspalts

Es waren jeweils **schwach signifikante** Unterschiede zwischen sowohl den Werten der rechten **(0,003)** als auch denen der linken **(0,001)** Beine der kniegesunden Kontrollgruppenteilnehmer im Vergleich zu den verletzten Beinen der Patienten der Meniskusgruppe zu erkennen (Kruskal-Wallis-Test). Auch die Unterschiede zwischen den dominanten Beinen der kniegesunden Kontrollgruppe und den verletzten Beinen der Meniskusgruppe waren **signifikant (0,006)**. Die Unterschiede zwischen den nicht dominanten Beinen der kniegesunden Kontrollgruppe und den verletzten Beinen der Meniskusgruppe waren sogar **hochsignifikant (0,0004)** (Kruskal-Wallis-Test). Ein fast signifikanter Unterschied (0,08) war zwischen den nicht dominanten Beinen der kniegesunden Kontrollgruppenteilnehmer und den verletzten Beinen der Patienten der Knorpelgruppe auszumachen (Kruskal-Wallis-Test).

Verglich man nochmals die Werte der beiden Beine in den einzelnen Gruppen mittels Wilcoxon-matched-pairs-Test, zeigte sich in der Meniskusgruppe eine **sehr starke Signifikanz (0,000000)** zwischen den Beinen der Gegenseite und den verletzten Beinen (Wilcoxon-matched-pairs-Test).

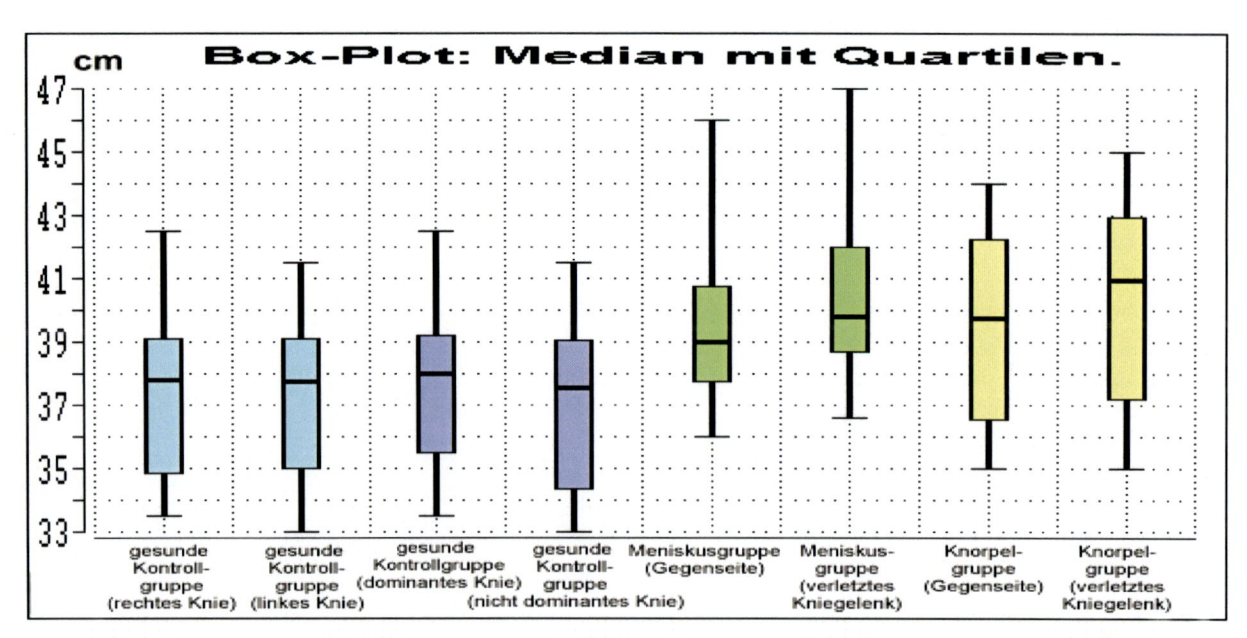

**Abbildung 59: Beinumfänge in Höhe des Kniegelenkspalts (Vergleich kniegesunde Kontrollgruppe - Knorpelgruppe - Meniskusgruppe)**

### 4.2.6.2 Beinumfänge am Oberschenkel 20 cm über dem Kniegelenkspalt

Es waren keine signifikanten Unterschiede zwischen den Gruppen hinsichtlich der Beinumfänge 20 cm über dem Kniegelenkspalt festzustellen (Kruskal-Wallis-Test). Betrachtete man nun nochmals mittels des Wilcoxon-matched-pairs-Tests den Unterschied in den Gruppen zwischen den Beinen, so war in der Meniskusgruppe zwischen den Beinen der Gegenseite und den verletzten gerade so keine Signifikanz (0,059) auszumachen.

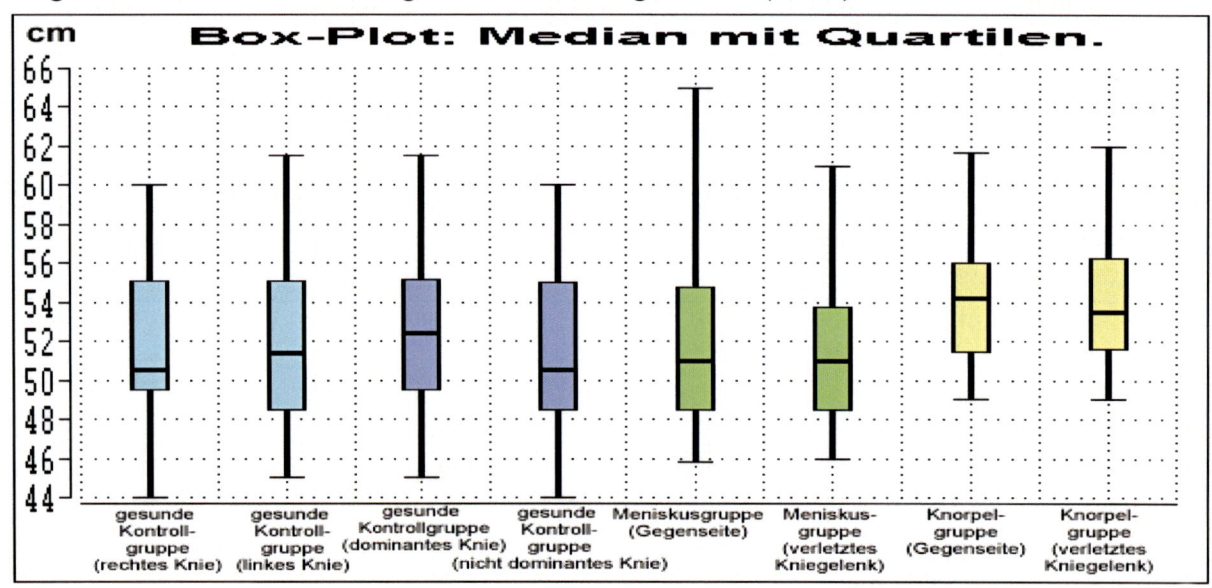

**Abbildung 60: Beinumfang am Oberschenkel 20 cm oberhalb des Kniegelenkspalts (Vergleich kniegesunde Kontrollgruppe - Knorpelgruppe - Meniskusgruppe)**

### 4.2.6.3 Beinumfänge am Oberschenkel 10 cm über dem Kniegelenkspalt

Es waren diesbezüglich keine signifikanten Unterschiede zwischen den Gruppen zu beobachten (Kruskal-Wallis-Test).
Der Vergleich zwischen den Beinen in den jeweiligen Gruppen ließ nur in der kniegesunden Kontrollgruppe einen **schwach signifikanten Unterschied (0,035)** zwischen rechtem und linkem Bein erkennen (Wilcoxon-matched-pairs-Test).

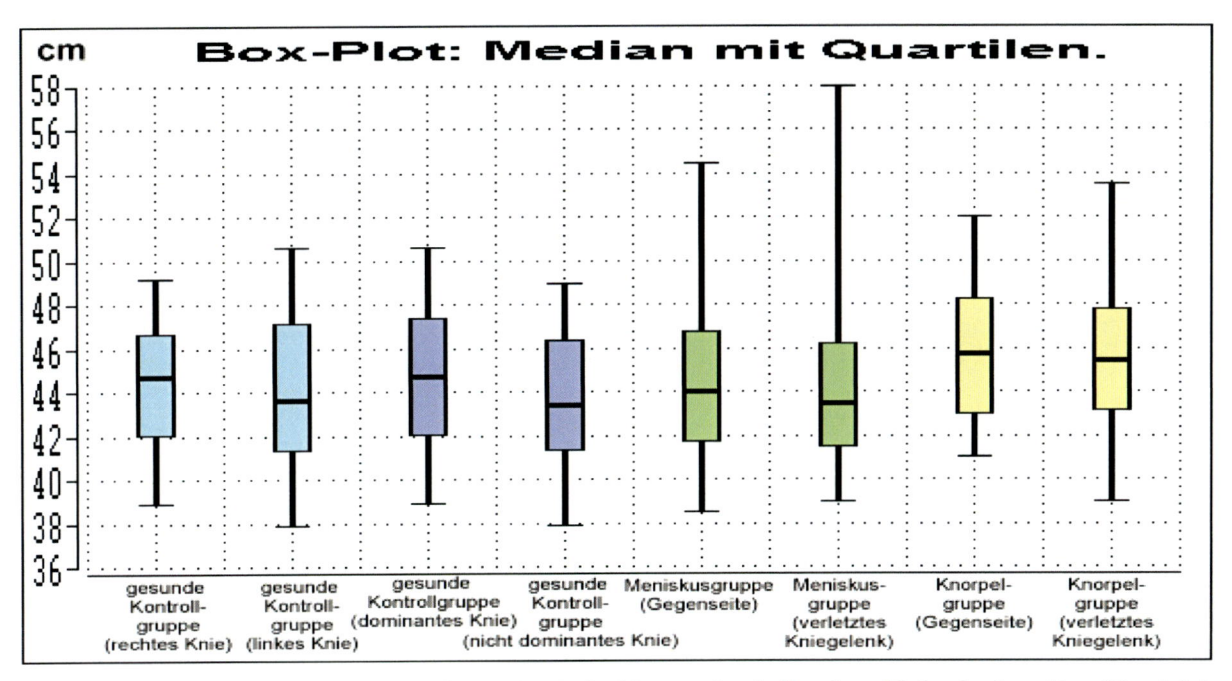

**Abbildung 61:** Beinumfang am Oberschenkel 10 cm oberhalb des Kniegelenkspalts (Vergleich kniegesunde Kontrollgruppe - Knorpelgruppe - Meniskusgruppe)

### 4.2.6.4 Beinumfänge am Unterschenkel 10 cm unter dem Kniegelenkspalt

Ein **schwach signifikanter Unterschied (0,029)** war zwischen den Werten der nicht dominanten Beine der kniegesunden Kontrollgruppe und den Beinen der Gegenseite aus der Knorpelgruppe zu beobachten (Kruskal-Wallis-Test). Zwischen den Werten der verletzten Beine der Knorpelgruppe und den Werten der nicht dominanten Beine der kniegesunden Kontrollgruppenteilnehmer war gerade so keine Signifikanz (0,055) festzustellen (Kruskal-Wallis-Test).

Der Vergleich innerhalb der Gruppen mittels Wilcoxon-matched-pairs-Test ergab eine **schwache Signifikanz (0,019)** zwischen den Beinen der Gegenseite und den verletzten Beinen in der Meniskusgruppe.

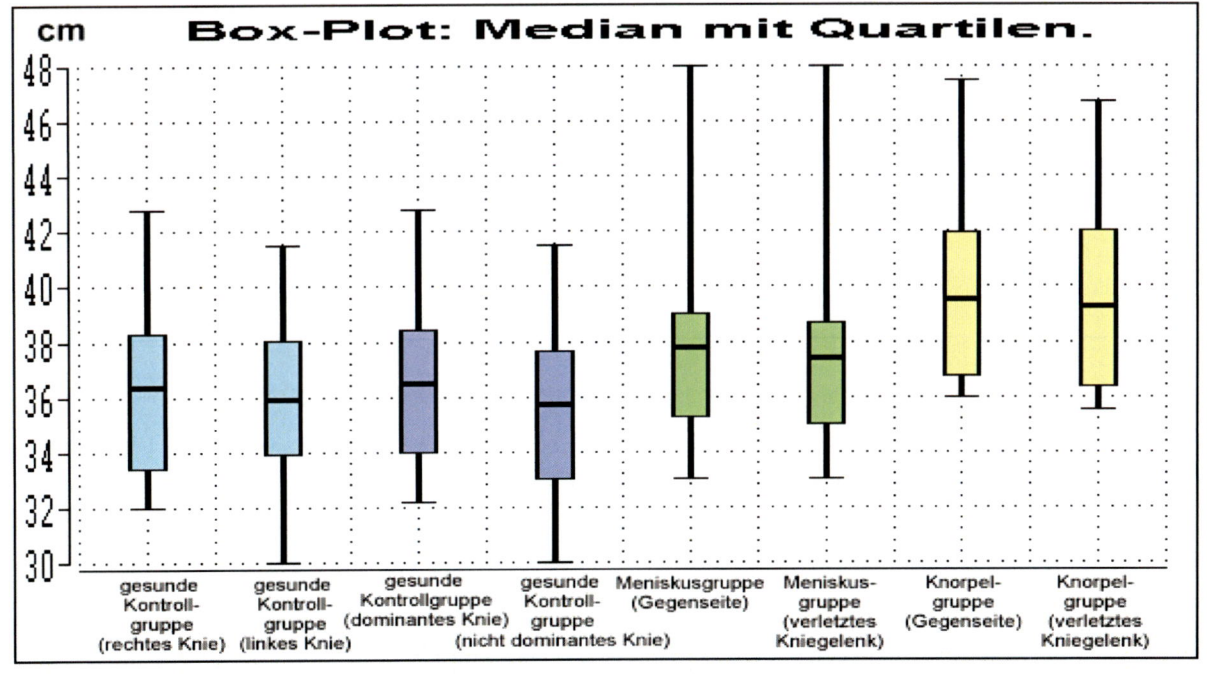

**Abbildung 62:** Beinumfang am Unterschenkel 10 cm unterhalb des Kniegelenkspalts (Vergleich kniegesunde Kontrollgruppe - Knorpelgruppe - Meniskusgruppe)

#### 4.2.6.5 Größter Umfang am Unterschenkel

Es bestanden keine signifikanten Unterschiede zwischen und in den drei Gruppen (Kruskal-Wallis-Test und Wilcoxon-matched-pairs-Test).

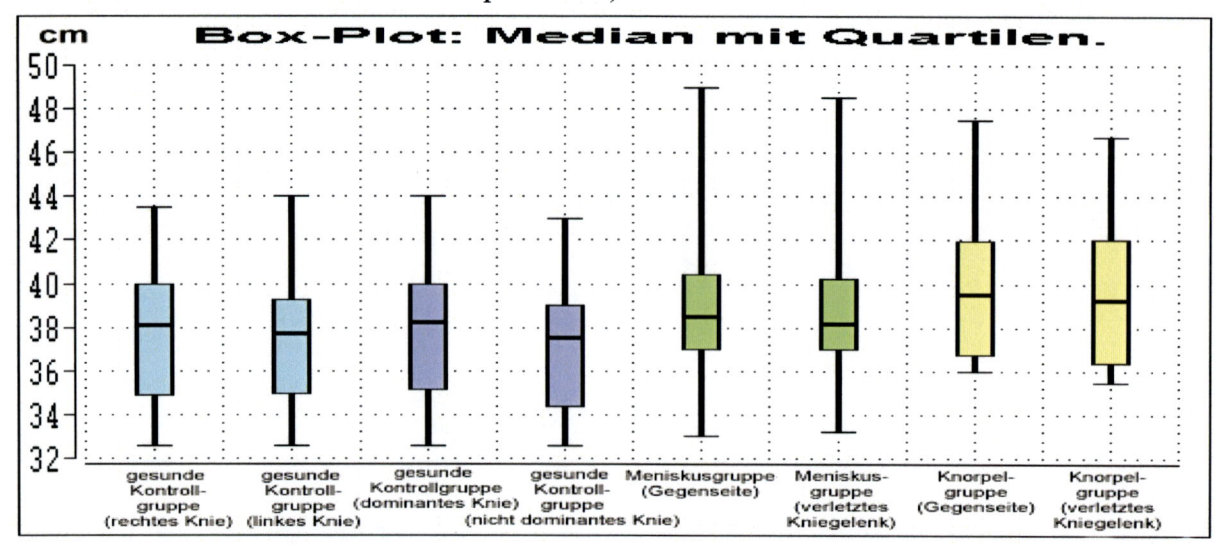

**Abbildung 63:** Größter Umfang am Unterschenkel (Vergleich kniegesunde Kontrollgruppe - Knorpelgruppe - Meniskusgruppe)

### 4.2.7 EMG-Werte

#### 4.2.7.1 Maximale EMG-3 s-Durchschnittswerte bei isometrischem Maximalkrafttest in 60° Kniebeugung

| Seite | Kniegesunde Kontrollgruppe | | | | Knorpelgruppe | | Meniskusgruppe | |
|---|---|---|---|---|---|---|---|---|
| | Rechtes Bein | Linkes Bein | Dominantes Bein | Nicht dominantes Bein | Nicht betroffenes Bein | Verletztes Bein | Nicht betroffenes Bein | Verletztes Bein |
| Durchschnitt der max. 3 s-Durchschnitts-EMG-Werte des **M. rectus femoris** (in 60°) (in µV) | **179,59 ± 133,54** | **195,60 ± 152,45** | **209,19 ± 153,49** | **156,64 ± 133,22** | 145,98 ± 102,42 | 134,82 ± 100,05 | **108,37 ± 81,94** | **72,25 ± 55,49** |
| Durchschnitt der max. 3 s-Durchschnitts-EMG-Werte des **M. vastus lateralis** (in 60°) (in µV) | 109,25 ± 63,50 | 121,67 ± 69,47 | **130,23 ± 68,09** | 100,69 ± 61,97 | **144,47 ± 112,67** | **105,21 ± 69,64** | **99,28 ± 60,91** | **78,41 ± 64,03** |
| Durchschnitt der max. 3 s-Durchschnitts-EMG-Werte des **M. vastus medialis** (in 60°) (in µV) | **120,43 ± 73,96** | **130,03 ± 69,17** | **138,40 ± 71,30** | **112,06 ± 69,64** | 86,95 ± 50,44 | 75,68 ± 42,26 | **78,28 ± 43,06** | **66,77 ± 57,17** |
| Durchschnitt der max. 3 s-Durchschnitts-EMG-Werte des **M. biceps femoris** (in 60°) (in µV) | 21,18 ± 12,57 | 25,07 ± 12,75 | 28,29 ± 13,18 | 17,95 ± 9,90 | 50,61 ± 76,71 | 38,23 ± 44,97 | 26,32 ± 17,94 | 30,24 ± 45,81 |
| Anzahl der Patienten | 16 | 16 | 16 | 16 | 10 | 10 | 37 | 37 |

**Tabelle 23:** Maximale EMG-3 s-Durchschnittswerte der Oberschenkelmuskulatur bei dem isometrischen Maximalkrafttest in 60° Kniebeugung (Vergleich kniegesunde Kontrollgruppe - Knorpelgruppe - Meniskusgruppe)

### 4.2.7.1.1 Maximale 3 s-Durchschnitts-EMG-Werte des M. rectus femoris in 60° Kniebeugung

Es waren Signifikanzen zwischen den EMG-Werten der verletzten Beine der Meniskuspatienten sowohl im Vergleich zu den rechten Beinen der kniegesunden Kontrollgruppenteilnehmer (signifikanter Unterschied (0,0014)) als auch zu den linken Beinen der kniegesunden Kontrollgruppenteilnehmer (sehr stark signifikant (0,000055)) zu beobachten (Kruskal-Wallis-Test). Teilte man die Werte der kniegesunden Kontrollgruppenteilnehmer in dominante und nicht dominante Untergruppen, war der Unterschied zwischen dominanten und verletzten Beinen der Meniskuspatienten sehr stark signifikant (0,000016) und der Unterschied zwischen den nicht dominanten Beinen der Kniegesunden und den verletzten Beinen der Meniskuspatienten signifikant (0,0040) (Kruskal-Wallis-Test).

Zusätzlich war sowohl der Unterschied zwischen den nicht zu behandelnden Beinen der Meniskuspatienten (Gegenseite) und den linken Beinen der kniegesunden Kontrollgruppenteilnehmer schwach signifikant (0,035) als auch der Unterschied der EMG-Werte der nicht zu behandelnden Beine der Meniskuspatienten zu den dominanten Beinen der kniegesunden Kontrollgruppenteilnehmer schwach signifikant (0,014) (Kruskal-Wallis-Test).

Betrachtete man mittels des Wilcoxon-matched-pairs-Tests die statistischen Unterschiede zwischen den Aktivitätswerten der Beine in den einzelnen Gruppen, war nur der Unterschied zwischen den verletzten Beinen und den Beinen der Gegenseite in der Meniskusgruppe signifikant (hochsignifikant (0,000019)).

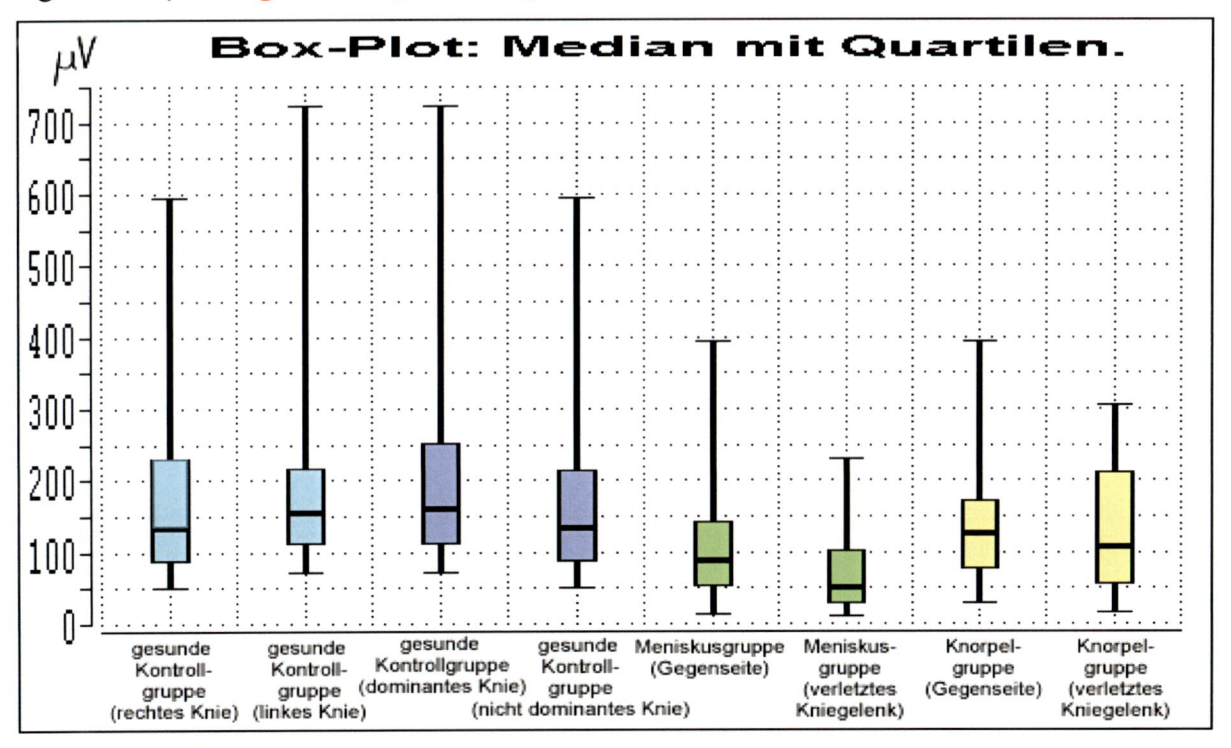

**Abbildung 64:** Maximale EMG-3 s-Durchschnittswerte des M. rectus femoris bei dem isometrischen Maximalkrafttest in 60° Kniebeugung (Vergleich kniegesunde Kontrollgruppe - Knorpelgruppe - Meniskusgruppe)

### 4.2.7.1.2 Maximale 3 s-Durchschnitts-EMG-Werte des M. vastus lateralis in 60° Kniebeugung

Bei den EMG-Werten des M. vastus lateralis während des Maximalkrafttests in 60° Kniebeugung unterschieden sich nur die Werte der verletzten Beine der Meniskusgruppe

**schwach signifikant (0,02)** von denen der dominanten Beine der kniegesunden Kontrollgruppenteilnehmer (Kruskal-Wallis-Test).

Mittels des Wilcoxon-matched-pairs-Tests wurden in den einzelnen Gruppen die Beine miteinander statistisch verglichen. In der kniegesunden Kontrollgruppe waren keine signifikanten Unterschiede zwischen den rechten und den linken Beinen festzustellen. **Signifikant (0,003)** unterschieden sich die Werte der verletzten Beine im Vergleich zu den Beinen der Gegenseite in der Meniskusgruppe. Demgegenüber war der Unterschied in der Knorpelgruppe zwischen den verletzten Beinen und den Beinen der Gegenseite nur **schwach signifikant (0,027)** (Wilcoxon-matched-pairs-Test).

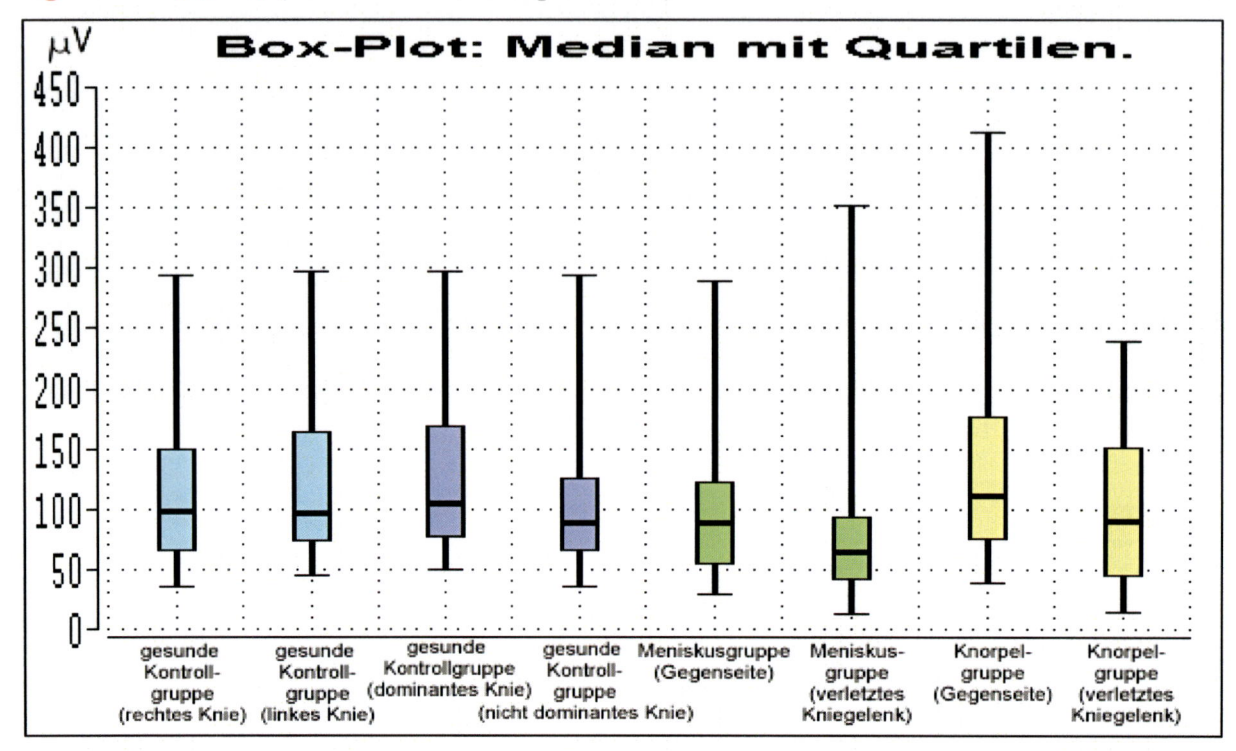

**Abbildung 65: Maximale EMG-3 s-Durchschnittswerte des M. vastus lateralis bei dem isometrischen Maximalkrafttest in 60° Kniebeugung (Vergleich kniegesunde Kontrollgruppe - Knorpelgruppe - Meniskusgruppe)**

### 4.2.7.1.3 Maximale 3 s-Durchschnitts-EMG-Werte des M. vastus medialis in 60° Kniebeugung

Signifikanzen waren zwischen den Werten der verletzten Beine der Meniskuspatienten und sowohl den dominanten Beinen der kniegesunden Kontrollgruppe (**hochsignifikant (0,0004)**) als auch den nicht dominanten Beinen der kniegesunden Kontrollgruppe (**schwach signifikant (0,049)**) wahrzunehmen (Kruskal-Wallis-Test). Aber auch zwischen den nicht zu behandelnden Beinen der Meniskuspatienten und den dominanten Beinen der kniegesunden Kontrollgruppe waren **schwache signifikante Unterschiede (0,044)** festzustellen (Kruskal-Wallis-Test).

Auch der Vergleich zwischen den verletzten Beinen der Meniskuspatienten und sowohl den rechten (**schwach signifikant (0,016)**) als auch den linken Beinen (**signifikant (0,0018)**) der kniegesunden Kontrollgruppenteilnehmer brachte signifikante Unterschiede zum Vorschein (Kruskal-Wallis-Test).

Mittels des statistischen Wilcoxon-matched-pairs-Tests wurden auch hier in den Gruppen die Werte der beiden Beine verglichen. Signifikanzen ergaben sich nur in der Meniskusgruppe zwischen verletzten Kniegelenken und den Kniegelenken der Gegenseite (**signifikant (0,0053)**).

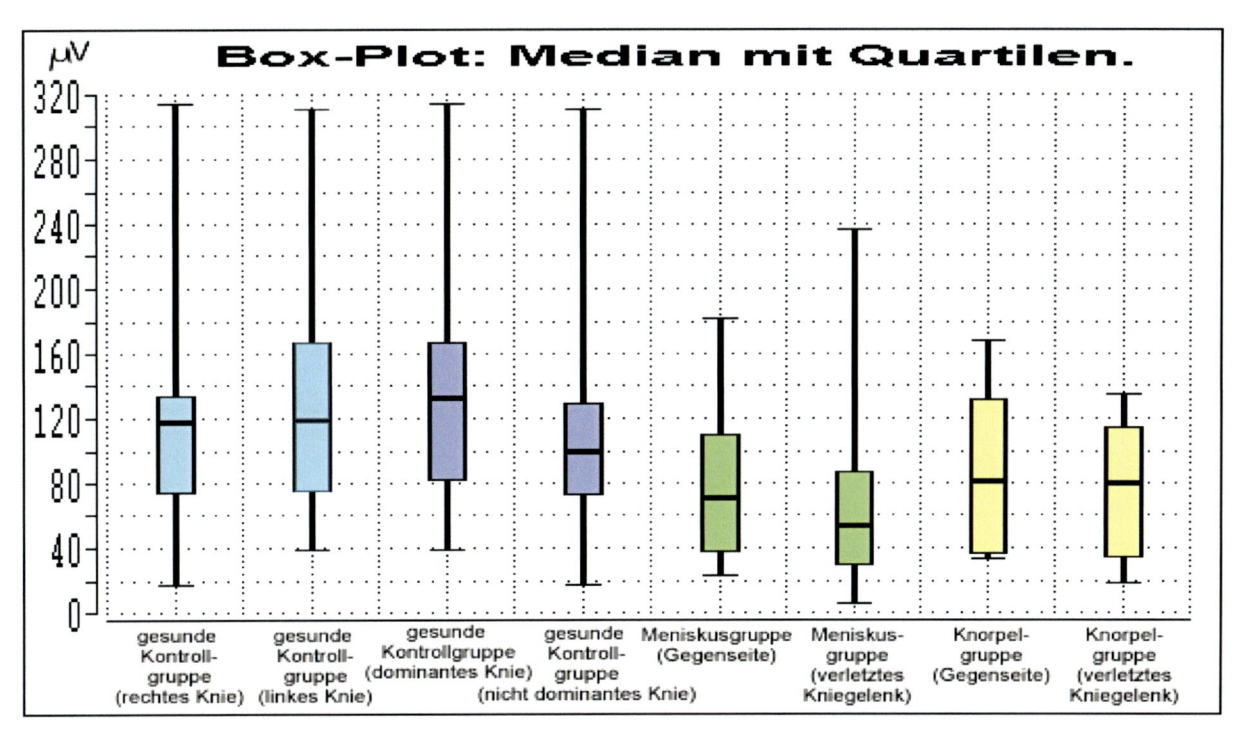

**Abbildung 66:** Maximale EMG-3 s-Durchschnittswerte des M. vastus medialis bei dem isometrischen Maximalkrafttest in 60° Kniebeugung (Vergleich kniegesunde Kontrollgruppe - Knorpelgruppe - Meniskusgruppe)

### 4.2.7.1.4 Maximale 3 s-Durchschnitts-EMG-Werte des M. biceps femoris in 60° Kniebeugung

Es fanden sich keine signifikanten Unterschiede zwischen und in den Gruppen (Kruskal-Wallis-Test und Wilcoxon-matched-pairs-Test).

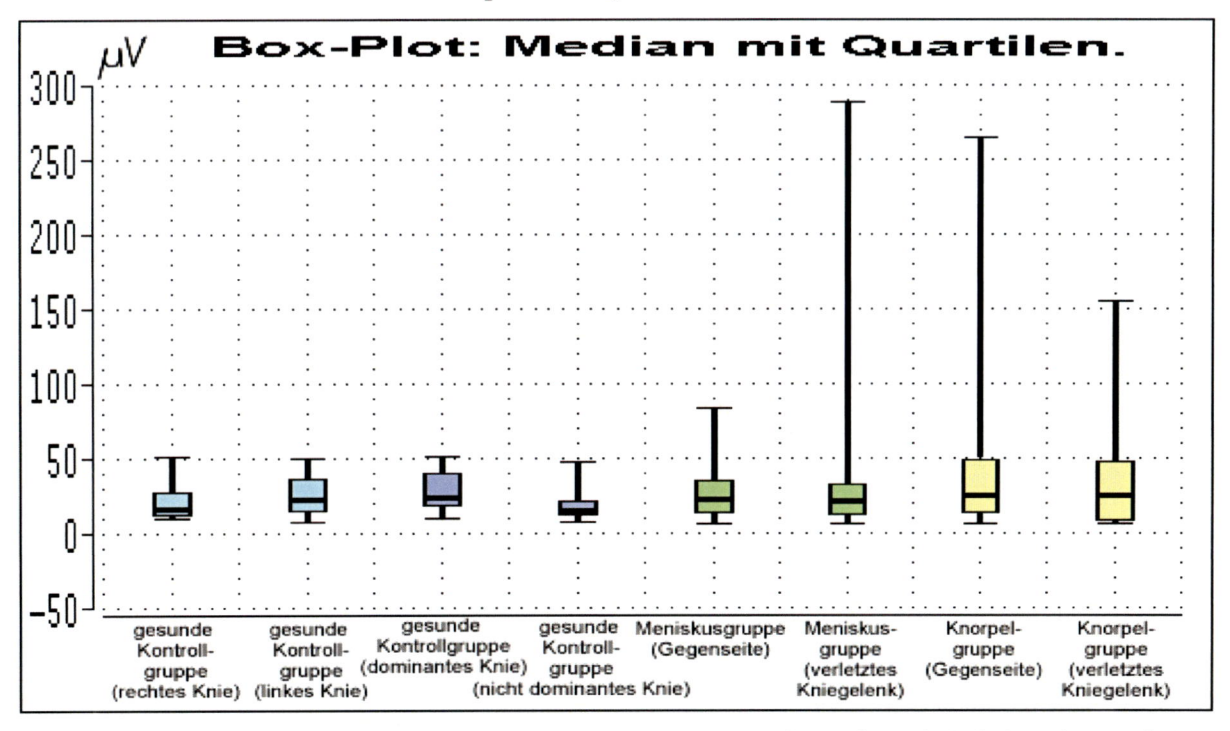

**Abbildung 67:** Maximale EMG-3 s-Durchschnittswerte des M. biceps femoris bei dem isometrischen Maximalkrafttest in 60° Kniebeugung (Vergleich kniegesunde Kontrollgruppe - Knorpelgruppe - Meniskusgruppe)

## 4.2.7.2 Maximale EMG-3 s-Durchschnittswerte bei isometrischem Maximalkrafttest in 30° Kniebeugung

| Seite | Kniegesunde Kontrollgruppe | | | | Knorpelgruppe | | Meniskusgruppe | |
|---|---|---|---|---|---|---|---|---|
| | Rechtes Bein | Linkes Bein | Dominantes Bein | Nicht dominantes Bein | Nicht betroffenes Bein | Verletztes Bein | Nicht betroffenes Bein | Verletztes Bein |
| Durchschnitt der max. 3 s-Durchschnitts-EMG-Werte des **M. rectus femoris** (in 30°) (in µV) | **164,32 ± 125,17** | **163,07 ± 132,46** | **180,74 ± 129,91** | 146,65 ± 125,38 | 144,83 ± 78,34 | 124,35 ± 81,90 | **121,28 ± 98,54** | **84,08 ± 87,78** |
| Durchschnitt der max. 3 s-Durchschnitts-EMG-Werte des **M. vastus lateralis** (in 30°) (in µV) | 116,42 ± 57,37 | 121,50 ± 64,30 | 131,04 ± 66,35 | 106,88 ± 52,22 | **146,93 ± 99,77** | **103,06 ± 60,71** | **125,12 ± 82,76** | **90,86 ± 63,28** |
| Durchschnitt der max. 3 s-Durchschnitts-EMG-Werte des **M. vastus medialis** (in 30°) (in µV) | 118,82 ± 66,04 | 112,42 ± 52,77 | **132,72 ± 65,43** | 98,52 ± 47,57 | 95,37 ± 56,25 | 83,97 ± 38,83 | **100,55 ± 72,94** | **78,53 ± 75,33** |
| Durchschnitt der max. 3 s-Durchschnitts-EMG-Werte des **M. biceps femoris** (in 30°) (in µV) | 19,26 ± 8,47 | 23,85 ± 13,13 | 25,12 ± 12,62 | 17,99 ± 8,31 | 37,72 ± 37,80 | 42,37 ± 53,88 | 25,01 ± 23,06 | 29,44 ± 41,55 |
| Anzahl der Patienten | 16 | 16 | 16 | 16 | 10 | 10 | 37 | 37 |

Tabelle 24: Maximale EMG-3 s-Durchschnittswerte des Oberschenkels bei dem isometrischen Maximalkrafttest in 30° Kniebeugung (Vergleich kniegesunde Kontrollgruppe - Knorpelgruppe - Meniskusgruppe)

### *4.2.7.2.1 Maximale EMG-3 s-Durchschnittswerte des M. rectus femoris bei isometrischem Maximalkrafttest in 30° Kniebeugung*

Die EMG-Werte des M. rectus femoris während der Maximalkrafttests in 30° Kniebeugung wiesen Signifikanzen zwischen den Werten der verletzten Beine der Meniskuspatienten und sowohl den rechten (**signifikant (0,007)**) als auch den linken (**signifikant (0,005)**) Beinen der kniegesunden Kontrollgruppenteilnehmer auf (Kruskal-Wallis-Test).

Zudem war der Unterschied zwischen den Werten der verletzten Beine der Meniskusgruppe und den Werten der dominanten Beine der kniegesunden Kontrollgruppenteilnehmer **hochsignifikant (0,0002)** (Kruskal-Wallis-Test). Verglich man die Werte der nicht dominanten Beine der kniegesunden Kontrollgruppenteilnehmer mit den Werten der verletzten Beine der Patienten der Meniskusgruppe, waren diese knapp nicht signifikant (0,08) (Kruskal-Wallis-Test).

Zwischen den EMG-Werten des M. rectus femoris in 30° Kniebeugung der verletzten Beine der Patienten der Meniskusgruppe und den Werten der nicht zu behandelnden Beine der Patienten der Knorpelgruppe war ebenfalls fast eine Signifikanz zu beobachten (0,054) (Kruskal-Wallis-Test).

Zwischen den EMG-Werten des M. rectus femoris der beiden Beine in den einzelnen Gruppen war in der Meniskusgruppe zwischen den verletzten und den Beinen der Gegenseite ein **hochsignifikant**er **(0,000031)** Unterschied festzustellen (Wilcoxon-matched-pairs-Test).

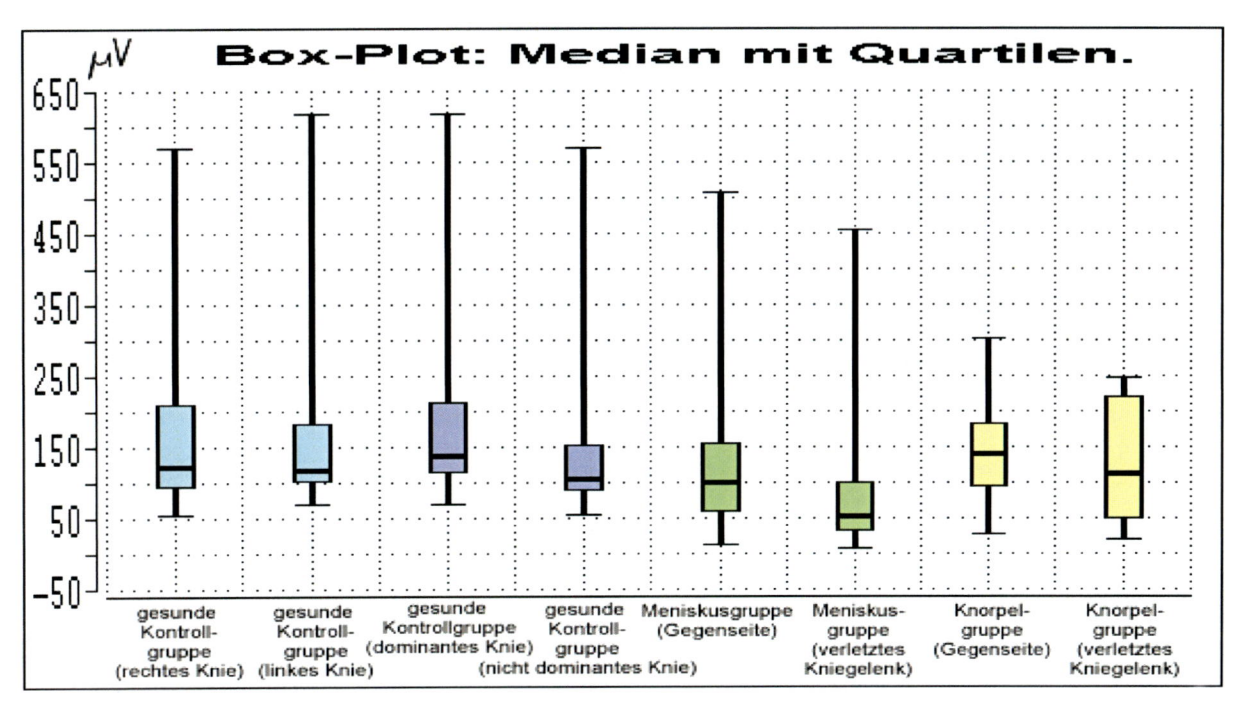

**Abbildung 68:** Maximale EMG-3 s-Durchschnittswerte des M. rectus femoris beim isometrischen Maximalkrafttest in 30° Kniebeugung (Vergleich kniegesunde Kontrollgruppe - Knorpelgruppe - Meniskusgruppe)

### 4.2.7.2.2 Maximale EMG-3 s-Durchschnittswerte des M. vastus lateralis bei isometrischem Maximalkrafttest in 30° Kniebeugung

Es zeigten sich zwischen den einzelnen Gruppen keine signifikanten Unterschiede für die Werte des M. vastus lateralis in 30° Kniebeugung während des Maximalkrafttests (Kruskal-Wallis-Test). Im statistischen Vergleich zwischen den Beinen in den einzelnen Gruppen - mittels des Wilcoxon-matched-pairs-Tests - ergaben sich sowohl in der Gruppe der Knorpelpatienten (**signifikant (0,0097)**) als auch in der Gruppe der Meniskuspatienten zwischen den verletzten Beinen und den Beinen der Gegenseite (**schwach signifikant (0,021)**) signifikante Unterschiede.

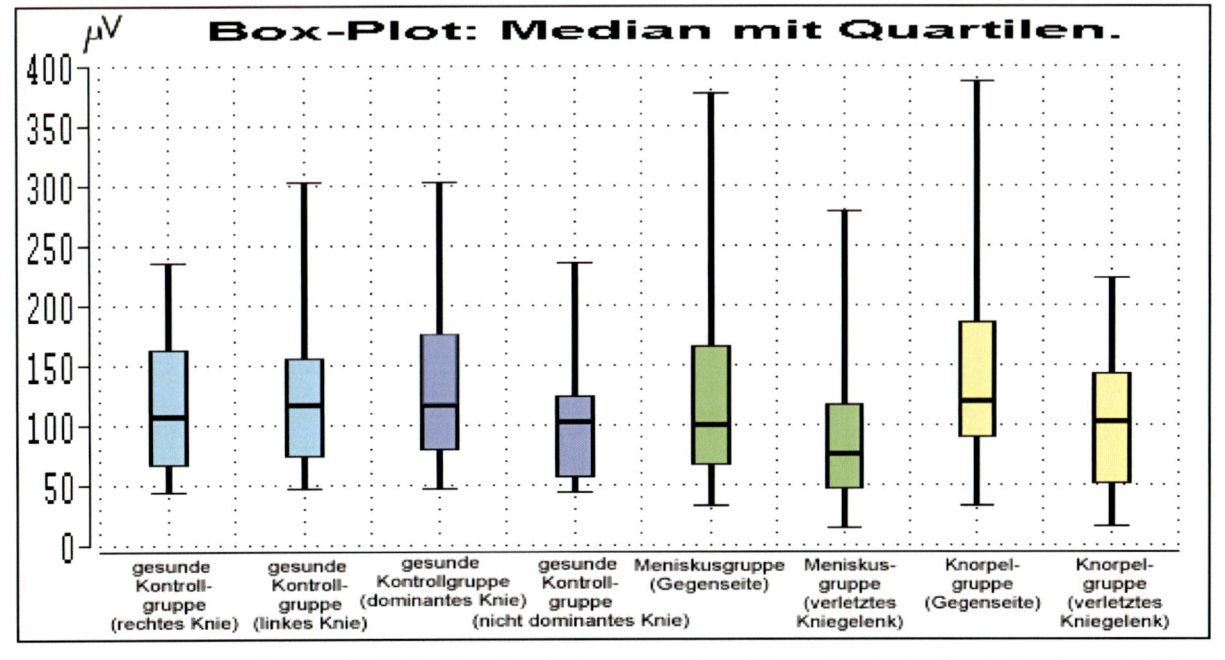

**Abbildung 69:** Maximale EMG-3 s-Durchschnittswerte des M. vastus lateralis beim isometrischen Maximalkrafttest in 30° Kniebeugung (Vergleich kniegesunde Kontrollgruppe - Knorpelgruppe - Meniskusgruppe)

### 4.2.7.2.3 Maximale EMG-3 s-Durchschnittswerte des M. vastus medialis bei isometrischem Maximalkrafttest in 30° Kniebeugung

Der Unterschied zwischen den EMG-Werten der verletzten Beine der Meniskuspatienten und den Werten der dominanten Beine der kniegesunden Kontrollgruppenteilnehmer war **signifikant (0,004)** (Kruskal-Wallis-Test). Zwischen den verletzten Beinen der Patienten der Meniskusgruppe und sowohl den rechten (0,069) als auch den linken (0,072) Beinen der kniegesunden Kontrollgruppenteilnehmer war jeweils gerade so kein signifikanter Unterschied gegeben (Kruskal-Wallis-Test). Außerdem zeigte sich ein **signifikant**er Unterschied **(0,002)** zwischen den Werten der verletzten Beine und denen der Gegenseite in der Meniskusgruppe beim Vergleich mittels des Wilcoxon-matched-pairs-Tests.

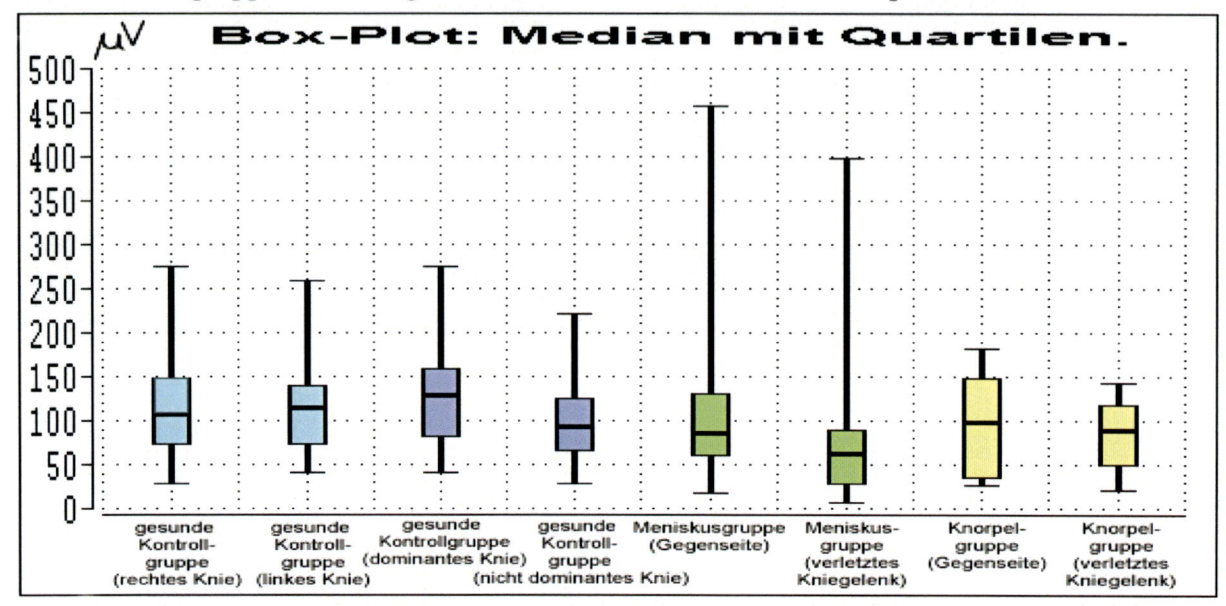

**Abbildung 70:** Maximale EMG-3 s-Durchschnittswerte des M. vastus medialis bei dem isometrischen Maximalkrafttest in 30° Kniebeugung (Vergleich kniegesunde Kontrollgruppe - Knorpelgruppe - Meniskusgruppe)

### 4.2.7.2.4 Maximale EMG-3 s-Durchschnittswerte des M. biceps femoris bei isometrischem Maximalkrafttest in 30° Kniebeugung

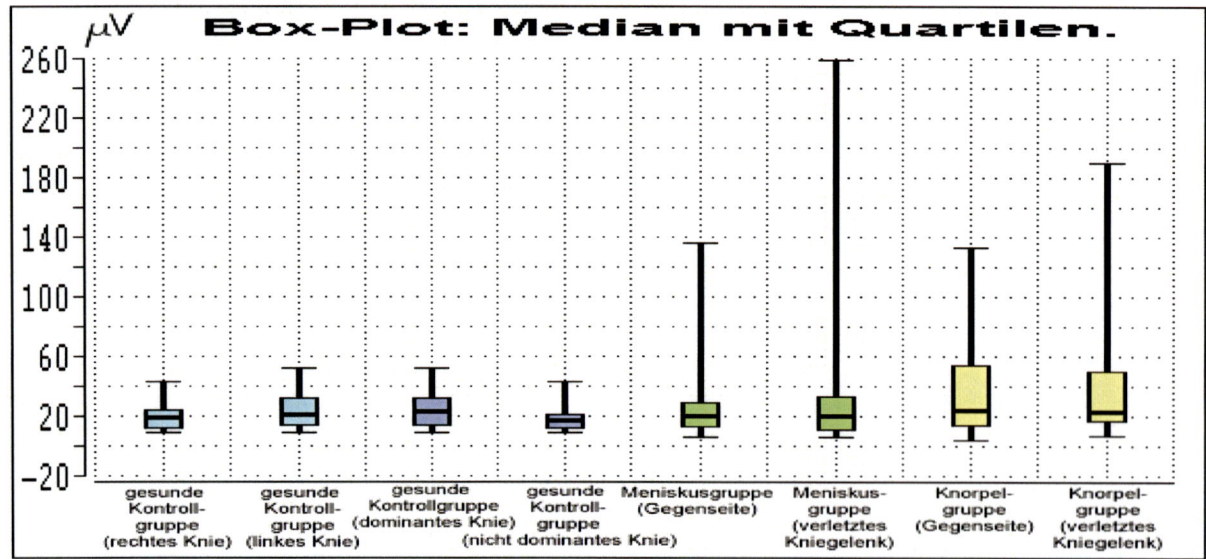

**Abbildung 71:** Maximale EMG-3 s-Durchschnittswerte des M. biceps femoris bei dem isometrischen Maximalkrafttest in 30° Kniebeugung (Vergleich kniegesunde Kontrollgruppe - Knorpelgruppe - Meniskusgruppe)

Zwischen und in den Gruppen waren keine signifikanten Unterschiede zu beobachten (Kruskal-Wallis-Test und Wilcoxon-matched-pairs-Test).

## 4.2.8 Maximalkraft

| Maximalkraft | Kniegesunde Kontrollgruppe | | | | Knorpelgruppe | | Meniskusgruppe | |
|---|---|---|---|---|---|---|---|---|
| Seite | Rechtes Bein | Linkes Bein | Dominantes Bein | Nicht dominantes Bein | Nicht betroffenes Bein | Verletztes Bein | Nicht betroffenes Bein | Verletztes Bein |
| Durchschnitt der max. 3 s-Durchschnitts-EMG-Werte in 60° Kniebeugung (in N) | 581,67 ± 284,04 | **648,36 ± 282,61** | **682,43 ± 273,49** | 547,60 ± 280,37 | **529,14 ± 157,83** | **476,75 ± 153,87** | **622,00 ± 240,30** | **455,71 ± 243,46** |
| Durchschnitt der max. 3 s-Durchschnitts-EMG-Werte in 30° Kniebeugung (in N) | 359,62 ± 116,05 | 370,89 ± 146,01 | **393,68 ± 137,53** | 336,83 ± 119,42 | **344,47 ± 76,34** | **328,59 ± 85,45** | **368,62 ± 118,57** | **287,40 ± 126,31** |
| Anzahl der Patienten | 26 | 26 | 26 | 26 | 10 | 10 | 37 | 37 |

**Tabelle 25:** Durchschnittliche 3 s-Maximalkraftwerte bei isometrischem Maximalkrafttest in 60° und 30° Kniebeugung (Vergleich kniegesunde Kontrollgruppe - Knorpelgruppe - Meniskusgruppe)

### 4.2.8.1 Durchschnittliche 3 s-Maximalkraftwerte bei isometrischem Maximalkrafttest in 60° Kniebeugung

Der Unterschied der 3 s-Maximalkraft-Durchschnittswerte zwischen den verletzten und den nicht betroffenen Beinen der Patienten der Meniskusgruppe war **schwach signifikant (0,02)** (Kruskal-Wallis-Test). Größere Unterschiede waren zwischen den verletzten Beinen der Patienten der Meniskusgruppe und den dominanten Beinen der Teilnehmer aus der kniegesunden Kontrollgruppe festzustellen (**signifikant (0,0053)**) (Kruskal-Wallis-Test). Außerdem unterschieden sich die Werte der verletzten Beine der Patienten der Meniskusgruppe von den Werten der linken Beine der Teilnehmer aus der kniegesunden Kontrollgruppe **schwach signifikant (0,033)** (Kruskal-Wallis-Test).

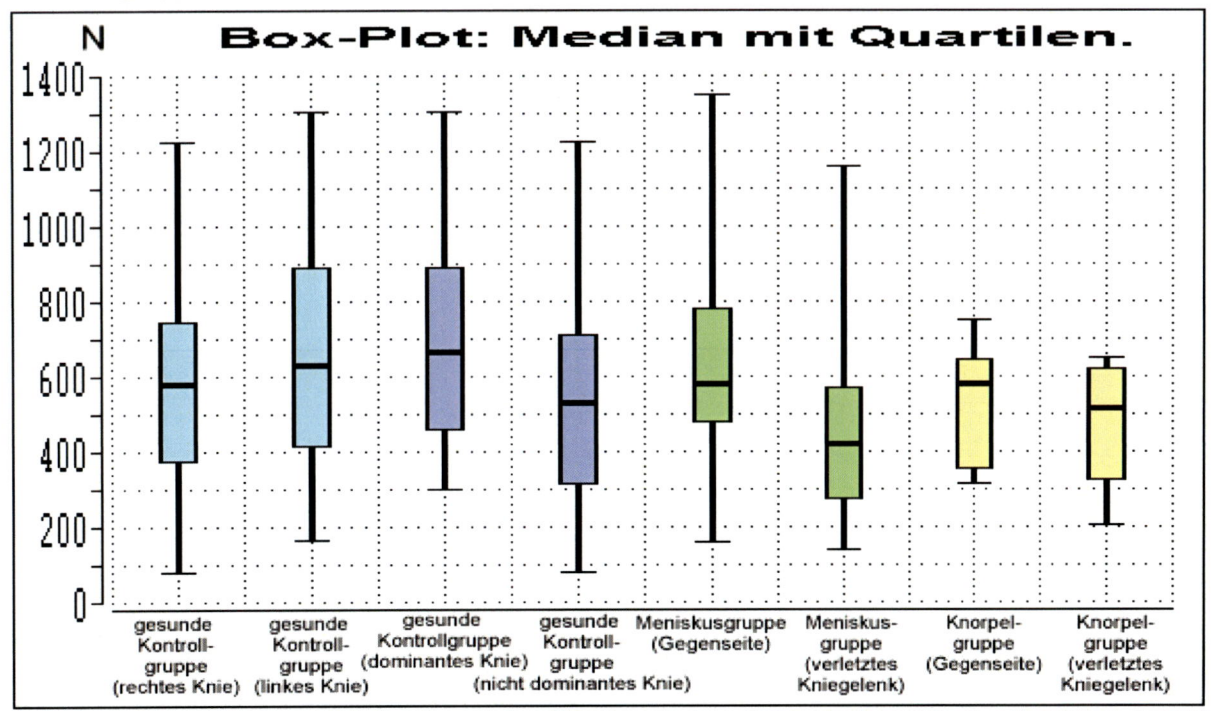

**Abbildung 72:** Durchschnittliche 3 s-Maximalkraftwerte bei isometrischem Maximalkrafttest in 60° Kniebeugung (Vergleich kniegesunde Kontrollgruppe - Knorpelgruppe - Meniskusgruppe)

Verglich man zusätzlich mittels des Wilcoxon-matched-pairs-Tests die beiden Beine in den verschiedenen Gruppen war in der Knorpelgruppe der Unterschied **schwach signifikant (0,049)** (Wilcoxon-matched-pairs-Test). **Sehr stark signifikant (0,000000)** unterschieden sich die Werte der beiden Beine bei den Patienten in der Meniskusgruppe (Wilcoxon-matched-pairs-Test).

### 4.2.8.2 Durchschnittliche 3 s-Maximalkraftwerte bei isometrischem Maximalkrafttest in 30° Kniebeugung

Auch beim Maximalkrafttest in 30° Kniebeugung war das Ausmaß der Unterscheidung zwischen den verletzten Beinen und den Beinen der Gegenseite in der Meniskusgruppe groß genug, um eine **schwache Signifikanz (0,04)** erkennen zu lassen (Kruskal-Wallis-Test). Zusätzlich fand sich ein **signifikant**er Unterschied **(0,0077)** zwischen den verletzten Beinen der Meniskuspatienten und den dominanten Beinen der kniegesunden Kontrollgruppenteilnehmer (Kruskal-Wallis-Test). Sonst waren keine Signifikanzen zwischen den Gruppen zu verzeichnen (Kruskal-Wallis-Test).

Verglich man in den einzelnen Gruppen die beiden Beine durch den Wilcoxon-matched-pairs-Test miteinander, waren bei den Patienten der Meniskusgruppe (**sehr stark signifikant (0,000000)**) und bei den Patienten der Knorpelgruppe (**signifikant (0,0098)**) Unterschiede signifikanten Ausmaßes zu finden (Wilcoxon-matched-pairs-Test).

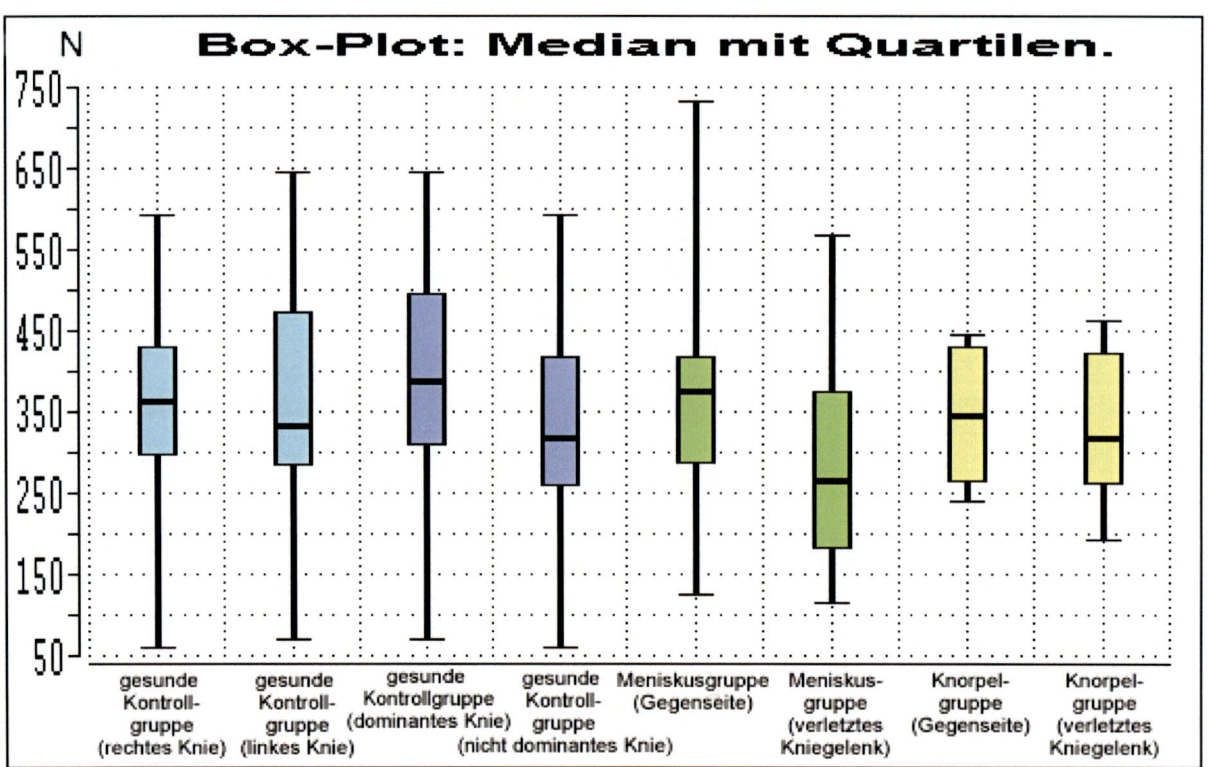

**Abbildung 73:** Durchschnittliche 3 s-Maximalkraftwerte bei isometrischem Maximalkrafttest in 30° Kniebeugung (Vergleich kniegesunde Kontrollgruppe - Knorpelgruppe - Meniskusgruppe)

## 4.2.9 Vergleich in der Meniskusgruppe: Unterschied der EMG-Werte der betroffenen (zu behandelnden) Beine zwischen Patienten mit Außen-, mit Innenmeniskusläsionen und mit Läsionen sowohl des Innen- als auch des Außenmeniskus

| Durchschnitt der max. 3 s-Durchschnitts-EMG-Werte des ... | EMG-Werte beim Maximalkrafttest in 60° Kniebeugung | | | EMG-Werte beim Maximalkrafttest in 30° Kniebeugung | | |
|---|---|---|---|---|---|---|
| | Patienten mit Innenmeniskusläsionen | Patienten mit Außenmeniskusläsionen | Patienten mit Innen- und Außenmeniskusläsionen | Patienten mit Innenmeniskusläsionen | Patienten mit Außenmeniskusläsionen | Patienten mit Innen- und Außenmeniskusläsionen |
| M. rectus femoris (in µV) | 82,47 ± 65,71 | 53,71 ± 31,46 | 61,28 ± 35,00 | 98,64 ± 109,44 | 59,55 ± 26,89 | 66,36 ± 39,07 |
| M. vastus lateralis (in µV) | 86,09 ± 80,01 | 70,99 ± 30,19 | 62,76 ± 23,53 | 92,34 ± 76,05 | 90,16 ± 34,34 | 86,97 ± 48,79 |
| M. vastus medialis (in µV) | 80,39 ± 66,55 | 50,77 ± 31,16 | 42,27 ± 35,47 | 95,28 ± 91,01 | 58,29 ± 32,52 | 49,04 ± 35,09 |
| M. biceps femoris (in µV) | 35,24 ± 58,11 | 24,07 ± 18,42 | 21,59 ± 12,08 | 32,15 ± 52,23 | 28,78 ± 21,18 | 21,72 ± 13,78 |
| Anzahl der Patienten | 22 | 8 | 7 | 22 | 8 | 7 |

Tabelle 26: Vergleich der EMG-Potentiale der Oberschenkelmuskulatur auf der betroffenen Beinseite zwischen den Meniskuspatienten mit Innenmeniskusverletzung, denen mit Außenmeniskusverletzung und denen mit sowohl Innenmeniskus- als auch Außenmeniskusläsion

### 4.2.9.1 M. rectus femoris

Es bestanden weder in 60° noch in 30° Kniegelenkbeugung signifikante Unterschiede zwischen den Meniskusverletzungsuntergruppen (Innenmeniskus-, Außenmeniskus-, Innen- und Außenmeniskusläsionsgruppe) hinsichtlich der EMG-Werte der verletzten Beine (Kruskal-Wallis-Test).

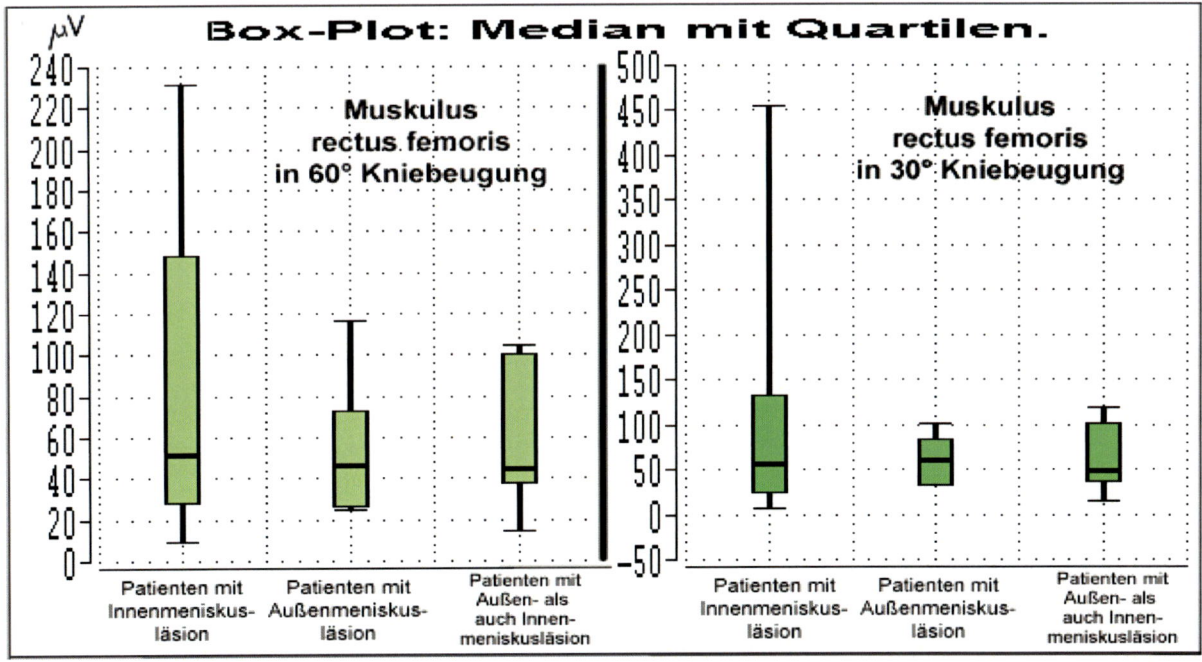

Abbildung 74: Vergleich der EMG-Potentiale des M. rectus femoris zwischen den Meniskuspatienten mit Innenmeniskusverletzung, denen mit Außenmeniskusverletzung und denen mit sowohl Innenmeniskus- als auch Außenmeniskusläsion (Box-Plot: Median und Quartilen)

### 4.2.9.2 M. vastus lateralis

Auch in diesem Punkt waren die Unterschiede zwischen den Meniskusuntergruppen gering und nicht signifikant (Kruskal-Wallis-Test).

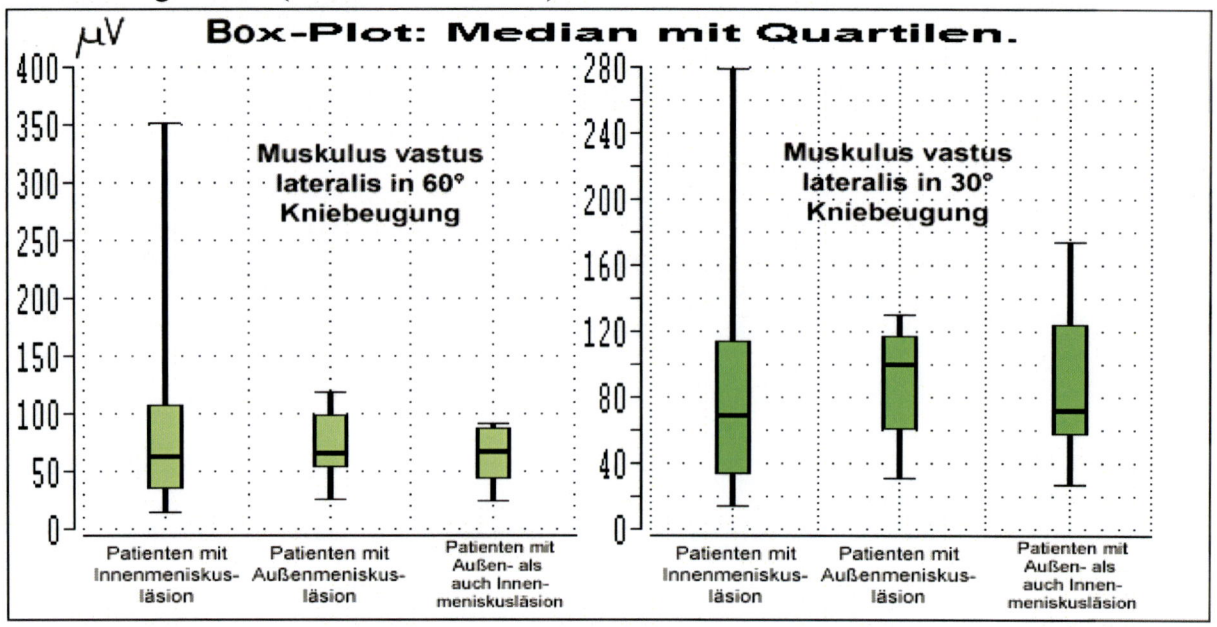

**Abbildung 75:** Vergleich der EMG-Potentiale des M. vastus lateralis zwischen den Meniskuspatienten mit Innenmeniskusverletzung, denen mit Außenmeniskusverletzung und denen mit sowohl Innen- als auch Außenmeniskusläsion (Box-Plot: Median und Quartilen)

### 4.2.9.3 M. vastus medialis

Beim Vergleich der Meniskusverletzungsuntergruppen bezüglich der EMG-Werte des M. vastus medialis der verletzten Beine waren etwas größere statistische Unterschiede, vor allem zwischen der Innenmeniskusläsiongruppe und der Gruppe mit den Meniskusläsionen medial als auch lateral, auszumachen. Auch diese Unterschiede waren jedoch nicht signifikant (Kruskal-Wallis-Test).

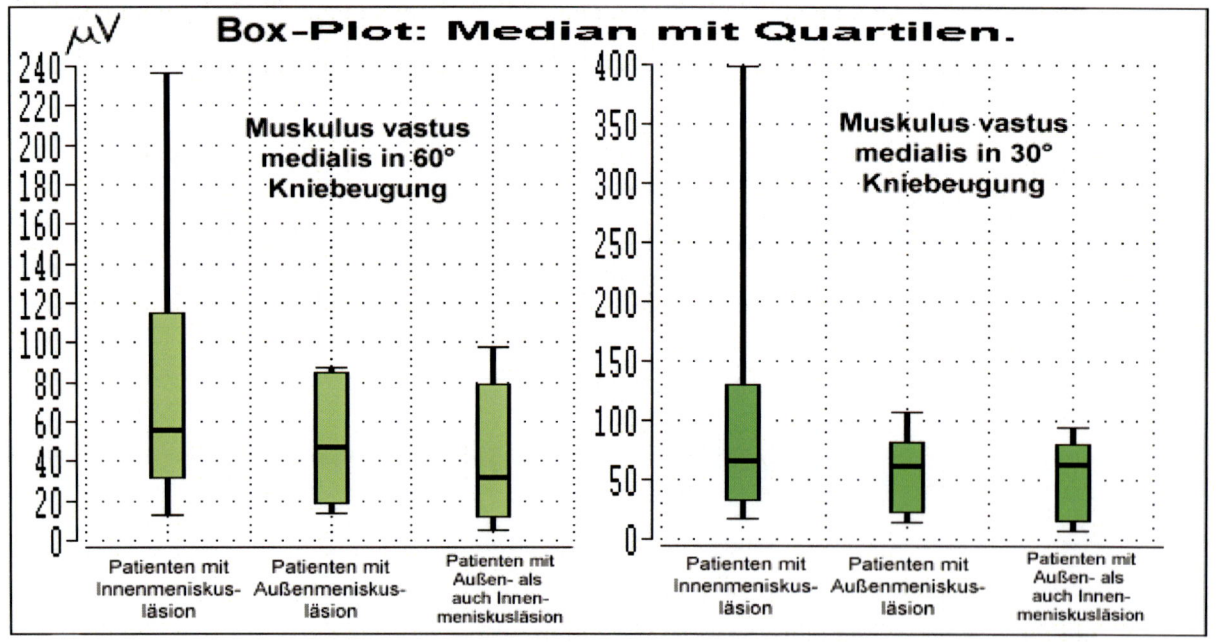

**Abbildung 76:** Vergleich der EMG-Potentiale des M. vastus medialis zwischen den Meniskuspatienten mit Innenmeniskusverletzung, denen mit Außenmeniskusverletzung und denen mit sowohl Innenmeniskus- als auch Außenmeniskusläsion (Box-Plot: Median und Quartilen)

### 4.2.9.4 M. biceps femoris

Die Unterschiede der Meniskusuntergruppen waren in diesem Punkt nicht signifikant (Kruskal-Wallis-Test).

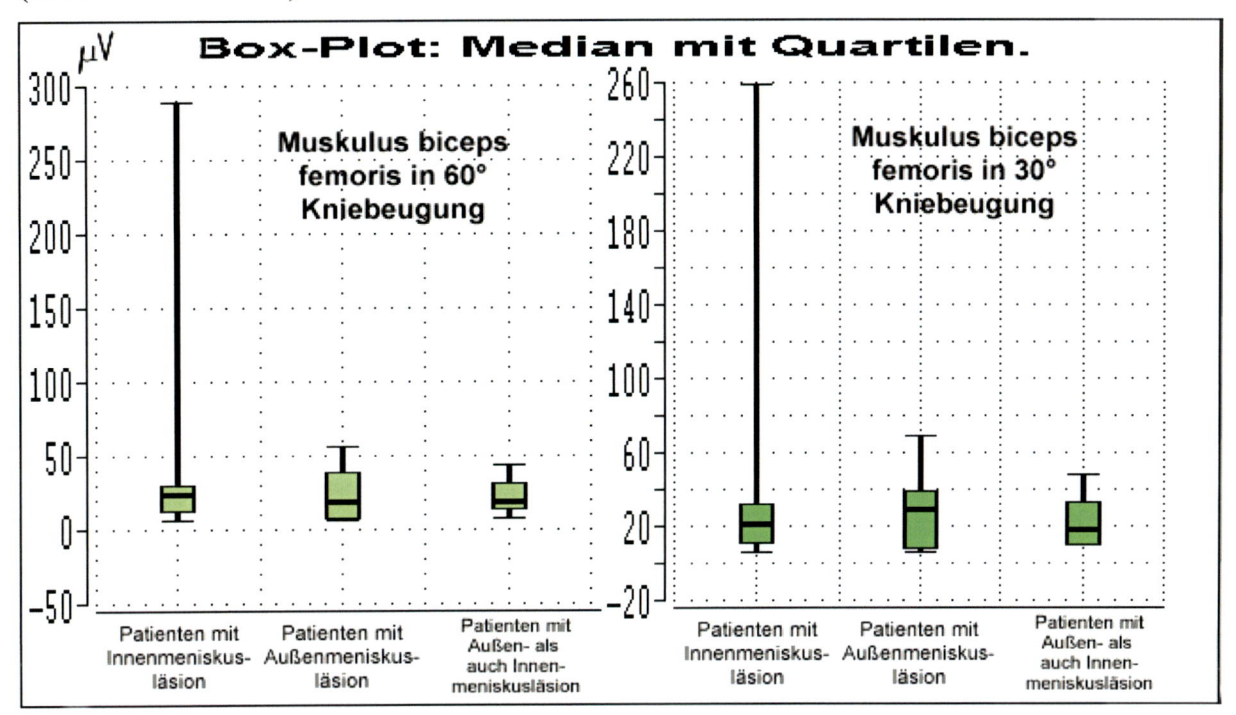

**Abbildung 77:** Vergleich der EMG-Potentiale des M. biceps femoris zwischen den Meniskuspatienten mit Innenmeniskusverletzung, denen mit Außenmeniskusverletzung und denen mit sowohl Innenmeniskus- als auch Außenmeniskusläsion (Box-Plot: Median und Quartilen)

## 4.2.10 Muskelatrophie auf der (nicht zu behandelnden) Gegenseite

| Umfangsdurchschnittswerte | 1. Messung (präoperativ) | 2. Messung (2. Tag postoperativ) | 3. Messung (5. Tag postoperativ) |
|---|---|---|---|
| Kniegelenkumfang in Höhe des Kniegelenkspalts | 39,16 cm | 38,76 cm | 38,98 cm |
| Oberschenkelumfang 20 cm über dem Kniegelenkspalt | **51,83 cm** | **51,06 cm** | **51,28 cm** |
| Oberschenkelumfang 10 cm über dem Kniegelenkspalt | **44,12 cm** | **43,69 cm** | 43,95 cm |
| Unterschenkelumfang 10 cm unter dem Kniegelenkspalt | 37,48 cm | 37,62 cm | 37,56 cm |
| größter Unterschenkelumfang | **38,90 cm** | **38,50 cm** | **38,51 cm** |

**Tabelle 27:** Verlauf der Durchschnittswerte der Beinumfänge der Gegenseite über die drei Messtermine. Die Werte wurden bei insgesamt 30 Meniskuspatienten erhoben.

Durch die Untersuchung des Verlaufs der Umfangswerte der nicht betroffenen Beine der Gegenseite aller Patienten der Meniskusgruppe vom ersten, über den zweiten bis zum dritten Messtermin wurde versucht, die Muskelatrophie auf der nicht betroffenen Beinseite bewerten zu können (eingegangen sind hier alle in der Studie befindlichen Meniskuspatienten, deren Verlauf über drei Messtermine verfolgt werden konnte).

Über die drei Messtermine war von der ersten zur zweiten Messung ein **signifikanter Abfall (0,007)** des durchschnittlichen Oberschenkelumfangswertes 20 cm über dem Kniegelenkspalt festzustellen. Auch der durchschnittliche Umfangswert des Oberschenkels 10 cm über dem

Kniegelenkspalt zeigte eine **schwach signifikante** Abnahme **(0,03)** von der ersten zur zweiten Messung. Zudem war der Abfall des größten Unterschenkelumfangs **signifikant (0,005)**.

Von zweitem zum dritten Messtermin waren keine signifikanten Veränderungen zu beobachten.

Vergleicht man die erste mit der dritten Messung war die Abnahme des durchschnittlichen Oberschenkelumfangswertes 20 cm über dem Kniegelenkspalt **schwach signifikant (0,038)**.

Auch der größte Unterschenkelumfangswert zeigte eine **signifikante** Abnahme **(0,0018)** (Wilcoxon-matched-pairs-Test).

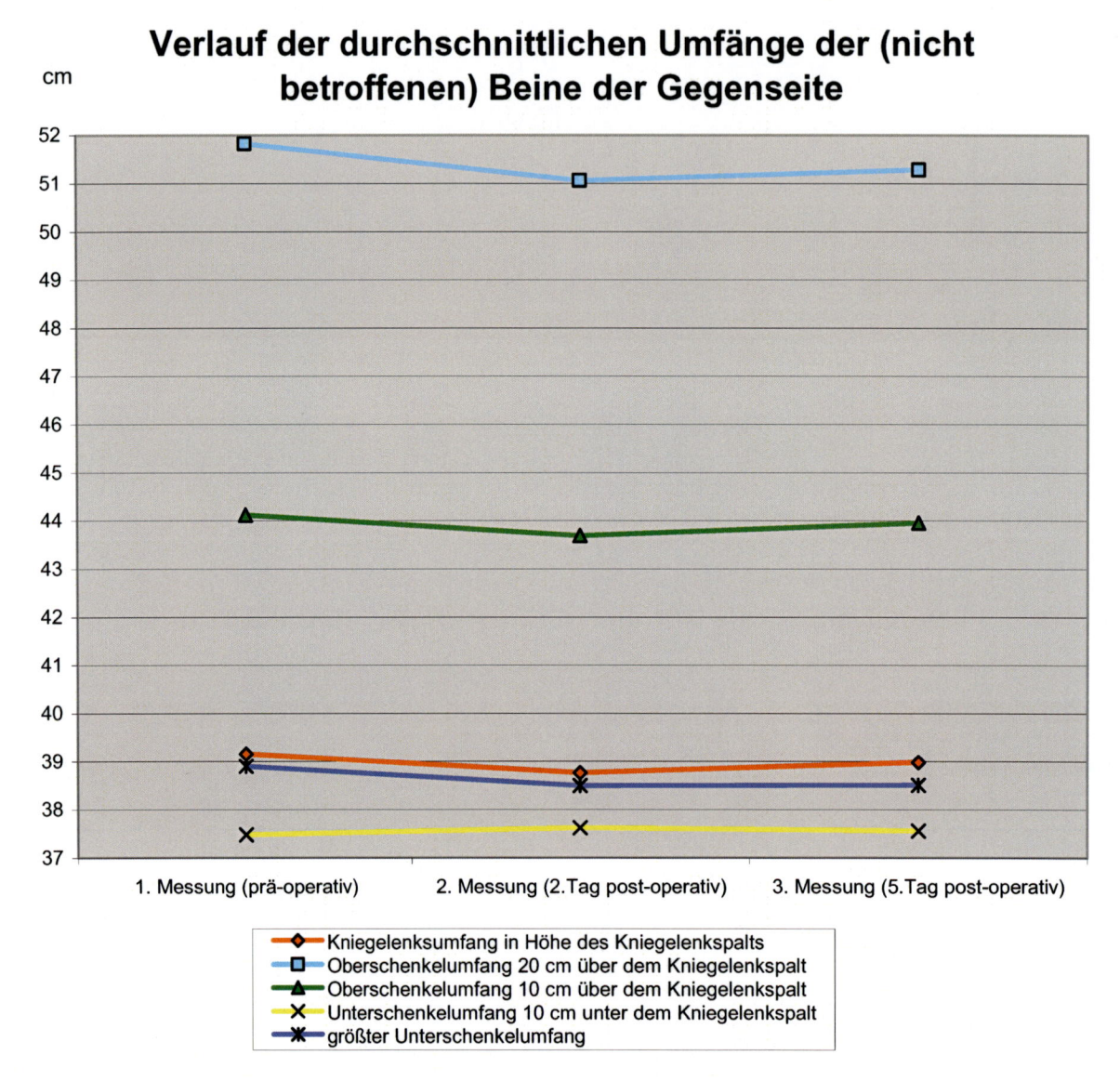

**Abbildung 78:** Verlauf der Durchschnittswerte der Beinumfänge der Gegenseite über die drei Messtermine. Die Werte wurden bei insgesamt 30 Meniskuspatienten erhoben.

# Ergebnisteil B

## 4.3 Untersuchungsteil B: Vergleich zwischen den einzelnen Meniskusgruppen (Meniskusgruppe ohne intraartikuläre Medikation, Meniskusgruppe mit Morphin, Suprarenin® und Supertendin®, Meniskusgruppe mit Hyaluronsäure, Meniskusgruppe mit Lokalanästhetikum und Suprarenin®)

### 4.3.1 Vergleich der Ausgangs- und Rahmenbedingungen (zwischen den Meniskusgruppen) der Studie

#### 4.3.1.1 Anamnese

|  | Meniskusgruppe ohne Medikation | Meniskusgruppe mit Morphin, Suprarenin®, Supertendin® | Meniskusgruppe mit Hyaluronsäure | Meniskusgruppe mit Lokalanästhetikum, Suprarenin® |
|---|---|---|---|---|
| Durchschnittsalter (Jahre) | 46,75 ± 16,61 | 50,86 ± 11,28 | 52,43 ± 15,10 | 39,86 ± 12,24 |
| Durchschnittsgewicht (kg) | 79,13 ± 10,87 | 88,14 ± 11,45 | 81,86 ± 7,78 | 76,64 ± 13,83 |
| Durchschnittsgröße (cm) | 176,75 ± 11,15 | 171,00 ± 6,78 | 179,71 ± 4,99 | 172,57 ± 12,22 |
| Durchschnittlicher BMI (kg/m$^2$) | 25,34 ± 2,80 | 30,13 ± 3,42 | 25,37 ± 2,61 | 25,76 ± 4,48 |
| Geschlecht (Frauen / Männer) | 2 / 6 | 2 / 5 | 0 / 7 | 2 / 5 |
| Durchschnittlicher Zeitraum seit Auftreten der Kniebeschwerden bis zum Zeitpunkt der Operation (Wochen) | 197,13 ± 209,48 | 220,71 ± 263,93 | 59,29 ± 67,80 | 243,29 ± 581,22 |
| Durchschnittlicher Zeitraum seit Zunahme der Kniebeschwerden bis zum Zeitpunkt der Operation (Wochen) | 27,25 ± 21,51 | 64,43 ± 66,81 | 57,86 ± 68,40 | 31,57 ± 33,51 |
| Entstehung der Meniskusverletzung (traumatisch / degenerativ) | 3 / 5 | 2 / 5 | 5 / 2 | 3 / 4 |
| Einklemmungen | 0 | 0 | 1 | 2 |
| Kniegelenk der Gegenseite: auch verletzt | 1 | 0 | 0 | 2 |
| Patientenanzahl | 8 | 7 | 7 | 7 |

Tabelle 28: Allgemeine Patientendaten der einzelnen Meniskusgruppen

Zwischen den Patienten der einzelnen Meniskusgruppen bestanden hinsichtlich des Lebensalters, des Körpergewichts, der Körpergröße, der BMI-Werte und der Beschwerdezeiträume (Erstbeschwerden bis Operation und Zunahme der Beschwerden bis zur Operation) keine signifikanten Unterschiede (Kruskal-Wallis-Test).

Das Kniegelenk der Gegenseite war meist nicht vorgeschädigt. Nur drei der 29 Meniskuspatienten gaben auch auf der nicht zu behandelnden Kniegelenkseite Beschwerden an.

### 4.3.1.2 Ergebnisse der Evaluationsbögen

Genauso wie bei den Bewertungsbögen der IKDC oder der ICRS keine signifikanten Unterschiede zu beobachten waren, ergaben sich auch in den Einzelpunkten der Bögen hinsichtlich der Kriterien keine signifikanten Unterschiede zwischen den Meniskusgruppen am präoperativen Untersuchungs- und Befragungszeitpunkt (Kruskal-Wallis-Test). (Die Einzelkriterien waren dabei: Aktivitätsniveau vor der Beschwerdenzunahme bzw. dem Unfall und unmittelbar vor der Operation; Funktion des verletzten, zu behandelnden Kniegelenks; Aktivitätsbeeinflussung durch die Verletzung; Schmerzen; Schwellung; teilweises und komplettes giving-way-Phänomen bei Aktivität; Streck- und Beugeausfall; Untersuchung des Bandapparats: Lachman, anteriore-posteriore-Translation, hinterer Durchhang, mediale und laterale Gelenköffnung; kompartimentelle Befunde med., lat. und patellofemoral; Druckschmerz med. und lat. Gelenkspalt; Röntgenbefunde des Gelenkspalts med., lat. und patellofemoral; Startschmerz; Aktivitätslevel (Sport); und die subjektive Einschätzung der Patienten, wie viel ihr verletztes Knie im Vergleich zu dem der Gegenseite wert war.)

#### *4.3.1.2.1 IKDC-Evaluationsbogen*

| IKDC | Meniskusgruppe ohne Medikation | | Meniskusgruppe mit Morphin, Suprarenin®, Supertendin® | | Meniskusgruppe mit Hyaluronsäure | | Meniskusgruppe mit Lokalanästhetikum, Suprarenin® | |
|---|---|---|---|---|---|---|---|---|
| Normal | 0 | 0 % | 0 | 0 % | 0 | 0 % | 0 | 0 % |
| Fast normal | 2 | 25,0 % | 1 | 14,3 % | 0 | 0 % | 1 | 14,3 % |
| Abnormal | 3 | 37,5 % | 1 | 14,3 % | 3 | 42,9 % | 0 | 0 % |
| Stark abnormal | 3 | 37,5 % | 5 | 71,4 % | 4 | 57,1 % | 6 | 85,7 % |
| Anzahl | 8 | | 7 | | 7 | | 7 | |

**Tabelle 29: Ergebnisse der erhobenen IKDC-Evaluationsbögen**

Zwischen den Kniebewertungen der einzelnen Meniskusgruppen bestanden keine signifikanten Unterschiede (Kruskal-Wallis-Test).

#### *4.3.1.2.2 ICRS-Evaluationsbogen*

| ICRS | Meniskusgruppe ohne Medikation | | Meniskusgruppe mit Morphin, Suprarenin®, Supertendin® | | Meniskusgruppe mit Hyaluronsäure | | Meniskusgruppe mit Lokalanästhetikum, Suprarenin® | |
|---|---|---|---|---|---|---|---|---|
| Normal | 0 | 0 % | 0 | 0 % | 0 | 0 % | 0 | 0 % |
| Fast normal | 2 | 25,0 % | 1 | 14,3 % | 0 | 0 % | 1 | 14,3 % |
| Abnormal | 2 | 25,0 % | 2 | 28,6 % | 4 | 57,1 % | 0 | 0 % |
| Stark abnormal | 4 | 50,0 % | 4 | 57,1 % | 3 | 42,9 % | 6 | 85,7 % |
| Anzahl | 8 | | 7 | | 7 | | 7 | |

**Tabelle 30: Ergebnisse der erhobenen ICRS-Evaluationsbögen**

Auch bei der Evaluation mittels ICRS-Bewertungsbogen ergaben sich keine signifikanten Unterschiede zwischen den einzelnen Meniskusgruppen (Kruskal-Wallis-Test).

### 4.3.1.3 Laborparameter

Zwischen den einzelnen Meniskusgruppen bestanden vor der operativen Behandlung bezüglich der untersuchten Laborparameter (BSG, CRP, GOT, GPT und γ-GT) keine signifikanten Unterschiede (Kruskal-Wallis-Test).

### 4.3.1.4 Operation

#### *4.3.1.4.1 Durchgeführter Meniskuseingriff*

**Durchgeführter Meniskuseingriff**

*(Balkendiagramm: Teilresektion, Glättung, Ganglionentfernung)*

- Meniskusgruppe ohne Medikation: Teilresektion 5, Glättung 3
- Meniskusgruppe mit Morphin, Suprarenin, Supertendin: Teilresektion 6, Glättung 1
- Meniskusgruppe mit Hyaluronsäure: Teilresektion 6, Glättung 1
- Meniskusgruppe mit Lokalanästhetikum, Suprarenin: Teilresektion 5, Ganglionentfernung 2

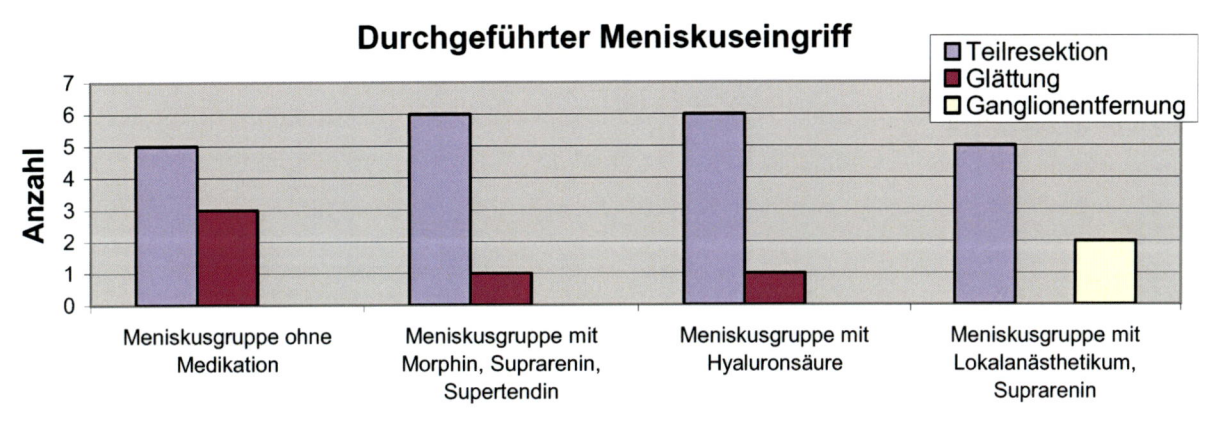

**Abbildung 79: Durchgeführter Meniskuseingriff in den vier Meniskusgruppen**

#### *4.3.1.4.2 Intraoperativ vorgefundener Knorpelschaden*

##### 4.3.1.4.2.1 Größter Knorpelschaden und retropatellarer Knorpelschaden

| Höchstgradigster Knorpelschaden | Meniskusgruppe ohne Medikation | | Meniskusgruppe mit Morphin, Suprarenin®, Supertendin® | | Meniskusgruppe mit Hyaluronsäure | | Meniskusgruppe mit Lokalanästhetikum, Suprarenin® | |
|---|---|---|---|---|---|---|---|---|
| 0. Grades (= kein Knorpelschaden) | 2 | 25,0 % | 0 | 0 % | 1 | 14,3 % | 4 | 57,1 % |
| > 0. Grades bis 1. Grades | 1 | 12,5 % | 1 | 14,3 % | 0 | 0 % | 1 | 14,3 % |
| > 1. Grades bis 2. Grades | 1 | 12,5 % | 1 | 14,3 % | 0 | 0 % | 0 | 0 % |
| > 2. Grades bis 3. Grades | 1 | 12,5 % | 1 | 14,3 % | 4 | 57,1 % | 1 | 14,3 % |
| > 3. Grades bis 4. Grades | 3 | 37,5 % | 4 | 57,1 % | 2 | 28,6 % | 1 | 14,3 % |
| Durchschnittlicher höchstgradigster Knorpelschaden | 2,06 ± 1,59 | | 3,00 ± 1,12 | | 3,00 ± 1,21 | | 1,07 ± 1,59 | |
| Median des höchstgradigsten Knorpelschadens | 2,25 | | 3,50 | | 3,00 | | 0,00 | |
| Anzahl der Patienten | 8 | | 7 | | 7 | | 7 | |

**Tabelle 31: Ausmaß des während der Operation festgestellten höchstgradigsten Knorpelschadens im verletzten Knieinnenraum**

Die Unterschiede zwischen den Meniskusgruppen waren nicht signifikant (Kruskal-Wallis-Test). In der Meniskusgruppe mit Morphin, Suprarenin® und Supertendin® waren die deutlichsten Knorpeldegenerationen intraoperativ festgestellt worden. Am geringsten im Vergleich dazu waren die intraoperativ beobachteten Knorpelveränderungen der Meniskusgruppe mit Lokalanästhetikum und Suprarenin®.

Der retropatellare Knorpelschaden wurde nochmals gesondert unter die Lupe genommen. Aber auch hier bestand zwischen den einzelnen Meniskusgruppen kein signifikanter Unterschied (Kruskal-Wallis-Test) (siehe hierzu auch Tabelle 71 im Anhang auf Seite 283).

### 4.3.1.5 Postoperative Nachbehandlung

#### *4.3.1.5.1 Parameter der Mobilisation*

Die Zeitpunkte des ersten Aufstehens, des ersten Auftretens auf das verletzte Bein und der Krankenhausentlassung sind indirekte Parameter, die die Mobilisierung charakterisieren.

| Durchschnittlicher Zeitraum postoperativ... | Meniskusgruppe ohne Medikation | Meniskusgruppe mit Morphin, Suprarenin®, Supertendin® | Meniskusgruppe mit Hyaluronsäure | Meniskusgruppe mit Lokalanästhetikum, Suprarenin® |
|---|---|---|---|---|
| bis die Patienten das erste Mal aufstanden (Tage) | 0,88 ± 0,35 | 1 ± 0 | 0,86 ± 0,38 | 0,71 ± 0,49 |
| bis die Patienten das erste Mal auftraten (Tage) | 1 ± 0 | 1,29 ± 0,49 | 1 ± 0 | 1 ± 0 |
| bis die Patienten aus dem Krankenhaus entlassen wurden (Tage) | 4,25 ± 4,46 | 2,43 ± 0,53 | 2,29 ± 0,49 | 2,71 ± 1,11 |
| Anzahl | 8 | 7 | 7 | 7 |

**Tabelle 32:** Mobilisationsrandparameter in den einzelnen Meniskusgruppen postoperativ (der 0. Tag postoperativ ist gleichbedeutend mit dem Operationstag)

Die einzelnen Meniskusgruppen unterschieden sich hinsichtlich des ersten Aufstehens, des ersten Auftretens und des Krankenhausaufenthalts postoperativ nicht signifikant (Kruskal-Wallis-Test).

#### *4.3.1.5.2 Medikamentöse analgetische Nachbehandlung (Schmerzmittelbedarf)*

Die medikamentöse analgetische Nachbehandlung fand mittels Nicht-Opioidanalgetika (nichtsteroidale Antirheumatika (Voltaren)) und schwachen Opioid-Analgetika (Tramal) statt. Begleitet wurde die NSAR-Gabe von der Gabe eines medikamentösen Magenschutzes (Ranitidin).

Hinsichtlich der medikamentösen analgetischen Nachbehandlung (Schmerzmittelbedarf) fanden sich keine signifikanten Unterschiede zwischen den einzelnen Meniskusgruppen (Kruskal-Wallis-Test).

## 4.3.2 Die über die drei Messtermine untersuchten Parameter der Studie

### 4.3.2.1 Subjektive Patienteneinschätzungen

#### 4.3.2.1.1 Stimmung

Die grundlegende Stimmung und insbesondere deren Verlauf vom ersten, über den zweiten bis zum dritten Messtermin sollte einen Anhalt über die Zufriedenheit mit der Therapie geben. Die Patienten konnten ihre Stimmung als gut, mittel oder schlecht einstufen.

| Median der Stimmung an den Messterminen | Meniskusgruppe ohne Medikation | Meniskusgruppe mit Morphin, Suprarenin®, Supertendin® | Meniskusgruppe mit Hyaluronsäure | Meniskusgruppe mit Lokalanästhetikum, Suprarenin® |
|---|---|---|---|---|
| 1. Messung (präoperativ) | Gut bis mittel | Mittel | Mittel | Gut |
| 2. Messung (2. Tag postoperativ) | Gut | Gut | Gut | Gut |
| 3. Messung (5. Tag postoperativ) | Gut bis mittel | Gut | Gut | Gut |
| Anzahl | 8 | 7 | 7 | 7 |

Tabelle 33: Stimmung der Patienten an den drei Messterminen (Mediane)

An den drei Messtagen gab es keine signifikanten Unterschiede zwischen den einzelnen Meniskusgruppen (Kruskal-Wallis-Test). Mittels des Wilcoxon-matched-pairs-Tests wurden dann die Verlaufsunterschiede in den einzelnen Meniskusgruppen über die drei Messtermine statistisch analysiert. Es ergaben sich keine signifikanten Unterschiede (Wilcoxon-matched-pairs-Test).

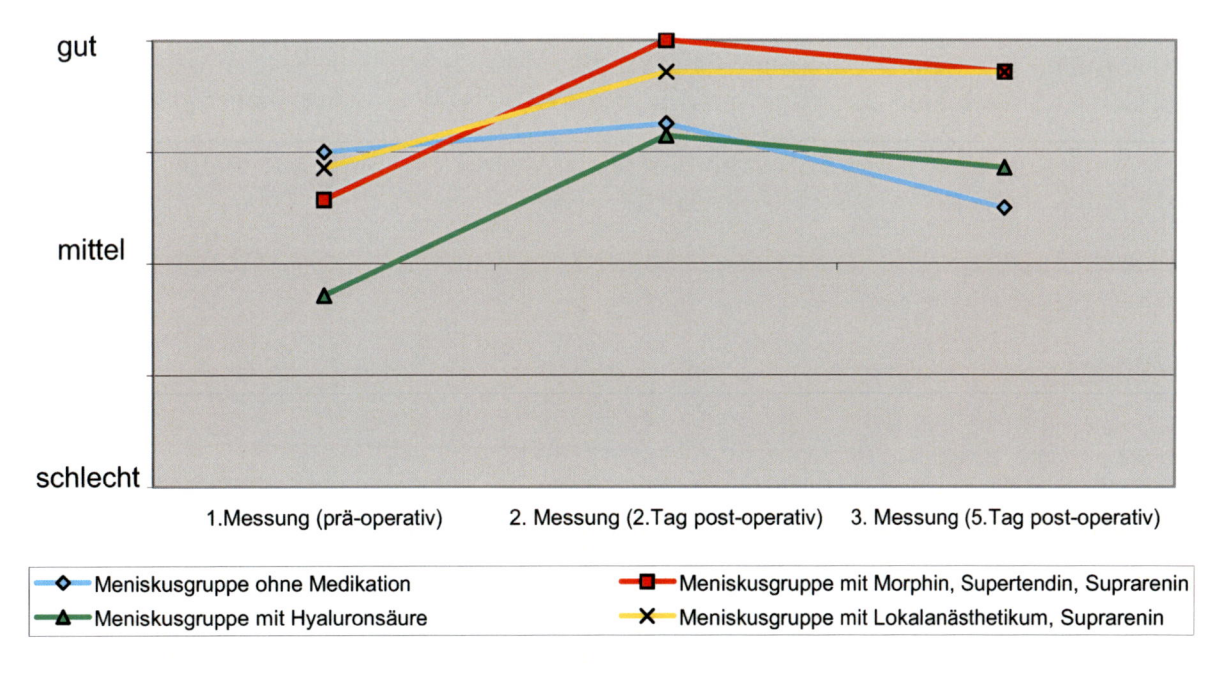

Abbildung 80: Verlauf der subjektiven Patienteneinschätzung der Stimmung als Durchschnittswerte in den vier Meniskusgruppen über die drei Messtermine

### 4.3.2.1.2 Funktion des verletzten Kniegelenks

An den einzelnen Untersuchungstagen (präoperativ, zweiter und fünfter Tag postoperativ) sollten die Patienten die Funktion ihres zu behandelnden bzw. dann operierten Kniegelenks einschätzen.

| Median der subjektiven Patienteneinschätzung der Funktion des verletzten Kniegelenks | Meniskusgruppe ohne Medikation | Meniskusgruppe mit Morphin, Suprarenin®, Supertendin® | Meniskusgruppe mit Hyaluronsäure | Meniskusgruppe mit Lokalanästhetikum, Suprarenin® |
|---|---|---|---|---|
| 1. Messung (präoperativ) | Abnormal | Abnormal | Abnormal | Abnormal |
| 2. Messung (2. Tag postoperativ) | Abnormal | Fast normal | Abnormal | Fast normal |
| 3. Messung (5. Tag postoperativ) | Abnormal bis fast normal | Fast normal | Fast normal | Fast normal |
| Anzahl | 8 | 7 | 7 | 7 |

Tabelle 34: Subjektive Patienteneinschätzung der Funktion des verletzten Kniegelenks an den drei Messterminen (Mediane)

An allen drei Messzeitpunkten waren keine signifikanten Unterschiede zwischen den Meniskusgruppen zu erkennen (Kruskal-Wallis-Test).

Der Verlauf der Funktionseinschätzung in den Gruppen ergab folgendes Bild: vom präoperativen ersten zum früheren postoperativen zweiten Untersuchungstermin war nur in der Meniskusgruppe mit Morphin, Suprarenin® und Supertendin® eine Verbesserung der durchschnittlichen Einschätzung festzustellen. Von früherer zu späterer postoperativer Untersuchung waren leichte Anstiege in der durchschnittlichen Einschätzung der Funktion in allen vier Gruppen zu beobachten. Zwischen präoperativem und späterem postoperativen Untersuchungszeitpunkt am fünften Tag postoperativ war in allen Medikamentengruppen eine Verbesserung der durchschnittlichen Einschätzung - auch bei der Betrachtung der Mediane - zu beobachten.

Die Veränderungen in den Meniskusgruppen zwischen den Messterminen waren alle bezüglich der Funktion nicht signifikant; wobei bei der Verbesserung in der Meniskusgruppe mit Morphin, Suprarenin® und Supertendin® zwischen erstem und drittem Messtermin ein signifikanter Unterschied nur knapp verfehlt wurde (0,093) (Wilcoxon-matched-pairs-Test).

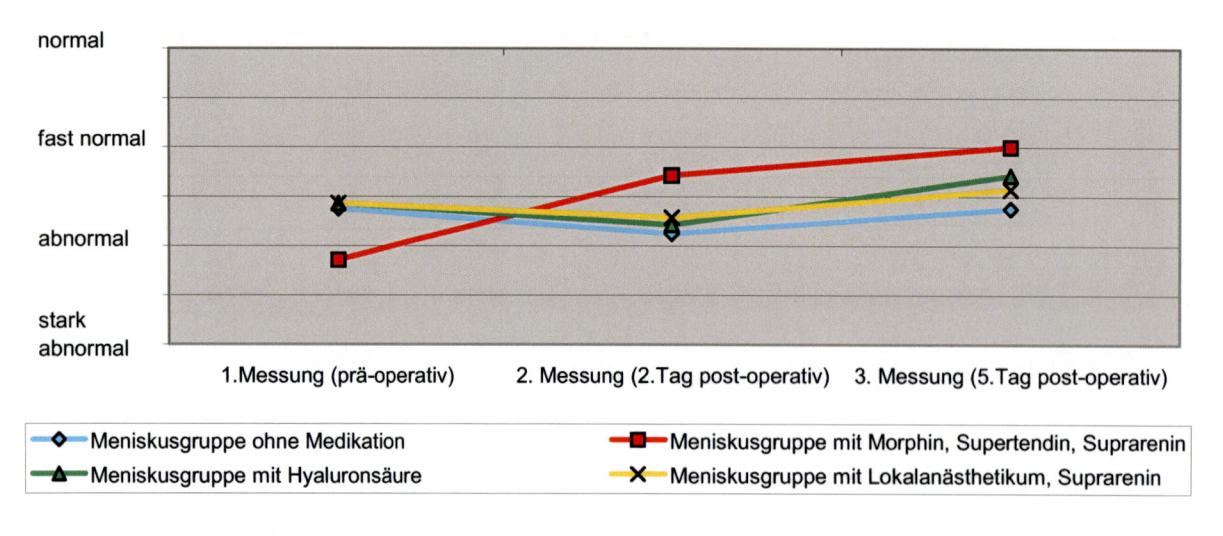

Abbildung 81: Verlauf der Patienteneinschätzung der Funktion des verletzten Kniegelenks (Durchschnittswerte) über die drei Messtermine in den einzelnen Meniskusgruppen

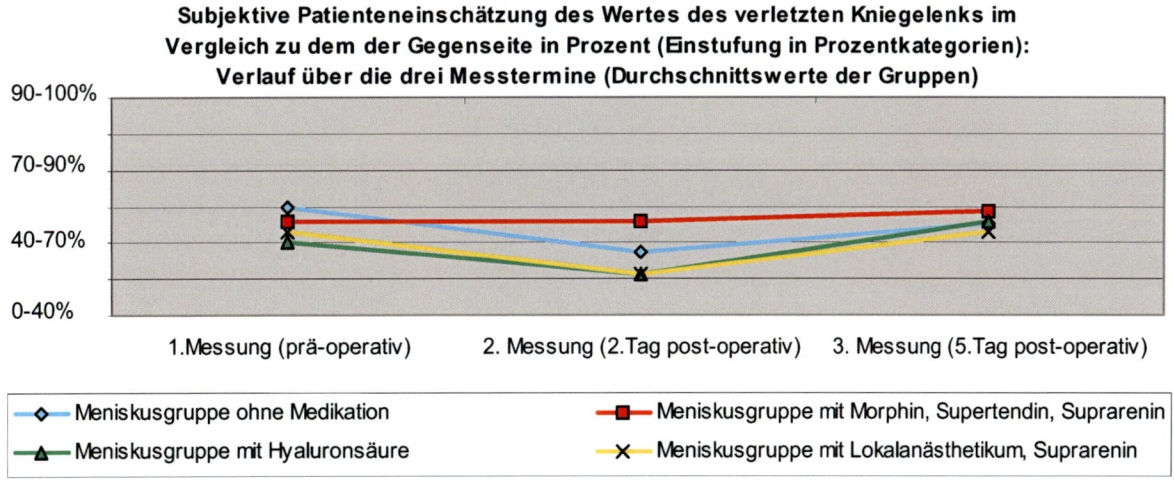

### 4.3.2.1.3 Subjektive Patienteneinschätzung des Wertes des verletzten Kniegelenks im Vergleich zu dem der Gegenseite

Ein Punkt der Patientenbefragung des ICRS-Fragebogens war die Einstufung des verletzten Kniegelenks im Vergleich zum Kniegelenk der Gegenseite in Prozentstufen. Diese Befragung wurde an allen drei Untersuchungszeitpunkten durchgeführt. Die Frage an die Patienten lautete: „Wieviel ist Ihr verletztes Kniegelenk im Vergleich zu dem der Gegenseite wert?"

| Median der Patienteneinschätzung des verletzten Kniegelenks im Vergleich zur Gegenseite in Prozent-Kategorien | Meniskusgruppe ohne Medikation | Meniskusgruppe mit Morphin, Suprarenin®, Supertendin® | Meniskusgruppe mit Hyaluronsäure | Meniskusgruppe mit Lokalanästhetikum, Suprarenin® |
|---|---|---|---|---|
| 1. Messung (präoperativ) | Zwischen den Prozentstufen 70 – 90 % und 40 – 70 % | 40 – 70 % | 40 – 70 % | 40 – 70 % |
| 2. Messung (2. Tag postoperativ) | 40 – 70 % | 40 – 70 % | 40 – 70 % | 0 - 40 % |
| 3. Messung (5. Tag postoperativ) | 40 - 70 % | 40 - 70 % | 40 - 70 % | 40 – 70 % |
| Anzahl | 8 | 7 | 7 | 7 |

Tabelle 35: Subjektive Patienteneinschätzung des Wertes des verletzten Kniegelenks im Vergleich zu dem der Gegenseite in Prozent (Einstufung in Prozentkategorien: 90 – 100 %, 70 – 90 %, 40 – 70 %, 0 – 40 %) an den drei Messterminen (Mediane)

Zwischen den einzelnen Meniskusgruppen bestanden an keinem der drei Messzeitpunkte signifikante Unterschiede hinsichtlich der subjektiven Werteinstufung (Kruskal-Wallis-Test). Betrachtete man den Verlauf der subjektiven Werteinstufung über die drei Messzeitpunkte, war zu erkennen, dass sich vom ersten zum zweiten Messtermin die durchschnittliche Patienteneinschätzung in der Meniskusgruppe mit Morphin, Suprarenin® und Supertendin® nicht verschlechterte, sondern gleich blieb. In allen anderen Meniskusgruppen war eine Verschlechterung der durchschnittlichen Einschätzung von erster zu zweiter Messung festzustellen. Die Veränderungen der subjektiven Patienteneinschätzungen vom zweiten zum dritten Messzeitpunkt entsprachen in allen Meniskusgruppen einer Verbesserung in der durchschnittlichen subjektiven Patienteneinschätzung. Alle Veränderungen in den Gruppen bezüglich dieses Punktes waren nicht signifikant. In der Meniskusgruppe mit Hyaluronsäure war vom zweiten zum dritten Messtermin eine Verbesserung zu beobachten, die nur knapp keiner Signifikanz entsprach (0,06) (Wilcoxon-matched-pairs-Test).

Abbildung 82: Durchschnitt der subjektiven Patienteneinschätzung des Wertes des verletzten Kniegelenks im Vergleich zu dem der Gegenseite in Prozent (Einstufung in Prozentkategorien) in den einzelnen Meniskusgruppen im Verlauf über die drei Messtermine

### 4.3.2.2 Entzündungszeichen

#### 4.3.2.2.1 Rötung (auf der verletzten Kniegelenkseite)

Die Rötung der verletzten und operierten Kniegelenke wurde inspektorisch an den drei Untersuchungstagen in die Kategorien (keine Rötung, schwache Rötung, mittelstarke Rötung und starke Rötung) eingestuft. Der weitaus überwiegende Teil der Patienten zeigte an den drei Messterminen keine Rötung. Der Median in allen Meniskusgruppen an den drei Messterminen lag bei der Einstufung: keine Rötung.

Es bestanden an den drei Messterminen auch keine signifikanten Unterschiede zwischen den einzelnen Meniskusgruppen (Kruskal-Wallis-Test). Auch im Verlauf über die drei Messtermine waren in den einzelnen Meniskusgruppen auf der Seite der verletzten Beine keine signifikanten Unterschiede zu erkennen (Wilcoxon-matched-pairs-Test).

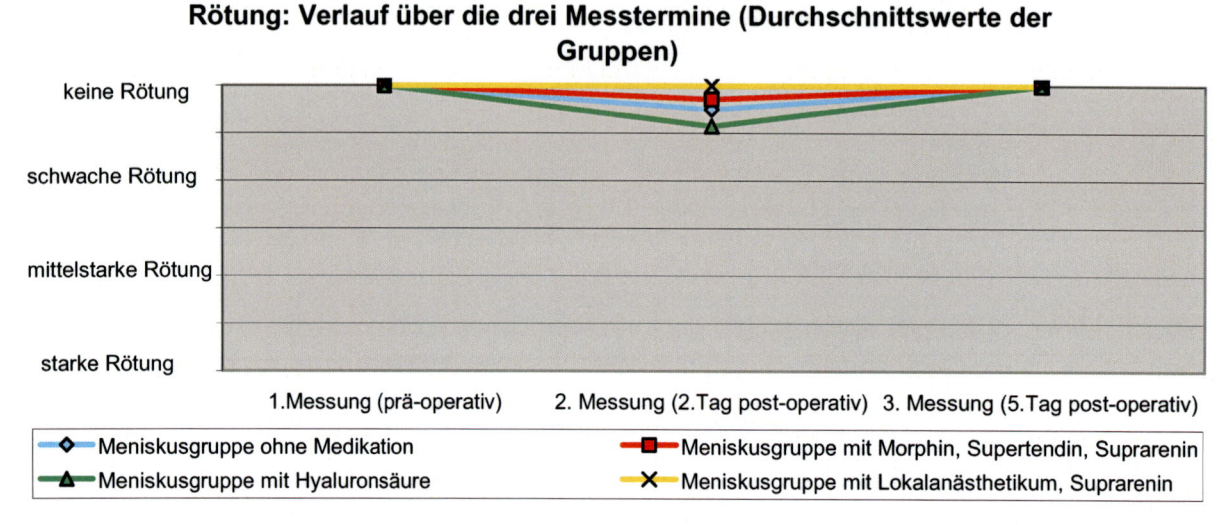

**Abbildung 83: Verlauf der durchschnittlichen Rötung der verletzten Kniegelenke in den einzelnen Meniskusgruppen über die drei Messtermine**

#### 4.3.2.2.2 Überwärmung (auf der verletzten Kniegelenkseite)

Die Überwärmung der verletzten Kniegelenke wurde palpatorisch an den Untersuchungszeitpunkten im Vergleich zur Temperatur der Kniegelenke der Gegenseite eingestuft.

| Median der Überwärmung an den Messterminen | Meniskusgruppe ohne Medikation | Meniskusgruppe mit Morphin, Suprarenin®, Supertendin® | Meniskusgruppe mit Hyaluronsäure | Meniskusgruppe mit Lokal-anästhetikum, Suprarenin® |
|---|---|---|---|---|
| 1. Messung (präoperativ) | Keine | Keine | Keine | Keine |
| 2. Messung (2. Tag postoperativ) | Schwach | Keine | Schwach | Schwach |
| 3. Messung (5. Tag postoperativ) | Schwach | Keine | Keine | Schwach |
| Anzahl | 8 | 7 | 7 | 7 |

**Tabelle 36: Überwärmung an den drei Messterminen (Mediane)**

An keinem der drei Mess- und Untersuchungszeitpunkte waren signifikante Unterschiede zwischen den einzelnen Meniskusgruppen festzustellen (Kruskal-Wallis-Test).
Der Verlauf der durchschnittlichen Überwärmung auf der verletzten Kniegelenkseite zeigte vom ersten zum zweiten Messzeitpunkt in allen Meniskusgruppen eine durchschnittliche

Verschlechterung und vom zweiten zum dritten Termin durchschnittlich wieder eine Erholung der Überwärmung. Die Veränderungen waren nur in der Meniskusgruppe mit Hyaluronsäure vom ersten zum zweiten Messtermin **schwach signifikant (0,031)**. Sonst waren keine signifikanten Veränderungen zu bemerken (Wilcoxon-matched-pairs-Test).

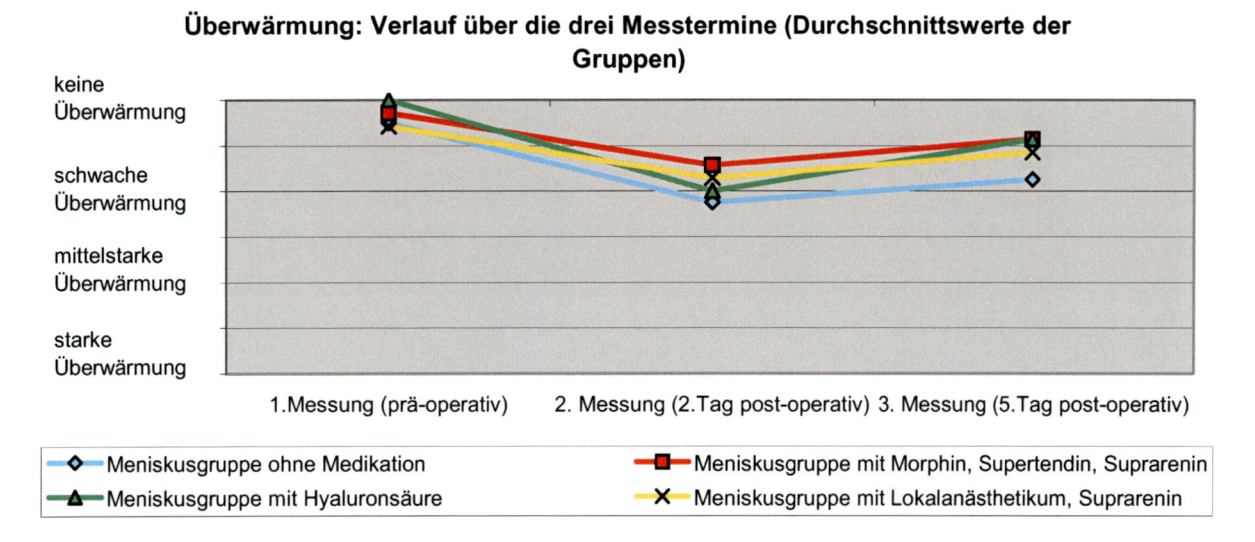

**Abbildung 84: Verlauf der durchschnittlichen Überwärmung der verletzten Kniegelenke in den einzelnen Meniskusgruppen über die drei Messtermine**

### 4.3.2.2.3 Schwellung (auf der verletzten Kniegelenkseite)

Die Schwellungszustände der verletzten und dann operierten Kniegelenke wurden präoperativ, am zweiten und fünften Tag postoperativ inspektorisch und palpatorisch beurteilt und eingestuft.

| Median der Schwellung an den Untersuchungstagen | Meniskusgruppe ohne Medikation | Meniskusgruppe mit Morphin, Suprarenin®, Supertendin® | Meniskusgruppe mit Hyaluronsäure | Meniskusgruppe mit Lokal-anästhetikum, Suprarenin® |
|---|---|---|---|---|
| 1. Messung (präoperativ) | Schwach | Keine | Schwach | Keine |
| 2. Messung (2. Tag postoperativ) | Schwach bis mittel | Mittel | Schwach | Schwach |
| 3. Messung (5. Tag postoperativ) | Schwach | Schwach | Schwach | Schwach |
| Anzahl | 8 | 7 | 7 | 7 |

Tabelle 37: Schwellung an den drei Messterminen (Mediane)

Die statistischen Unterschiede zwischen den Meniskusgruppen waren an keinem der Messzeitpunkte signifikant (Kruskal-Wallis-Test).
Am zweiten Tag postoperativ zeigte sich im Vergleich zu präoperativ bei der durchschnittlichen Schwellung des verletzten Kniegelenks eine Verschlechterung in allen Meniskusgruppen. Die Veränderung war in der Meniskusgruppe mit Morphin, Suprarenin® und Supertendin® am größten. Es waren aber keine signifikanten Unterschiede zu beobachten (Wilcoxon-matched-pairs-Test). Von der zweiten zur dritten Messung war in allen Meniskusgruppen ein Rückgang der durchschnittlichen Schwellung festzustellen. In der Meniskusgruppe mit Morphin, Suprarenin® und Supertendin® war die größte Verbesserung wahrzunehmen. Insbesondere die stärkeren Schwellungszustände gingen hier zurück. Beim Vergleich zwischen erstem und drittem Messzeitpunkt kehrten die erhobenen durchschnittlichen Schwellungseinstufungen nur in der Meniskusgruppe mit Morphin,

Suprarenin® und Supertendin® annähernd zum präoperativen Ergebnis zurück. Es zeigten sich bezüglich der Schwellung keine signifikanten Veränderungen in den Gruppen (Wilcoxon-matched-pairs-Test).

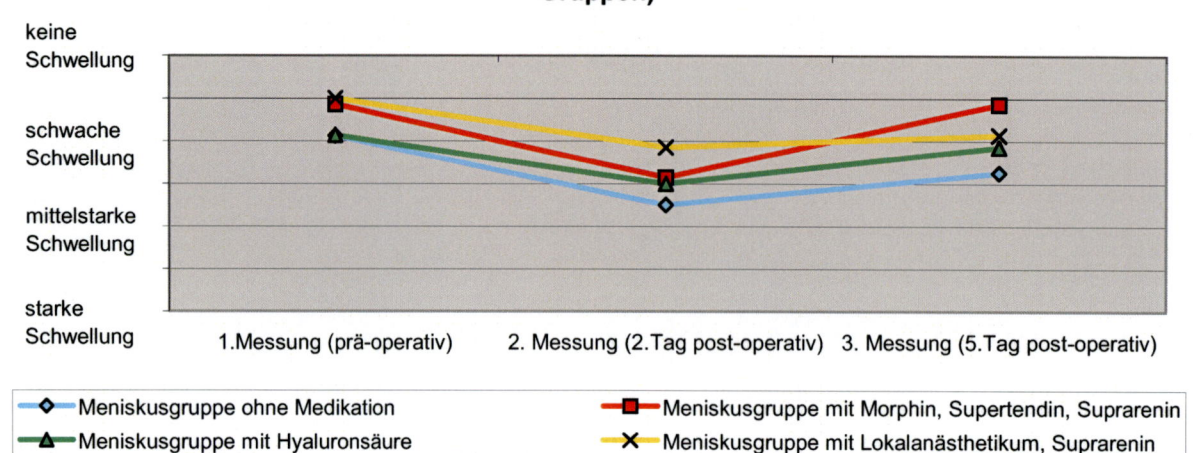

**Schwellung: Verlauf über die drei Messtermine (Durchschnittswerte der Gruppen)**

[Diagramm: Verlauf der Schwellung über die drei Messtermine (1. Messung prä-operativ, 2. Messung 2. Tag post-operativ, 3. Messung 5. Tag post-operativ) für vier Meniskusgruppen: ohne Medikation, mit Hyaluronsäure, mit Morphin/Supertendin/Suprarenin, mit Lokalanästhetikum/Suprarenin. Skala von "keine Schwellung" bis "starke Schwellung".]

Abbildung 85: Verlauf der durchschnittlichen Schwellung der verletzten Kniegelenke in den einzelnen Meniskusgruppen über die drei Messtermine

### 4.3.2.3 Schmerz (auf der verletzten Kniegelenkseite)

#### 4.3.2.3.1 Schmerz in Ruhe

| Einstufung des Ruheschmerzes | | Meniskusgruppe ohne Medikation | Meniskusgruppe mit Morphin, Suprarenin®, Supertendin® | Meniskusgruppe mit Hyaluronsäure | Meniskusgruppe mit Lokalanästhetikum, Suprarenin® |
|---|---|---|---|---|---|
| Durchschnittliche Schmerzeinstufung (cm) | 1. Messung | 2,94 ± 3,51 | 1,36 ± 1,60 | 1,50 ± 2,10 | 2,79 ± 3,56 |
| | 2. Messung | 2,94 ± 3,30 | 0,64 ± 1,18 | 0,00 ± 0,00 | 1,57 ± 1,84 |
| | 3. Messung | 3,19 ± 3,40 | 0,00 ± 0,00 | 0,71 ± 1,89 | 1,86 ± 2,61 |
| Median (cm) | 1. Messung | 1,50 | 1,00 | 0,50 | 1,00 |
| | 2. Messung | 2,25 | 0,00 | 0,00 | 1,00 |
| | 3. Messung | 2,50 | 0,00 | 0,00 | 0,00 |
| Anzahl | | 8 | 7 | 7 | 7 |

Tabelle 38: Einstufung des Ruheschmerzes an den einzelnen Messterminen (0 cm = kein Schmerz; 10 cm = sehr starke (zerreißende) Schmerzen) (absolute Werte)

Der Vergleich der einzelnen Meniskusgruppen miteinander in Beziehung auf den Ruheschmerz zeigte keine signifikanten Unterschiede am ersten (präoperativen) Messtermin; es zeigten sich annähernd gleiche Ausgangsbedingungen in den Meniskusgruppen (Kruskal-Wallis-Test).

Am zweiten Messtermin waren die größten Unterschiede der durchschnittlichen Ruheschmerzwerte zwischen der Meniskusgruppe ohne intraartikuläre Medikation und der Meniskusgruppe mit Hyaluronsäure zu bemerken. Von allen Patienten der Meniskusgruppe mit Hyaluronsäure wurden am zweiten Tag postoperativ keine Ruheschmerzen verspürt. Auch in der Meniskusgruppe mit Morphin, Suprarenin® und Supertendin® war die durchschnittliche Ruheschmerzeinstufung mit 0,64 cm sehr niedrig. Sowohl in der Meniskusgruppe mit Morphin, Suprarenin® und Supertendin® als auch in der Meniskusgruppe mit Hyaluronsäure war der Median der Ruheschmerzwerte gleich 0 cm und entsprach damit der Einstufung: kein Schmerz. Im Gegensatz dazu war in der Meniskusgruppe ohne intraartikuläre Medikation ein deutlich höherer Durchschnittswert der Ruheschmerzeinstufung zu finden. Er war zudem mit 2,94 cm genauso hoch wie der präoperative Ausgangswert. Trotz der teils größeren Unterschiede zwischen den Meniskusgruppen waren diese nicht signifikant (Kruskal-Wallis-Test).

Am fünften Tag postoperativ (dritter Messtermin) war die durchschnittliche Ruheschmerzeinstufung in der Meniskusgruppe mit Morphin, Suprarenin® und Supertendin® gleich 0 cm (= kein Schmerz). In der Meniskusgruppe mit Hyaluronsäure war der durchschnittliche Ruheschmerz mit 0,71 cm auch recht niedrig im Vergleich zu der Meniskusgruppe ohne intraartikuläre Medikation (3,19 cm). In allen Medikamentengruppen waren die Mediane mit 0 cm viel geringer als der Median der Meniskusgruppe ohne intraartikuläre Medikation mit 2,5 cm. Alle diese Unterschiede waren aber nicht signifikant (Kruskal-Wallis-Test).

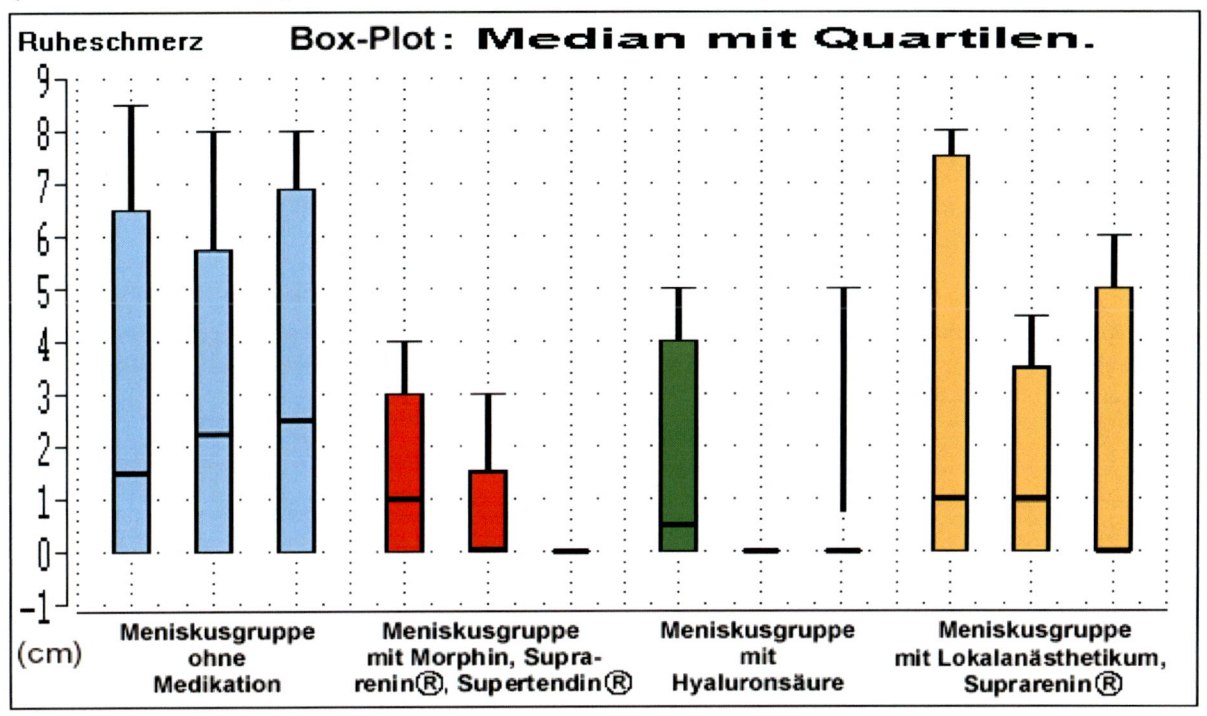

**Abbildung 86:** Einstufung des Ruheschmerzes an den drei Messterminen (0 cm = kein Schmerz; 10 cm = sehr starke (zerreißende) Schmerzen) (absolute Werte). Die Balken der einzelnen Gruppen zeigen von links nach rechts die Ergebnisse der ersten, zweiten und dritten Messung

Der Verlauf der durchschnittlichen Ruheschmerzeinstufungen in den einzelnen Gruppen ließ in allen Meniskusgruppen mit intraartikulärer Medikamentengabe eine Reduktion der durchschnittlichen Ruheschmerzwerte vom ersten zum zweiten Messtermin erkennen. Im Gegensatz dazu war in der Meniskusgruppe ohne intraartikuläre Medikation keine Veränderung im Durchschnittswert zu bemerken.

In der Meniskusgruppe mit Morphin, Suprarenin® und Supertendin® erfolgte auch vom zweiten zum dritten Messtermin eine weitere Reduktion des durchschnittlichen Ruheschmerzes. Es wurde bei allen Patienten in dieser Meniskusgruppe eine völlige Schmerzfreiheit in Ruhe am fünften Tag postoperativ erreicht. Bei den Patienten aller anderen Meniskusgruppen war wieder eine Verschlechterung der durchschnittlichen Ruheschmerzwerte im Durchschnitt zu beobachten.

Verglich man nun die Veränderungen von erster, präoperativer Messung zu letzter postoperativer Messung (dritter Messung), zeigte sich in der Meniskusgruppe ohne intraartikuläre Medikation sogar eine Verschlechterung mit leichter Zunahme des durchschnittlichen Ruheschmerzes. Alle Meniskusgruppen mit intraartikulärer Medikation zeigten eine Reduzierung des durchschnittlichen Ruheschmerzes im Vergleich zum Ruheschmerz vor dem Eingriff. Alle statistischen Veränderungen waren nicht signifikant (Wilcoxon-matched-pairs-Test).

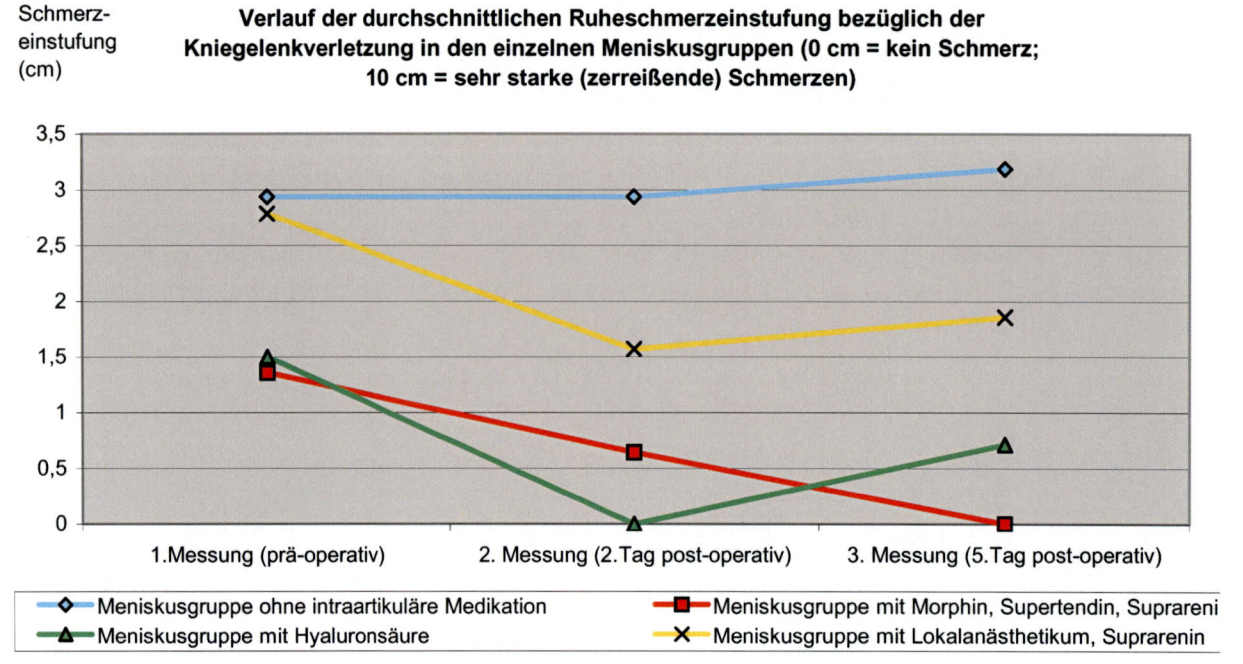

**Abbildung 87:** Verlauf der durchschnittlichen Einstufung des Ruheschmerzes des verletzten und betroffenen Kniegelenks in den einzelnen Meniskusgruppen über die drei Messtermine (0 cm = kein Schmerz; 10 cm = sehr starke (zerreißende) Schmerzen)

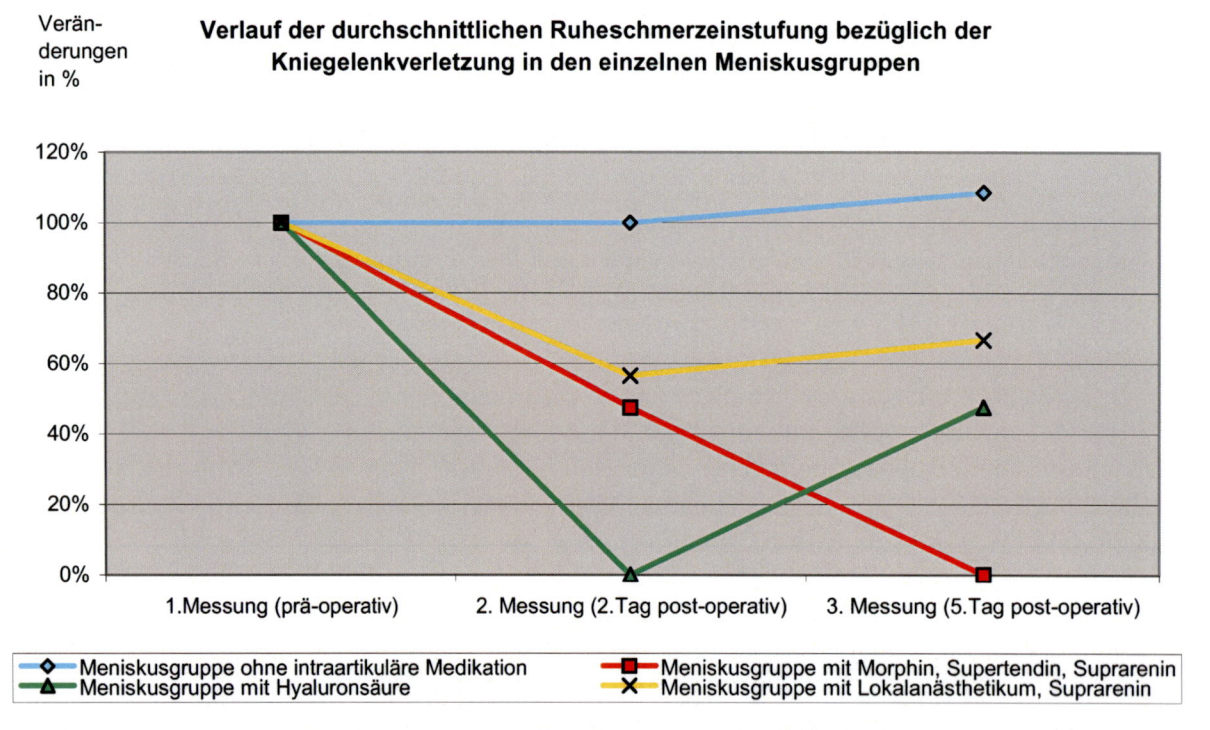

**Abbildung 88:** Verlauf der durchschnittlichen Einstufung des Ruheschmerzes des verletzten und betroffenen Kniegelenks in den einzelnen Meniskusgruppen über die drei Messtermine als Relativwerte zum präoperativen Ausgangswert (präoperativer Ausgangswert ist gleich 100 %. Eine Verschlimmerung der Schmerzen postoperativ entspricht einer Zunahme, also einem Wert größer als 100 %. Eine Verbesserung und Reduktion des Schmerzes und der Patienteneinstufung des Schmerzes bedeutet eine Reduktion des Prozentwertes, also Werte kleiner 100 %. 0 % zeigt eine komplette Schmerzfreiheit im betroffenen Kniegelenk postoperativ an.)

### 4.3.2.3.2 Schmerz bei Belastung

| Einstufung des Schmerzes bei Belastungen | | Meniskusgruppe ohne Medikation | Meniskusgruppe mit Morphin, Suprarenin®, Supertendin® | Meniskusgruppe mit Hyaluronsäure | Meniskusgruppe mit Lokalanästhetikum, Suprarenin® |
|---|---|---|---|---|---|
| Durchschnittliche Schmerzeinstufung (cm) | 1. Messung | 5,94 ± 2,03 | 6,36 ± 2,78 | 5,14 ± 2,73 | 5,93 ± 2,68 |
| | 2. Messung | 4,00 ± 2,69 | 1,21 ± 1,68 | 3,14 ± 2,14 | 3,36 ± 2,53 |
| | 3. Messung | 4,63 ± 2,36 | 1,57 ± 1,13 | 3,21 ± 3,24 | 2,79 ± 2,10 |
| Median (cm) | 1. Messung | 5,00 | 7,00 | 6,00 | 6,50 |
| | 2. Messung | 4,00 | 0,00 | 3,00 | 3,00 |
| | 3. Messung | 4,25 | 2,00 | 2,00 | 2,50 |
| Anzahl | | 8 | 7 | 7 | 7 |

Tabelle 39: Einstufung des Belastungsschmerzes an den einzelnen Messterminen (0 cm = kein Schmerz; 10 cm = sehr starke (zerreißende) Schmerzen) (absolute Werte)

Zum Zeitpunkt der ersten präoperativen Untersuchung ließen sich zwischen den einzelnen Meniskusgruppen keine signifikanten Unterschiede feststellen (Kruskal-Wallis-Test). Somit konnte auch hier von ähnlichen Ausgangsbedingungen in den unterschiedlichen Meniskusgruppen ausgegangen werden.

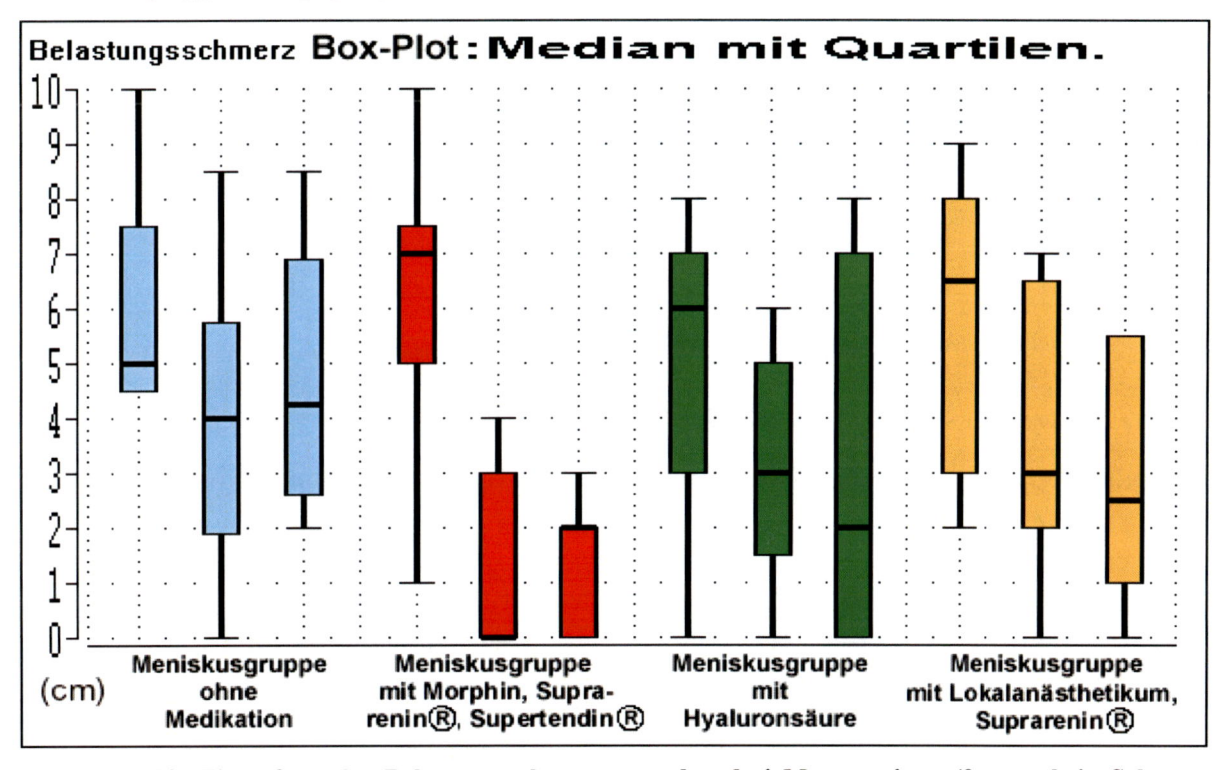

Abbildung 89: Einstufung des Belastungsschmerzes an den drei Messterminen (0 cm = kein Schmerz; 10 cm = sehr starke (zerreißende) Schmerzen) (absolute Werte). Die Balken der einzelnen Gruppen zeigen von links nach rechts die Ergebnisse der ersten, zweiten und dritten Messung

Zum Zeitpunkt des zweiten, frühen postoperativen Untersuchungstermins waren schon größere Unterschiede zwischen den durchschnittlichen Schmerzeinstufungen und den Medianen der einzelnen Meniskusgruppen zu erkennen. Die Meniskusgruppe mit Morphin, Suprarenin® und Supertendin® zeigte mit 1,21 cm klar die geringsten durchschnittlichen Belastungsschmerzeinstufungen, wobei der Median in dieser Gruppe sogar bei 0 cm, also keinem verspürten Belastungsschmerz lag. Die Patienten der Meniskusgruppe ohne intraartikuläre Medikation gaben die vergleichsweise höchsten durchschnittlichen Belastungsschmerzwerte an. Die Unterschiede waren jedoch nicht signifikant (Kruskal-Wallis-Test).

Auch am dritten, späten postoperativen Mess- und Untersuchungstermin waren die durchschnittlichen Belastungsschmerzeinstufungen (1,57 cm) und der Median (2,00 cm) in der Meniskusgruppe mit Morphin, Suprarenin® und Supertendin® deutlich am geringsten. In der Meniskusgruppe ohne intraartikuläre Medikation waren auch jetzt wieder die höchsten durchschnittlichen Belastungsschmerzeinstufungen (4,63 cm) zu verzeichnen.

Zwischen den Gruppen bestanden am dritten Messtermin keine signifikanten Unterschiede, wobei der statistische Unterschied zwischen der Meniskusgruppe mit Morphin, Suprarenin® und Supertendin® und der Meniskusgruppe ohne intraartikuläre Medikation aber nur knapp nicht signifikant (0,075) war (Kruskal-Wallis-Test).

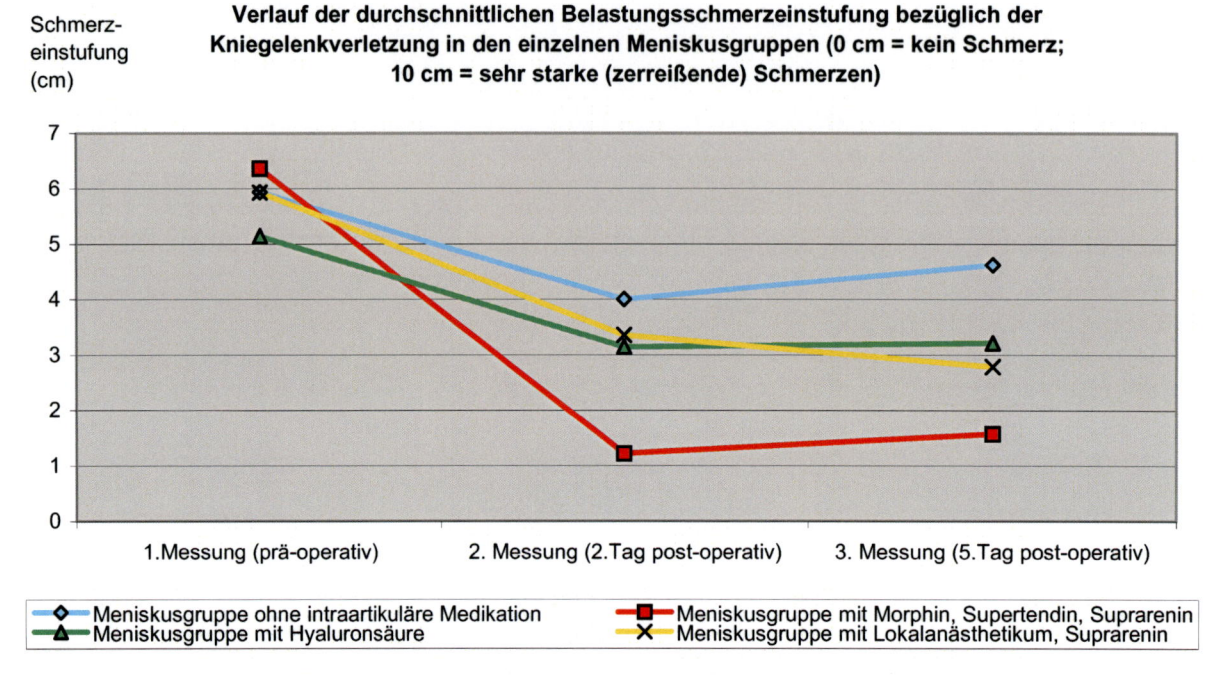

**Abbildung 90:** Verlauf der durchschnittlichen Einstufung des Belastungsschmerzes des verletzten und betroffenen Kniegelenks in den einzelnen Meniskusgruppen über die drei Messtermine (0 cm = kein Schmerz; 10 cm = sehr starke (zerreißende) Schmerzen)

Der Verlauf der Belastungsschmerzeinstufungen in den einzelnen Meniskusgruppen ergab für alle Gruppen eine Reduktion des durchschnittlichen Belastungsschmerzes vom ersten, präoperativen Messtermin zum zweiten Messtermin. Am deutlichsten war die Reduktion der durchschnittlichen Belastungsschmerzwerte in der Meniskusgruppe mit Morphin, Suprarenin® und Supertendin®, gefolgt von der Meniskusgruppe mit Lokalanästhetikum und Suprarenin®.

Während die statistischen Veränderungen vom ersten zum zweiten Untersuchungstermin in der Meniskusgruppe ohne intraartikuläre Medikation und der Meniskusgruppe mit Hyaluronsäure nicht signifikant waren, zeigten sich sowohl in der Meniskusgruppe mit Morphin, Suprarenin® und Supertendin® als auch in der Meniskusgruppe mit Lokalanästhetikum und Suprarenin® **schwach signifikante** Verbesserungen **(0,03)** (Wilcoxon-matched-pairs-Test).

Zwischen zweitem und drittem Messtermin fiel nur in der Meniskusgruppe mit Lokalanästhetikum und Suprarenin® der Durchschnittswert der Belastungsschmerzeinstufung der Patienten weiter ab. In allen anderen Gruppen war ein ganz leichtes Wiederanwachsen der Durchschnittswerte zu verzeichnen. Die statistischen Veränderungen waren nicht signifikant (Wilcoxon-matched-pairs-Test).

Betrachtete man nun die Veränderungen der durchschnittlichen Belastungsschmerzeinstufungen zwischen den Ausgangsbedingungen (präoperative Messung) und den Abschlussbedingungen (letzte postoperative Messung = dritte Messung), waren die

Verbesserungen aller Gruppen mit intraartikulärer Medikation nach den Durchschnittswerten größer als in der Meniskusgruppe ohne intraartikuläre Medikation.

Eine **schwach signifikant**e Verbesserung war sowohl in der Meniskusgruppe mit Morphin, Suprarenin® und Supertendin® **(0,02)** als auch in der Meniskusgruppe mit Lokalanästhetikum und Suprarenin® **(0,03)** von prä- zu fünftem Tag postoperativ festzustellen. In den anderen Gruppen waren die Veränderungen nicht signifikant (Wilcoxon-matched-pairs-Test).

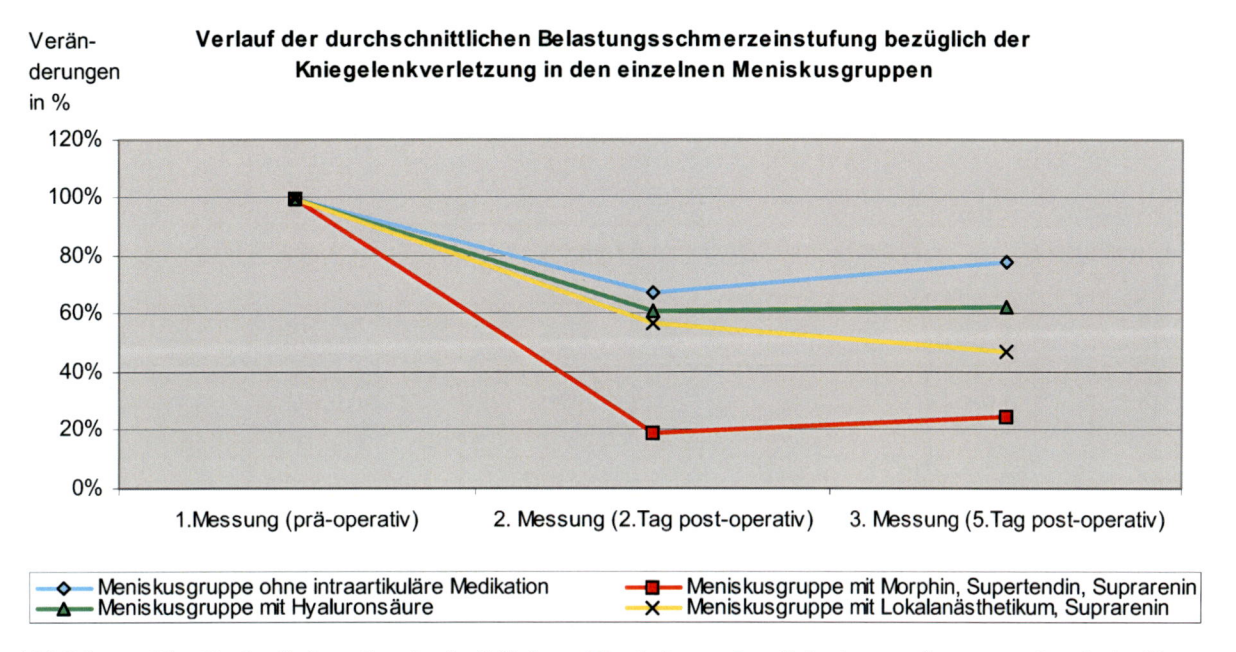

Abbildung 91: Verlauf der durchschnittlichen Einstufung des Belastungsschmerzes des betroffenen Kniegelenks in den einzelnen Meniskusgruppen über die drei Messtermine als Relativwerte zum präoperativen Ausgangswert (präoperativer Ausgangswert ist gleich 100 %. Eine Verschlimmerung der Schmerzen postoperativ entspricht einer Zunahme, also einem Wert größer als 100 %. Eine Verbesserung und Reduktion des Schmerzes und der Patienteneinstufung des Schmerzes ist gleichbedeutend mit einer Reduktion des Prozentwertes, also mit Werten kleiner 100 %. 0 % zeigt eine komplette Schmerzfreiheit im betroffenen Kniegelenk postoperativ an.)

### 4.3.2.3.3 Schmerz bei Maximalkraftmessung

| Einstufung des Schmerzes bei der Maximalkraft-Messung | | Meniskusgruppe ohne Medikation | Meniskusgruppe mit Morphin, Suprarenin®, Supertendin® | Meniskusgruppe mit Hyaluronsäure | Meniskusgruppe mit Lokal-anästhetikum, Suprarenin® |
|---|---|---|---|---|---|
| Durchschnitt-liche Schmerz-einstufung (cm) | 1. Messung | 3,50 ± 2,69 | 2,07 ± 2,46 | 2,36 ± 2,53 | 3,00 ± 2,78 |
| | 2. Messung | 4,00 ± 2,69 | 1,07 ± 1,54 | 2,21 ± 2,16 | 2,07 ± 3,17 |
| | 3. Messung | 3,88 ± 2,74 | 1,29 ± 1,25 | 1,71 ± 1,70 | 2,71 ± 3,11 |
| Median (cm) | 1. Messung | 3,75 | 1,00 | 1,50 | 3,00 |
| | 2. Messung | 4,00 | 0,00 | 2,00 | 0,00 |
| | 3. Messung | 4,50 | 2,00 | 1,00 | 2,50 |
| Anzahl | | 8 | 7 | 7 | 7 |

Tabelle 40: Einstufung des Schmerzes bei der Maximalkraftmessung an den einzelnen Messterminen (0 cm = kein Schmerz; 10 cm = sehr starke (zerreißende) Schmerzen) (absolute Werte)

Betrachtete man den Schmerz während der isometrischen Maximalkrafttests dieser Untersuchung, ergaben sich am ersten, präoperativen Messzeitpunkt keine signifikanten Unterschiede zwischen den Gruppen. Somit waren auch hier die Ausgangsbedingungen annähernd gleich (Kruskal-Wallis-Test).

Am zweiten Messtermin war der durchschnittliche Schmerz bei der Maximalkraftmessung in der Meniskusgruppe mit Morphin, Suprarenin® und Supertendin® am geringsten. Die Meniskusgruppe ohne intraartikuläre Medikation zeigte die schlechtesten durchschnittlichen Schmerzwerte während der Maximalkraftmessung. Die statistischen Unterschiede zwischen den Meniskusgruppen waren nicht signifikant (Kruskal-Wallis-Test).

Der dritte Messtermin zeigte ein ähnliches Bild wie der zweite. In der Meniskusgruppe mit Morphin, Suprarenin® und Supertendin® waren die niedrigsten durchschnittlichen Schmerzwerte bei der Maximalkraftmessung geäußert worden (1,29 cm), dicht gefolgt von denen der Meniskusgruppe mit Hyaluronsäure (1,71 cm). Auch hier waren die durchschnittlichen Schmerzeinstufungen in der Meniskusgruppe ohne intraartikuläre Medikation am größten (3,88 cm). Alle Unterschiede bezüglich der Schmerzeinstufung des Messschmerzes zum Zeitpunkt der dritten Messung waren nicht signifikant (Kruskal-Wallis-Test).

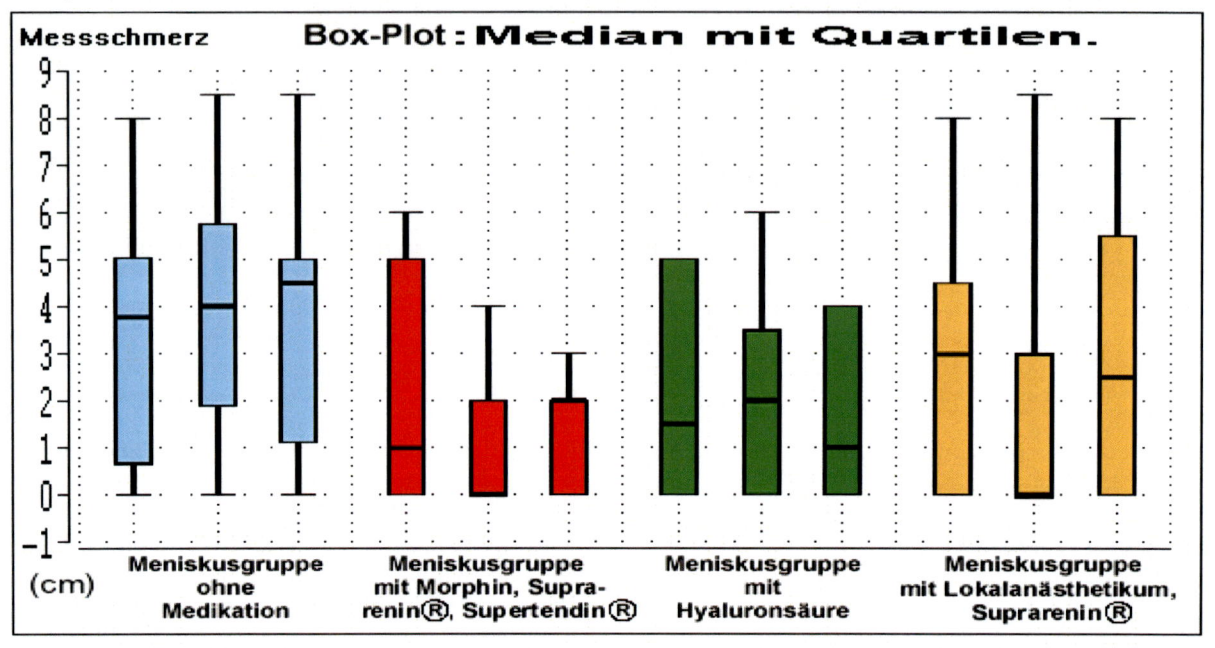

**Abbildung 92:** Einstufung des Schmerzes bei der Maximalkraftmessung an den drei Messterminen (0 cm = kein Schmerz; 10 cm = sehr starke (zerreißende) Schmerzen) (absolute Werte). Die Balken der einzelnen Gruppen zeigen von links nach rechts die Ergebnisse der ersten, zweiten und dritten Messung

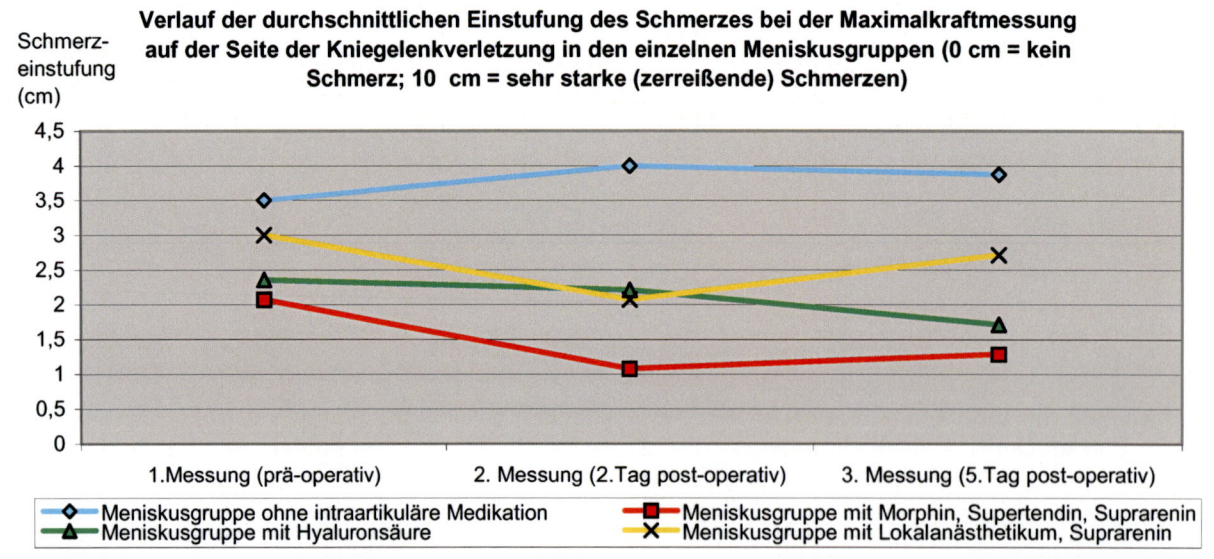

**Abbildung 93:** Verlauf der durchschnittlichen Einstufung des Schmerzes bei den Maximalkrafttests mit dem betroffenen, verletzten Bein in den einzelnen Meniskusgruppen über die drei Messtermine (0 cm = kein Schmerz; 10 cm = sehr starke (zerreißende) Schmerzen)

Zwischen erstem und zweitem Messtermin zeigte sich in allen Gruppen mit intraartikulärer Medikation eine Reduktion des durchschnittlich empfundenen Schmerzes bei der Maximalkraftmessung. Nur in der Meniskusgruppe ohne intraartikuläre Medikation war eine Verschlechterung der Durchschnittswerte zu bemerken.

Vom zweiten zum dritten Messtermin ließ sich nur in der Meniskusgruppe mit Hyaluronsäure ein weiteres deutliches Absinken der Durchschnittswerte der Schmerzen bei der Maximalkraftmessung erkennen.

Im Vergleich der Durchschnittswerte von erster zu dritter Messung zeigte sich in allen Meniskusgruppen mit intraartikulärer Medikation ein positiver Effekt hinsichtlich einer postoperativen durchschnittlichen Schmerzreduktion. Im Gegensatz dazu war in der Meniskusgruppe ohne intraartikuläre Medikation postoperativ eine Zunahme des durchschnittlichen Schmerzes bei der Maximalkraftmessung festzustellen. Statistisch war aber kein Unterschied als signifikant einzustufen (Wilcoxon-matched-pairs-Test).

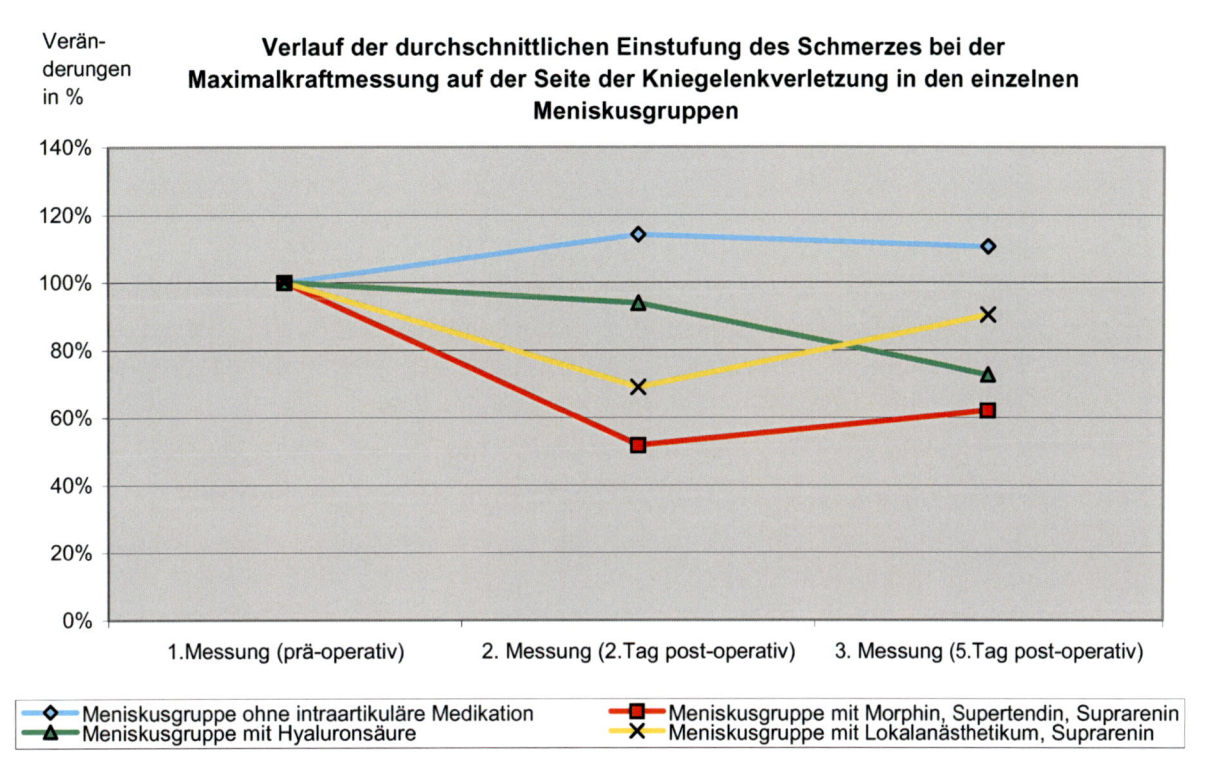

**Abbildung 94:** Verlauf der durchschnittlichen Einstufung des Schmerzes bei der Maximalkraftmessung auf der Seite des betroffenen Kniegelenks in den einzelnen Meniskusgruppen über die drei Messtermine als Relativwerte zum präoperativen Ausgangswert (präoperativer Ausgangswert ist gleich 100 %. Eine Verschlimmerung der Schmerzen postoperativ entspricht einer Zunahme, also einem Wert größer als 100 %. Eine Verbesserung und Reduktion des Schmerzes und der Schmerzeinstufung durch den Patienten bedeutet eine Reduktion des Prozentwertes, also Werte kleiner 100 %. 0 % zeigt eine komplette Schmerzfreiheit im betroffenen Kniegelenk postoperativ an.)

### 4.3.2.4 Beinumfänge

#### 4.3.2.4.1 Beinumfänge in Höhe des Kniegelenkspalts

| Beinumfang in Höhe des Kniegelenkspalts | | Meniskusgruppe ohne Medikation | | Meniskusgruppe mit Morphin, Suprarenin®, Supertendin® | | Meniskusgruppe mit Hyaluronsäure | | Meniskusgruppe mit Lokalanästhetikum, Suprarenin® | |
|---|---|---|---|---|---|---|---|---|---|
| Kniegelenkseite | | Gegenseite | Verletztes Bein | Gegenseite | Verletztes Bein | Gegenseite | Verletztes Bein | Gegenseite | Verletztes Bein |
| Durchschnittlicher Beinumfang in Höhe des Kniegelenkspalts (in cm) | 1. Messung | 38,86 ± 1,94 | 39,64 ± 2,04 | 39,47 ± 1,42 | 40,14 ± 1,92 | 38,93 ± 1,40 | 39,83 ± 1,76 | 38,43 ± 3,01 | 39,31 ± 3,05 |
| | 2. Messung | 38,33 ± 1,73 | 40,43 ± 2,29 | 39,33 ± 1,75 | 40,57 ± 1,09 | 38,69 ± 1,87 | **40,66 ± 2,19** | 38,04 ± 3,68 | 38,73 ± 3,79 |
| | 3. Messung | 38,65 ± 1,76 | 40,05 ± 1,89 | 39,33 ± 1,21 | 40,34 ± 1,09 | 38,57 ± 1,64 | **39,24 ± 1,61** | 38,43 ± 3,61 | 39,24 ± 4,43 |
| Anzahl | | 8 | | 7 | | 7 | | 7 | |

Tabelle 41: Beinumfang in Höhe des Kniegelenkspalts (Vergleich zwischen den Meniskusgruppen)

#### 4.3.2.4.1.1 Beinumfang in Höhe des Kniegelenkspalts auf der Gegenseite

An keinem der drei Messtage bestanden signifikante Unterschiede bezüglich der Umfangswerte in Kniegelenkspalthöhe auf der Gegenseite (Kruskal-Wallis-Test), noch waren signifikante Veränderungen im Verlauf zwischen den drei Messterminen zu beobachten (Wilcoxon-matched-pairs-Test).

#### 4.3.2.4.1.2 Beinumfang des verletzten Kniegelenks in Höhe des Kniegelenkspalts

An den drei Messterminen zeigten sich keine signifikanten Unterschiede zwischen den Meniskusgruppen (Kruskal-Wallis-Test).

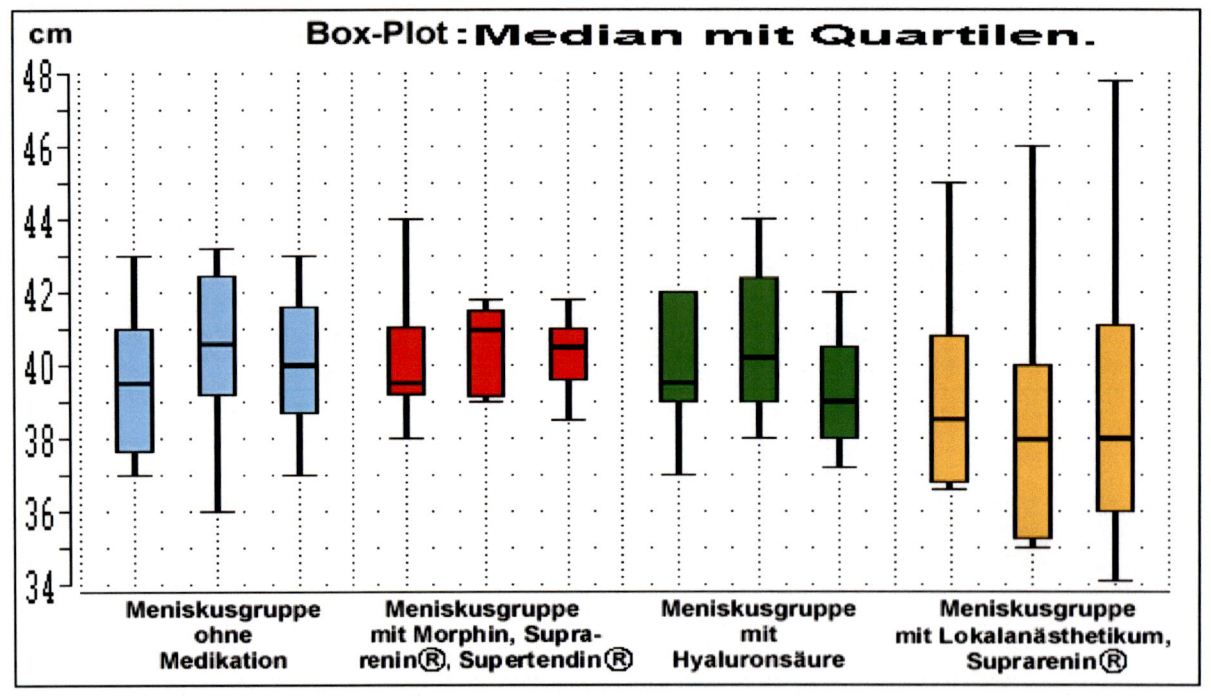

Abbildung 95: Umfang des Kniegelenks in Höhe des Kniegelenkspalts zum Zeitpunkt der drei Messungen in den einzelnen Meniskusgruppen. Die Balken der einzelnen Gruppen zeigen von links nach rechts die Ergebnisse der ersten, zweiten und dritten Messung

Im Verlauf der Werte der Beinumfänge in Höhe des Kniegelenkspalts vom ersten zum zweiten Messtermin zeigte sich nur in der Meniskusgruppe mit Lokalanästhetikum und Suprarenin® ein Rückgang der durchschnittlichen Umfangswerte. In allen anderen Gruppen war eine Zunahme der durchschnittlichen Beinumfangswerte in Kniegelenkspalthöhe zu bemerken. Die statistischen Veränderungen in allen Meniskusgruppen waren nicht signifikant (Wilcoxon-matched-pairs-Test). Von der zweiten zur dritten Messung war in allen Meniskusgruppen, außer in der mit Lokalanästhetikum und Suprarenin®, eine Reduktion der durchschnittlichen Beinumfangswerte in Kniegelenkspalthöhe zu verzeichnen. In der Meniskusgruppe mit Hyaluronsäure zeigte sich diese Reduktion sogar als **schwach signifikant (0,047)**. In allen anderen Meniskusgruppen waren die Veränderungen nicht signifikant (Wilcoxon-matched-pairs-Test).

Zwischen erstem und drittem Messtermin war in der Meniskusgruppe mit Hyaluronsäure eine klare Verbesserung der Durchschnittswerte im Sinne einer Umfangsreduktion zu erkennen. Alle Veränderungen zwischen diesen beiden Terminen waren aber als nicht signifikant einzustufen (Wilcoxon-matched-pairs-Test).

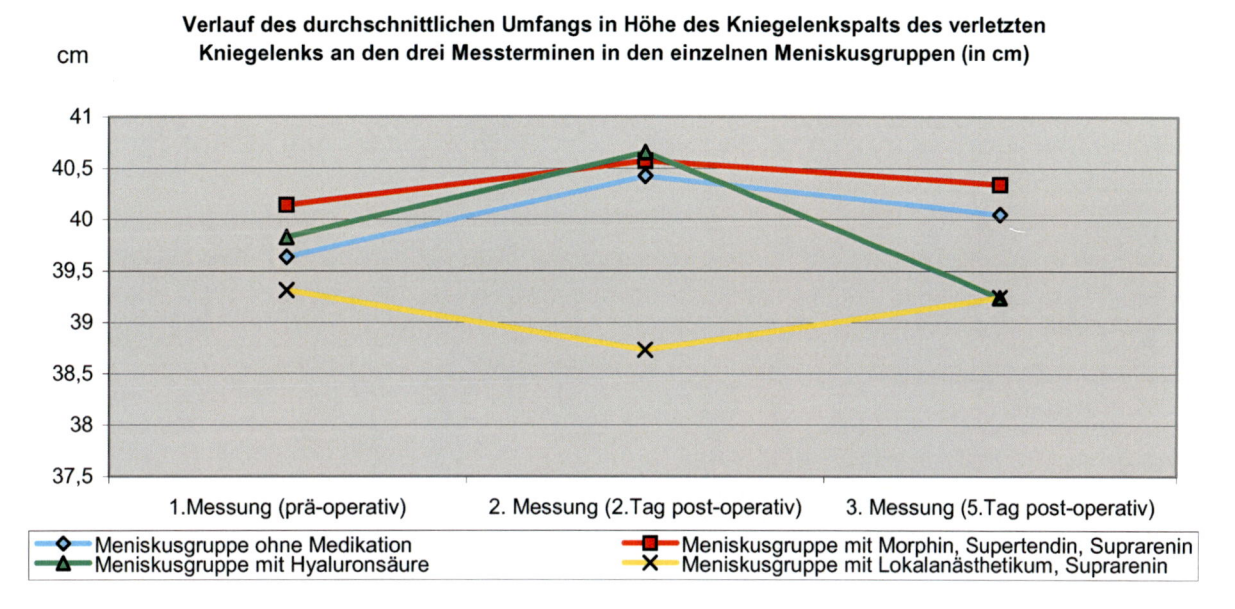

Abbildung 96: Verlauf des durchschnittlichen Umfangs in Höhe des Kniegelenkspalts des verletzten Kniegelenks an den drei Messterminen in den einzelnen Meniskusgruppen (in cm)

### 4.3.2.4.2 Beinumfänge am Oberschenkel 20 cm über dem Kniegelenkspalt

| Beinumfänge am Oberschenkel 20 cm über dem Kniegelenkspalt | | Meniskusgruppe ohne Medikation | | Meniskusgruppe mit Morphin, Suprarenin®, Supertendin® | | Meniskusgruppe mit Hyaluronsäure | | Meniskusgruppe mit Lokal-anästhetikum, Suprarenin® | |
|---|---|---|---|---|---|---|---|---|---|
| Kniegelenkseite | | Gegen-seite | Ver-letztes Bein | Gegen-seite | Ver-letztes Bein | Gegen-seite | Ver-letztes Bein | Gegen-seite | Ver-letztes Bein |
| Durchschnitt-licher Bein-umfang 20 cm über dem Knie-gelenkspalt (in cm) | 1. Messung | 50,56 ± 2,92 | **50,15 ± 2,54** | 53,83 ± 2,43 | 52,64 ± 2,95 | 50,33 ± 1,80 | **50,21 ± 1,25** | 51,46 ± 6,87 | 50,71 ± 5,87 |
| | 2. Messung | 49,31 ± 3,62 | **48,95 ± 2,89** | 53,41 ± 1,68 | 52,57 ± 1,64 | 49,29 ± 2,23 | 48,64 ± 2,15 | 51,07 ± 6,85 | **51,29 ± 7,68** |
| | 3. Messung | 49,95 ± 3,22 | 49,25 ± 2,12 | 53,14 ± 2,01 | 51,57 ± 2,23 | 49,99 ± 1,84 | **48,29 ± 1,63** | 50,77 ± 7,05 | **49,57 ± 6,63** |
| Anzahl | | 8 | | 7 | | 7 | | 7 | |

Tabelle 42: Beinumfänge am Oberschenkel 20 cm über dem Kniegelenkspalt (Vergleich zwischen den Meniskusgruppen)

#### 4.3.2.4.2.1 Beinumfang auf der Gegenseite am Oberschenkel 20 cm über dem Kniegelenkspalt

Der Unterschied zwischen den Meniskusgruppen entsprach an keinem der drei Messzeitpunkte einer Signifikanz (Kruskal-Wallis-Test). Auch im Verlauf der Beinumfänge auf der Gegenseite über die drei Messtermine zeigten sich keine signifikanten Veränderungen (Wilcoxon-matched-pairs-Test).

#### 4.3.2.4.2.2 Beinumfang des verletzten Kniegelenks am Oberschenkel 20 cm über dem Kniegelenkspalt

An keinem der drei Untersuchungstermine zeigten sich statistisch signifikante Unterschiede zwischen den Meniskusgruppen (Kruskal-Wallis-Test).
Der Verlauf in den einzelnen Meniskusgruppen ergab von der ersten zur zweiten Messung nur in der Meniskusgruppe ohne Medikation eine signifikante Umfangsabnahme. Auch in der Meniskusgruppe mit Hyaluronsäure war ein größerer Abfall der durchschnittlichen Umfangswerte auf der verletzten Beinseite festzustellen. Die Veränderung in der Meniskusgruppe ohne intraartikuläre Medikation war **schwach signifikant (0,03)**. In der Meniskusgruppe mit Hyaluronsäure war die Veränderung nur knapp nicht signifikant (0,062). In den beiden anderen Gruppen war fast keine Abnahme bzw. eine Zunahme des durchschnittlichen Umfangswertes zu beobachten. Vom zweiten zum dritten Messtermin zeigte sich in der Meniskusgruppe mit Lokalanästhetikum und Suprarenin® die Abnahme der Werte als **schwach signifikant (0,03)** (Wilcoxon-matched-pairs-Test). Zwischen erstem und drittem Messtermin war in allen Meniskusgruppen eine Abnahme der durchschnittlichen Umfangswerte erkennbar. In der Meniskusgruppe mit Hyaluronsäure war die Abnahme des Umfangs zwischen erster und dritter Messung **schwach signifikant (0,047)**. Sonst erwiesen sich die statistischen Unterschiede als nicht signifikant (Wilcoxon-matched-pairs-Test).

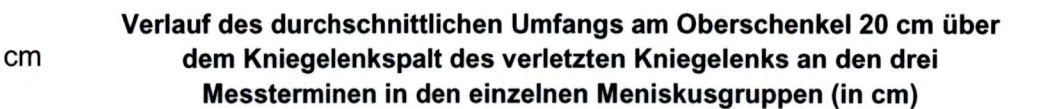

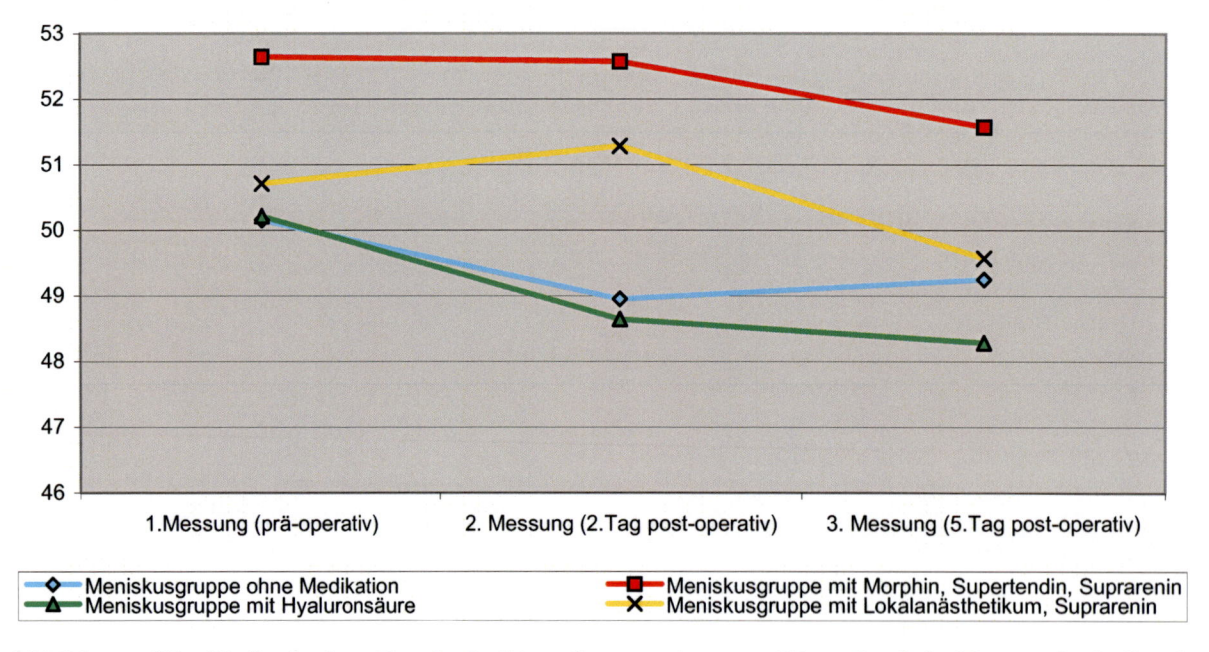

**Abbildung 97:** Verlauf der Durchschnittsumfangswerte am Oberschenkel 20 cm oberhalb des Kniegelenkspalts auf der betroffenen Kniegelenkseite in den einzelnen Meniskusgruppen über die drei Messtermine

### 4.3.2.4.3 Beinumfänge am Oberschenkel 10 cm über dem Kniegelenkspalt

| Beinumfang am Oberschenkel 10 cm über dem Kniegelenkspalt | | Meniskusgruppe ohne Medikation | | Meniskusgruppe mit Morphin, Suprarenin®, Supertendin® | | Meniskusgruppe mit Hyaluronsäure | | Meniskusgruppe mit Lokalanästhetikum, Suprarenin® | |
|---|---|---|---|---|---|---|---|---|---|
| Kniegelenkseite | | Gegenseite | Verletztes Bein | Gegenseite | Verletztes Bein | Gegenseite | Verletztes Bein | Gegenseite | Verletztes Bein |
| Durchschnittlicher Beinumfang 10 cm über dem Kniegelenkspalt (in cm) | 1. Messung | 42,86 ± 2,85 | 42,29 ± 2,34 | **46,63 ± 1,94** | 45,93 ± 2,68 | 42,74 ± 1,01 | 42,71 ± 1,70 | **43,16 ± 5,14** | 42,86 ± 4,03 |
| | 2. Messung | 42,26 ± 2,72 | 42,06 ± 2,53 | **45,69 ± 1,13** | 45,31 ± 2,00 | 42,67 ± 1,09 | 43,01 ± 1,71 | **43,29 ± 5,10** | 42,56 ± 5,60 |
| | 3. Messung | 42,98 ± 2,87 | 42,53 ± 2,63 | **45,40 ± 1,49** | 44,86 ± 2,04 | 42,97 ± 1,58 | 42,31 ± 2,15 | 42,89 ± 5,71 | 42,63 ± 5,96 |
| Anzahl | | 8 | | 7 | | 7 | | 7 | |

**Tabelle 43:** Beinumfang am Oberschenkel 10 cm über dem Kniegelenkspalt (Vergleich zwischen den Meniskusgruppen)

#### 4.3.2.4.3.1 Beinumfang auf der Gegenseite am Oberschenkel 10 cm über dem Kniegelenkspalt

Bereits präoperativ am ersten Messtermin zeigte sich ein **schwach signifikant**er (**0,038**) Unterschied zwischen der Meniskusgruppe mit Morphin, Suprarenin® und Supertendin® und der Meniskusgruppe mit Lokalanästhetikum und Suprarenin®, der auch am zweiten Messtermin weiterhin als **schwach signifikant**er Unterschied (**0,045**) bestand. Zum Zeitpunkt der dritten Messung entsprach der Unterschied nicht mehr ganz einer Signifikanz (0,078). Sonst zeigten sich keine Signifikanzen (Kruskal-Wallis-Test).

Betrachtete man den Verlauf der Beinumfangswerte über die drei Messtermine, war eine **schwach signifikante (0,03)** Abnahme des durchschnittlichen Beinumfangs am Oberschenkel 10 cm über dem Kniegelenkspalt in der Meniskusgruppe mit Morphin, Suprarenin® und Supertendin® von erster zu dritter Messung festzustellen. Alle anderen Veränderungen waren nicht signifikant (Wilcoxon-matched-pairs-Test).

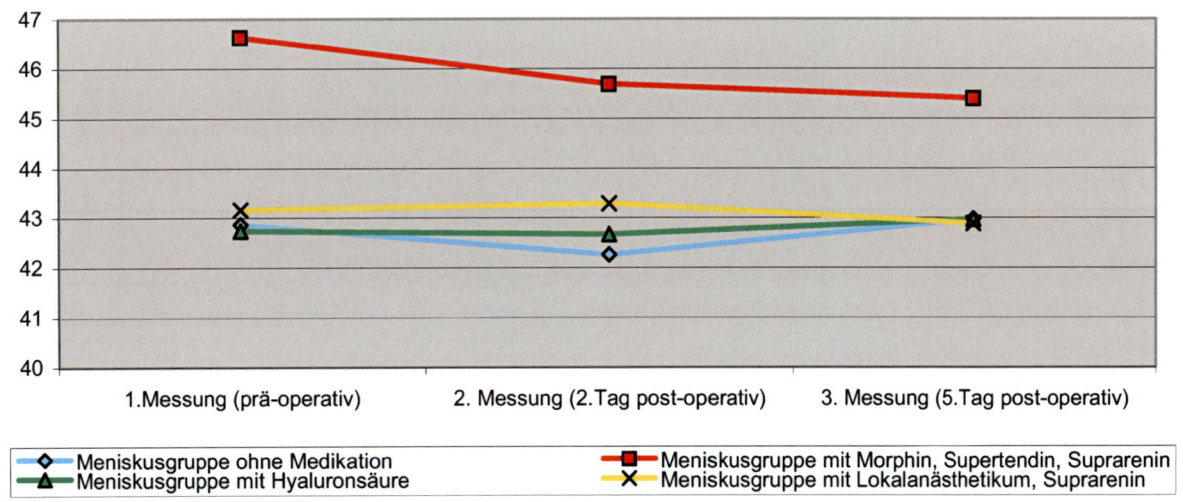

**Abbildung 98:** Verlauf der Durchschnittsumfangswerte am Oberschenkel 10 cm oberhalb des Kniegelenkspalts auf der Gegenseite in den einzelnen Meniskusgruppen über die drei Messtermine

#### 4.3.2.4.3.2 Beinumfang des verletzten Kniegelenks am Oberschenkel 10 cm über dem Kniegelenkspalt

Schon zum Zeitpunkt der präoperativen Messung war auf der verletzten Beinseite der durchschnittliche Oberschenkelumfang 10 cm über dem Kniegelenkspalt in der Meniskusgruppe mit Morphin, Suprarenin® und Supertendin® größer als in den anderen Meniskusgruppen. Dies blieb auch an den beiden postoperativen Messterminen so. Die Unterschiede zwischen den Gruppen waren aber an den drei Messterminen nicht signifikant (Kruskal-Wallis-Test).

Der Verlauf der Beinumfangswerte vom ersten bis zum dritten Messtermin zeigte keine signifikanten Veränderungen in den Gruppen (Wilcoxon-matched-pairs-Test).

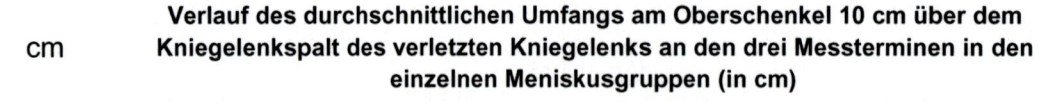

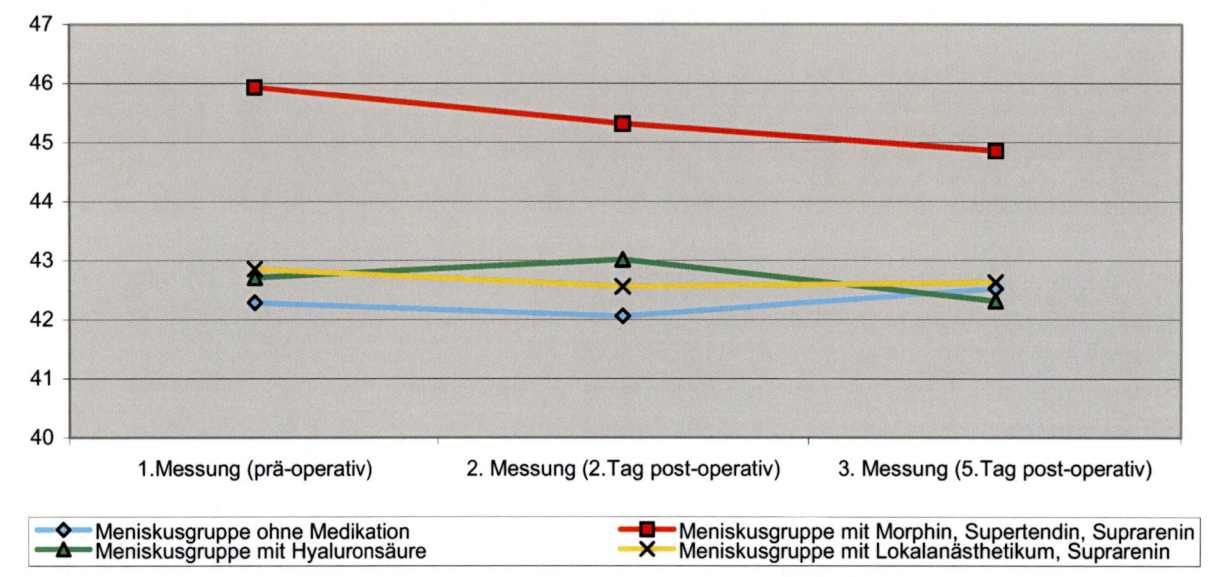

**Abbildung 99:** Verlauf der Durchschnittsumfangswerte am Oberschenkel 10 cm oberhalb des Kniegelenkspalts auf der betroffenen Kniegelenkseite in den einzelnen Meniskusgruppen über die drei Messtermine

### 4.3.2.4.4 Beinumfänge 10 cm unter dem Kniegelenkspalt

| Beinumfang am Unterschenkel 10 cm unter dem Kniegelenkspalt | | Meniskusgruppe ohne Medikation | | Meniskusgruppe mit Morphin, Suprarenin®, Supertendin® | | Meniskusgruppe mit Hyaluronsäure | | Meniskusgruppe mit Lokalanästhetikum, Suprarenin® | |
|---|---|---|---|---|---|---|---|---|---|
| Kniegelenkseite | | Gegenseite | Verletztes Bein | Gegenseite | Verletztes Bein | Gegenseite | Verletztes Bein | Gegenseite | Verletztes Bein |
| Durchschnittlicher Beinumfang 10 cm unter dem Kniegelenkspalts (in cm) | 1. Messung | 36,96 ± 2,18 | 36,01 ± 2,07 | 38,39 ± 1,49 | 38,51 ± 1,61 | 36,17 ± 1,51 | 36,00 ± 1,61 | 37,24 ± 5,14 | 37,10 ± 5,11 |
| | 2. Messung | 36,66 ± 2,79 | 36,68 ± 2,66 | 38,90 ± 2,56 | 39,03 ± 1,98 | 36,50 ± 1,87 | 36,31 ± 1,68 | 37,29 ± 5,51 | 37,80 ± 5,04 |
| | 3. Messung | 36,94 ± 2,39 | 36,99 ± 2,02 | 38,51 ± 2,39 | 38,91 ± 2,46 | 36,63 ± 1,94 | 36,74 ± 2,12 | 37,17 ± 5,39 | 37,79 ± 5,40 |
| Anzahl | | 8 | | 7 | | 7 | | 7 | |

**Tabelle 44:** Beinumfang am Unterschenkel 10 cm unterhalb des Kniegelenkspalts (Vergleich zwischen den Meniskusgruppen)

### 4.3.2.4.4.1 Beinumfänge auf der Gegenseite am Unterschenkel 10 cm unter dem Kniegelenkspalt

An keinem der drei Untersuchungs- und Messzeitpunkte waren signifikante Unterschiede zwischen den Meniskusgruppen und im Verlauf zwischen den Werten der Messtermine in den Gruppen festzustellen (Kruskal-Wallis-Test und Wilcoxon-matched-pairs-Test).

### 4.3.2.4.4.2 Beinumfänge des verletzten Kniegelenks am Unterschenkel 10 cm unter dem Kniegelenkspalt

Beim Vergleich zwischen den Meniskusgruppen an den verschiedenen Messtagen war an allen drei Messzeitpunkten in der Meniskusgruppe mit Morphin, Suprarenin® und Supertendin® der durchschnittliche Beinumfang 10 cm unter dem Kniegelenkspalt auf der verletzten Beinseite am größten. Die Unterschiede zwischen den Gruppen an den einzelnen Messterminen waren aber nicht signifikant (Kruskal-Wallis-Test).

Im Verlauf der Umfangswerte über die drei Messzeitpunkte zeigten sich von der ersten zur zweiten Messung in allen Meniskusgruppen Zunahmen der durchschnittlichen Beinumfangswerte. Die Veränderungen von der zweiten zur dritten Messung ließen in der Meniskusgruppe mit Morphin, Suprarenin® und Supertendin® eine größere Abnahme und in der Meniskusgruppe mit Lokalanästhetikum und Suprarenin® eine ganz leichte Abnahme der durchschnittlichen Beinumfangswerte 10 cm unterhalb des Kniegelenkspalts erkennen. In den beiden anderen Meniskusgruppen war eine weitere Zunahme des durchschnittlichen Beinumfangs vom zweiten zum fünften Tag postoperativ zu beobachten. Die Veränderungen in den Gruppen waren jeweils nicht signifikant. Die Zunahme des durchschnittlichen Beinumfangs in der Meniskusgruppe mit Lokalanästhetikum und Suprarenin® vom ersten zum zweiten Messtermin war nur sehr knapp nicht signifikant (0,06) (Wilcoxon-matched-pairs-Test).

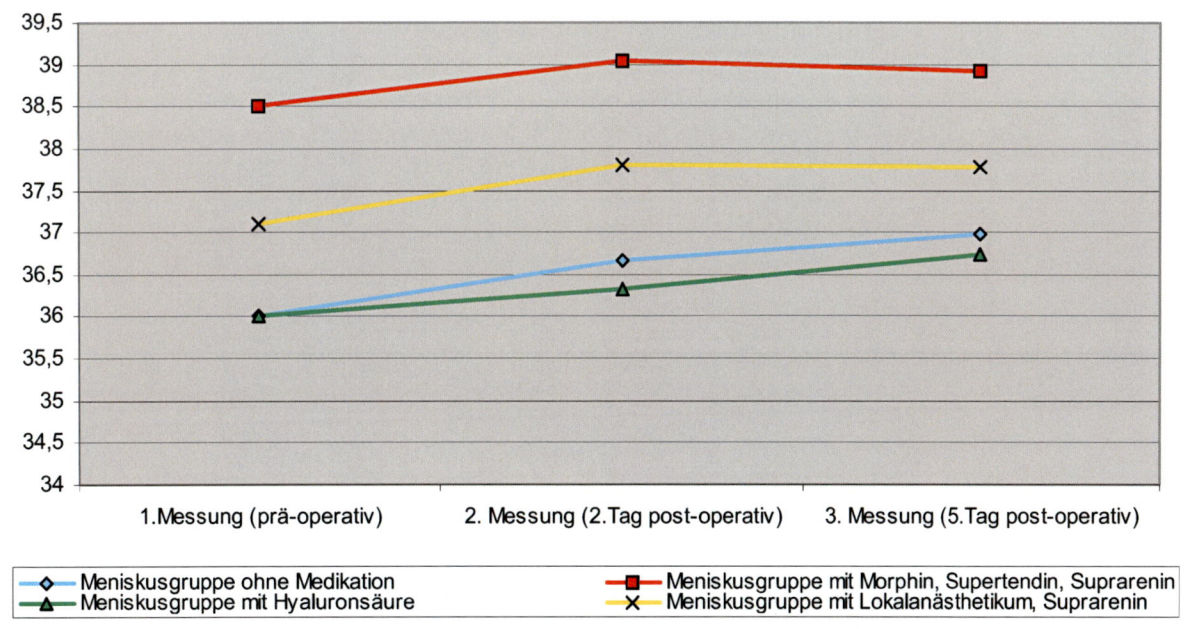

**Abbildung 100:** Verlauf der Durchschnittswerte des Unterschenkelumfangs 10 cm unterhalb des Kniegelenkspalts auf der betroffenen Seite in den einzelnen Meniskusgruppen über die drei Messzeitpunkte

### 4.3.2.4.5 Größter Beinumfang am Unterschenkel

| Größter Beinumfang am Unterschenkel | | Meniskusgruppe ohne Medikation | | Meniskusgruppe mit Morphin, Suprarenin®, Supertendin® | | Meniskusgruppe mit Hyaluronsäure | | Meniskusgruppe mit Lokalanästhetikum, Suprarenin® | |
|---|---|---|---|---|---|---|---|---|---|
| **Kniegelenkseite** | | Gegenseite | Verletztes Bein | Gegenseite | Verletztes Bein | Gegenseite | Verletztes Bein | Gegenseite | Verletztes Bein |
| Durchschnittlicher größter Beinumfang am Unterschenkel (in cm) | 1. Messung | **38,16 ± 2,67** | 37,88 ± 2,68 | 39,64 ± 2,33 | 39,57 ± 2,36 | 38,14 ± 1,60 | 37,93 ± 1,17 | 38,31 ± 5,50 | 38,29 ± 4,99 |
| | 2. Messung | **37,28 ± 2,77** | 37,43 ± 2,65 | 39,46 ± 2,40 | 39,81 ± 2,01 | 37,79 ± 1,49 | 37,47 ± 1,46 | 38,23 ± 5,47 | 38,44 ± 5,00 |
| | 3. Messung | **37,38 ± 2,91** | 37,66 ± 2,43 | 39,57 ± 2,24 | 39,81 ± 2,13 | 37,81 ± 1,66 | 37,93 ± 2,13 | 37,94 ± 5,40 | 38,36 ± 5,10 |
| Anzahl | | 8 | | 7 | | 7 | | 7 | |

**Tabelle 45: Größter Kniegelenkumfang am Unterschenkel an den drei Messtagen (Vergleich zwischen den Meniskusgruppen)**

#### 4.3.2.4.5.1  Größte Beinumfangswerte am Unterschenkel auf der Gegenseite

Zwischen den Gruppen ließen sich an den drei Messterminen keine signifikanten Unterschiede bezüglich des maximalen Unterschenkelumfangs auf der Gegenseite beobachten (Kruskal-Wallis-Test).

Bezüglich des Verlaufs über die drei Messtermine waren von der ersten zur zweiten Messung in allen Meniskusgruppen mehr oder weniger deutliche Reduzierungen der Durchschnittswerte festzustellen. In der Meniskusgruppe ohne intraartikuläre Medikation war eine **schwach signifikante (0,03)** Abnahme der Umfangswerte zu beobachten.

Auch die Veränderungen zwischen erstem und drittem Messtermin waren von einer Abnahme der durchschnittlichen Beinumfangswerte in allen Meniskusgruppen gekennzeichnet. In der Meniskusgruppe ohne intraartikuläre Medikation zeigte sich auch hier eine **schwach signifikante** Reduktion der Beinumfangswerte **(0,016)**. Die Unterschiede in den anderen Gruppen waren nicht signifikant (Wilcoxon-matched-pairs-Test).

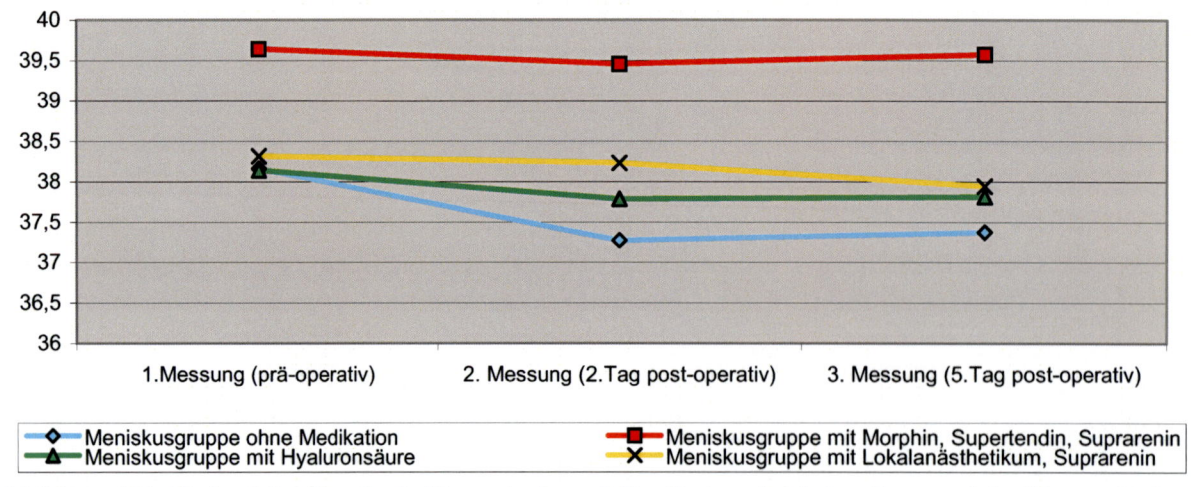

**Abbildung 101: Verlauf der Durchschnittswerte des größten Unterschenkelumfangs auf der Gegenseite in den einzelnen Meniskusgruppen über die drei Messzeitpunkte**

### 4.3.2.4.5.2 Größte Beinumfangswerte des verletzten Kniegelenks am Unterschenkel

Es bestanden an keinem der drei Messtermine signifikante Unterschiede zwischen den Meniskusgruppen (Kruskal-Wallis-Test).

Die Verläufe der durchschnittlichen Umfangswerte der größten Unterschenkelumfänge auf der verletzten Beinseite zeigten sich in den einzelnen Gruppen uneinheitlich. Signifikante Veränderungen waren in den Gruppen zwischen den Messterminen nicht zu beobachten. Zwischen der ersten und der zweiten Messung war die Abnahme der Durchschnittswerte in der Meniskusgruppe ohne intraartikuläre Medikation nur knapp nicht signifikant (0,063) (Wilcoxon-matched-pairs-Test).

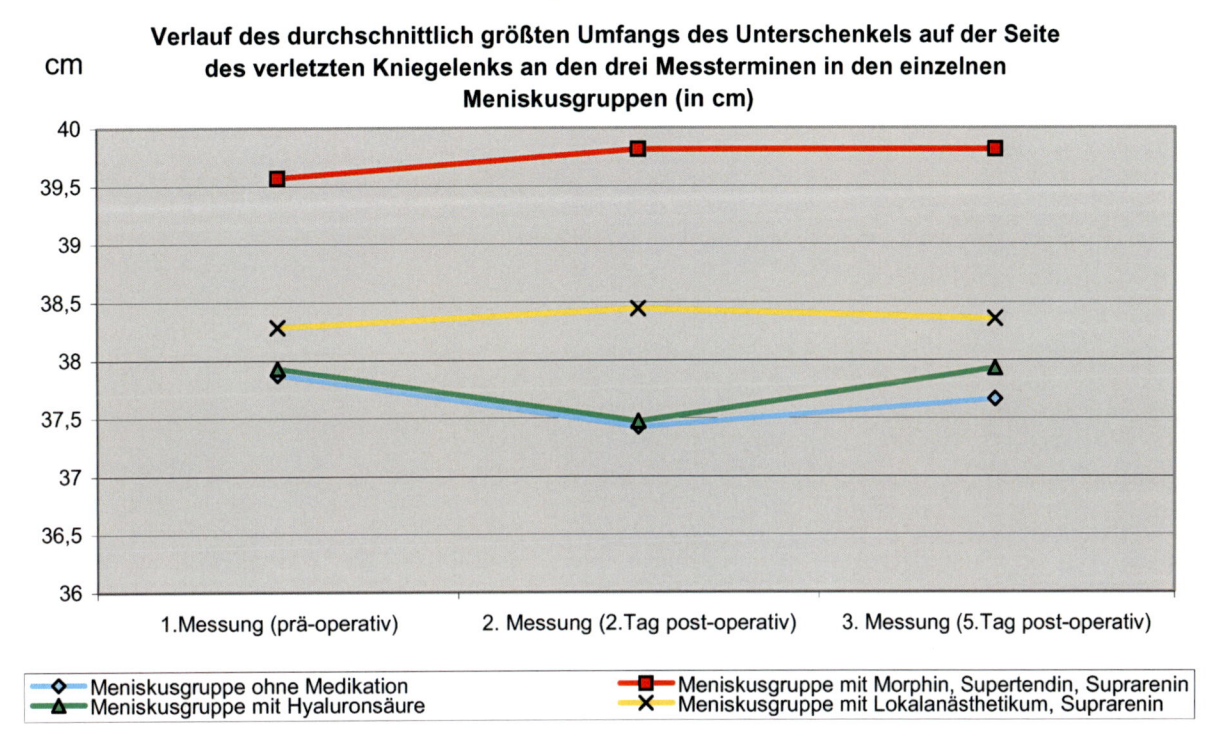

**Abbildung 102:** Verlauf der Durchschnittswerte des größten Unterschenkelumfangs auf der betroffenen Kniegelenkseite in den einzelnen Meniskusgruppen über die drei Messtermine

### 4.3.2.5 Bewegungsumfang

#### 4.3.2.5.1 Streckung

|  | Meniskusgruppe ohne Medikation | Meniskusgruppe mit Morphin, Suprarenin®, Supertendin® | Meniskusgruppe mit Hyaluronsäure | Meniskusgruppe mit Lokalanästhetikum, Suprarenin® |
|---|---|---|---|---|
| Durchschnittliche Streckungswerte auf der **Gegenseite am 1. Messtermin (präoperativ)** (Grad) | 0,38 ± 1,06 | 0,00 ± 0,00 | -0,29 ± 0,76 | -0,71 ± 1,89 |
| Durchschnittliche Streckungswerte auf der verletzten Kniegelenkseite am **1. Messtermin (präoperativ)** (Grad) | **1,00 ± 1,93** | 0,71 ± 1,89 | 2,71 ± 3,45 | 3,00 ± 5,51 |
| Durchschnittliche Streckungswerte auf der verletzten Kniegelenkseite am **2. Messtermin (2. Tag postoperativ)** (Grad) | 5,13 ± 8,61 | 2,86 ± 2,34 | 2,00 ± 2,58 | 4,00 ± 3,61 |
| Durchschnittliche Streckungswerte auf der verletzten Kniegelenkseite am **3. Messtermin (5. Tag postoperativ)** (Grad) | **8,00 ± 12,55** | 1,36 ± 1,80 | 2,14 ± 3,39 | 1,71 ± 1,89 |
| Anzahl | 8 | 7 | 7 | 7 |

Tabelle 46: Streckungswerte in den einzelnen Meniskusgruppen der Kniegelenke an den drei Messterminen

#### 4.3.2.5.1.1 Streckungswerte der Gegenseite (nur präoperativ)

Die Unterschiede zwischen den Meniskusgruppen hinsichtlich der durchschnittlichen Streckfähigkeit auf der Gegenseite waren nicht signifikant (Kruskal-Wallis-Test).

#### 4.3.2.5.1.2 Streckungswerte des verletzten (zu behandelnden) Kniegelenks

Zwischen den einzelnen Meniskusgruppen waren präoperativ weder größere, noch signifikante Unterschiede zu beobachten. Damit waren die Ausgangsbedingungen hinsichtlich der Streckung auf der verletzten Kniegelenkseite in den Meniskusgruppen annähernd gleich (Kruskal-Wallis-Test).

Am zweiten Messtermin (zweiter Tag postoperativ) zeigte die Meniskusgruppe ohne intraartikuläre Medikation mit 5,13° das größte durchschnittliche Streckdefizit; gefolgt von der Meniskusgruppe mit Lokalanästhetikum und Suprarenin® mit 4,00°. Die Unterschiede zwischen den Meniskusgruppen waren jedoch nicht signifikant (Kruskal-Wallis-Test).

Auch am dritten Messtermin war das größte durchschnittliche Streckdefizit in der Meniskusgruppe ohne intraartikuläre Medikation mit 8,00° zu bemerken. Die durchschnittlichen Streckdefizite der anderen Meniskusgruppen lagen bei 1,36° bis 2,14°. Die Unterschiede waren auch an diesem Messtermin nicht signifikant (Kruskal-Wallis-Test).

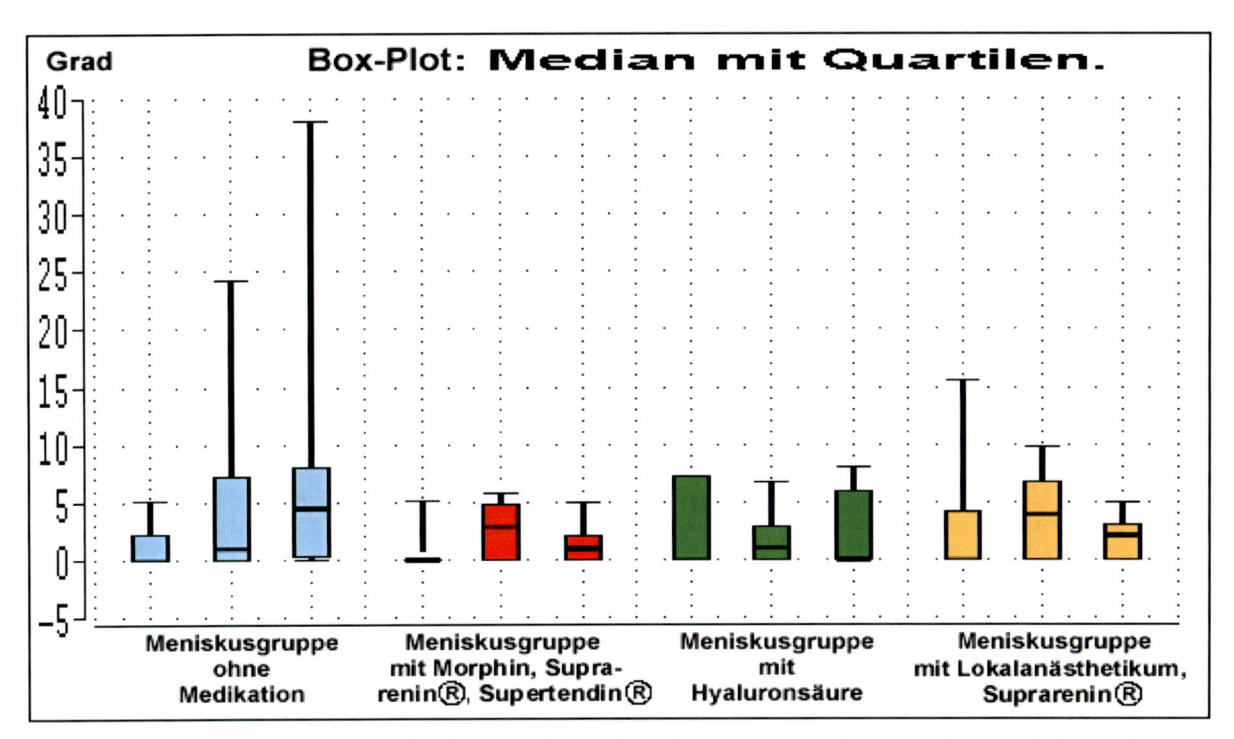

**Abbildung 103:** Streckungswerte in den einzelnen Meniskusgruppen auf der verletzten Seite an den drei Messterminen. Die Balken der einzelnen Gruppen zeigen von links nach rechts die Ergebnisse der ersten, zweiten und dritten Messung

Der Verlauf der durchschnittlichen Streckdefizitwerte zeigte in der Meniskusgruppe ohne intraartikuläre Medikation eine Zunahme von präoperativ 1,00° über 5,13° am zweiten Tag postoperativ auf schlussendlich 8° am fünften Tag postoperativ. Dieser Anstieg vom ersten zum dritten Messtermin war **schwach signifikant (0,03)**.

In der Meniskusgruppe mit Morphin, Suprarenin® und Supertendin® und in der Meniskusgruppe mit Lokalanästhetikum und Suprarenin® war ein Anwachsen der durchschnittlichen Streckdefizitwerte vom ersten zum zweiten Termin und danach wieder eine Reduktion des Streckdefizits vom zweiten zum dritten Termin wahrzunehmen. Wobei in der Meniskusgruppe mit Lokalanästhetikum und Suprarenin® der Wert am fünften Tag postoperativ unter dem des präoperativen Termins lag. In der Meniskusgruppe mit Hyaluronsäure war eine Abnahme schon vom ersten zum zweiten Termin festzustellen. Vom zweiten zum dritten Termin nahm das durchschnittliche Streckdefizit aber wieder leicht zu, lag aber noch deutlich unter dem präoperativen Wert. Diese Veränderungen waren nicht signifikant (Wilcoxon-matched-pairs-Test).

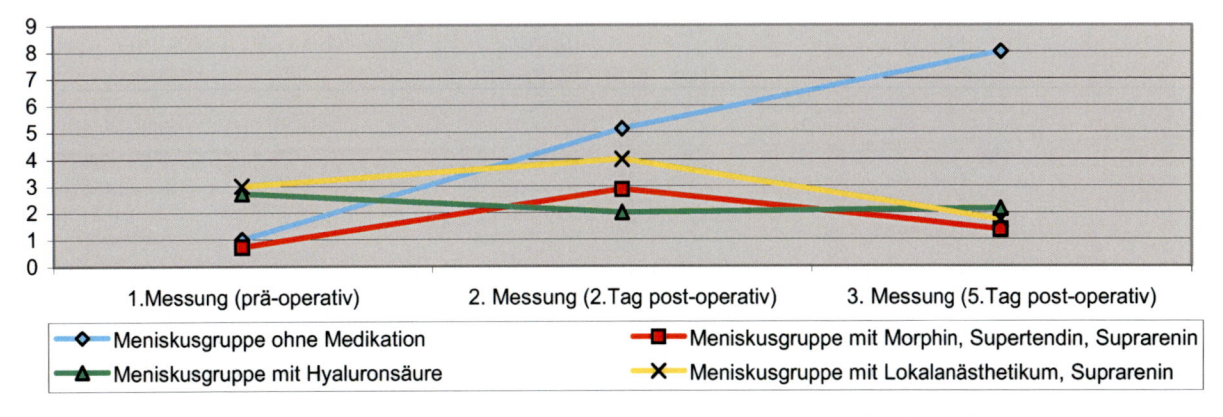

**Abbildung 104:** Verlauf der maximal möglichen Streckungsdurchschnittswerte über die drei Messtermine in den einzelnen Meniskusgruppen (0° bedeutet, dass das Kniegelenk komplett gestreckt werden kann; das Defizit zu 0° wird dann in Grad angegeben.)

## 4.3.2.5.2 Beugung

|  | Meniskusgruppe ohne Medikation | Meniskusgruppe mit Morphin, Suprarenin®, Supertendin® | Meniskusgruppe mit Hyaluronsäure | Meniskusgruppe mit Lokalanästhetikum, Suprarenin® |
|---|---|---|---|---|
| Durchschnittliche Beugungswerte auf der **Gegenseite** am **1. Messtermin (präoperativ)** (Grad) | 140,00 ± 3,51 | 136,29 ± 8,10 | 138,29 ± 5,50 | 135,86 ± 11,51 |
| Durchschnittliche Beugungswerte auf der verletzten Kniegelenkseite am **1. Messtermin (präoperativ)** (Grad) | 134,88 ± 9,05 | 131,86 ± 6,64 | 131,00 ± 11,17 | 132,29 ± 8,96 |
| Durchschnittliche Beugungswerte auf der verletzten Kniegelenkseite am **2. Messtermin (2. Tag postoperativ)** (Grad) | 93,75 ± 22,63 | 108,29 ± 11,48 | 92,57 ± 24,79 | 82,29 ± 17,09 |
| Durchschnittliche Beugungswerte auf der verletzten Kniegelenkseite am **3. Messtermin (5. Tag postoperativ)** (Grad) | 107,63 ± 21,29 | 123,43 ± 6,75 | 114,71 ± 14,96 | 104,00 ± 13,77 |
| Anzahl | 8 | 7 | 7 | 7 |

Tabelle 47: Maximale Beugung der Kniegelenke in den einzelnen Meniskusgruppen an den drei Messterminen (präoperativ und postoperativ)

#### 4.3.2.5.2.1 Beugungswerte der Gegenseite (nur präoperativ)

Die Unterschiede der maximalen Beugung des Kniegelenks auf der Gegenseite waren präoperativ nicht signifikant (Kruskal-Wallis-Test).

#### 4.3.2.5.2.2 Beugungswerte des verletzten (zu behandelnden) Kniegelenks

Es bestanden keine signifikanten Unterschiede zwischen den einzelnen Meniskusgruppen zum Zeitpunkt des ersten Messtermins (Kruskal-Wallis-Test). Damit waren auch hier annähernd gleiche Ausgangsbedingungen zwischen den Gruppen festzustellen.

Am zweiten Tag postoperativ war die durchschnittlich mögliche Beugung in der Meniskusgruppe mit Morphin, Suprarenin® und Supertendin® mit 108,29° am größten. Dem stand die geringste durchschnittliche Beugung in der Meniskusgruppe mit Lokalanästhetikum und Suprarenin® mit 82,29° gegenüber. Die Unterschiede waren nicht signifikant (Kruskal-Wallis-Test).

Zum Zeitpunkt der dritten Messung war wieder in der Meniskusgruppe mit Morphin, Suprarenin® und Supertendin® die größte durchschnittliche Beugefähigkeit zu bemerken. Sie lag bei 123,43° und war damit fast 10° größer als in der Meniskusgruppe mit Hyaluronsäure, fast 16° größer als in der Meniskusgruppe ohne intraartikuläre Medikation und sogar fast 20° größer als in der Meniskusgruppe mit Lokalanästhetikum und Suprarenin®. Der Unterschied zwischen der Meniskusgruppe mit Morphin, Supertendin® und Suprarenin® und der Meniskusgruppe mit Lokalanästhetikum und Suprarenin® war knapp nicht signifikant (0,090) (Kruskal-Wallis-Test). Die anderen Unterschiede zwischen den Meniskusgruppen waren nicht signifikant (Kruskal-Wallis-Test).

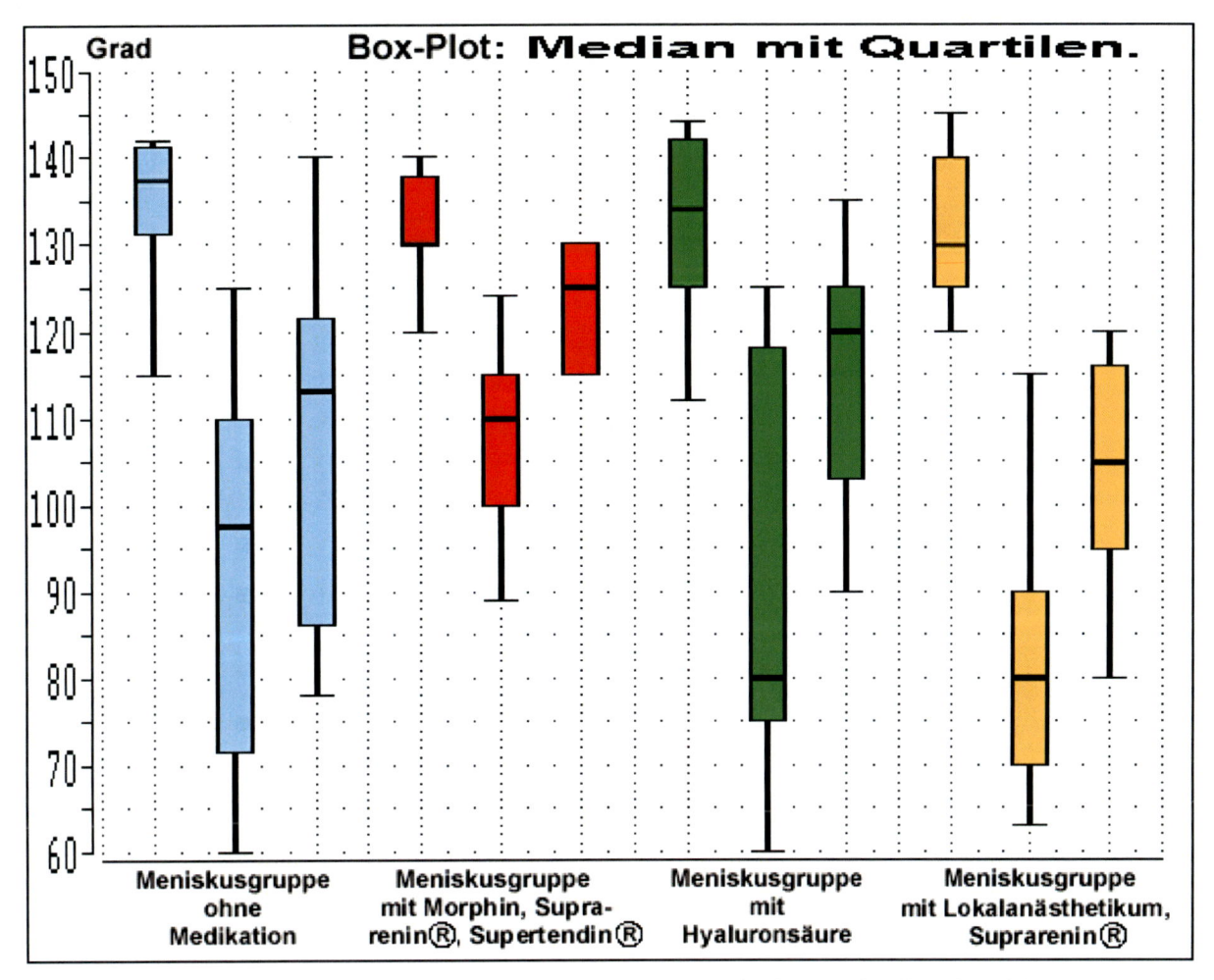

**Abbildung 105:** Maximale Beugung der verletzten Kniegelenkseite in den einzelnen Meniskusgruppen an den drei Messterminen (Box-Plot: Median und Quartilen). Die Balken der einzelnen Gruppen zeigen von links nach rechts die Ergebnisse der ersten, zweiten und dritten Messung

Der Verlauf der durchschnittlichen Beugungswerte in den einzelnen Meniskusgruppen war gekennzeichnet durch einen signifikanten Abfall der durchschnittlichen Werte in allen Gruppen von präoperativ zum zweiten Tag postoperativ. Jedoch war das Ausmaß der Veränderung verschieden. In allen Meniskusgruppen, außer der Meniskusgruppe ohne intraartikuläre Medikation, war der Abfall der Beugung nur **schwach signifikant** (Wilcoxon-matched-pairs-Test). In der Meniskusgruppe ohne intraartikuläre Medikation hingegen war der Rückgang **signifikant** (**0,0078**) (Wilcoxon-matched-pairs-Test). Vom zweiten zum fünften Tag postoperativ war wieder eine Zunahme der Werte in allen Gruppen zu bemerken. Am fünften Tag postoperativ waren in allen Gruppen noch nicht wieder die präoperativen Werte erreicht worden. Der Anstieg der maximal möglichen Beugungswerte von der zweiten zur dritten Messung in den einzelnen Meniskusgruppen war in der Meniskusgruppe ohne intraartikuläre Medikation im Gegensatz zu den anderen Meniskusgruppen nicht signifikant. In allen anderen Gruppen war ein **schwach signifikant**er Anstieg der Beugungswerte zu beobachten (Wilcoxon-matched-pairs-Test).

Der Vergleich der präoperativen Beugungswerte mit denen der Messung am fünften Tag postoperativ zeigte in der Meniskusgruppe mit Morphin, Suprarenin® und Supertendin® und in der Meniskusgruppe mit Hyaluronsäure eine Abnahme der Werte, die knapp nicht mehr signifikant war (0,063) (Wilcoxon-matched-pairs-Test). Im Gegensatz dazu war in der Meniskusgruppe mit Lokalanästhetikum und Suprarenin® (**0,016**) und in der Meniskusgruppe ohne intraartikuläre Medikation (**0,031**) die Abnahme vom ersten zum dritten Messtermin weitaus größer und **schwach signifikant** (Wilcoxon-matched-pairs-Test).

**Verlauf des Beugungsmaximums über die drei Messtermine auf der verletzten Kniegelenkseite (in Grad)**

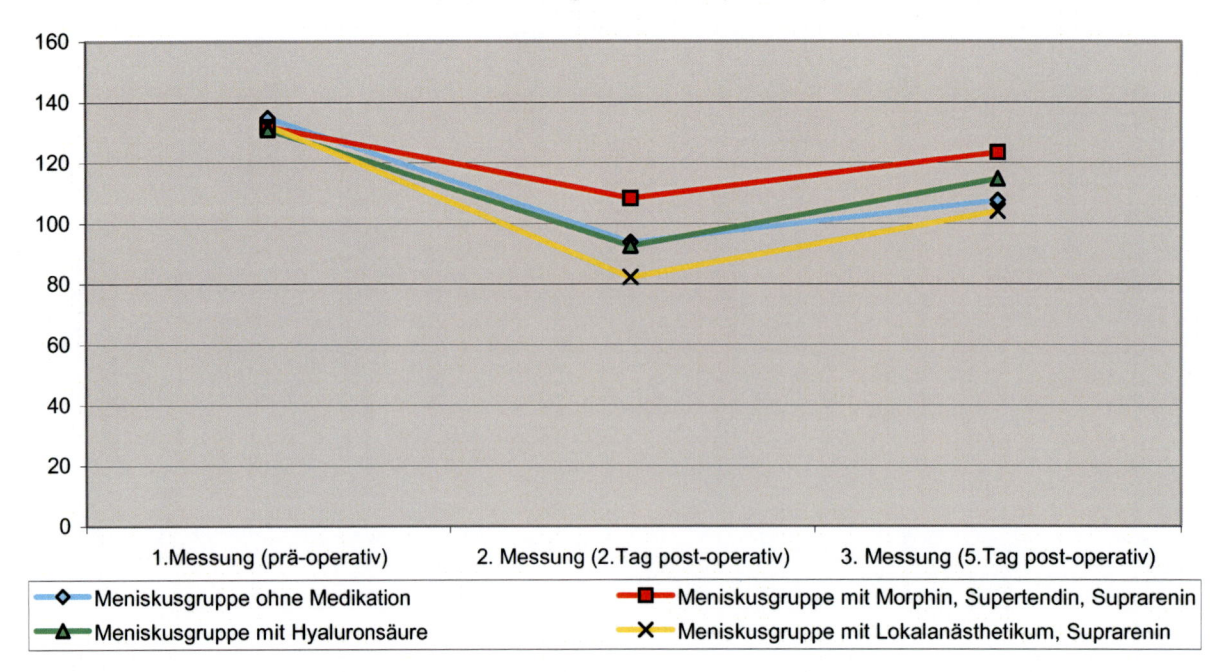

**Abbildung 106:** Verlauf der Durchschnittswerte der maximalen Beugung in den einzelnen Meniskusgruppen an den drei Messterminen

### 4.3.2.6 Maximalkraftwerte

#### *4.3.2.6.1 Durchschnittliche 3 s-Maximalkraftwerte an den drei Messzeitpunkten in 60° und 30° Kniebeugung*

| Durchschnittliche 3 s-Maximalkraftwerte in 60° Kniebeugung | | Meniskusgruppe ohne Medikation | | Meniskusgruppe mit Morphin, Suprarenin®, Supertendin® | | Meniskusgruppe mit Hyaluronsäure | | Meniskusgruppe mit Lokalanästhetikum, Suprarenin® | |
|---|---|---|---|---|---|---|---|---|---|
| Kniegelenkseite | | Gegenseite | Verletztes Bein | Gegenseite | Verletztes Bein | Gegenseite | Verletztes Bein | Gegenseite | Verletztes Bein |
| Durchschnittliche 3 s-Maximalkraftwerte (in N) | 1. Messung | 570,72 ± 205,53 | **432,90 ± 287,91** | 627,40 ± 233,27 | 472,40 ± 140,08 | 697,34 ± 220,11 | **505,43 ± 251,57** | 514,74 ± 254,80 | 399,18 ± 182,40 |
| | 2. Messung | 573,73 ± 253,71 | **341,09 ± 287,49** | 656,18 ± 158,42 | **388,77 ± 139,35** | 730,47 ± 126,52 | **400,00 ± 175,79** | 570,19 ± 293,03 | 272,83 ± 202,41 |
| | 3. Messung | 652,59 ± 278,20 | **425,83 ± 298,98** | 696,27 ± 173,46 | **473,63 ± 185,55** | 771,21 ± 113,21 | **627,24 ± 173,47** | 591,06 ± 260,72 | 359,22 ± 190,77 |
| Anzahl | | 8 | | 7 | | 7 | | 7 | |

Tabelle 48: Durchschnittliche 3 s-Maximalkraftwerte in 60° Kniebeugung in den einzelnen Meniskusgruppen

| Durchschnittliche 3 s-Maximalkraftwerte in 30° Kniebeugung | | Meniskusgruppe ohne Medikation | | Meniskusgruppe mit Morphin, Suprarenin®, Supertendin® | | Meniskusgruppe mit Hyaluronsäure | | Meniskusgruppe mit Lokalanästhetikum, Suprarenin® | |
|---|---|---|---|---|---|---|---|---|---|
| Kniegelenkseite | | Gegenseite | Verletztes Bein | Gegenseite | Verletztes Bein | Gegenseite | Verletztes Bein | Gegenseite | Verletztes Bein |
| Durchschnittliche 3 s-Maximalkraftwerte (in N) | 1. Messung | 327,61 ± 121,96 | 260,92 ± 138,61 | 344,41 ± 107,86 | 282,65 ± 109,42 | 394,50 ± 112,12 | **337,71 ± 109,99** | 345,74 ± 101,35 | 247,51 ± 98,76 |
| | 2. Messung | 323,48 ± 127,66 | 235,22 ± 158,69 | 371,98 ± 97,96 | 230,47 ± 37,15 | 393,39 ± 59,18 | **239,48 ± 89,28** | 354,85 ± 125,61 | **184,49 ± 98,80** |
| | 3. Messung | 372,14 ± 132,91 | 276,39 ± 153,12 | 344,77 ± 108,32 | 260,55 ± 112,03 | 428,79 ± 81,63 | **382,99 ± 109,32** | 374,41 ± 103,37 | **238,66 ± 89,00** |
| Anzahl | | 8 (bei 3. Messung auf betroffener Kniegelenkseite 7) | | 7 | | 7 | | 7 | |

Tabelle 49: Durchschnittliche 3 s-Maximalkraftwerte in 30° Kniebeugung in den einzelnen Meniskusgruppen. (Zum Zeitpunkt der dritten Messung auf der betroffenen Kniegelenkseite konnten bei einem Patienten in der Meniskusgruppe ohne intraartikuläre Medikation keine Maximalkraftwerte in 30° Kniebeugung erhoben werden, weil eine Streckhemmung > 30° (aber < 60°) vorlag. Deshalb sind in der Meniskusgruppe ohne intraartikuläre Medikation auf der verletzten Beinseite die in der Tabelle aufgeführten Werte nur aus sieben Patienten errechnet!)

#### 4.3.2.6.1.1 Durchschnittliche 3 s-Maximalkraftwerte auf der Gegenseite

An allen drei Messzeitpunkten waren beim Maximalkrafttest auf der Gegenseite weder in 60° noch in 30° Kniebeugung signifikante Unterschiede zu beobachten (Kruskal-Wallis-Test).

Der Verlauf der durchschnittlichen Maximalkraftwerte der Patienten in den vier Meniskusgruppen des nicht behandelten Beines (Gegenseite) in 60° Kniebeugung zeigte in allen Meniskusgruppen sowohl einen Anstieg von präoperativ zum zweiten Tag postoperativ als auch vom zweiten zum fünften Tag postoperativ. Die Veränderungen waren nicht signifikant (Wilcoxon-matched-pairs-Test).

Der Verlauf der Maximalkraft-Durchschnittswerte in 30° Kniebeugung nahm in den einzelnen Meniskusgruppen einen uneinheitlichen Verlauf. Die Veränderungen waren auch hier nicht signifikant (Wilcoxon-matched-pairs-Test).

**Verlauf der bei den drei Maximalkrafttests ermittelten durchschnittlichen Maximalkraftwerte in 60° und 30° Kniebeugung (präoperativ und postoperativ als absolute Werte in N)**

◇ Meniskusgruppe ohne Medikation
△ Meniskusgruppe mit Hyaluronsäure
■ Meniskusgruppe mit Morphin, Supertendin, Suprarenin
✕ Meniskusgruppe mit Lokalanästhetikum, Suprarenin

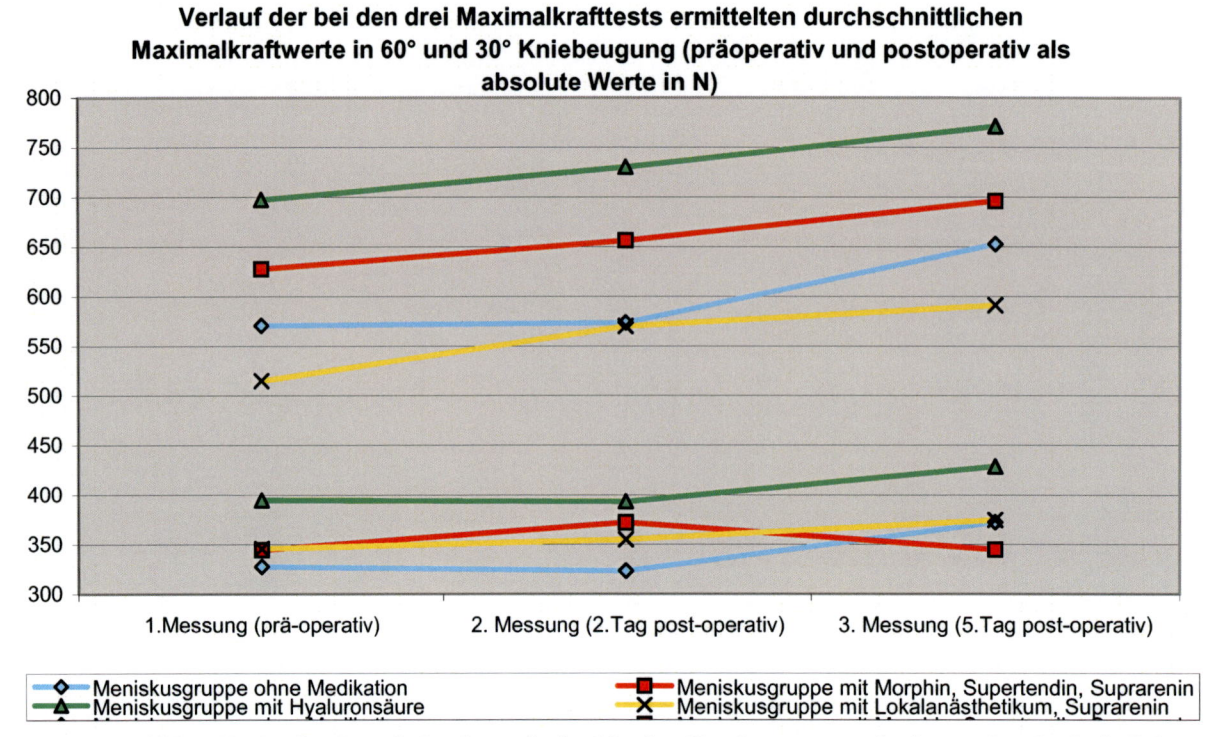

**Abbildung 107: Verlauf der bei den drei Maximalkrafttests ermittelten durchschnittlichen Maximalkraftwerte in 60° und 30° Kniebeugung auf der Gegenseite (nicht zu behandelndes Bein). Der Verlauf erfasst die Messungen: präoperativ (erste Messung), postoperativ am zweiten Tag nach der Operation (zweite Messung) und postoperativ am fünften Tag nach der Operation (dritte Messung). Die vier oberen Kurven zeigen den Verlauf des Durchschnitts der Maximalkraftwerte in 60° Kniebeugung, die vier unteren Kurven den Verlauf der Durchschnittswerte in 30° Kniebeugung.**

#### 4.3.2.6.1.2 Verletztes, betroffenes Kniegelenk

4.3.2.6.1.2.1 Durchschnittliche 3 s-Maximalkraftwerte an den drei Messzeitpunkten auf der betroffenen Kniegelenkseite

*4.3.2.6.1.2.1.1 Durchschnittliche 3 s-Maximalkraftwerte auf der betroffenen Kniegelenkseite in 60° Kniebeugung*

Die Unterschiede zwischen den Gruppen am ersten präoperativen Messtermin waren nicht signifikant (Kruskal-Wallis-Test). Es waren also auch bezüglich des Maximalkrafttests in 60° Kniebeugung auf der betroffenen Seite vergleichbare Ausgangsbedingungen zu bemerken.
Am zweiten Messtermin war das Maximum der Durchschnittswerte in der Meniskusgruppe mit Hyaluronsäure mit 400,00 N und das Minimum in der Meniskusgruppe mit Lokalanästhetikum und Suprarenin® mit 272,83 N zu finden. Die Gruppen unterschieden sich nicht signifikant voneinander (Kruskal-Wallis-Test).
Der dritte Messtermin ließ erneut den höchsten Durchschnittswert in der Meniskusgruppe mit Hyaluronsäure (627,24 N) erkennen. Der geringste Durchschnittswert zeigte sich in der Meniskusgruppe mit Lokalanästhetikum und Suprarenin® mit 359,22 N. Die beiden anderen Gruppen lagen mit 425,83 N und 473,63 N dazwischen. Signifikante Unterschiede zwischen den Gruppen waren aber nicht festzustellen (Kruskal-Wallis-Test).

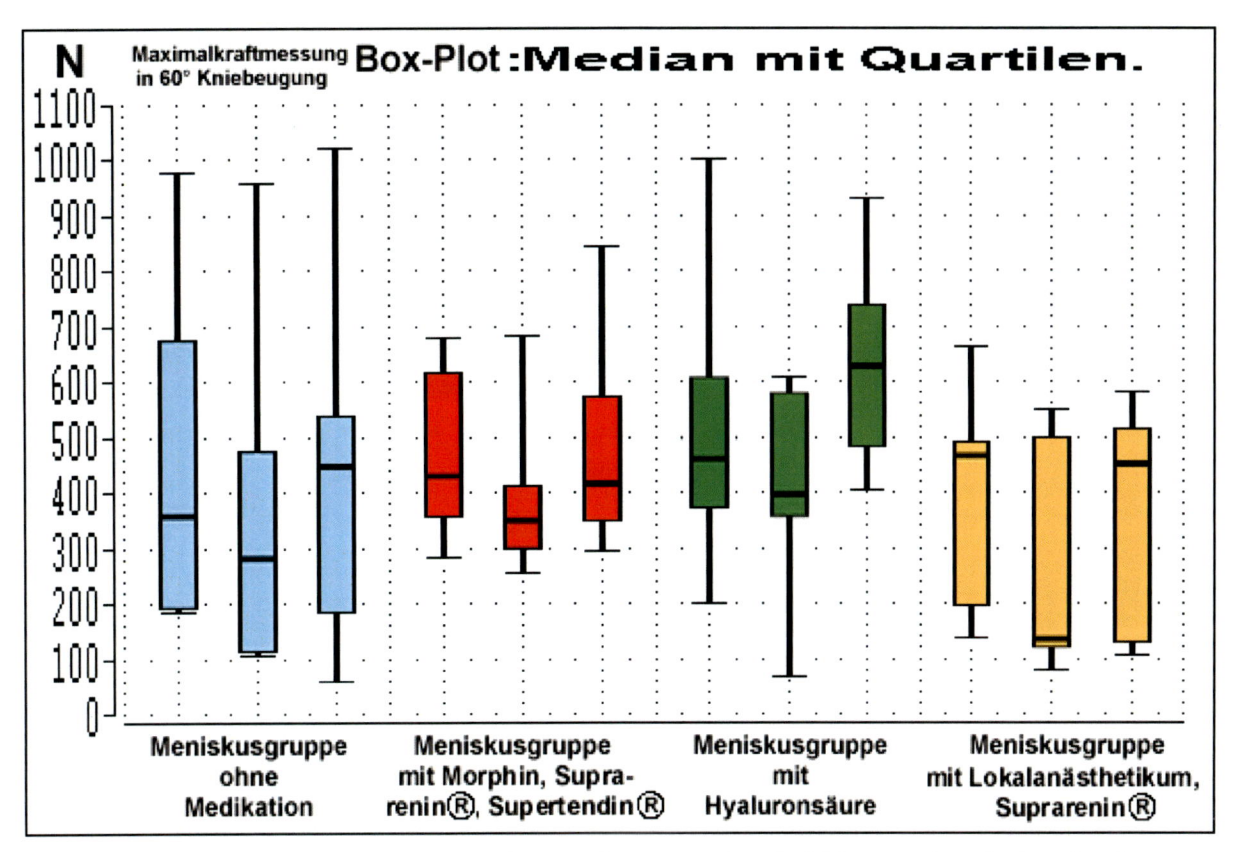

**Abbildung 108:** Durchschnittliche 3 s-Maximalkraftwerte an den drei Messterminen in den einzelnen Gruppen bei 60° Kniebeugung. Die Balken der einzelnen Gruppen zeigen von links nach rechts die Ergebnisse der ersten, zweiten und dritten Messung

Beim Verlauf der durchschnittlichen Maximalkraftwerte in 60° Kniebeugung auf der Seite der verletzten, zu behandelnden Beine war zu erkennen, dass in allen Meniskusgruppen die Werte von präoperativer zu früher postoperativer Messung am zweiten Tag postoperativ zurück gegangen waren. Setzte man die durchschnittlichen präoperativen Maximalkraftwerte in jeder Gruppe mit 100 % gleich, zeigte sich, dass der Rückgang von präoperativer Messung zur Messung am zweiten Tag postoperativ in der Meniskusgruppe mit Morphin, Suprarenin® und Supertendin® mit 17,70 % am geringsten war. In der Meniskusgruppe mit Lokalanästhetikum und Suprarenin® war der größte Abfall mit 31,65 % zu verzeichnen. Die durchschnittlichen Kraftwerte der beiden anderen Gruppen hatten um etwa 21 % abgenommen. Diese Verringerung der Kraftwerte war in der Meniskusgruppe ohne Medikation **signifikant (0,0078)** und in der Meniskusgruppe mit Hyaluronsäure **schwach signifikant (0,031)** (Wilcoxon-matched-pairs-Test). Demgegenüber war die Abnahme der Durchschnittswerte von erster zu zweiter Messung in der Meniskusgruppe mit Morphin, Supertendin® und Suprarenin® und in der Meniskusgruppe mit Lokalanästhetikum und Suprarenin® nicht signifikant (Wilcoxon-matched-pairs-Test).

Vom zweiten zum dritten Messtermin erfolgte dann wieder eine Erholung der durchschnittlichen Kraftwerte und deren Wiederanstieg. Im Vergleich zum präoperativen Wert war die größte relative Verbesserung des Durchschnittswertes in der Meniskusgruppe mit Hyaluronsäure festzustellen; hier wuchs der durchschnittliche Kraftwert auf 124,10 % des präoperativen Wertes an. In der Meniskusgruppe mit Morphin, Suprarenin® und Supertendin® wurde etwa wieder der präoperative Wert erreicht (100,26 %). Etwas schlechter war das Ergebnis in der Meniskusgruppe ohne intraartikuläre Medikation mit 98,37 % des präoperativen Wertes. Der kleinste und schlechteste Wert war in der Meniskusgruppe mit Lokalanästhetikum und Suprarenin® mit 89,99 % des präoperativen Wertes zu beobachten. Die Erholung der Kraftwerte war in allen Meniskusgruppen, außer der Meniskusgruppe mit Lokalanästhetikum und Suprarenin®, **schwach signifikant** (Wilcoxon-matched-pairs-Test).

Verglich man in den Meniskusgruppen den Unterschied zwischen den Werten der ersten, präoperativen und der dritten, späten postoperativen Messung, ergab sich nur in der Meniskusgruppe mit Hyaluronsäure eine signifikante Veränderung, nämlich ein **schwach signifikant**er (**0,047**) Zuwachs (Wilcoxon-matched-pairs-Test).

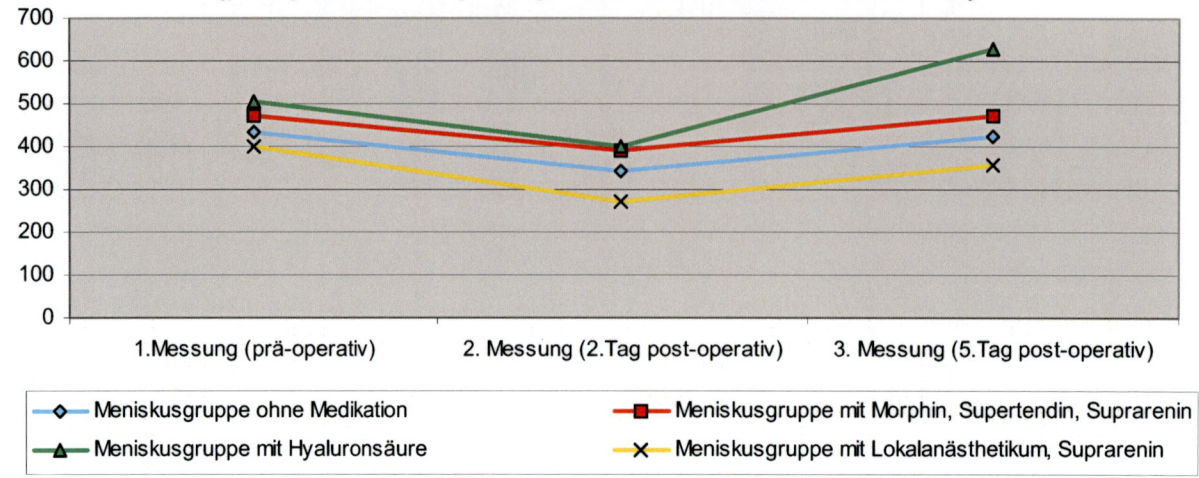

**Abbildung 109:** Verlauf der bei den drei Maximalkrafttests ermittelten durchschnittlichen Maximalkraftwerte in 60° Kniebeugung (präoperativ und postoperativ als absolute Werte in N)

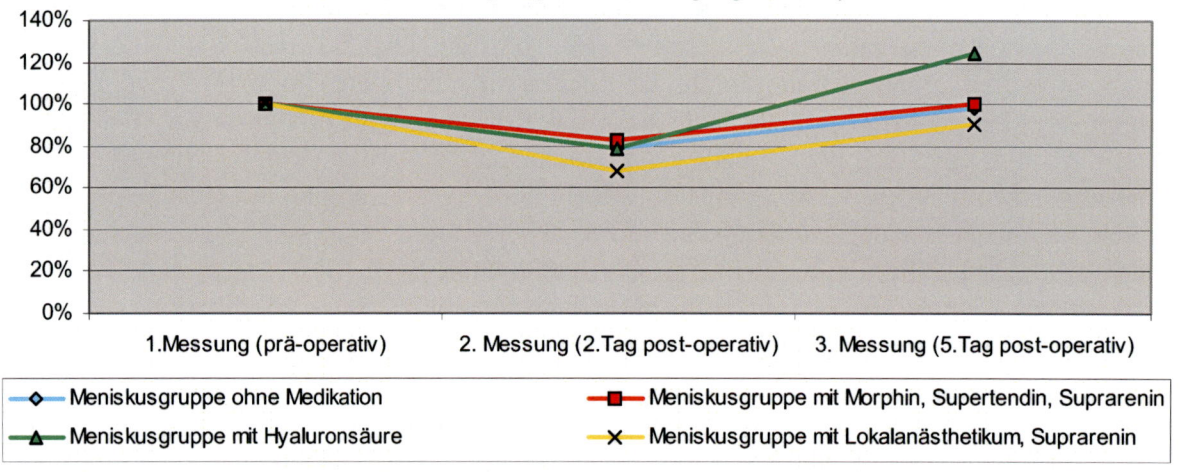

**Abbildung 110:** Verlauf der bei den drei Maximalkrafttests ermittelten durchschnittlichen Maximalkraftwerte in 60° Kniebeugung (präoperativ und postoperativ als relative Werte im Vergleich zum präoperativen Ausgangswert. Präoperativer Ausgangswert in jeder Meniskusgruppe ist jeweils 100 %).

### 4.3.2.6.1.2.1.2 Durchschnittliche 3 s-Maximalkraftwerte auf der betroffenen Kniegelenkseite in 30° Kniebeugung

Die Durchschnittswerte der Maximalkraft in 30° Kniebeugung auf der verletzten Beinseite lagen am ersten Messtermin nicht weit auseinander. Nur der durchschnittliche Kraftwert in der Meniskusgruppe mit Hyaluronsäure übertraf die Werte der anderen Gruppen etwas. Zwischen den vier Meniskusgruppen waren keine signifikanten Unterschiede festzustellen; demnach waren vergleichbare Ausgangsbedingungen gegeben (Kruskal-Wallis-Test).

Am zweiten Tag postoperativ war in allen Gruppen eine Reduktion der durchschnittlichen Maximalkraftwerte zu erkennen. In der Meniskusgruppe mit Lokalanästhetikum und Suprarenin® war mit 184,49 N der niedrigste Durchschnittswert der Maximalkraft in 30° Kniebeugung auf der verletzten Beinseite zu finden. Die drei anderen Meniskusgruppen zeigten ein fast einheitliches Niveau der Durchschnittswerte und lagen alle zwischen 230 und 240 N. Die Unterschiede zwischen den Meniskusgruppen waren nicht signifikant (Kruskal-Wallis-Test).

Am dritten Messtermin erholten sich die durchschnittlichen Kraftwerte wieder. Es fand sich, wie auch schon beim Maximalkrafttest in 60° Kniebeugung, in der Meniskusgruppe mit Hyaluronsäure mit 382,99 N der höchste Durchschnittswert der Maximalkraft. Dieser war über 100 N besser als die jeweiligen Werte der anderen Meniskusgruppen. Die nächstniedrigeren durchschnittlichen Kraftwerte wurden nämlich in der Meniskusgruppe ohne intraartikuläre Medikation mit 276,39 N und in der Meniskusgruppe mit Morphin, Suprarenin® und Supertendin® mit 260,55 N gemessen. Das Schlusslicht bildete auch hier der Durchschnittswert der Meniskusgruppe mit Lokalanästhetikum und Suprarenin® mit 238,66 N (Kruskal-Wallis-Test).

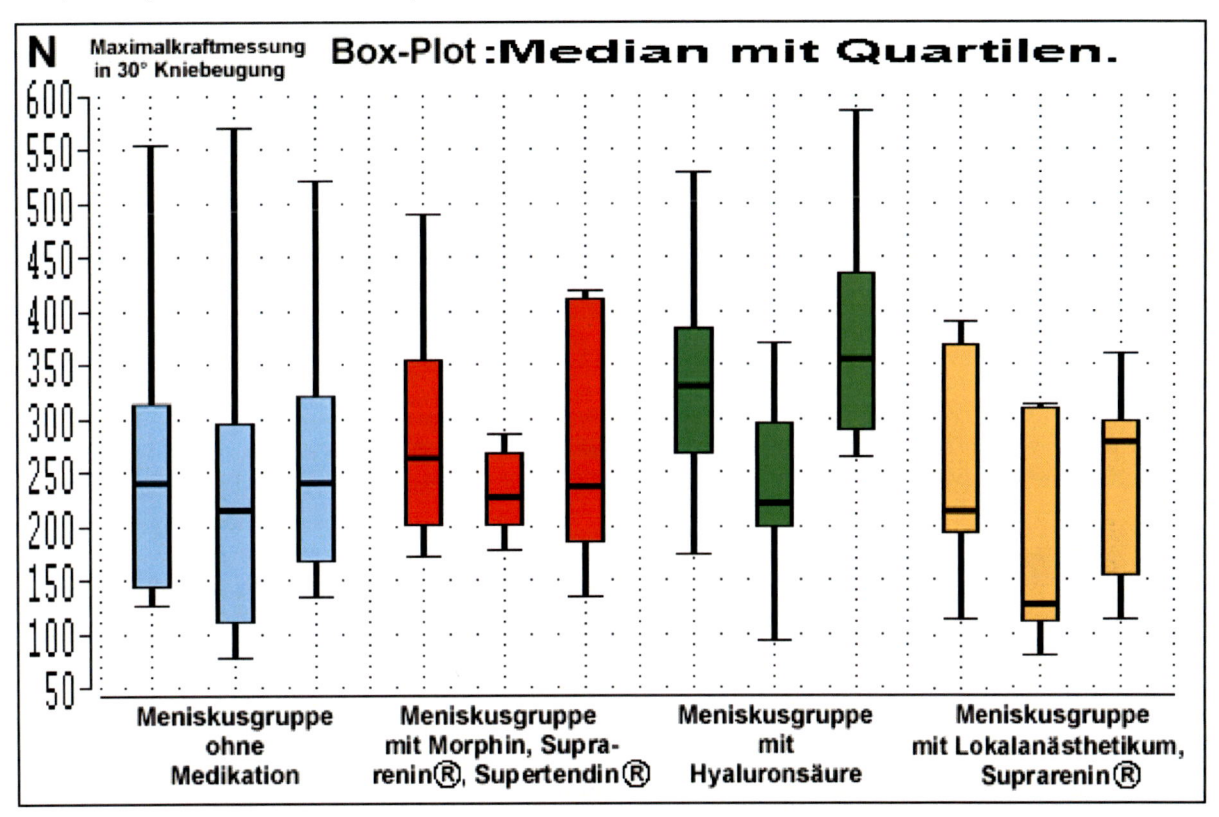

**Abbildung 111: Durchschnittliche 3 s-Maximalkraftwerte an den drei Messterminen in den einzelnen Gruppen bei 30° Kniebeugung. Die Balken der einzelnen Gruppen zeigen von links nach rechts die Ergebnisse der ersten, zweiten und dritten Messung**

Der Verlauf der durchschnittlichen Maximalkraftwerte in 30° Kniebeugung auf der verletzten Beinseite ließ in allen Meniskusgruppen vom ersten zum zweiten Messtermin einen Abfall der ermittelten durchschnittlichen Kraftwerte erkennen. Dieser Rückgang war aber nur in der Meniskusgruppe mit Hyaluronsäure **schwach signifikant (0,016)** (Wilcoxon-matched-pairs-Test). Er war in der Meniskusgruppe ohne intraartikuläre Medikation auf 90,15 % des präoperativen Ausgangswertes am geringsten. Der Rückgang in der Meniskusgruppe mit Morphin, Suprarenin® und Supertendin® auf 81,54 % war der nächstkleinere. Am größten war die Reduktion in der Meniskusgruppe mit Hyaluronsäure auf 70,91 % des präoperativen Ausgangswertes. Von der zweiten zur dritten Messung war in allen Meniskusgruppen ein Wiederanstieg der Werte zu beobachten. Aber nur in der Meniskusgruppe mit Hyaluronsäure

(113,41 %) und in der Meniskusgruppe ohne intraartikuläre Medikation (105,93 %) wurde ein Durchschnittswert der Maximalkraft erreicht, der das präoperative Ausgangsniveau überstieg. Die beiden anderen Gruppen lagen mit 92 - 99 % der präoperativen Ausgangswerte knapp unter ihrem jeweiligen Ausgangsniveau. Die Verbesserung der Kraftwerte postoperativ von der zweiten zur dritten Messung war nur in den Meniskusgruppen mit Hyaluronsäure (**0,016**) und in der Meniskusgruppe mit Lokalanästhetikum und Suprarenin® (**0,047**) **schwach signifikant** (Wilcoxon-matched-pairs-Test). Der Unterschied der Kraftwerte zwischen erster und dritter Messung war in allen Gruppen nicht signifikant (Wilcoxon-matched-pairs-Test).

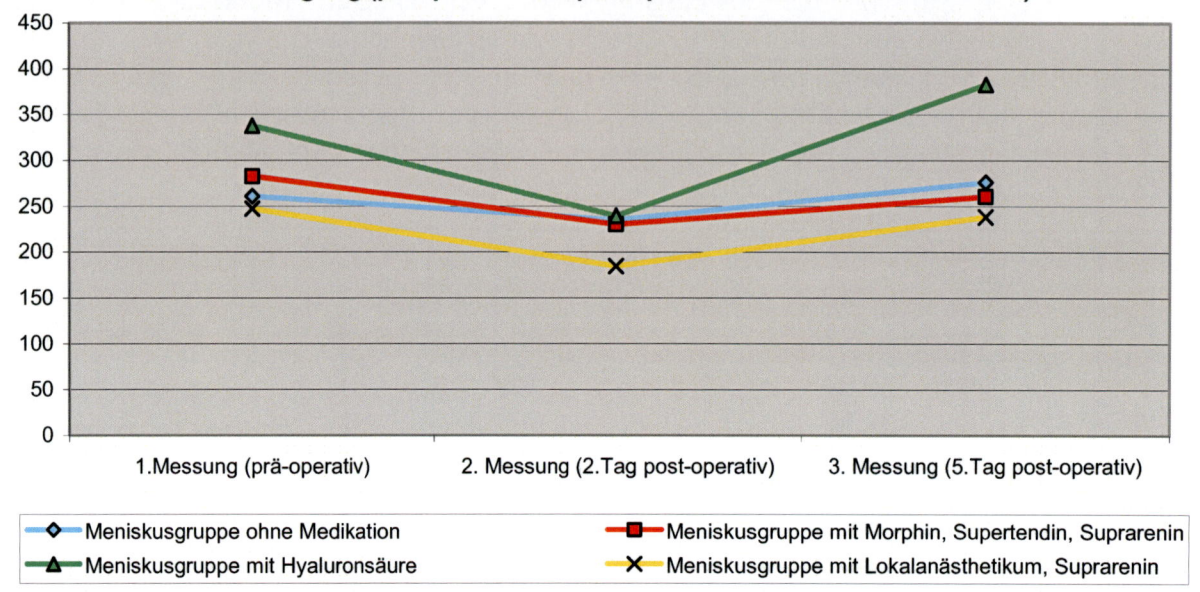

**Abbildung 112:** Verlauf der bei den drei Maximalkrafttests ermittelten durchschnittlichen Maximalkraftwerte in 30° Kniebeugung in den einzelnen Meniskusgruppen (präoperativ und postoperativ als absolute Werte in N)

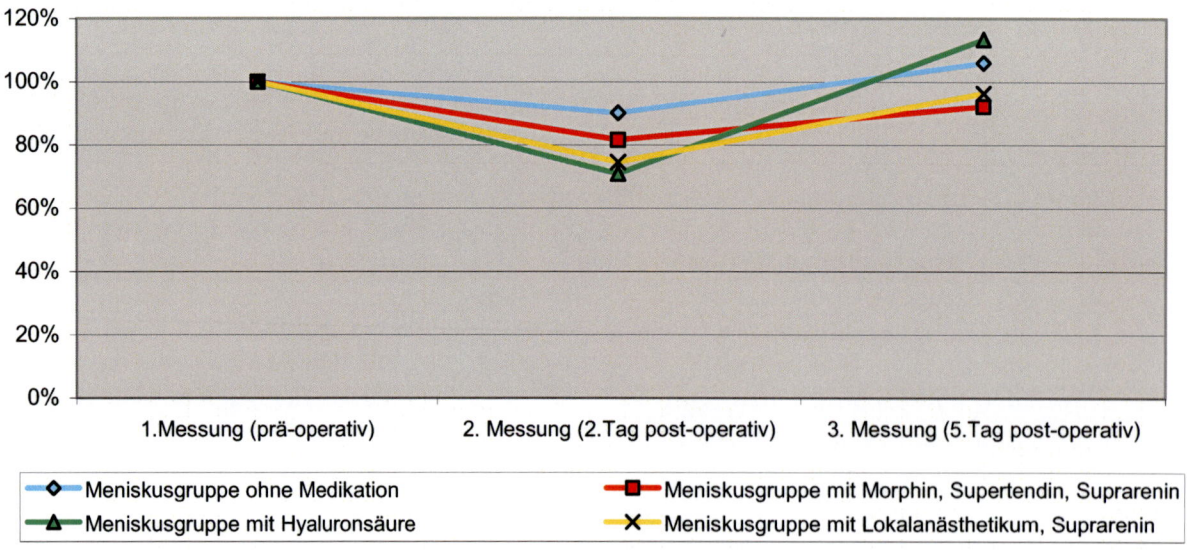

**Abbildung 113:** Verlauf der bei den drei Maximalkrafttests ermittelten durchschnittlichen Maximalkraftwerte in 30° Kniebeugung (präoperativ und postoperativ als relative Werte im Vergleich zum präoperativen Ausgangswert. Der präoperative Ausgangswert in jeder Meniskusgruppe entspricht jeweils 100 %)

### 4.3.2.7 EMG-Werte (ermittelt während der Maximalkrafttests)

#### 4.3.2.7.1 EMG-Werte des M. rectus femoris

##### 4.3.2.7.1.1 EMG-Werte des M. rectus femoris in 60° Kniebeugung

| Max. durchschnittliche 3 s-EMG-Werte des M. rectus femoris in 60° Kniebeugung | | Meniskusgruppe ohne Medikation | | Meniskusgruppe mit Morphin, Suprarenin®, Supertendin® | | Meniskusgruppe mit Hyaluronsäure | | Meniskusgruppe mit Lokalanästhetikum, Suprarenin® | |
|---|---|---|---|---|---|---|---|---|---|
| Kniegelenkseite | | Gegenseite | Verletztes Bein | Gegenseite | Verletztes Bein | Gegenseite | Verletztes Bein | Gegenseite | Verletztes Bein |
| Durchschnittliche max. 3 s-EMG-Werte (in µV) | 1. Messung | 127,64 ± 67,09 | 71,13 ± 56,10 | 133,83 ± 127,64 | 91,15 ± 75,69 | 114,53 ± 92,94 | 91,96 ± 61,42 | **66,93 ± 42,50** | **50,43 ± 34,39** |
| | 2. Messung | 163,28 ± 94,47 | 86,72 ± 54,16 | 113,98 ± 63,13 | 69,29 ± 28,38 | 153,71 ± 89,81 | 76,04 ± 43,09 | **97,19 ± 63,61** | 52,36 ± 23,69 |
| | 3. Messung | 164,21 ± 79,95 | 87,99 ± 37,48 | 105,02 ± 58,47 | 64,63 ± 48,28 | 152,87 ± 74,47 | 132,90 ± 97,37 | **128,72 ± 86,64** | **88,74 ± 50,06** |
| Anzahl | | 8 | | 7 | | 7 | | 7 | |

**Tabelle 50: Maximale durchschnittliche 3 s-EMG-Werte des M. rectus femoris in 60° Kniebeugung in den einzelnen Meniskusgruppen**

4.3.2.7.1.1.1 Gegenseite (60° Kniebeugung)

Die EMG-Werte des M. rectus femoris der einzelnen Meniskusgruppen zeigten auf der Seite des nicht betroffenen Beines (Gegenseite) an keinem der drei Messtermine signifikante Unterschiede (Kruskal-Wallis-Test).
Bei der Beobachtung des Verlaufs der EMG-Werte in den einzelnen Gruppen über die drei Messtermine fiel in der Meniskusgruppe mit Lokalanästhetikum und Suprarenin® eine **schwach signifikante (0,016)** Zunahme zwischen erster und zweiter Messung auf.
Auch zwischen erstem und drittem Messtermin war in derselben Meniskusgruppe ein **schwach signifikant**es **(0,016)** Anwachsen der Werte zu verzeichnen (Wilcoxon-matched-pairs-Test).

4.3.2.7.1.1.2 Betroffene Kniegelenkseite (60° Kniebeugung)

An allen drei Messterminen waren auf der verletzten Beinseite in 60° Kniebeugung keine signifikanten Unterschiede zwischen den Gruppen zu erkennen (Kruskal-Wallis-Test). Der dritte Messtermin zeigte in der Meniskusgruppe mit Hyaluronsäure im Vergleich zu den anderen Meniskusgruppen den mit Abstand größten Durchschnittswert. Er war mit 132,90 µV mehr als doppelt so groß wie der Durchschnittswert in der Meniskusgruppe mit Morphin, Suprarenin® und Supertendin® und etwa eineinhalb mal so groß wie der Durchschnittswert in den beiden anderen Meniskusgruppen.

**Verlauf der bei den drei Maximalkrafttests ermittelten durchschnittlichen 3 s-EMG-Werte des M. rectus femoris in 60° Kniebeugung auf der verletzten Beinseite (präoperativ, am zweiten Tag und am fünften Tag postoperativ als absolute Werte in Mikrovolt)**

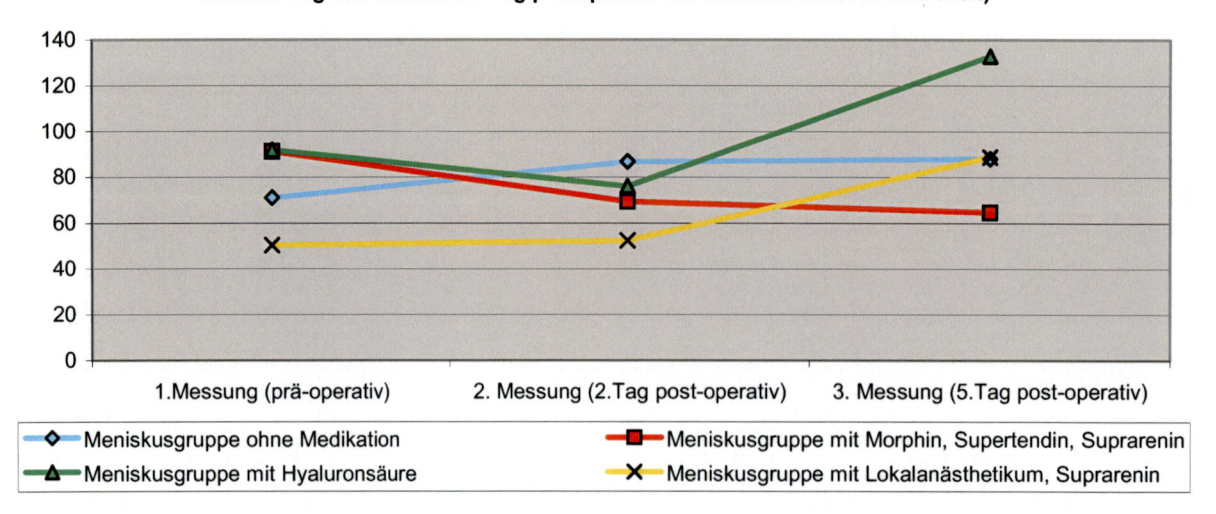

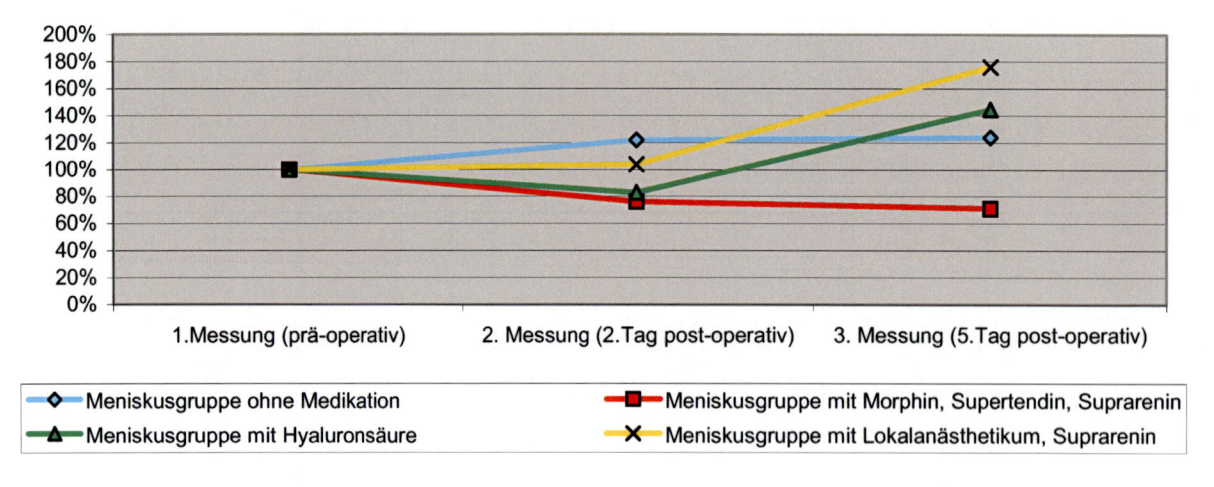

Abbildung 114: Verlauf der bei den drei Maximalkrafttests ermittelten Durchschnittswerte der maximalen durchschnittlichen 3 s-EMG-Werte des M. rectus femoris in 60° Kniebeugung in den einzelnen Meniskusgruppen (präoperativ und postoperativ als absolute Werte in µV)

Betrachtete man den Verlauf der Durchschnittswerte in den Meniskusgruppen, fiel in der Meniskusgruppe ohne intraartikuläre Medikation und in der Meniskusgruppe mit Lokalanästhetikum und Suprarenin® ein Anstieg des Durchschnittswertes von präoperativ zum zweiten Tag postoperativ auf. In den anderen beiden Gruppen fielen die Durchschnittswerte. Postoperativ von zweiter zu dritter Messung stiegen die Durchschnittswerte in den Meniskusgruppen mit Hyaluronsäure und mit Lokalanästhetikum und Suprarenin® deutlicher an. Der Anstieg in der Meniskusgruppe mit Hyaluronsäure war knapp nicht signifikant (0,078). In der Meniskusgruppe mit Lokalanästhetikum und Suprarenin® kam es postoperativ zu einem Anstieg des Durchschnittswertes vom zweiten zum fünften Tag postoperativ auf 176 % des präoperativen Ausgangswertes. Die Veränderung in dieser Gruppe von präoperativ zum fünften Tag postoperativ stellte sich als einzige statistisch als **schwach signifikant (0,031)** dar (Wilcoxon-matched-pairs-Test).

**Verlauf der bei den drei Maximalkrafttests ermittelten durchschnittlichen 3 s-EMG-Werte des M. rectus femoris in 60° Kniebeugung auf der verletzten Beinseite (präoperativ und postoperativ als relative Werte in % des präoperativen Ausgangswertes)**

Abbildung 115: Verlauf der bei den drei Maximalkrafttests ermittelten Durchschnittswerte der maximalen durchschnittlichen 3 s-EMG-Werte des M. rectus femoris in 60° Kniebeugung (präoperativ und postoperativ als relative Werte im Vergleich zum präoperativen Ausgangswert. Der präoperative Ausgangswert in jeder Meniskusgruppe entspricht jeweils 100 %).

### 4.3.2.7.1.2 EMG-Werte des M. rectus femoris in 30° Kniebeugung

| Max. durchschnittliche 3 s-EMG-Werte des M. rectus femoris in 30° Kniebeugung | | Meniskusgruppe ohne Medikation | | Meniskusgruppe mit Morphin, Suprarenin®, Supertendin® | | Meniskusgruppe mit Hyaluronsäure | | Meniskusgruppe mit Lokalanästhetikum, Suprarenin® | |
|---|---|---|---|---|---|---|---|---|---|
| Kniegelenkseite | | Gegenseite | Verletztes Bein | Gegenseite | Verletztes Bein | Gegenseite | Verletztes Bein | Gegenseite | Verletztes Bein |
| Durchschnittliche max. 3 s-EMG-Werte (in µV) | 1. Messung | 114,79 ± 45,74 | 71,41 ± 52,17 | 162,55 ± 168,49 | 121,79 ± 151,38 | 132,12 ± 132,00 | 118,58 ± 103,44 | 74,10 ± 48,19 | 47,48 ± 33,49 |
| | 2. Messung | 151,92 ± 71,09 | 105,41 ± 124,96 | 120,52 ± 75,19 | 57,70 ± 20,08 | 143,35 ± 68,70 | 74,41 ± 53,47 | 103,74 ± 68,28 | 40,59 ± 19,61 |
| | 3. Messung | 153,40 ± 46,82 | 82,35 ± 40,31 | 109,97 ± 69,17 | 70,23 ± 59,43 | 162,62 ± 93,28 | 148,83 ± 130,34 | 98,86 ± 76,13 | 59,22 ± 39,41 |
| Anzahl | | 8 (3. Messung auf betroffener Kniegelenkseite: 7) | | 7 | | 7 | | 7 | |

Tabelle 51: Maximale durchschnittliche 3 s-EMG-Werte des M. rectus femoris in 30° Kniebeugung in den einzelnen Meniskusgruppen. (Zum Zeitpunkt der dritten Messung auf der betroffenen Kniegelenkseite konnten bei einem Patienten in der Meniskusgruppe ohne intraartikuläre Medikation keine EMG-Werte erhoben werden, weil eine Streckhemmung > 30° vorlag. Daher sind die in der Tabelle aufgeführten Werte hier nur aus sieben Patienten errechnet.)

#### 4.3.2.7.1.2.1 Gegenseite (30° Kniebeugung)

Es bestanden weder an einem der drei Messtermine zwischen den Gruppen noch im Verlauf der Messtermine in den Gruppen signifikante Unterschiede (Kruskal-Wallis-Test und Wilcoxon-matched-pairs-Test).

#### 4.3.2.7.1.2.2 Betroffene Kniegelenkseite (30° Kniebeugung)

An keinem der drei Messtermine waren signifikante Unterschiede zwischen den Gruppen festzustellen (Kruskal-Wallis-Test). Präoperativ zeigte sich in der Meniskusgruppe mit Morphin, Suprarenin® und Supertendin® der höchste Durchschnittswert mit 121,79 µV. Am weitesten entfernt von den Durchschnittswerten der anderen drei Gruppen lag aber der Durchschnittswert in der Meniskusgruppe mit Lokalanästhetikum und Suprarenin® (47,48 µV).

Am zweiten Messtermin ließ sich der höchste Durchschnittswert mit 105,41 µV in der Meniskusgruppe ohne intraartikuläre Medikation beobachten. Der geringste Durchschnittswert war wieder in der Meniskusgruppe mit Lokalanästhetikum und Suprarenin® zu finden (40,59 µV). Die Ergebnisse des dritten Messtermins zeigten in der Meniskusgruppe mit Hyaluronsäure den klar höchsten Durchschnittswert (148,83 µV). Die Durchschnittswerte der anderen Gruppen lagen mit Abstand niedriger (zwischen 59,22 µV und 82,35 µV).

**Verlauf der bei den drei Maximalkrafttests ermittelten durchschnittlichen 3 s-EMG-Werte des M. rectus femoris in 30° Kniebeugung auf der verletzten Beinseite (präoperativ, am zweiten Tag und am fünften Tag postoperativ als absolute Werte in Microvolt)**

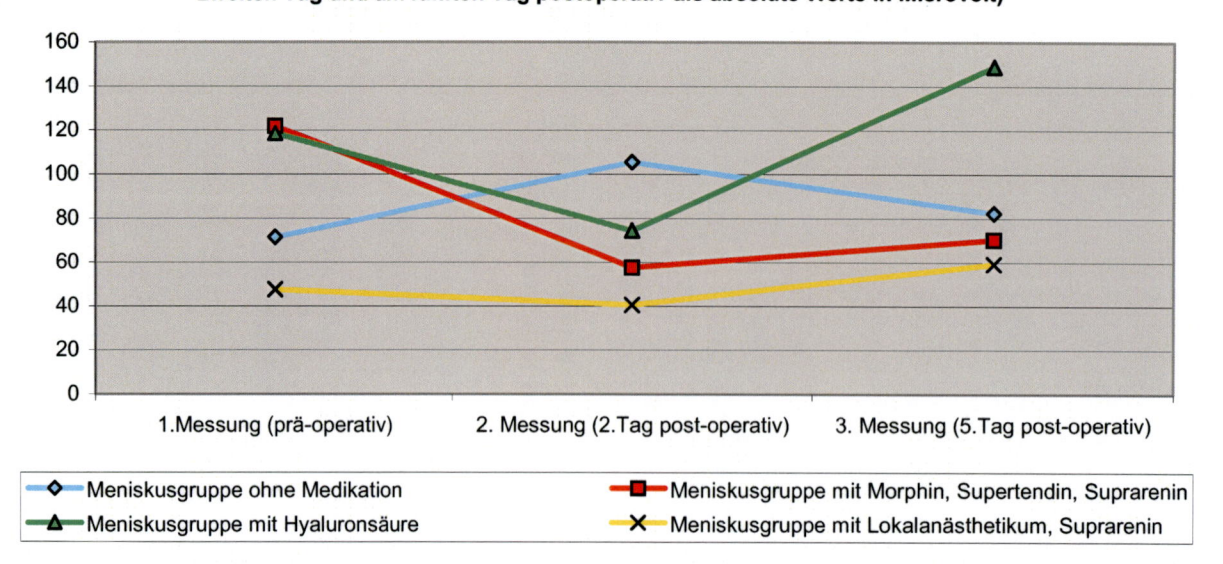

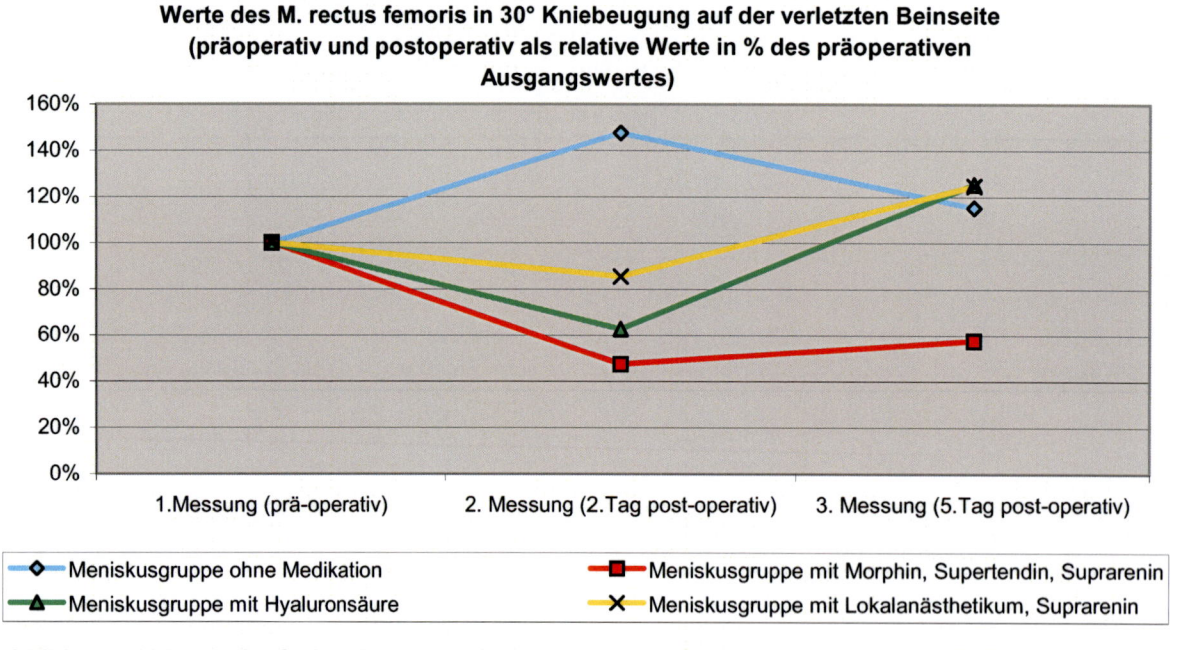

Abbildung 116: Verlauf der bei den drei Maximalkrafttests ermittelten Durchschnittswerte der maximalen durchschnittlichen 3 s-EMG-Werte des M. rectus femoris in 30° Kniebeugung in den einzelnen Meniskusgruppen (präoperativ und postoperativ als absolute Werte in µV)

Die Veränderungen in den Gruppen waren nicht signifikanten Ausmaßes (Wilcoxon-matched-pairs-Test). Der Verlauf der Durchschnittswerte in den vier Meniskusgruppen ließ am zweiten Tag postoperativ nur in der Meniskusgruppe ohne intraartikuläre Medikation einen Durchschnittswert erkennen, der über dem präoperativen Ausgangswert lag. Am fünften Tag postoperativ waren die Durchschnittswerte in allen Gruppen, außer in der Meniskusgruppe mit Morphin, Suprarenin® und Supertendin®, über dem präoperativen Ausgangsniveau.

**Verlauf der bei den drei Maximalkrafttests ermittelten durchschnittlichen 3 s-EMG-Werte des M. rectus femoris in 30° Kniebeugung auf der verletzten Beinseite (präoperativ und postoperativ als relative Werte in % des präoperativen Ausgangswertes)**

Abbildung 117: Verlauf der bei den drei Maximalkrafttests ermittelten Durchschnittswerte der maximalen durchschnittlichen 3 s-EMG-Werte des M. rectus femoris in 30° Kniebeugung (präoperativ und postoperativ als relative Werte im Vergleich zum präoperativen Ausgangswert. Der präoperative Ausgangswert in jeder Meniskusgruppe entspricht jeweils 100 %).

### 4.3.2.7.2 EMG-Werte des M. vastus lateralis

#### 4.3.2.7.2.1 EMG-Werte des M. vastus lateralis in 60° Kniebeugung

| Max. durchschnittliche 3 s-EMG-Werte des M. vastus lateralis in 60° Kniebeugung | | Meniskusgruppe ohne Medikation | | Meniskusgruppe mit Morphin, Suprarenin®, Supertendin® | | Meniskusgruppe mit Hyaluronsäure | | Meniskusgruppe mit Lokalanästhetikum, Suprarenin® | |
|---|---|---|---|---|---|---|---|---|---|
| Kniegelenkseite | | Gegenseite | Verletztes Bein | Gegenseite | Verletztes Bein | Gegenseite | Verletztes Bein | Gegenseite | Verletztes Bein |
| Durchschnittliche max. 3 s-EMG-Werte (in µV) | 1. Messung | 134,38 ± 93,24 | 67,15 ± 39,85 | 90,57 ± 46,85 | 62,54 ± 27,69 | **93,58 ± 31,58** | 111,59 ± 109,13 | 65,82 ± 31,79 | 63,34 ± 39,08 |
| | 2. Messung | 148,30 ± 143,05 | 57,68 ± 33,76 | 99,23 ± 52,96 | 64,85 ± 23,95 | 146,58 ± 81,12 | **58,49 ± 27,91** | 75,91 ± 41,55 | 50,22 ± 26,66 |
| | 3. Messung | 152,69 ± 131,85 | 75,46 ± 31,73 | 81,85 ± 31,41 | 59,05 ± 17,61 | **132,79 ± 44,74** | **133,38 ± 67,51** | 108,63 ± 77,85 | 67,38 ± 44,51 |
| Anzahl | | 8 | | 7 | | 7 | | 7 | |

Tabelle 52: Maximale durchschnittliche 3 s-EMG-Werte des M. vastus lateralis in 60° Kniebeugung in den einzelnen Meniskusgruppen

4.3.2.7.2.1.1 Gegenseite (60° Kniebeugung)

Die Unterschiede der EMG-Werte des M. vastus lateralis der einzelnen Meniskusgruppen waren auf der Seite des nicht betroffenen Beines (Gegenseite) an keinem der drei Messtermine signifikant (Kruskal-Wallis-Test). Untersuchte man den Verlauf nun mittels des Wilcoxon-matched-pairs-Tests, zeigte sich zwischen erster und dritter Messung eine Veränderung in der Meniskusgruppe mit Hyaluronsäure, die **schwach signifikant (0,03)** war (Wilcoxon-matched-pairs-Test).

4.3.2.7.2.1.2 Betroffene Kniegelenkseite (60° Kniebeugung)

Die Durchschnittswerte ließen präoperativ in der Meniskusgruppe mit Hyaluronsäure im Vergleich zu den anderen Gruppen einen höheren Durchschnittswert der EMG-Aktivität während der Maximalkraftmessung erkennen. Er lag mit 111,59 µV klar über dem Niveau der anderen Gruppen, die sich zwischen 62 und 68 µV einstellten.
Am zweiten Tag postoperativ waren die Durchschnittswerte etwa auf einem Niveau. Zum Zeitpunkt des fünften Tages postoperativ stach erneut der Durchschnittswert der Meniskusgruppe mit Hyaluronsäure hervor. Er war mit 133,38 µV fast doppelt so groß bis über doppelt so groß wie die Durchschnittswerte der anderen Meniskusgruppen. Die Unterschiede waren an allen drei Messterminen nicht signifikant (Kruskal-Wallis-Test).

**Verlauf der bei den drei Maximalkrafttests ermittelten durchschnittlichen 3 s-EMG-Werte des M. vastus lateralis in 60° Kniebeugung auf der verletzten Beinseite (prä-operativ, am zweiten und fünften Tag postoperativ als absolute Werte in Microvolt)**

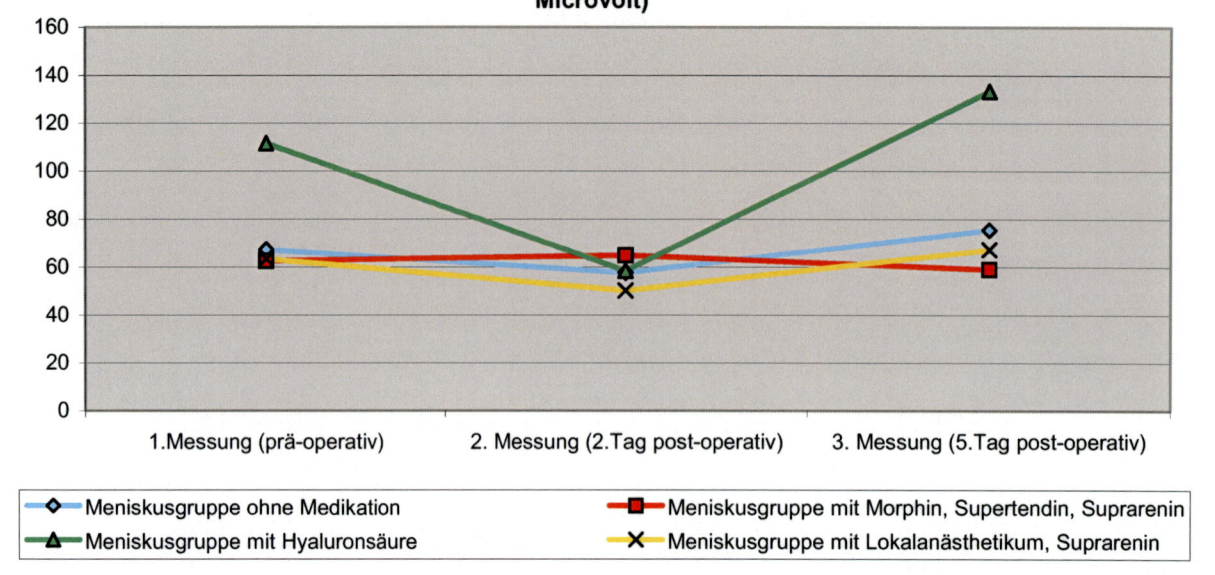

**Abbildung 118:** Verlauf der bei den drei Maximalkrafttests ermittelten Durchschnittswerte der maximalen durchschnittlichen 3 s-EMG-Werte des M. vastus lateralis in 60° Kniebeugung in den einzelnen Meniskusgruppen (präoperativ und postoperativ als absolute Werte in µV)

Die statistische Auswertung des Verlaufs der Durchschnittswerte ließ zwischen den beiden postoperativen Messterminen in der Meniskusgruppe mit Hyaluronsäure eine **schwach signifikant**e Zunahme der Muskelstromaktivität (**0,031**) erkennen.

**Verlauf der bei den drei Maximalkrafttests ermittelten durchschnittlichen 3 s-EMG-Werte des M. vastus lateralis in 60° Kniebeugung auf der verletzten Beinseite (präoperativ und postoperativ als relative Werte in % des präoperativen Ausgangswertes)**

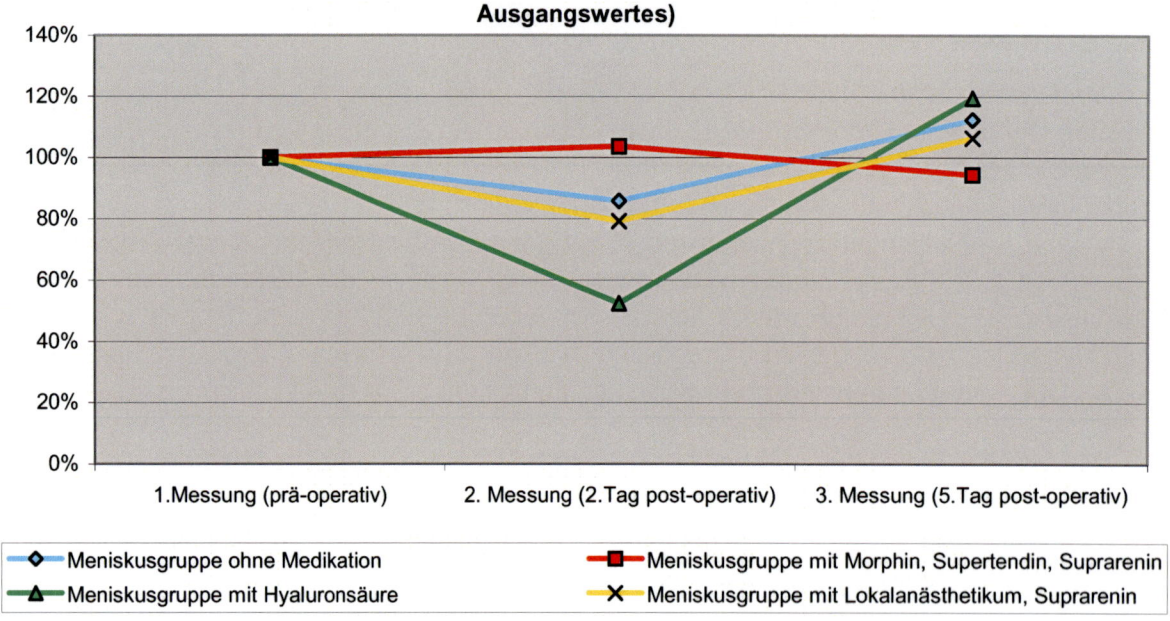

**Abbildung 119:** Verlauf der bei den drei Maximalkrafttests ermittelten Durchschnittswerte der maximalen durchschnittlichen 3 s-EMG-Werte des M. vastus lateralis in 60° Kniebeugung (präoperativ und postoperativ als relative Werte im Vergleich zum präoperativen Ausgangswert. Der präoperative Ausgangswert in jeder Meniskusgruppe entspricht jeweils 100 %).

#### 4.3.2.7.2.2 EMG-Werte des M. vastus lateralis in 30° Kniebeugung

| Max. durchschnittliche 3 s-EMG-Werte des M. vastus lateralis in 30° Kniebeugung | | Meniskusgruppe ohne Medikation | | Meniskusgruppe mit Morphin, Suprarenin®, Supertendin® | | Meniskusgruppe mit Hyaluronsäure | | Meniskusgruppe mit Lokalanästhetikum, Suprarenin® | |
|---|---|---|---|---|---|---|---|---|---|
| Kniegelenkseite | | Gegenseite | Verletztes Bein | Gegenseite | Verletztes Bein | Gegenseite | Verletztes Bein | Gegenseite | Verletztes Bein |
| Durchschnittliche max. 3 s-EMG-Werte (in µV) | 1. Messung | 139,86 ± 75,77 | 78,86 ± 51,90 | 119,71 ± 116,33 | 66,10 ± 31,85 | 128,48 ± 112,50 | **124,50 ± 78,50** | 83,33 ± 53,86 | 74,60 ± 47,35 |
| | 2. Messung | 161,33 ± 132,31 | **93,32 ± 97,72** | 107,98 ± 55,87 | 58,66 ± 19,87 | 161,45 ± 80,56 | **67,99 ± 36,24** | 97,31 ± 49,41 | 53,19 ± 29,04 |
| | 3. Messung | 174,73 ± 118,70 | **78,34 ± 36,80** | 85,42 ± 38,44 | **64,70 ± 25,02** | 152,68 ± 62,47 | **153,09 ± 67,26** | 112,34 ± 71,55 | 75,33 ± 50,47 |
| Anzahl | | 8 (3. Messung auf betroffener Kniegelenkseite: 7) | | 7 | | 7 | | 7 | |

Tabelle 53: Maximale durchschnittliche 3 s-EMG-Werte des M. vastus lateralis in 30° Kniebeugung in den einzelnen Meniskusgruppen. (Zum Zeitpunkt der dritten Messung auf der betroffenen Kniegelenkseite konnten bei einem Patienten in der Meniskusgruppe ohne intraartikuläre Medikation keine EMG-Werte erhoben werden, weil eine Streckhemmung > 30° vorlag. Deshalb sind dort die in der Tabelle aufgeführten Werte nur aus sieben Patienten errechnet.)

4.3.2.7.2.2.1 Gegenseite (30° Kniebeugung)

Auch in 30° Kniebeugung waren keine signifikanten Unterschiede zwischen den Gruppen zu beobachten (Kruskal-Wallis-Test).
Bei der statistischen Auswertung des Verlaufs der EMG-Werte mittels Wilcoxon-matched-pairs-Test waren zwischen erster und zweiter bzw. zwischen zweiter und dritter Messung keine signifikanten Veränderungen aufgefallen. Die einzige signifikante Veränderung ergab sich beim Anstieg der EMG-Werte in der Meniskusgruppe mit Lokalanästhetikum und Suprarenin® vom ersten zum dritten Messtermin (**schwach signifikant (0,016)**).

4.3.2.7.2.2.2 Betroffene Kniegelenkseite (30° Kniebeugung)

An den ersten beiden Messterminen bestanden keine signifikanten Unterschiede zwischen den Meniskusgruppen (Kruskal-Wallis-Test). Am präoperativen Messtermin lag der Durchschnittswert der Meniskusgruppe mit Hyaluronsäure mit 124,50 µV deutlich über denen der anderen Gruppen, die Durchschnittswerte der EMG-Aktivität von 66 – 79 µV aufwiesen.
Am zweiten Messtermin stellte die Meniskusgruppe ohne intraartikuläre Medikation mit 93,32 µV den höchsten Durchschnittswert.
Die Ergebnisse des dritten Messtermins zeigten erneut den höchsten Durchschnittswert in der Meniskusgruppe mit Hyaluronsäure, der mit 153,09 µV mit Abstand über den Durchschnittswerten der anderen Gruppen lag. Er war damit fast doppelt so groß wie der Durchschnitt in der Meniskusgruppe ohne intraartikuläre Medikation und sogar mehr als doppelt so hoch wie die Durchschnittswerte in den beiden anderen Gruppen. Zwischen der Meniskusgruppe mit Hyaluronsäure und der Meniskusgruppe mit Morphin, Suprarenin® und Supertendin® war am dritten Messtermin ein **schwach signifikant**er Unterschied (**0,031**) festzustellen. Sonst waren keine signifikanten Unterschiede wahrzunehmen (Kruskal-Wallis-Test).

**Verlauf der bei den drei Maximalkrafttests ermittelten durchschnittlichen 3 s-EMG-Werte des M. vastus lateralis in 30° Kniebeugung auf der verletzten Beinseite (prä-operativ, am zweiten und fünften Tag postoperativ als absolute Werte in Microvolt)**

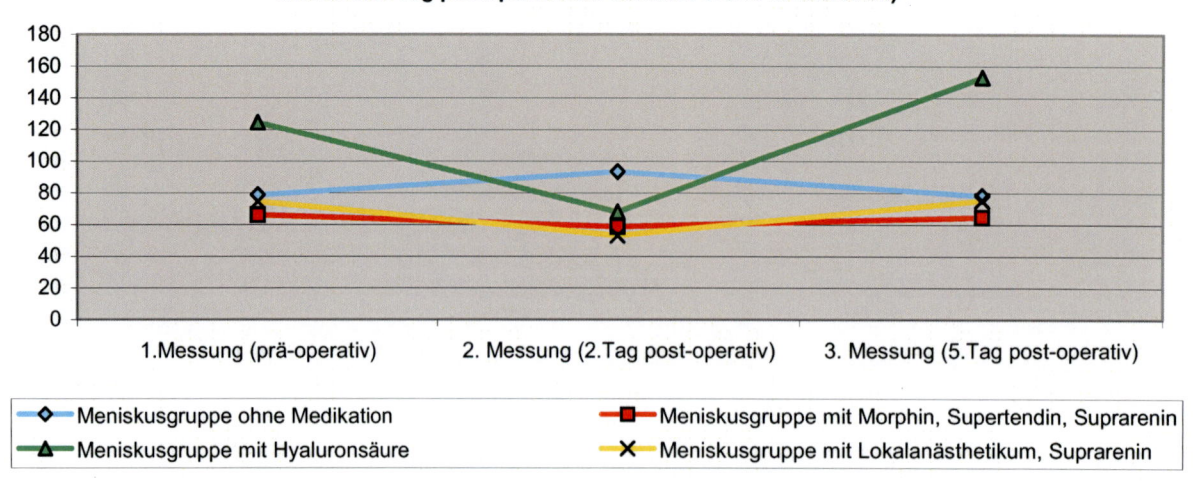

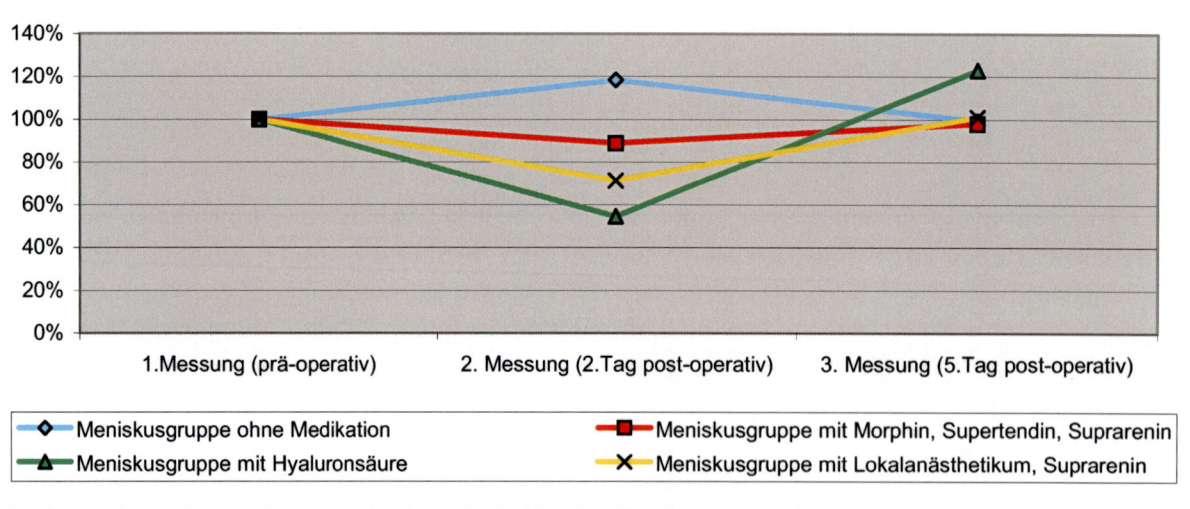

**Abbildung 120:** Verlauf der bei den drei Maximalkrafttests ermittelten Durchschnittswerte der maximalen durchschnittlichen 3 s-EMG-Werte des M. vastus lateralis in 30° Kniebeugung in den einzelnen Meniskusgruppen (präoperativ und postoperativ als absolute Werte in µV)

Der Verlauf der Durchschnittswerte in den Meniskusgruppen ließ in der Meniskusgruppe ohne intraartikuläre Medikation am zweiten Messtermin einen Anstieg um 18,3 % erkennen. Der Abfall der Werte von der zweiten zur dritten Messung auf 99,3 % des präoperativen Ausgangswertes war statistisch **schwach signifikant (0,047)**. Die Veränderungen in der Meniskusgruppe mit Morphin, Suprarenin® und Supertendin® waren nicht signifikant. In der Meniskusgruppe mit Hyaluronsäure zeigte sich ein Rückgang des Durchschnittswertes von der ersten zur zweiten Messung um 45,4 %. Dieser war statistisch als **schwach signifikant (0,031)** zu bewerten. Von der zweiten zur dritten Messung war ein starker Zuwachs des Durchschnittswertes auf 123,0 % des präoperativen Ausgangswertes zu beobachten. Auch diese Veränderung war **schwach signifikant (0,031)**.
In der Meniskusgruppe mit Lokalanästhetikum und Suprarenin® waren die Veränderungen nicht signifikant (Wilcoxon-matched-pairs-Test).

**Verlauf der bei den drei Maximalkrafttests ermittelten durchschnittlichen 3 s-EMG-Werte des M. vastus lateralis in 30° Kniebeugung auf der verletzten Beinseite (präoperativ und postoperativ als relative Werte in % des präoperativen Ausgangswertes)**

**Abbildung 121:** Verlauf der bei den drei Maximalkrafttests ermittelten Durchschnittswerte der maximalen durchschnittlichen 3 s-EMG-Werte des M. vastus lateralis in 30° Kniebeugung (präoperativ und postoperativ als relative Werte im Vergleich zum präoperativen Ausgangswert. Der präoperative Ausgangswert in jeder Meniskusgruppe entspricht jeweils 100 %).

### 4.3.2.7.3 EMG-Werte des M. vastus medialis

#### 4.3.2.7.3.1 EMG-Werte des M. vastus medialis in 60° Kniebeugung

| Max. durchschnittliche 3 s-EMG-Werte des M. vastus medialis in 60° Kniebeugung | | Meniskusgruppe ohne Medikation | | Meniskusgruppe mit Morphin, Suprarenin®, Supertendin® | | Meniskusgruppe mit Hyaluronsäure | | Meniskusgruppe mit Lokalanästhetikum, Suprarenin® | |
|---|---|---|---|---|---|---|---|---|---|
| Kniegelenkseite | | Gegenseite | Verletztes Bein | Gegenseite | Verletztes Bein | Gegenseite | Verletztes Bein | Gegenseite | Verletztes Bein |
| Durchschnittliche max. 3 s-EMG-Werte (in µV) | 1. Messung | 74,21 ± 55,62 | 60,36 ± 65,81 | 100,26 ± 50,56 | 82,68 ± 56,53 | 86,36 ± 43,63 | 73,69 ± 55,68 | 64,17 ± 29,65 | 50,19 ± 28,38 |
| | 2. Messung | 96,00 ± 58,01 | 72,93 ± 74,03 | 93,78 ± 41,74 | 59,09 ± 31,65 | 89,10 ± 41,49 | 49,36 ± 31,88 | 77,83 ± 44,83 | 45,64 ± 25,78 |
| | 3. Messung | 88,97 ± 59,39 | 68,31 ± 51,46 | 86,66 ± 41,78 | 59,30 ± 27,85 | 113,32 ± 54,80 | 101,73 ± 52,37 | 89,24 ± 52,18 | 57,11 ± 23,60 |
| Anzahl | | 8 | | 7 | | 7 | | 7 | |

Tabelle 54: Maximale durchschnittliche 3 s-EMG-Werte des M. vastus medialis in 60° Kniebeugung in den einzelnen Meniskusgruppen

4.3.2.7.3.1.1 Gegenseite (60° Kniebeugung)

An allen drei Messtagen waren die statistischen Unterschiede zwischen den Gruppen sehr gering und bei weitem nicht signifikant (Kruskal-Wallis-Test).
Betrachtete man den Verlauf der Durchschnittswerte in den einzelnen Meniskusgruppen, fielen zwischen erster und zweiter Messung in den Gruppen keine signifikanten Veränderungen auf. Von der zweiten zur dritten Messung war nur die Verbesserung der EMG-Aktivität in der Meniskusgruppe mit Hyaluronsäure als **schwach signifikant** (**0,047**) einzustufen. Verglich man nun die Werte der ersten mit denen der dritten Messung, war der leichte Zuwachs in der Meniskusgruppe ohne intraartikuläre Medikation und auch der etwas stärkere Anstieg in der Meniskusgruppe mit Hyaluronsäure **schwach signifikant** (**0,016**) (Wilcoxon-matched-pairs-Test).

4.3.2.7.3.1.2 Betroffene Kniegelenkseite (60° Kniebeugung)

Am präoperativen Messtermin waren keine signifikanten Unterschiede zwischen den Gruppen wahrzunehmen. Der zweite Tag postoperativ zeigte den größten Durchschnittswert in der Meniskusgruppe ohne intraartikuläre Medikation mit 72,93 µV, gefolgt von der Meniskusgruppe mit Morphin, Suprarenin® und Supertendin® mit 59,09 µV. Auch an diesem Messtermin ließen sich keine signifikanten Unterschiede beobachten. Am dritten Messtermin hob sich klar der Durchschnittswert der Meniskusgruppe mit Hyaluronsäure (101,73 µV) von denen der anderen Meniskusgruppen ab.
Die statistischen Unterschiede am fünften Tag postoperativ erreichten keine signifikanten Ausmaße (Kruskal-Wallis-Test).

**Verlauf der bei den drei Maximalkrafttests ermittelten durchschnittlichen 3 s-EMG-Werte des M. vastus medialis in 60° Kniebeugung auf der verletzten Beinseite (prä-operativ, am zweiten und fünften Tag postoperativ als absolute Werte in Microvolt)**

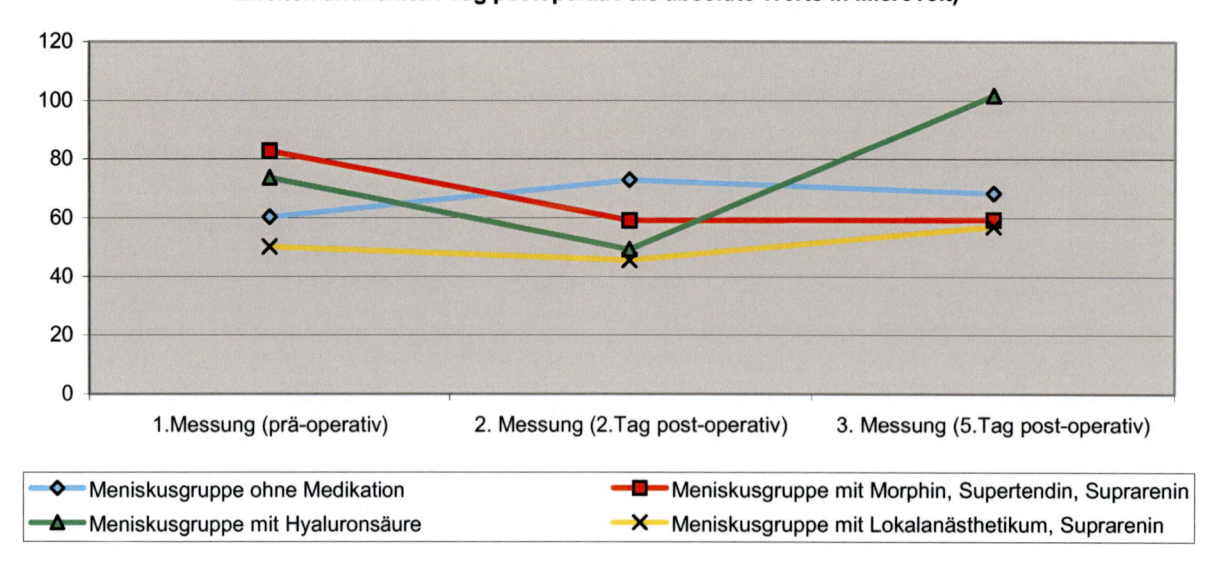

**Abbildung 122:** Verlauf der bei den drei Maximalkrafttests ermittelten Durchschnittswerte der maximalen durchschnittlichen 3 s-EMG-Werte des M. vastus medialis in 60° Kniebeugung in den einzelnen Meniskusgruppen (präoperativ und postoperativ als absolute Werte in µV)

Der Verlauf der Durchschnittswerte zeigte in der Meniskusgruppe ohne intraartikuläre Medikation von der ersten zur zweiten Messung einen **schwach signifikant**en (**0,023**) Anstieg der Durchschnittswerte. Der postoperative Anstieg der EMG-Werte in der Meniskusgruppe mit Hyaluronsäure vom zweiten zum fünften Tag postoperativ war nur knapp nicht signifikant (0,078). Alle anderen Veränderungen in den Gruppen waren nicht signifikant (Wilcoxon-matched-pairs-Test).

**Verlauf der bei den drei Maximalkrafttests ermittelten durchschnittlichen 3 s-EMG-Werte des M. vastus medialis in 60° Kniebeugung auf der verletzten Beinseite (präoperativ und postoperativ als relative Werte in % des präoperativen Ausgangswertes)**

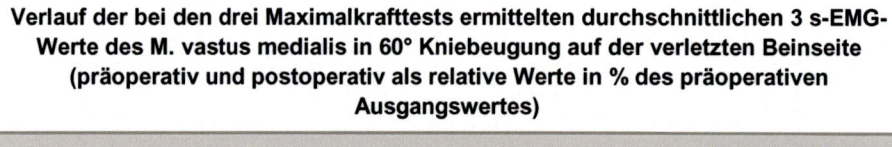

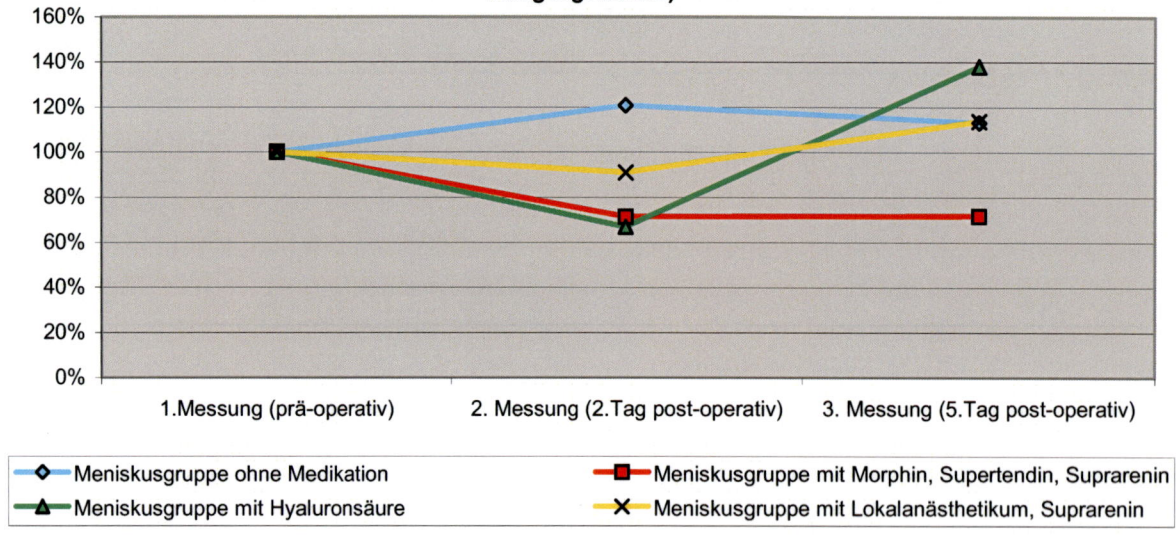

**Abbildung 123:** Verlauf der bei den drei Maximalkrafttests ermittelten Durchschnittswerte der maximalen durchschnittlichen 3 s-EMG-Werte des M. vastus medialis in 60° Kniebeugung (präoperativ und postoperativ als relative Werte im Vergleich zum präoperativen Ausgangswert. Der präoperative Ausgangswert in jeder Meniskusgruppe entspricht jeweils 100 %).

#### 4.3.2.7.3.2 EMG-Werte des M. vastus medialis in 30° Kniebeugung

| Max. durchschnittliche 3 s-EMG-Werte des M. vastus medialis in 30° Kniebeugung | | Meniskusgruppe ohne Medikation | | Meniskusgruppe mit Morphin, Suprarenin®, Supertendin® | | Meniskusgruppe mit Hyaluronsäure | | Meniskusgruppe mit Lokalanästhetikum, Suprarenin® | |
|---|---|---|---|---|---|---|---|---|---|
| Kniegelenkseite | | Gegenseite | Verletztes Bein | Gegenseite | Verletztes Bein | Gegenseite | Verletztes Bein | Gegenseite | Verletztes Bein |
| Durchschnittliche max. 3 s-EMG-Werte (in µV) | 1. Messung | **81,02 ± 46,97** | 68,44 ± 66,72 | 143,58 ± 144,70 | 116,38 ± 129,26 | **96,36 ± 32,74** | 75,21 ± 33,53 | 83,35 ± 43,69 | 50,05 ± 27,44 |
| | 2. Messung | 105,30 ± 60,86 | 106,00 ± 127,26 | 101,65 ± 38,39 | 50,87 ± 22,42 | **94,07 ± 38,12** | 49,73 ± 35,61 | 83,57 ± 41,61 | 40,55 ± 22,00 |
| | 3. Messung | **102,98 ± 54,07** | 73,09 ± 50,08 | 90,56 ± 50,48 | 64,11 ± 25,12 | **139,99 ± 54,16** | 108,72 ± 56,71 | 89,17 ± 49,15 | 53,97 ± 23,69 |
| Anzahl | | 8 (3. Messung auf betroffener Kniegelenkseite: 7) | | 7 | | 7 | | 7 | |

Tabelle 55: Maximale durchschnittliche 3 s-EMG-Werte des M. vastus medialis in 30° Kniebeugung in den einzelnen Meniskusgruppen. (Zum Zeitpunkt der dritten Messung auf der betroffenen Kniegelenkseite konnten bei einem Patienten in der Meniskusgruppe ohne intraartikuläre Medikation keine EMG-Werte erhoben werden, weil eine Streckhemmung > 30° vorlag. Deshalb sind dort die in der Tabelle aufgeführten Werte nur aus sieben Patienten errechnet.)

4.3.2.7.3.2.1 Gegenseite (30° Kniebeugung)

Es waren in diesem Punkt keine signifikanten Unterschiede zwischen den Meniskusgruppen zu verzeichnen (Kruskal-Wallis-Test).
Betrachtete man nochmals den Verlauf der Durchschnittswerte in den Gruppen, fiel von der zweiten zur dritten Messung in der Meniskusgruppe mit Hyaluronsäure eine **schwach signifikante** Veränderung (**0,031**) auf.
Zwischen präoperativer Messung und später postoperativer, dritter Messung waren sowohl die Veränderungen (Steigerung in der EMG-Aktivität) in der Meniskusgruppe ohne intraartikuläre Medikation **schwach signifikant** (**0,016**) als auch der Anstieg der EMG-Aktivität in der Meniskusgruppe mit Hyaluronsäure **schwach signifikant** (**0,031**) (Wilcoxon-matched-pairs-Test).

4.3.2.7.3.2.2 Betroffene Kniegelenkseite (30° Kniebeugung)

Am präoperativen Messtermin war der Durchschnittswert der EMG-Aktivität in der Meniskusgruppe mit Morphin, Suprarenin® und Supertendin® mit 116,38 µV am größten. Am niedrigsten war er in der Meniskusgruppe mit Lokalanästhetikum und Suprarenin® mit 50,05 µV. Zum Zeitpunkt der zweiten Messung war in der Meniskusgruppe ohne intraartikuläre Medikation mit 106,00 µV der höchste Durchschnittswert zu beobachten. Die anderen Gruppen lagen mit ihren Durchschnittswerten zwischen 40 und 51 µV weit darunter.
Am dritten Messtermin zeigte sich wie beim M. vastus lateralis und beim M. rectus femoris auf der verletzten Beinseite sowohl in 30° als auch in 60° Kniebeugung in der Meniskusgruppe mit Hyaluronsäure der mit gewissem Abstand zu den anderen Gruppen höchste Durchschnittswert der EMG-Aktivität. Diesmal war er mit 108,72 µV über 50 % größer als derjenige der Meniskusgruppe mit Lokalanästhetikum und Suprarenin® und um über 30 % größer als derjenige der beiden anderen Meniskusgruppen. Die Unterschiede waren aber alle nicht signifikant (Kruskal-Wallis-Test).

Der Verlauf der Durchschnittswerte in den vier Meniskusgruppen ließ keine signifikanten Veränderungen erkennen (Wilcoxon-matched-pairs-Test).

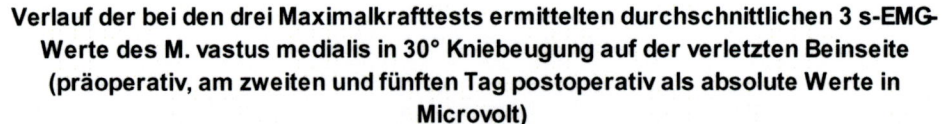

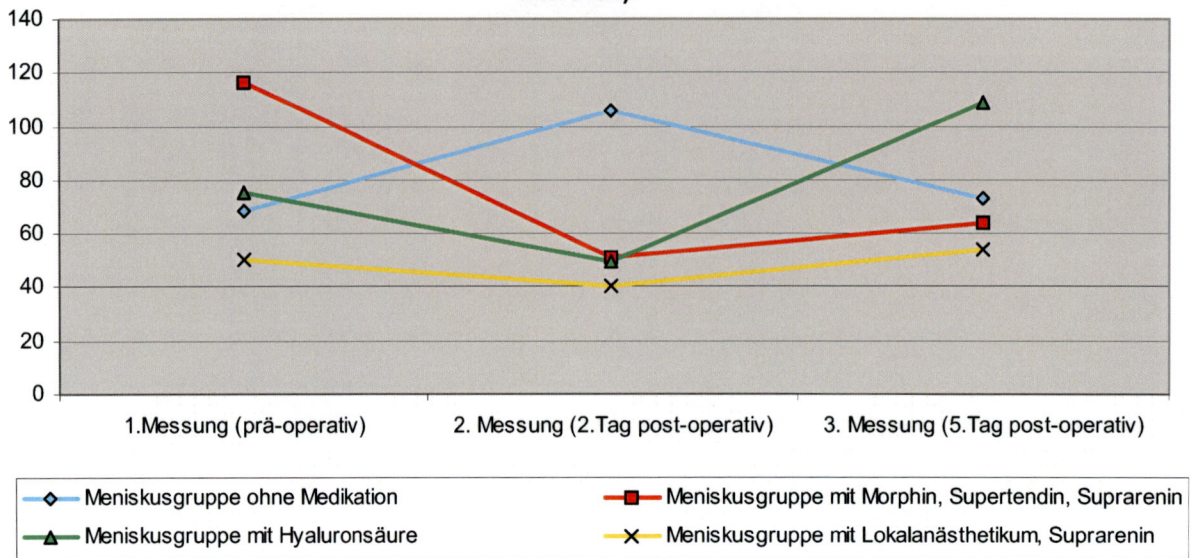

Abbildung 124: Verlauf der bei den drei Maximalkrafttests ermittelten Durchschnittswerte der maximalen durchschnittlichen 3 s-EMG-Werte des M. vastus medialis in 30° Kniebeugung in den einzelnen Meniskusgruppen (präoperativ und postoperativ als absolute Werte in µV)

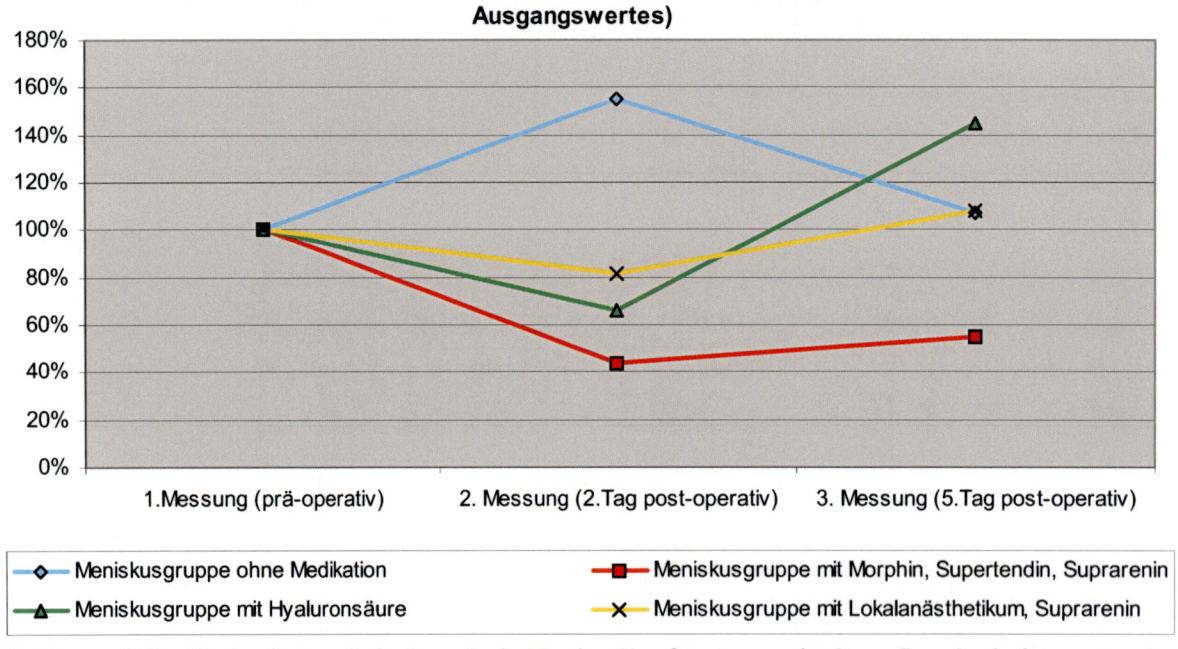

Abbildung 125: Verlauf der bei den drei Maximalkrafttests ermittelten Durchschnittswerte der maximalen durchschnittlichen 3 s-EMG-Werte des M. vastus medialis in 30° Kniebeugung (präoperativ und postoperativ als relative Werte im Vergleich zum präoperativen Ausgangswert. Der präoperative Ausgangswert in jeder Meniskusgruppe entspricht jeweils 100 %).

### 4.3.2.7.4 EMG-Werte des M. biceps femoris

**4.3.2.7.4.1 EMG-Werte des M. biceps femoris in 60° Kniebeugung**

| Max. durchschnittliche 3 s-EMG-Werte des M. biceps femoris in 60° Kniebeugung | | Meniskusgruppe ohne Medikation | | Meniskusgruppe mit Morphin, Suprarenin®, Supertendin® | | Meniskusgruppe mit Hyaluronsäure | | Meniskusgruppe mit Lokalanästhetikum, Suprarenin® | |
|---|---|---|---|---|---|---|---|---|---|
| Kniegelenkseite | | Gegenseite | Verletztes Bein | Gegenseite | Verletztes Bein | Gegenseite | Verletztes Bein | Gegenseite | Verletztes Bein |
| Durchschnittliche max. 3 s-EMG-Werte (in µV) | 1. Messung | **28,49 ± 22,79** | 21,95 ± 17,32 | 20,57 ± 8,76 | 22,31 ± 16,58 | 28,78 ± 14,20 | 28,51 ± 9,62 | 19,22 ± 13,38 | 22,96 ± 13,43 |
| | 2. Messung | 44,50 ± 53,67 | 21,62 ± 23,34 | **50,79 ± 51,46** | 30,90 ± 22,97 | **41,14 ± 29,49** | 26,32 ± 22,18 | **15,28 ± 11,59** | **10,81 ± 6,47** |
| | 3. Messung | **42,60 ± 35,01** | 19,36 ± 9,40 | **60,97 ± 61,47** | 53,93 ± 46,65 | 31,22 ± 13,93 | 72,78 ± 115,28 | **14,72 ± 9,39** | **17,36 ± 6,92** |
| Anzahl | | 8 | | 7 | | 7 | | 7 | |

Tabelle 56: Maximale durchschnittliche 3 s-EMG-Werte des M. biceps femoris in 60° Kniebeugung in den einzelnen Meniskusgruppen

#### 4.3.2.7.4.1.1 Gegenseite (60° Kniebeugung)

Am ersten Messtag bestanden keine signifikanten Unterschiede zwischen den Meniskusgruppen. Die Werte der beiden anderen, postoperativen Messtage zeigten aber jeweils deutliche Unterschiede zwischen der Meniskusgruppe mit Lokalanästhetikum und Suprarenin® und den anderen Gruppen. Der zweite Messtag offenbarte statistische, **schwach signifikant**e Unterschiede (**0,045**) zwischen der Meniskusgruppe mit Lokalanästhetikum und Suprarenin® und sowohl der Meniskusgruppe mit Hyaluronsäure als auch der Meniskusgruppe mit Morphin, Suprarenin® und Supertendin®. Am dritten Messtag war der Unterschied zwischen der Meniskusgruppe mit Lokalanästhetikum und Suprarenin® und der Meniskusgruppe mit Morphin, Suprarenin® und Supertendin® **schwach signifikant** (**0,031**) (Kruskal-Wallis-Test).

Der Verlauf der Durchschnittswerte ließ nur zwischen dem ersten Messtermin und dem dritten Messtermin in der Meniskusgruppe ohne intraartikuläre Medikation eine **schwach signifikant**e Veränderung (**0,039**) erkennen (Wilcoxon-matched-pairs-Test).

#### 4.3.2.7.4.1.2 Betroffene Kniegelenkseite (60° Kniebeugung)

Am ersten und zweiten Messtermin waren nur kleinere Unterschiede zwischen den Durchschnittswerten der Meniskusgruppen zu verzeichnen. Am dritten Messtermin war der niedrigste Durchschnittswert in der Meniskusgruppe mit Lokalanästhetikum und Suprarenin® mit 17,36 µV festzustellen. Sowohl in der Meniskusgruppe mit Morphin, Suprarenin® und Supertendin® (53,93 µV) als auch in der Meniskusgruppe mit Hyaluronsäure (72,78 µV) waren klar höhere Durchschnittswerte zu beobachten. Es zeigten sich aber keine Signifikanzen zwischen den Gruppen. Statistisch war der Unterschied zwischen der Meniskusgruppe mit Lokalanästhetikum und Suprarenin® und der Meniskusgruppe mit Morphin, Suprarenin® und Supertendin® nur knapp nicht signifikant (0,060) (Kruskal-Wallis-Test).

Der Verlauf der Durchschnittswerte in den einzelnen Meniskusgruppen über die drei Messzeitpunkte zeigte die größten Veränderung der Durchschnittswerte zwischen dem ersten und dem dritten Messtermin in der Meniskusgruppe mit Morphin, Suprarenin® und Supertendin® und in der Meniskusgruppe mit Hyaluronsäure; in der Meniskusgruppe mit Morphin, Suprarenin® und Supertendin® war der Durchschnittswert der EMG-Aktivität am fünften Tag postoperativ auf 241,7 % des präoperativen Ausgangswertes angestiegen. Die Meniskusgruppe mit Hyaluronsäure verzeichnete am dritten Messtermin sogar einen Zuwachs auf 255,3 % des präoperativen Ausgangswertes.

Die Veränderungen waren, bis auf den Anstieg der Durchschnittswerte in der Meniskusgruppe mit Lokalanästhetikum und Suprarenin® vom zweiten zum fünften Tag postoperativ auf 75,6 % des präoperativen Ausgangswertes, der sich als **schwach signifikant (0,016)** darstellte, nicht signifikant (Wilcoxon-matched-pairs-Test).

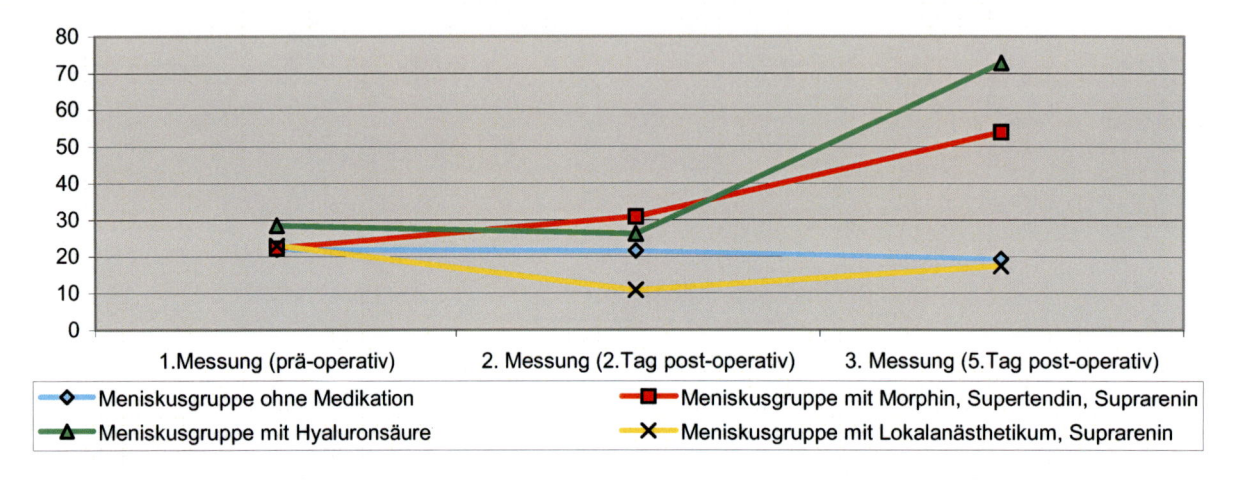

Abbildung 126: Verlauf der bei den drei Maximalkrafttests ermittelten Durchschnittswerte der maximalen durchschnittlichen 3 s-EMG-Werte des M. biceps femoris in 60° Kniebeugung in den einzelnen Meniskusgruppen (präoperativ und postoperativ als absolute Werte in µV)

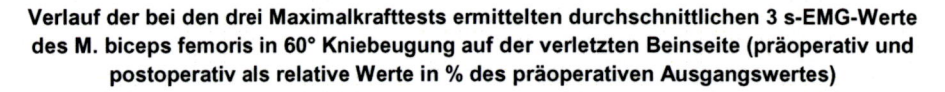

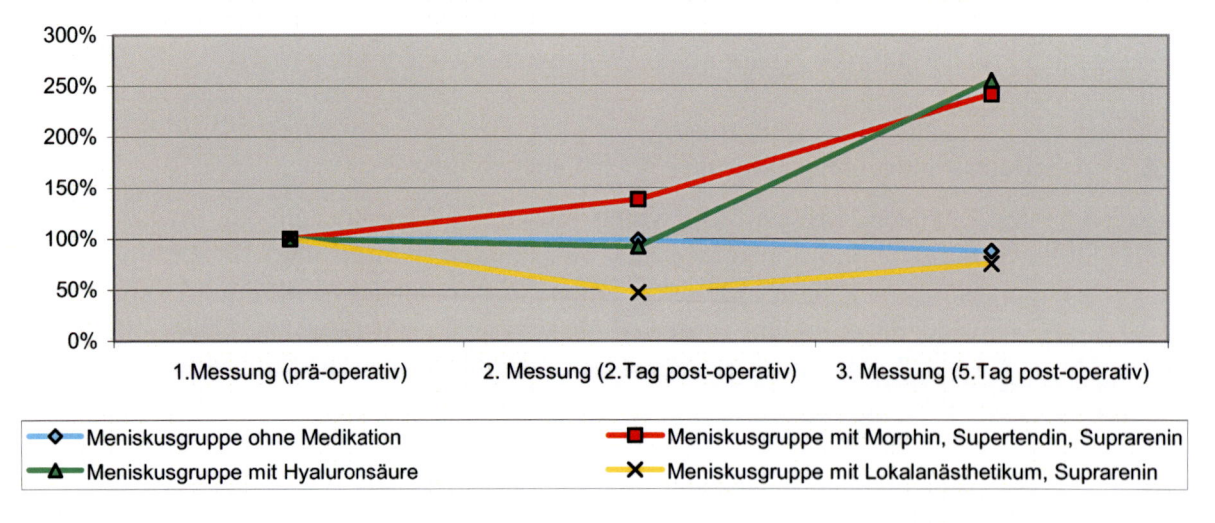

Abbildung 127: Verlauf der bei den drei Maximalkrafttests ermittelten Durchschnittswerte der maximalen durchschnittlichen 3 s-EMG-Werte des M. biceps femoris in 60° Kniebeugung (präoperativ und postoperativ als relative Werte im Vergleich zum präoperativen Ausgangswert. Der präoperative Ausgangswert in jeder Meniskusgruppe entspricht jeweils 100 %).

### 4.3.2.7.4.2 EMG-Werte des M. biceps femoris in 30° Kniebeugung

| Max. durchschnittliche 3 s-EMG-Werte des M. biceps femoris in 30° Kniebeugung | | Meniskusgruppe ohne Medikation | | Meniskusgruppe mit Morphin, Suprarenin®, Supertendin® | | Meniskusgruppe mit Hyaluronsäure | | Meniskusgruppe mit Lokalanästhetikum, Suprarenin® | |
|---|---|---|---|---|---|---|---|---|---|
| Kniegelenkseite | | Gegenseite | Verletztes Bein | Gegenseite | Verletztes Bein | Gegenseite | Verletztes Bein | Gegenseite | Verletztes Bein |
| Durchschnittliche max. 3 s-EMG-Werte (in µV) | 1. Messung | 26,76 ± 21,62 | 17,18 ± 10,40 | **17,67 ± 7,84** | 32,42 ± 23,50 | 24,34 ± 12,77 | 23,67 ± 10,20 | 15,11 ± 7,41 | 23,07 ± 12,71 |
| | 2. Messung | 42,90 ± 47,55 | 43,18 ± 87,57 | **75,77 ± 69,82** | 39,78 ± 51,43 | 47,05 ± 47,34 | 42,90 ± 52,87 | 14,90 ± 9,45 | **9,74 ± 5,77** |
| | 3. Messung | 35,90 ± 35,22 | **14,72 ± 7,93** | 57,41 ± 66,07 | **44,26 ± 38,68** | 30,28 ± 16,35 | **94,91 ± 141,20** | 13,86 ± 7,44 | **17,59 ± 7,12** |
| Anzahl | | 8 (3. Messung auf betroffener Kniegelenkseite: 7) | | 7 | | 7 | | 7 | |

Tabelle 57: Maximale durchschnittliche 3 s-EMG-Werte des M. biceps femoris in 30° Kniebeugung in den einzelnen Meniskusgruppen. (Zum Zeitpunkt der dritten Messung auf der betroffenen Kniegelenkseite konnten bei einem Patienten in der Meniskusgruppe ohne intraartikuläre Medikation keine EMG-Werte erhoben werden, weil eine Streckhemmung > 30° vorlag. Deshalb sind dort die in der Tabelle aufgeführten Werte nur aus sieben Patienten errechnet.)

#### 4.3.2.7.4.2.1 Gegenseite (30° Kniebeugung)

Es fielen keine signifikanten Unterschiede zwischen den Gruppen an den Messterminen auf (Kruskal-Wallis-Test). Im Verlauf der Durchschnittswerte ergab sich nur in der Meniskusgruppe mit Morphin, Suprarenin® und Supertendin® vom ersten zum zweiten Messtermin eine **schwach signifikante** Veränderung (**0,047**). Die anderen Veränderungen in den Gruppen waren statistisch nicht signifikant (Wilcoxon-matched-pairs-Test).

#### 4.3.2.7.4.2.2 Betroffene Kniegelenkseite (30° Kniebeugung)

Präoperativ und zum Zeitpunkt des zweiten Messtermins waren keine signifikanten Unterschiede zwischen den Gruppen zu beobachten. Am dritten Messtermin waren die Unterschiede deutlicher. Die Meniskusgruppe mit Hyaluronsäure zeigte zum Zeitpunkt der dritten Messung den größten Durchschnittswert (94,91 µV). Die Meniskusgruppe mit Morphin, Suprarenin® und Supertendin® folgte ihr mit 44,26 µV. Die beiden anderen Meniskusgruppen lagen mit ihren Durchschnittswerten um die 15 µV. Statistisch waren am dritten Messtermin mehrere Signifikanzen zwischen den Gruppen zu verzeichnen. Der Unterschied zwischen der Meniskusgruppe mit Hyaluronsäure und sowohl der Meniskusgruppe ohne intraartikuläre Medikation (**0,012**) als auch der Meniskusgruppe mit Lokalanästhetikum und Suprarenin® (**0,045**) war jeweils **schwach signifikant**. Auch der Unterschied zwischen der Meniskusgruppe mit Morphin, Suprarenin® und Supertendin® und der Meniskusgruppe ohne intraartikuläre Medikation war **schwach signifikant** (**0,026**). Zwischen der Meniskusgruppe mit Morphin, Suprarenin® und Supertendin® und der Meniskusgruppe mit Lokalanästhetikum und Suprarenin® war gerade so kein signifikanter Unterschied mehr gegeben (0,075).

Der Verlauf der Durchschnittswerte verhielt sich in den unterschiedlichen Meniskusgruppen uneinheitlich. In der Meniskusgruppe mit Lokalanästhetikum und Suprarenin® ging der Durchschnittswert von der ersten zur zweiten Messung um über die Hälfte, nämlich um 57,8 %, zurück. Diese Veränderung genügte knapp keiner Signifikanz (0,078). Der Anstieg vom zweiten zum fünften Tag postoperativ in dieser Gruppe auf 76,3 % des präoperativen

Vergleichswertes zeigte dann sogar die einzige signifikante Veränderung (**schwach signifikant (0,016)**) (Wilcoxon-matched-pairs-Test).

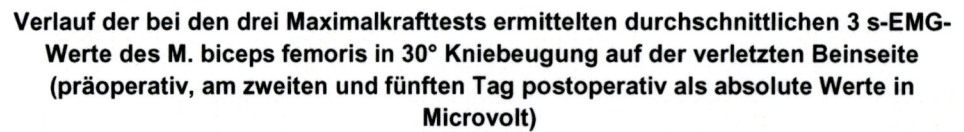

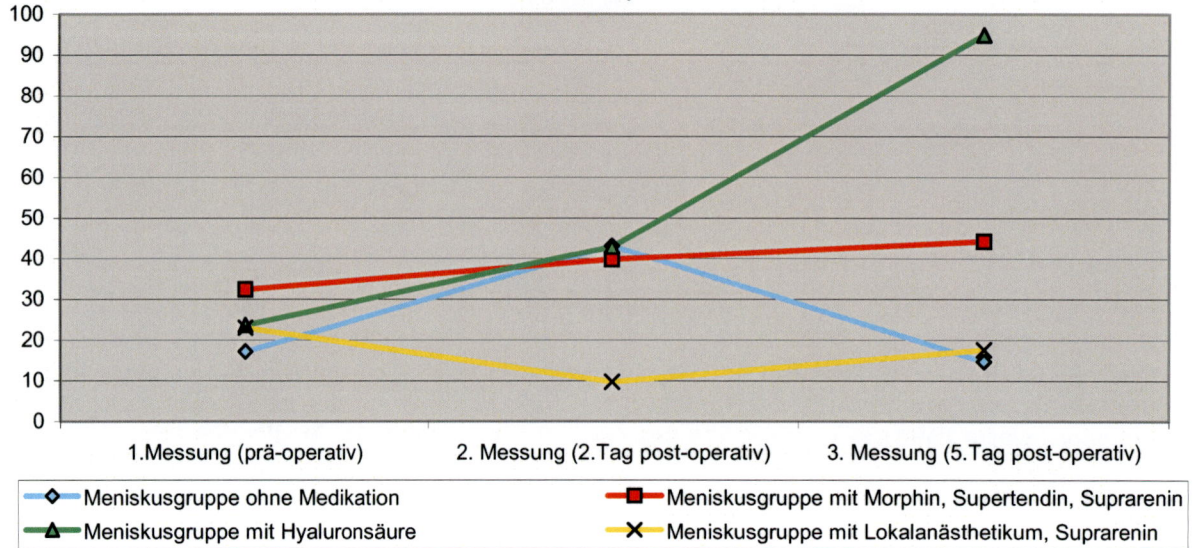

**Abbildung 128:** Verlauf der bei den drei Maximalkrafttests ermittelten Durchschnittswerte der maximalen durchschnittlichen 3 s-EMG-Werte des M. biceps femoris in 30° Kniebeugung in den einzelnen Meniskusgruppen (präoperativ und postoperativ als absolute Werte in µV)

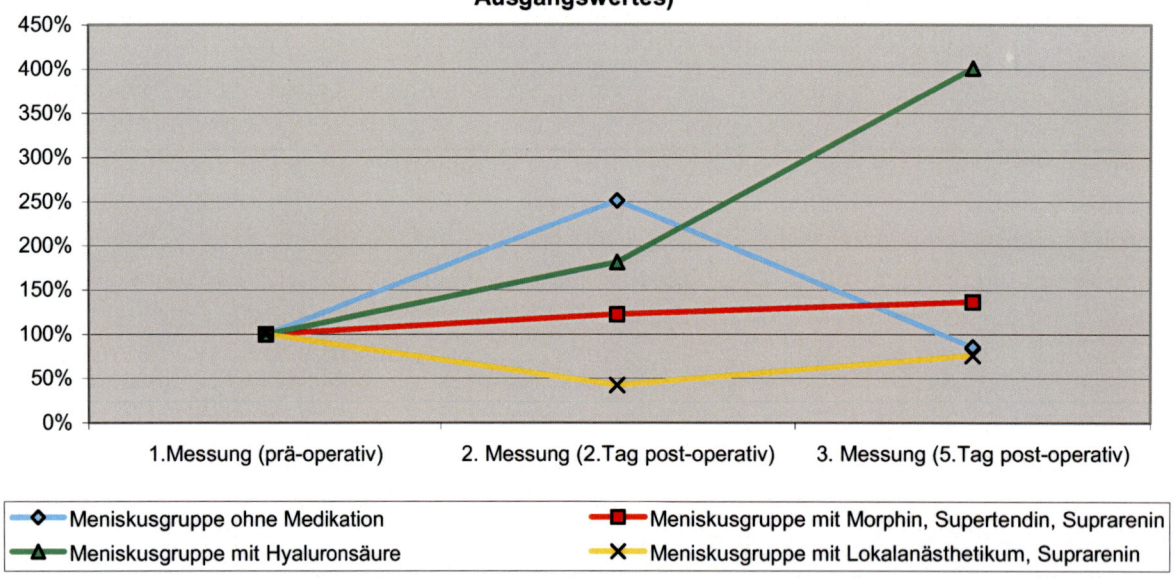

**Abbildung 129:** Verlauf der bei den drei Maximalkrafttests ermittelten Durchschnittswerte der maximalen durchschnittlichen 3 s-EMG-Werte des M. biceps femoris in 30° Kniebeugung (präoperativ und postoperativ als relative Werte im Vergleich zum präoperativen Ausgangswert. Der präoperative Ausgangswert in jeder Meniskusgruppe entspricht jeweils 100 %).

# 5 Diskussion

## 5.1 Anamnestische und andere Erhebungen der IKDC- und ICRS-Knie-Evaluationsbögen und präoperativer Laborparametervergleich

**Untersuchungsteil A**
(präoperativer Vergleich zwischen Meniskus-, Knorpel- und kniegesunder Kontrollgruppe)

Der Untersuchungsteil A sollte an ausgewählten Parametern Unterschiede zwischen den Patienten mit Meniskusverletzungen, denen mit reinen Knorpelschäden und den kniegesunden Kontrollgruppenteilnehmern aufzeigen. Bei den Patienten der Knorpelgruppe waren vor der Operation auch Meniskusverletzungen vermutet worden, während der Operation hatte sich jedoch der Verdacht auf die Meniskusverletzung nicht bestätigt. Knorpelschäden und Gelenkknorpelveränderung stellen Differenzialdiagnosen zu Meniskusverletzungen dar ([92], S.490) [451].

### 5.1.1 Allgemeine Patientendaten des Untersuchungsteils A

Betrachtete man das Alter der Teilnehmer der Meniskus-, der Knorpel- und der kniegesunden Kontrollgruppe, waren keine signifikanten Unterschiede zwischen den Gruppen zu erkennen. In der Gruppe der Patienten mit Meniskusverletzung war der typische Anstieg der Meniskusverletzungen ab dem 30. und - mehr noch - ab dem 40. Lebensjahr zu erkennen. Bis zum 30. Lebensjahr sind in der Regel keine degenerativen Veränderungen am Meniskus festzustellen [429]. Deshalb sind die Verletzungen des Meniskus bis zu diesem Alter vorrangig akut traumatischer Ursache. Für akut traumatische Meniskusverletzungen sind erhebliche Gewalteinwirkungen nötig. Diese Verletzungen sind daher nicht so häufig wie die Meniskusverletzungen bei bereits bestehenden Meniskusgewebedegenerationen in höherem Alter ([30], S.179) ([448], S.542). Die degenerativen Meniskusveränderungen steigen mit dem Alter und mit der Belastung des Meniskusgewebes an ([36], S.219) ([78], S.1029 und 1057) [198] ([361], S.296) [429] ([448], S.543) ([450], S.19). Liegen degenerative Meniskusveränderungen vor, reichen bereits sehr viel geringere Krafteinwirkungen aus, um eine Meniskusverletzung herbei zu führen ([36], S.219) ([78], S.1057).

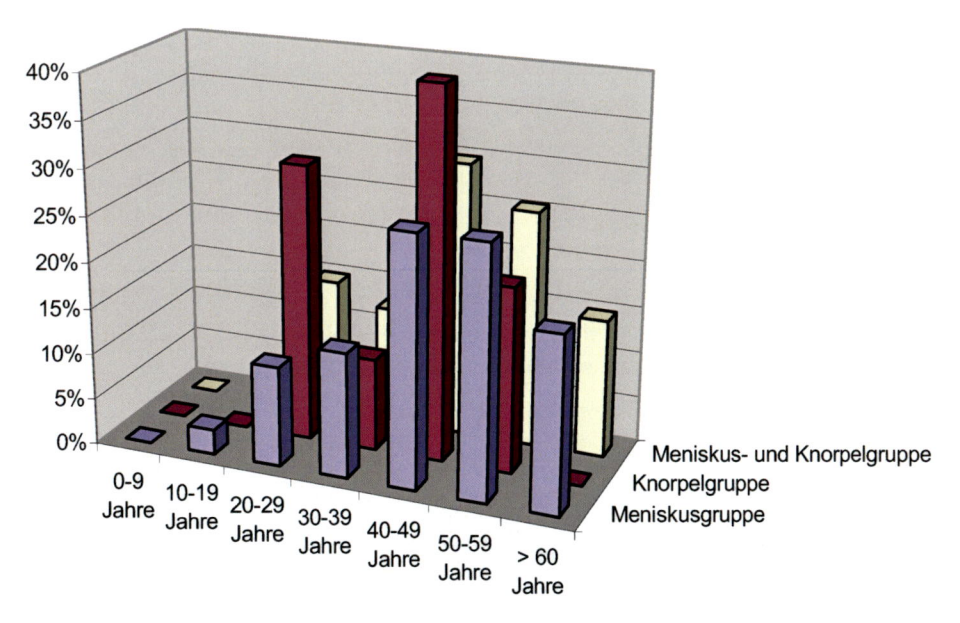

Abbildung 130: Altersstruktur der Patientengruppen in Prozent (Vergleich Meniskusgruppe - Knorpelgruppe)

Verglich man die Altersstruktur aller Kniepatienten der vorliegenden Studie mit den publizierten Zahlenangaben der Sportverletzten von Steinbrück [391] und Zichner ([455], S.14), zeigten die Zahlen der Sportverletzungen sowohl bei Steinbrück [391] als auch bei Zichner ([455], S.14) einen etwas früheren Altersgipfel. Dieser Unterschied ist unter anderem damit zu erklären, dass sowohl Knorpel- als auch Meniskusverletzungen zu einem nicht geringen Prozentsatz chronisch degenerativen Ursprungs sind und deshalb zum Teil erst nach längeren Verschleißprozessen entstehen.

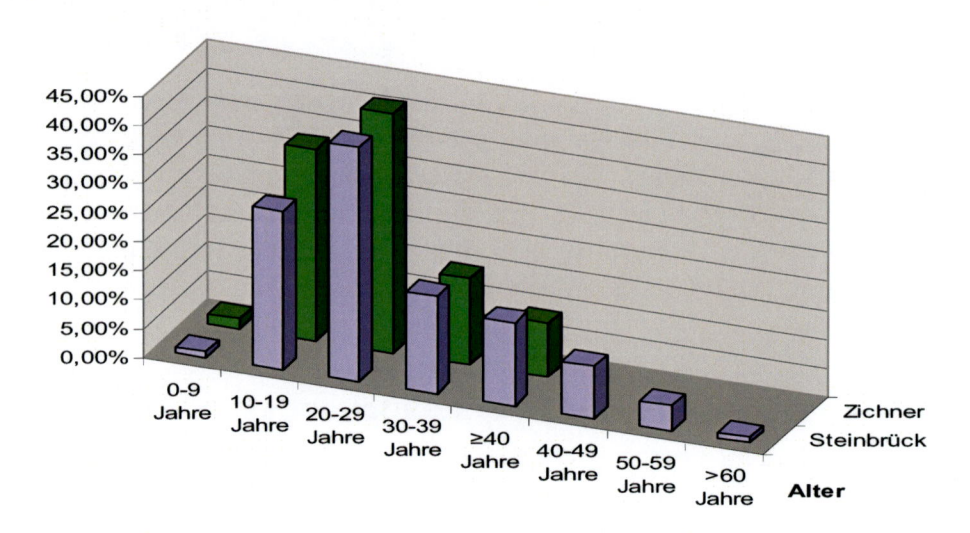

**Abbildung 131: Altersverteilung von Sportverletzungen nach Steinbrück [391] und Zichner ([455], S.14)**

Die Geschlechterverteilung aller knieverletzten Patienten in unserer Studie mit 12 Frauen und 35 Männern stimmte annähernd mit dem von Steinbrück [391] gefundenen Verhältnis der Geschlechter bei den Sportverletzten, von etwa ¾ Männern und nur ¼ Frauen überein [391].
Das Gewicht und der Body-Mass-Index (BMI) zeigten in unserer Studie deutliche Unterschiede zwischen den Gruppen. Sowohl das Gewicht als auch der BMI waren in den Gruppen der knieverletzten Patienten deutlich höher als die durchschnittlichen Werte in der kniegesunden Kontrollgruppe. Zwischen der Meniskusgruppe und der kniegesunden Kontrollgruppe waren die Unterschiede in beiden Kategorien jeweils signifikant. Im Gegensatz dazu waren bei der Körpergröße keine signifikanten Unterschiede festzustellen.
In der Literatur wurde hinreichend darauf hingewiesen, dass Übergewicht (bzw. Adipositas als Synonym für Übergewicht) einen nicht zu unterschätzenden Risikofaktor für Arthrosen der gewichtsbelasteten Gelenke, insbesondere der Wirbelsäule, der Hüft- und der Kniegelenke darstellt [105] ([184], S.600) ([163], S.337) ([203], S.240) ([247], S.90). Die Prävalenz der Adipositas in Deutschland ist hoch. Sie beträgt bei Männern 37 % und bei Frauen 34 % ([132], S.467). Adipositas bzw. Übergewicht sind in den industrialisierten Ländern zu einem Gesundheitsproblem erster Ordnung geworden [96].
Der Body-Mass-Index ist eine der einfachsten Messmethoden, um den Einfluss des Fettanteils des menschlichen Körpers als Risikofaktor für die Gesundheit in kardiovaskulärer [60], aber auch in gelenkabnutzender Hinsicht abschätzen zu können. Normal ist ein BMI von 20 – 25 kg/m² ([128], S.810). Das Idealgewicht liegt zwischen den BMI-Werten 20 kg/m² und 22 kg/m² ([203], S.237). Das Intervall 25 – 30 kg/m² gilt bereits als Übergewicht (Adipositas Grad I), 30 – 40 kg/m² wird als starkes Übergewicht bezeichnet (Adipositas Grad II) und Werte > 40 kg/m² findet man bei massivem Übergewicht (Adipositas Grad III) ([128], S.810) ([203], S.237) ([241], S.472). Ein Gesundheitsrisiko beginnt für Frauen bei 27,3 kg/m² und für Männer bei 27,8 kg/m² [60]. Eine Adipositas mit BMI-Werten > 30 kg/m² sollte nach Frercks et al. [128] behandelt werden, genauso wie eine Adipositas mit BMI-Werten zwischen 25 – 30 kg/m², falls sie von Risikofaktoren begleitet wird ([128], S.811). BMI-

Werte < 20 kg/m² sprechen für ein Untergewicht ([203], S.237). Beim Body-Mass-Index darf jedoch nicht unbeachtet bleiben, dass bei Sportlern mit großer Muskelmasse fälschlicherweise ein zu hoher Fettanteil angenommen wird [182].

In der vorliegenden Untersuchung lagen die durchschnittlichen BMI-Werte sowohl bei den Meniskus- als auch bei den Knorpelpatienten knapp über 27 kg/m². Damit waren die Durchschnittswerte als Übergewicht im Sinne einer Adipositas Grad I zu bewerten.

Betrachtete man die Prozentsätze der Gruppen, die einen größeren BMI-Index als 25 kg/m² aufwiesen, zeigte sich in der kniegesunden Kontrollgruppe ein Prozentsatz von 42 %. Die Knorpelgruppe ließ hier einen Prozentsatz von 80 % und die Meniskusgruppe einen Prozentsatz von etwa 73 % erkennen.

Während die Teilnehmer der kniegesunden Kontrollgruppe damit rund 7 % unter den Zahlen der Mikrozensusstudie von 2003 waren, in der 49,7 % und somit fast die Hälfte der Männer und Frauen als übergewichtig eingestuft wurden [96], lagen die Patientengruppen deutlich über diesen Werten.

Im Gegensatz dazu beschrieben Megerle et al. [284] in ihrer Studie, die sich mit Kniepatienten mit Knorpelschäden beschäftigte, einen etwas niedrigeren durchschnittlichen Body-Mass-Index von 24,6 kg/m² [284].

| BMI | kniegesunde Kontrollgruppe | | Knorpelgruppe | | Meniskusgruppe | |
|---|---|---|---|---|---|---|
| < 20 kg/m² | 1 | 3,85% | 0 | 0,00% | 1 | 2,70% |
| > 20 - 25 kg/m² | 14 | 53,85% | 2 | 20,00% | 9 | 24,32% |
| > 25 - 30 kg/m² | 10 | 38,46% | 5 | 50,00% | 18 | 48,65% |
| > 30 - 35 kg/m² | 1 | 3,85% | 3 | 30,00% | 7 | 18,92% |
| > 35 - 40 kg/m² | 0 | 0,00% | 0 | 0,00% | 2 | 5,41% |
| > 40 kg/m² | 0 | 0,00% | 0 | 0,00% | 0 | 0,00% |

Tabelle 58: BMI-Einstufung (Vergleich kniegesunde Kontrollgruppe - Meniskusgruppe - Knorpelgruppe)

Wenn man davon ausgeht, dass es bei den meisten Patienten unserer Studie nicht erst nach der Knieverletzung durch die Mobilitätseinschränkung zu einer Gewichtszunahme kam, sondern das Übergewicht bereits längere Zeit bestand, ist von einer höheren Belastung und daraus folgend vermehrten degenerativen Schäden sowohl des Knorpel- als auch des Meniskusgewebes durch das erhöhte Körpergewicht auszugehen.

Im Gegensatz dazu scheint bei der Entstehung akuter Meniskusverletzungen ohne längere chronische degenerative Vorschädigung nach Wirth et al. [450] das Körpergewicht eine untergeordnete Rolle zu spielen ([450], S.19). Diese Aussage erscheint aber eher fragwürdig, wenn man bedenkt, dass der Gewebestress im Meniskus bei einem typischen Hergang einer akuten traumatischen Meniskusläsion, dem Knieverdrehtrauma, auch vom Körpergewicht abhängt. Als Beispiel soll hierfür der Skisturz als typisches Verdrehtrauma dienen. Die Verdrehung des restlichen Körpers erfolgt hier bei feststehender Tibia. Die Femurkondylen quetschen die Menisken auf dem Tibiaplateau ein und werden dabei abgebremst. Reicht die Gewebeelastizität der Menisken nicht mehr aus, um den dabei entstehenden Kräften zu widerstehen, kommt es zu einer typischen akut traumatischen Meniskusverletzung. Die Trägheit, die der Körper oberhalb des Kniegelenks bei der Bewegung hat, ist neben der Geschwindigkeit direkt vom Körpergewicht abhängig. Deshalb ist anzunehmen, dass das Körpergewicht sehr wohl auch eine Rolle bei akuten traumatischen Meniskusverletzungen spielt. Deshalb ist ein erhöhtes Körpergewicht als Risikofaktor nicht nur für degenerative Knorpel- und Meniskusverletzungen, sondern auch für akute Meniskusverletzungen anzusehen.

## 5.1.2 Beschwerdezeiträume und Entstehung der Kniegelenkverletzung (Untersuchungsteil A)

Die Zeiträume vom Beginn der Kniegelenkbeschwerden bis zur durchgeführten Operation zeigten klare Unterschiede zwischen den beiden Kniepatientengruppen. Die Gruppe der Meniskuspatienten hatte im Durchschnitt knapp weniger als 2½ Jahre Beschwerden. Im Gegensatz dazu hielten die Beschwerden in der Knorpelgruppe durchschnittlich fast 5 Jahre an. Dieser Unterschied war schwach signifikant.

Der Unterschied in dem Zeitraum der wahrgenommenen Beschwerdenzunahme zwischen den Patientengruppen war zwar auch deutlich, aber nicht signifikant.

Dies ist sicherlich ein erwartetes Ergebnis. Sowohl Knorpel- als auch Meniskusverletzungen können akut traumatisch und chronisch durch einen degenerativen Verschleißprozess entstehen. Der Anteil der chronischen Schäden ist aber in der Knorpelgruppe größer als in der Meniskusgruppe. In unserer Studie waren nur 20 % der Knorpelschäden der Knorpelpatienten, aber 46 % der Meniskusschäden in der Meniskusgruppe traumatisch bedingt. Der Rest der Kniegelenkverletzungen war degenerativen Ursprungs. In anderen Publikationen war der Anteil der traumatisch bedingten Meniskusverletzungen ähnlich hoch (40 - 60,2 %) [64] ([448], S.542). Schon aus dem Verhältnis zwischen traumatischen und degenerativen Schäden in den beiden Patientengruppen dieser Studie war ein kürzerer durchschnittlicher Beschwerdezeitraum in der Meniskusgruppe zu erwarten.

In der Literatur wird für die Entstehung degenerativer Erkrankungen des Gelenkknorpels ein Zeitraum von Monaten bis Jahren als typisch angesehen ([349], S.372f.). Vergleichswerte für Meniskusverletzungen zeigten durchschnittliche Beschwerdezeiträume von 3 – 14 Monaten [17] [75], was unterhalb der 36 Monate (157 Wochen) der vorliegenden Untersuchung lag.

Ein längerer Beschwerdezeitraum scheint aber die Heilungschancen nach Meniskuseingriffen nicht automatisch zu verschlechtern ([78], S.1039) [80], während bei Instabilitäten die Wahrscheinlichkeit von begleitenden Knorpel- und Meniskusverletzungen mit der Zeit ansteigt [403].

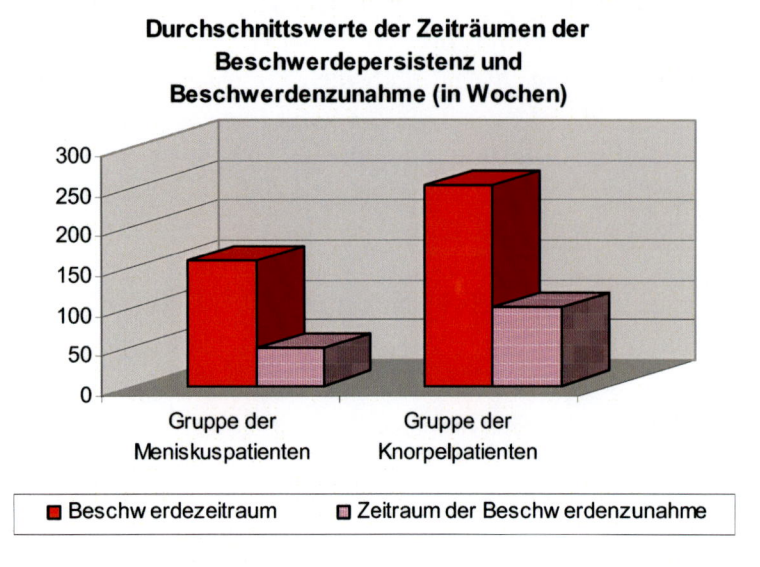

**Abbildung 132:** Durchschnittswerte der Beschwerdezeiträume und der Zeiträume der Beschwerdenzunahme bis zur Operation. Vergleich Patienten der Knorpelgruppe und der Meniskusgruppe.

## 5.1.3 Verletzungsursachen (Untersuchungsteil A)

Die in unserer Studie am häufigsten vorgefundene Verletzungsursache fand sich bei beiden Patientengruppen in über 60 % der Fälle im Alltag. Sportliche Betätigung war mit Zahlen zwischen 20 und 30 % die jeweils zweithöchste Verletzungsursache, was sich auch mit den Prozentsätzen aller Sportverletzungen an den Gesamtverletzungen in der Literatur deckt (25 – 30 %) (jährlich 1,5 – 2 Millionen) ([286], S.8) [392].

Betrachtete man die Sportarten, die bei diesen Patienten zur Knieverletzung führten, stand in unserer Studie, wie auch bei Steinbrück [391] und Jäger et al. [200], der Fußball an erster Stelle [200] [391].

**Verletzungsursachen im Sportbereich (beider Patientengruppen zusammen)**

- Bergwandern 8,3%
- keine genaueren Angaben 8,3%
- Fußball 33,3%
- Tennis 8,3%
- Ringen 8,3%
- Basketball 8,3%
- Eishockey 8,3%
- Handball 8,3%
- Leichtathletik 8,3%

**Anteile der Sportarten an den Sportverletzungen (nach Steinbrück)**

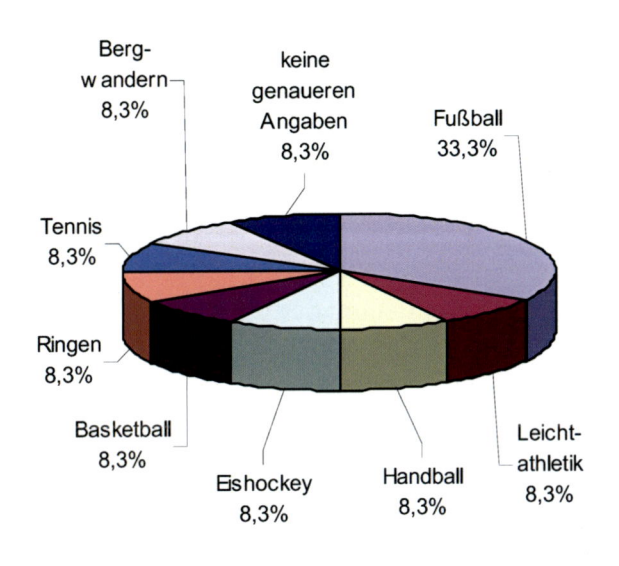

- Fußball 34,3%
- Andere 23,1%
- Skilaufen 11,9%
- Handball 7,5%
- Tennis 5,4%
- Volleyball 5,1%
- Leichtathletik 3,9%
- Basketball 3,6%
- Radsport 2,7%
- Turnen 2,5%

**Abbildung 134: Verletzungsursachen im Sportbereich (Daten beider Patientengruppen zusammen)**

**Abbildung 133: Anteile der Sportarten an allen Sportverletzungen (nach Steinbrück [391])**

## 5.1.4 (Bein-) Seite der Kniegelenkschädigung (Untersuchungsteil A)

Die Datenerhebung dieser Studie offenbarte, dass die Kniegelenkverletzungen sowohl in der Meniskusgruppe als auch in der Gruppe der Knorpelpatienten häufiger auf der rechten Seite auftraten als auf der linken Seite. Das rechte Kniegelenk war etwa bei 60 % der Patienten verletzt, das linke Kniegelenk nur in etwa 40 % der Fälle betroffen.

Diese Verteilungsbesonderheit der Meniskusläsionen war bereits in anderen Publikationen beschrieben worden [328] ([450], S.19). Der Innenmeniskus des rechten Kniegelenks war am häufigsten betroffen ([450], S.19) [451].

Dass das rechte Knie häufiger von Meniskusverletzungen betroffen ist, könnte damit in Zusammenhang stehen, dass die Mehrheit der Bevölkerung Rechtshänder ist und die gesamte rechte Körperseite bei Bewegungen bevorzugt wird ([40], S.185) ([432], 587ff.). Wenn also bei der Mehrheit der Bevölkerung das rechte Bein bevorzugt bei Bewegungen eingesetzt wird (wie zum Beispiel bei der Schussbewegung im Fußball), wird es auch häufiger der Gefahr einer Verletzung, wie einer Meniskusverletzung ausgesetzt. Dies ist vermutlich der Grund, warum die Meniskusverletzungen in der Bevölkerung häufiger auf der rechten Kniegelenkseite auftreten.

### 5.1.5 Aktivitätsniveau und Symptome bei Aktivität (Untersuchungsteil A)

Die Mehrzahl der Patienten der Meniskusgruppe war durch die Meniskusverletzung in ihren körperlichen Aktivitäten eingeschränkt. Dabei muss bedacht werden, dass eine eingeschränkte Mobilität und Gelenkbeweglichkeit die Lebensweise beeinflusst und die Lebensfreude des Einzelnen deutlich mindert [261]. Die Patienten mit Meniskusverletzungen klagten jeweils häufiger über Schmerzen, Schwellung und giving-way-Phänomene als die Patienten mit reinem Knorpelschaden. Dies ist nicht verwunderlich, da gerade diese Symptome zu den typischen Symptomen nach einer Meniskusläsion gehören ([33], S.405f.) ([36], S.219) [54] ([78], S.1058) ([79], S.170 und 177) ([92], S.487) ([142], S.551) ([171], S.343 und 352) ([293], S.1258) ([410], S.290ff.) ([448], S.543) ([450], S.26f.) [451] (siehe hierzu auch Kapitel 1.4, „Symptome einer Meniskusläsion").

### 5.1.6 Funktion des betroffenen Kniegelenks und Stimmung/ Zufriedenheit (bedingt durch die momentane Situation) (Untersuchungsteil A)

Die Funktion des betroffenen Kniegelenks war bei 80 % der Patienten der Knorpelgruppe und bei fast 80 % der Patienten der Meniskusgruppe von diesen als nicht normal eingestuft worden. Beide Verletzungstypen führten in der Funktion wie auch in der subjektiven Einschätzung des Wertes des betroffenen Beines im Vergleich zur Gegenseite und der Stimmung zu einer signifikanten Verschlechterung gegenüber den kniegesunden Kontrollgruppenteilnehmern. Die mechanischen Funktionsstörungen durch die Knorpel- und Meniskusverletzungen waren demnach auch bezüglich der Funktionseinschränkung nicht zu unterschätzen.

### 5.1.7 Kniegelenk der nicht betroffenen Seite (Gegenseite) (Untersuchungsteil A)

Das Ergebnis dieser Befragung zeigte ein erwartetes Bild. In der Knorpelgruppe war das Kniegelenk der Gegenseite in 40 % der Fälle auch verletzt. Bei den Meniskuspatienten machte das Kniegelenk der Gegenseite nur in knapp 8 % der Fälle auch Beschwerden.
Dieser sehr viel höhere Wert in der Knorpelgruppe ist dadurch zu erklären, dass Knorpelschäden meist degenerativen Ursprungs sind (in unserer Studie in 80 % der Fälle) und der Verschleiß durch erhöhte Belastung meist nicht nur einseitig entsteht. Zudem war der durchschnittliche Beschwerdezeitraum in der Knorpelgruppe deutlich größer als in der Meniskusgruppe. Ein langer Beschwerdezeitraum führt zur teilweisen Schonung und Entlastung des betroffenen Beines mit einer Mehrbelastung des bisher gesunden Beines. Als weiterer Punkt war in der Knorpelgruppe nur bei 50 % der Patienten eine gerade Beinachse zu finden. In den anderen 50 % war eine varische oder valgische Beinachse festzustellen. Demgegenüber hatten die Patienten der Meniskusgruppe in über 70 % eine gerade Beinachse.

### 5.1.8 Beinachse, Patellofemoralgelenk, Bandapparat und Meniskuszeichen (Untersuchungsteil A)

Wie bereits erwähnt, wurde in der Knorpelgruppe bei 50 % der Patienten keine gerade Beinachse vorgefunden. Dieser Prozentsatz lag deutlich höher als in der Meniskusgruppe. Hier waren nur knapp unter 30 % der Meniskuspatienten von einer nicht geraden Beinachse betroffen. Eine gerade Beinachse ist aber für eine physiologisch gleichmäßige Belastung im Kniegelenk wichtig ([78], S.1061). Geringe Abweichungen in den Beinachsen können bereits degenerative Beschwerden und Schäden entstehen lassen oder forcieren ([78], S.1061). Die Beinachse, das Körpergewicht und der Muskelzustand beeinflussen die Abnutzung des Gelenkknorpels entscheidend ([78], S.1061). Dies zeigte sich auch an den Daten unserer Studie.

Die Untersuchung des Femoropatellargelenks zeigte deutlich häufiger Knorpelschadenzeichen und Krepitationen in der Knorpelgruppe. Der Bandapparat ließ hingegen keine Unterschiede zwischen den Gruppen erkennen.

Um Meniskusverletzungen auf die Spur zu kommen werden spezielle Meniskustests, auch Meniskuszeichen genannt, durchgeführt. Diese Standardtests stellen letztlich Provokationsuntersuchungen dar ([316], S.507) ([361], S.297). Die Diagnose einer Meniskusverletzung wird sehr wahrscheinlich, wenn mehrere positive Befunde dieser Meniskuszeichen vorliegen. Ist nur eines der Zeichen positiv, so schmälert dies die Aussagekraft ([162], S.935) ([460], S.453).

Die Meniskuszeichen waren bei den Meniskuspatienten zu über 67 % sicher positiv, in fast 25 % unsicher positiv und nur in knapp 8 % negativ. In der Knorpelgruppe waren 50 % sicher positive Befunde, aber auch 30 % negative Befunde zu finden. Damit wurde in der Meniskusgruppe bei über 90 % richtiger Weise nach der klinischen Untersuchung eine Meniskusläsion vermutet. Dieser Wert liegt noch über den in anderen Publikationen aufgeführten Werten richtig vorhergesagter Meniskusläsionen (von 42,5 – 85 %) [8] [148].

## 5.1.9 Radiologische Veränderungen (Untersuchungsteil A)

Knieverletzungen und Meniskusverletzungen sind häufige Krankheitsbilder [191]. Im Regelfall werden neben der klinischen Untersuchung des Kniegelenks konventionelle Röntgenaufnahmen durchgeführt ([157], S.39) [191]. Diese dienen vor allem dem Ausschluss einer Fraktur ([157], S.39) [191] ([282], S.132) ([361], S.297). Knorpelige oder ligamentöse Strukturen und auch die Menisken werden dadurch im Normalfall nicht dargestellt ([146], S.205) [191]. Manchmal kann der Meniskus verknöchern (zum Beispiel auch nach Rupturen) und sich deshalb im Röntgenbild abbilden ([240], S.724).

Die routinemäßige Diagnostik des Kniegelenks umfasst in der Regel Kniegelenkaufnahmen in anteriorer-posteriorer Strahlenrichtung, im seitlichen Strahlengang, Patellaaufnahmen und gegebenenfalls zusätzlich eine Tunnelaufnahme ([30], S.87) ([68], S.569) ([79], S.174ff.) ([146], S.179) ([240], S.717) ([293], S.1258) ([410], S.290ff.).

Die Magnetresonanztomographie zählt zu den weiterführenden Methoden ([157], S.39). Sie ist bei der Beurteilung der Menisken die Methode der Wahl und kann in hohem Prozentsatz bei unklaren Fällen eine Klärung herbeiführen [46] [72] ([78], S.1059) ([92], S.490 ([146], S.187) ([157], S.45) [194] ([238], S.112) ([282], S.132) [392] ([410], S.290ff.).

In unserer Studie wurde der Gelenkspalt auf den Röntgenbildern patellofemoral, medial und lateral bei allen Patienten ausgemessen. Da sich der Gelenkknorpel im Röntgenbild nicht abbildet, wird der Abstand zwischen den Knochen ermittelt, was dem röntgenologischen Gelenkspalt entspricht ([257], S.94). Der anatomische Gelenkspalt ist demgegenüber der Abstand zwischen den Gelenkknorpeloberflächen ([257], S.94). Der röntgenologische Gelenkspalt lässt aber Rückschlüsse auf den anatomischen Gelenkspalt zu, da der Gelenkspalt des Kniegelenks in der radiologischen Darstellung in etwa der Dicke des Gelenkknorpels entspricht ([240], S.717).

In unserer Studie zeigten sich im Untersuchungsteil A keine signifikanten Unterschiede zwischen Knorpel- und Meniskusgruppe. Beachtlich ist aber trotzdem, dass die Meniskuspatienten in über 50 % der Fälle keine normalen Gelenkspaltsilhouetten aufweisen. Die normale Höhe zwischen Tibia und Femurkondylen im a.p.-Bild beträgt 3 – 5 mm ([240], S.717). Eine Höhenminderung des röntgenologischen Gelenkspalts in einem Kompartiment spricht für eine verringerte Höhe des rupturierten Meniskus oder einen Verlust an

Gelenkknorpel ([361], S.297). Der Verlust an Gelenkknorpel kann hierbei durch eine Meniskusverletzung und die dabei auftretende Mehrbelastung des Knorpels mit herbei geführt worden sein, ähnlich der von Fairbank [113] beschriebenen Gelenkspaltverkleinerung durch Mehrbelastung des Knorpels nach Meniskektomien ([15], S.465) [47] [113] ([142], S.546).

### 5.1.10 IKDC-Knie-Evaluations- und ICRS Knorpel Standard Knie-Evaluationsbögen (Untersuchungsteil A)

Es bestanden keine größeren und keine signifikanten Unterschiede zwischen den Patientengruppen. Es wurden bei den Knie-Evaluationsbögen jeweils mehr verletzte Kniegelenke der Knorpelgruppe präoperativ in die Kategorie stark abnormal eingestuft.

### 5.1.11 Laborwerte (Untersuchungsteil A)

Die untersuchten Laborwerte förderten keine signifikanten Unterschiede zwischen Knorpel- und Meniskusgruppe zu Tage. Auch wenn eine größere entzündliche Aktivität durch die Meniskusverletzungen zu erwarten war, fand diese nicht in den Laborwerten, insbesondere dem CRP Ausdruck. Da das C-reaktive Protein als Akute-Phase-Protein eine unspezifische, aber systemische Reaktion des Körpers auf akute Ereignisse darstellt ([311], S.114ff.), waren beide lokalen Entzündungsereignisse im Kniebinnenraum der Knorpel- und Meniskusverletzungen wahrscheinlich nicht groß genug, um zu einer systemischen Reaktion zu führen, oder der Zeitraum nach dem akuten Unfallereignis war zu lang.

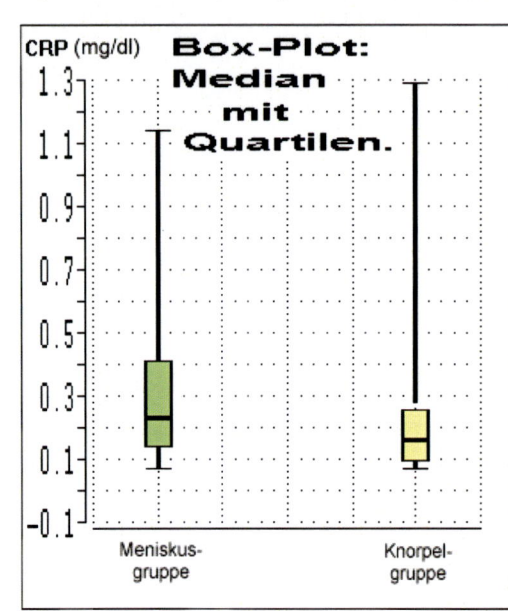

**Abbildung 135: C-reaktives Protein (Vergleich Knorpelgruppe - Meniskusgruppe)**

---

**Untersuchungsteil B**
(prä- und postoperativer Vergleich zwischen den Meniskusgruppen)

---

Der Untersuchungsteil B sollte die Auswirkung der verschiedenen intraartikulär verabreichten Pharmaka auf die Frührehabilitation in den ersten fünf Tagen postoperativ an Hand verschiedener untersuchter Parameter im Vergleich untereinander, im Vergleich zu einer Kontrollgruppe mit Meniskuseingriff, aber ohne intraartikuläre Medikationsgabe und im Vergleich zwischen den drei Untersuchungsterminen in den einzelnen Gruppen, klären.

### 5.1.12 Allgemeine Ausgangsbedingungen des Untersuchungsteils B (Allgemeine Patientendaten, Beschwerdezeiträume, Laborwerte, Evaluationsbögen)

Die Meniskusgruppen des Untersuchungsteils B zeigten präoperativ keine signifikanten Unterschiede bezüglich des Alters, des Körpergewichts, der Körpergröße, des BMI, der Beschwerdezeiträume, der Laborwerte und sowohl der Einzelparametern als auch der

Gesamtergebnisse der Evaluationsbögen (IKDC, ICRS). Sie hatten damit bezüglich dieser Daten annähernd gleiche präoperative Ausgangsbedingungen, um die Wirkung der intraartikulären Pharmaka im Vergleich zur Gruppe ohne intraartikuläre Medikation postoperativ uneingeschränkt vergleichen zu können.

## 5.2 Intraartikuläre pharmakologische Behandlung am Ende des arthroskopischen Meniskuseingriffs (Untersuchungsteil B)

**Untersuchungsteil B**
(prä- und postoperativer Vergleich zwischen den Meniskusgruppen)

### 5.2.1    Intraartikuläre Medikation

Viele verschiedene analgetische Techniken wurden bereits und werden zum Management der postoperativen Schmerzen nach arthroskopischer Kniechirurgie eingesetzt und ausprobiert [9] [344]. Insbesondere die vielgestaltigen intraartikulären Regime sind dabei hinsichtlich der postoperativen Schmerzen und der Rehabilitation grundsätzlich als effektiv und positiv zu bewerten [43] [84] [344] [339] [340] [344] [383].
Für das Management des postoperativen Schmerzes nach arthroskopischen Kniegelenkeingriffen ist die intraartikuläre Applikation von Lokalanästhetika und/oder Opioiden ein populäres, weit verbreitetes und in vielen Studien angewandtes Mittel [10] [11] [20] [43] [50] [70] [75] [76] [77] [84] [135] [153] [164] [165] [177] [204] [213] [214] [215] [216] [227] [258] [298] [315] [337] [340] [344] [350] [351] [352] [353] [363] [383] [388] [402] [440]. Auch über den intraartikulären Einsatz von Kortikoiden und Hyaluronsäure am Ende arthroskopischer Eingriffe wurde bereits in Veröffentlichungen berichtet [101] [427] [457].
Die periphere analgetische Wirksamkeit intraartikulärer Morphin-, Kortikoid-, Hyaluronsäure- und Lokalanästhetikagaben am Ende arthroskopischer Kniegelenkeingriffe wurde in einer Vielzahl von Publikationen belegt [11] [20] [43] [50] [76] [84] [106] [136] ([152], S.594) [153] [164] [165] [204] [213] [214] [215] [216] [227] ([256], S.261) [298] [315] [332] [340] [344] [351] ([361], S.297f.) [383] [388] [402] ([404], S.47) [427] [440] [457]. Intraartikuläre Analgesie nach arthroskopischer Kniechirurgie ist sicher und effektiv [84]. Zusätzlich wurde eine antientzündliche Wirkung für Morphin, Kortikoide und Hyaluronsäure nachgewiesen [76] [106] [136] [137] [175] [227] ([255], S.89) [275] [291] [294] ([305], S.357] [332] [340] ([346], S.826f.) ([361], S.35 und 297f.) [402] ([404], S.47) [427] ([433], S.154) [435] [438] [459].
Dies ist deswegen wichtig, da die arthroskopische Kniegelenkoperation genauso wie das Trauma nicht nur zu Schmerzen, sondern auch zu einer Entzündungssymptomatik führt ([71], S.286f.) ([116], S.557f.) [127] ([166], S.42) [223] ([238], S.99) ([255], S.766) ([411], S.6f.) [427] ([448], S.543). Diese Schutzmechanismen haben das Ziel, weiteren Schaden zu vermeiden, reparative Prozesse zu ermöglichen und damit das Überleben zu sichern ([411], S.6). Der Schmerz führt nach einem Trauma für eine gewisse Zeit zu einer Einschränkung der Beweglichkeit des Kniegelenks und unterstützt damit die Heilung [7] ([71], S.285) [85] ([316], S.57f.). Der Körper profitiert aber nur kurze Zeit von dieser schmerzbedingten Mobilitätseinschränkung ([71], S.285) ([411], S.6). Längeres Anhalten dieser Schutzmechanismen zieht eher negative Effekte nach sich, vor allem auch dann, wenn frühzeitig durch den operativen Eingriff die Funktionsstörung beseitigt wurde ([71], S.285) ([411], S.6). Ausufernde Entzündungsreaktionen und Schmerzen trotz beseitigter Funktionsstörung können zu Schäden und einer verzögerten und insuffizienten Mobilisation, Rehabilitation und Wiederherstellung führen ([404], S.47). Eine insuffiziente Rehabilitation

kann sogar nach geglückter Operation das angestrebte positive Therapiegesamtergebnis gefährden und entscheidend verschlechtern [85] [261] [423]. Eine gute operative Behandlung kann also nur mit einer guten effektiven Rehabilitation zusammen zu einem guten Gesamtergebnis in der Behandlung führen [261]. Die Nachbehandlung und Rehabilitation mit Mobilisation und Wiederherstellung der sport- und arbeitsspezifischen Fähigkeiten spielt eine nicht zu unterschätzende Rolle nach der operativen Behandlung von Funktionsstörungen im Kniegelenk [85] [127] ([247], S.94) [392] [423]. Die postoperative Mobilisation und die physiotherapeutischen Behandlungen des Patienten nach arthroskopischen Kniegelenkeingriffen stellen wichtige Grundbausteine der Rehabilitation dar und sollten so früh wie möglich postoperativ erfolgen ([19], S.457) [85] ([98], S.15) ([172], S.424) [261] ([286], S.86) ([334], S.470f.) ([336], S.4) [365] [373] ([424], S.89). Die Steigerung der Belastung postoperativ richtet sich aber nach der Entzündungssymptomatik und insbesondere nach dem Schmerz [75] [298] [386] [402] [420] [434]. Die suffiziente postoperative Analgesie ist also nicht nur für den Komfort des Patienten, sondern auch für die Frührehabilitation äußerst wichtig [75] [402].

Wie bereits weiter oben erwähnt, sind insbesondere intraartikuläre Regime für die Reduktion der postoperativen Schmerzen und die Verbesserung und Verkürzung der Rehabilitation als positiv zu bewerten [43] [84] [344] [339] [340] [344] [383].

Intraartikuläre Injektionen spielen eine große Rolle im orthopädischen Alltag ([316], S.78). Der große Vorteil dieser Applikationsform liegt darin, dass das Medikament lokal begrenzt in das Gelenkkompartiment eingebracht werden kann, dort lokal wirkt und eine systemische Gabe nicht erforderlich ist ([316], S.78). Es werden dadurch peripher nicht nur sehr viel höhere Pharmakaspiegel erreicht, sondern auch Nebenwirkungen durch geringe systemische Blutspiegel der Pharmaka vermieden. Dies zeigte sich in einer Vielzahl von Studien, in denen kaum Nebenwirkungen gefunden wurden [42] [50] [75] [76] [77] [84] [106] [164] [204] [214] [258] [285] [315] ([316], S.78) [340] [380] [388] [427] ([433], S.154) [459].

Intraartikuläre Applikationen von Medikamenten am Ende arthroskopischer Kniegelenkeingriffe gehören zudem zu den einfachsten Techniken, um ein Schmerzmanagement nach Kniegelenkoperationen zu erreichen [214] [402] [427]. Sie erfordern weder spezielle Erfahrung noch besonderes Equipment [214].

Durch den intraartikulären Einsatz schmerzhemmender Mittel können die postoperativen Gaben von antiphlogistisch wirkenden NSAIDs reduziert und somit deren Nebenwirkungen weiter minimiert werden [26] ([151], S.89f.).

Die wesentlichen Ziele einer intraartikulären Pharmakaanwendung nach arthroskopischen Kniegelenkeingriffen sind also Schmerzreduktion, Reduktion der Entzündungssymptomatik, Verbesserung der frühzeitigen Mobilisation und Rehabilitation und schnellere Wiederherstellung der Leistungsfähigkeit bei gehobenem Komfort für den Patienten.

### 5.2.1.1 Lokalanästhetikum und Suprarenin®

Lokalanästhetika führen zu einer lokal begrenzten reversiblen Hemmung der Schmerzempfindung [90] ([221], S.277ff.) ([256], S.261) ([305], S.226). An den Nervenendigungen und peripheren Nerven wird durch Blockade der $Na^+$-Kanäle die Entstehung und Fortleitung der Erregung verhindert ([89], S.33) [90] ([221], S.277ff.) ([256], S.261) ([270], S.250f.) ([305], S.187 und 227). Dadurch wird die Schmerzempfindung vorübergehend ausgeschaltet ([270], S.250f.) ([305], S.226).

Intraartikuläre Gaben von Lokalanästhetika am Ende arthroskopischer Kniegelenkeingriffe werden häufig und routinemäßig von vielen orthopädischen Chirurgen zur Schmerzlinderung nach der Operation eingesetzt [20] [70] [75] [165] [258] [344] [350] [352]. Die intraartikuläre Gabe von Lokalanästhetika am Ende von arthroskopischen Kniegelenkeingriffen - insbesondere auch nach Meniskektomien - zur postoperativen Schmerzkontrolle gilt als einfach, sicher und effektiv [75] [77] [214] [215] [337] [402]. Die Erfahrungen mit intraartikulären Lokalanästhetika sind lang und beziehen sich auf tausende von Patienten [43] [75] [344]. Über die Wirksamkeit der so eingesetzten Lokalanästhetika gibt es unterschiedliche Berichte [43] [77] [164] [258] [344]. In der deutlichen Mehrzahl der Studien zeigten sich klare, signifikante Beweise für den postoperativen analgetischen Effekt nach arthroskopischen Kniegelenkeingriffen [20] [43] ([152], S.594) [344] [402]. Die Anwendung von Lokalanästhetika führt zu einer signifikant besseren und verlängerten Analgesie nach arthroskopischer Kniechirurgie und reduziert den Schmerzmittelbedarf und/oder verlängert die Zeit bis zum ersten postoperativen Bedarf an Schmerzmitteln [20] ([152], S.594) [165] ([256], S.261) [383]. Zudem war in einer Studie über eine signifikant frühere Mobilisation durch eine intraartikuläre Lokalanästhetikagabe berichtet worden [383].

In den meisten Studien setzte der analgetische Effekt zwar früh ein, hielt aber nur kurz an [70] [214] [215] [227] [258] [344]. Die intraartikuläre Gabe von Lokalanästhetika wird deshalb oft zur Reduktion der Schmerzen in der frühen postoperativen Phase nach arthroskopischen Kniegelenkeingriffen verwendet [339]. Die am häufigsten intraartikulär eingesetzten Lokalanästhetika sind Bupivacain und Lidocain [43] [75] [77] [84] [135] [164] [165] [177] [227] [258] [298] [337] [353] [363] [383] [402]. Bupivacain wird dabei häufiger wegen seiner längeren Wirkdauer verwendet ([143], S.253ff.) [353]. Aber auch für intraartikuläre Gaben des länger wirkenden Bupivacain wurde in den meisten Studien nur ein Anhalten der signifikanten postoperativen Schmerzreduktionen in den ersten 2 – 4 h postoperativ beobachtet [43] [84] [215] [258] [298] [337]. Andere Studien zeigten im Gegensatz dazu signifikante Schmerzreduktionen gegenüber der Placebogruppe in den ersten 8 h [135] und wieder andere sogar für die ersten 24 h postoperativ [75] [84] [165]. Damit entspricht das Anhalten der Wirkung bei intraartikulärer Gabe mit Vasokonstriktorzusatz in der Mehrzahl der Studien etwa den 4 – 8 h Wirkdauer, die bei sonstigen Anwendungen in den Pharmakologiebüchern angegeben werden ([143], S.253ff.) ([360], S.205).

Die in unserer Studie verwendeten Lokalanästhetika Lidocain (als Bestandteil von Supertendin®) und Mepivacain haben laut Pharmakologiebüchern eine kürzere etwa halb so lange Wirkdauer wie Bupivacain [90] ([156], S.92) ([256], S.265). Damit ist auch bei der intraartikulären Anwendung dieser Lokalanästhetika eine kürzere Wirkdauer als bei Bupivacain anzunehmen. Mepivacain hat einen früheren Wirkeintritt und wird langsamer resorbiert und metabolisiert als Lidocain [90] ([143], S.253ff.) ([156], S.92). Mepivacain und Lidocain haben ein gutes Penetrationsvermögen ins Gewebe ([143], S.253ff.)

Im Gegensatz zu diesen positiven Studienergebnissen haben aber auch einige Autoren über eine fehlende Wirksamkeit intraartikulärer Lokalanästhetika zur Schmerzlinderung nach arthroskopischer Kniechirurgie berichtet [42] [70] [77] [177] [352] [383]. Diese Ergebnisse könnten dadurch begründet sein, dass die Lokalanästhetika zu schnell abtransportiert wurden [177]; sie nicht in genügendem Umfang wegen der intraartikulären Entzündung zu den Nozizeptoren gelangen konnten und damit für die analgetische Wirkung eine höhere Dosis notwendig gewesen wäre [90] ([221], S.277ff.) ([305], S.227) ([360], S.204) ([433], S.9); oder dass der Schmerz vorrangig extrakapsulären Ursprungs war und die intraartikulär verabreichten Lokalanästhetika, die nur schlecht durch die intakte Synovialmembran penetrieren können, somit nicht zum Ursprung des Schmerzes vordringen konnten [77].

Mepivacain zeigt die geringste Toxizität dieser drei Lokalanästhetika, gefolgt von Lidocain. Die höchste Toxizität ist bei Bupivacain zu bemerken ([143], S.253ff.).

Komplikationen durch intraartikulär injizierte Lokalanästhetika am Ende der arthroskopischen Kniegelenkeingriffe sind äußerst selten [380]. In den allermeisten Studien wurden keine systemischen Nebenwirkungen nach intraartikulärer Gabe beobachtet [42] [77] [84].

Systemische Nebenwirkungen konzentrieren sich vor allem auf das ZNS und den Herzmuskel [90] ([143], S.253ff.) [219]. Zudem wurde in seltenen Fällen über Anaphylaxien, Resistenzen und Übelkeit berichtet [77] [380].

Systemische Begleiterscheinungen sind extrem selten und es wurde in vielen Studien auf die sehr niedrigen Serumlevel durch die intraartikulär verabreichten Lokalanästhetika hingewiesen [380].

Die Plasmaspiegel von Lokalanästhetika waren nach intraartikulärer Gabe nach Ansicht der Untersucher der jeweiligen Studien im sicheren Rahmen und erreichten keine toxischen systemischen Spiegel [43] [77] ([143], S.253ff.) [164]. Die Plasmaspiegel intraartikulär verabreichter Lokalanästhetika sind zudem geringer bei zusätzlicher Gabe von Vasokonstriktoren, die die Resorptionsrate der Lokalanästhetika verringern und somit die Wirkdauer verlängern [43] [90] [177].

Die intraartikuläre Lokalanästhetikagabe führte weder zu einer signifikanten Einbuße an propriozeptiven Fähigkeiten noch war der Gang signifikant verändert [22]. Auch führte sie in normaler Dosierung zu keiner Schädigung der intraartikulären Strukturen, einschließlich des Gelenkknorpels ([139], S.15f.) [177] [363]. Obwohl in Einzelberichten die intraartikulären Lokalanästhetikagaben eine Erniedrigung der Proteoglycansynthese zur Folge hatten ([140], S.15f.).

Lokalanästhetika haben den Nachteil, dass sie im relativ sauren Milieu (niedriger pH-Wert) einer Entzündung, wie sie nach Meniskustraumen und arthroskopischen Kniegelenkeingriffen entstehen kann ([255], S.766), nur in sehr viel geringerem Maße in die Nervenendigungen gelangen können ([58], S.860) ([221], S.277ff.) ([305], S.227) ([360], S.204) ([433], S.9). Sie sind deshalb in entzündlich verändertem Gewebe weniger wirksam ([58], S.860) ([221], S.277ff.) ([305], S.227) ([360], S.204) ([433], S.9).

Der Abbau der Lokalanästhetika erfolgt durch hydrolytische Spaltung durch die Pseudocholinesterase im Plasma oder durch enzymatische Spaltung in der Leber ([221], S.277ff.). Die Proteinbindungen von Mepivacain (77 %), Lidocain (64 %) und Bupivacain (95,5 %) sind hoch [439].

Um die Wirkung der Lokalanästhetika im Gelenk zu verlängern und die Toxizität durch die Aufnahme der Lokalanästhetika in den Blutkreislauf zu verringern werden mit den Lokalanästhetika Vasokonstriktoren intraartikulär gegeben [154] ([221], S.277ff.) ([256], S.267) ([433], S.287ff.). Vasokonstriktoren verändern die Durchblutung des Kniegelenks erheblich [3].

### 5.2.1.2 Hyaluronsäure

Die Hyaluronsäure ist ein linear angeordnetes langkettiges Biopolymer [106] [136] [175]. Sie besteht aus sich wiederholenden Molekülsequenzen aus N-Acetylglukosamin und Glukuronsäure [136] [175] ([335], S.17). Ihr durchschnittliches Molekulargewicht liegt bei $10 \times 10^6$ Dalton [136]. Sie ist wichtig für die Struktur und die Funktion von Synovialgelenken und hat besondere Bedeutung als Bestandteil des Gelenkknorpels und der Gelenkschmiere (Synovia) [106] [175].

Im Gelenkknorpel bilden die Hyaluronsäurepolymere mit Proteoglykanen und Kollagenen das Rückrat der Knorpelmatrix [106] [175] [457] und dienen dazu, Kompressionskräften, die auf den Gelenkknorpel einwirken, zu widerstehen [254] [437]. In diese Matrix sind die Chondrozyten eingebettet [175]. Die Hyaluronsäure hat wichtigen Anteil an der Wasserspeicherung des Gelenkknorpels und somit an der Belastungsanpassung des Knorpels [106] [457].

Die Hyaluronsäure liegt in der normalen Synovia in hoher Konzentration (0,3 - 0,4 %, etwa 3 mg/ml) vor und wird von Chondrozyten im Gelenkknorpel und von Bindegewebszellen in der Synovialmembran gebildet [1] ([30], S.7) [106] [136] [457]. Die Synovia hat ihre Funktion in der Schmierung der Knorpelgelenkflächen mit Verringerung der Reibung und dient als Ernährungsgrundlage für den gefäßlosen Knorpel- und Meniskusanteil [1] ([78], S.115) ([316], S.77f.) [368] [437] [457]. Hyaluronsäure beschichtet die

Gelenkknorpeloberflächen und erhöht die Viskosität der Synovia, wodurch die Reibung herabgesetzt wird ([30], S.7) [106] [275] [368] [437] [438] [457]. Diese, die Oberfläche überspannende Schicht aus Synovia, dient dem Schutz der Gelenkknorpeloberfläche gegenüber Knorpelschäden und degenerativen Veränderungen und garantiert für die exzellenten Gleiteigenschaften der Gelenkflächen im Kniegelenk [106] [368]. Die Hyaluronsäure in der Synovia bildet zudem die Basis der stoßdämpfenden viskoelastischen Eigenschaften der Synovia [175] [368]. Durch diese viskoelastischen Eigenschaften bestimmt die Hyaluronsäure auch in entscheidendem Maße die Reibung im Gelenk und ist damit für die mechanische Funktion des Gelenkknorpels und somit des gesamten Gelenks direkt verantwortlich [437].

Die Reibung im Gelenk ergibt sich als Widerstand, der durch die Adhäsion zwischen den Unregelmäßigkeiten der beiden gleitenden Knorpeloberflächen entsteht ([67], S.78). Die unvermeidbaren mikroskopischen Unebenheiten zeigen sich als Gipfel und Täler im Gelenkknorpel ([67], S.78). Diese Unebenheiten werden durch Knorpelschäden und Knorpeldegenerationen vergrößert. Das Ineinandergreifen dieser Unebenheiten lässt nachvollziehen, dass die Reibung bei niedrigen Geschwindigkeiten höher ist, als bei größeren Gleitgeschwindigkeiten, da hier ein Ineinandergreifen nur in sehr viel geringerem Masse noch möglich ist ([67], S.78). Deshalb besteht auch ein großer Unterschied zwischen Anlauf- (Haft-) und der eigentlichen Gleitreibung während der Bewegung ([53], S.46) ([67], S.78).

Um die Reibung zwischen den Gelenkknorpelflächen zu verringern gibt es im Synovialgelenk neben den mehr oder weniger glatten Gelenkknorpelflächen zusätzlich die Schmierung durch die Synovia ([67], S.81). Hierzu finden zwei Hauptformen der Schmierung im Gelenk des menschlichen Körpers Anwendung ([67], S.81). Die Grenzschicht-Schmierung und die Flüssigkeitsfilmschmierung ([67], S.81).

Bei der Grenzschicht-Schmierung werden die Täler der Unregelmäßigkeiten der Gelenkflächen mit Schmiere aufgefüllt und die Erhebungen zusätzlich mit dem Schmierstoff überzogen ([53], S.46) ([67], S.81). Dadurch werden die Adhäsionskräfte und somit die Reibung deutlich vermindert ([53], S.46) ([67], S.81). Die Gelenkschmiere haftet an beiden Gelenkflächen ([67], S.81). Ein Kontakt zwischen den Gelenkflächen ist hier aber noch erhalten ([67], S.81).

Anders ist dies bei der Flüssigkeitsfilmschmierung ([67], S.81). Hier ist durch den Flüssigkeitsfilm kein Kontakt zwischen den Gelenkflächen mehr zu beobachten ([67], S.81). Für die Flüssigkeitsfilm-Schmierung ist immer eine ausreichende Geschwindigkeit der Gelenkflächen gegeneinander notwendig ([67], S.81).

Jede Bewegung im Gelenk beginnt, nachdem die Haftreibung überwunden wurde, mit einer Grenzschichtschmierung, geht mit anwachsender Gleitgeschwindigkeit in eine gemischte Schmierung über, um am Ende bei ausreichender Geschwindigkeit eine Flüssigkeitsfilm-Schmierung auszubilden ([67], S.81).

Das Schmiermittel der Grenzschicht-Schmierung besteht im wesentlichen Anteil aus den Hyaluronsäuremolekülen in der Synovialflüssigkeit ([67], S.82f.). Die Hyaluronsäure eignet sich besonders für eine Grenzschicht-Schmierung ([67], S.83). Sie hat die Fähigkeit zur Auskleidung der bereits erwähnten Gelenkflächenunebenheiten ([67], S.83). Die Effektivität der Grenzschicht-Schmierung ist aber von der Viskosität der Gelenkschmiere abhängig ([67], S.83). Zusätzlich bildet die Gelenkschmiere den Flüssigkeitsfilm für die Flüssiskeitsfilm-Schmierung ([67], S.83). Dies ist die Erklärung warum die Gelenkschmiere mit ihrem Hyaluronsäuregehalt viel effektiver die Reibung zwischen den Gelenkflächen senkt als Wasser oder die Spülflüssigkeit, die bei arthroskopischen Gelenkeingriffen die Gelenkschmiere verdünnen ([67], S.84).

Meniskusverletzungen und die darauf folgenden arthroskopischen Kniegelenkeingriffe führen zu Entzündung, Schmerz, veränderter Stabilität, Statik und Funktion des Kniegelenks,

veränderter Zusammensetzung der Synovia und damit zu einem erhöhten Risiko für Knorpelschäden ([71], S.286f.) ([116], S.557f.) ([166], S.42) [345] ([411], S.7).
Im Laufe der Menschheitsgeschichte bildeten sich komplexe Reaktionen auf ein größeres Trauma aus ([411], S.6). Das Ziel dieser Strategien ist es die Schadenszonen zu isolieren und falls möglich Schäden zu reparieren ([411], S.6). Dabei spielen der Schmerz und die Entzündung eine entscheidende Rolle ([71], S.285ff.) ([116], S.557f.) ([166], S.42) ([411], S.7). Diese führen zu einer Ruhigstellung des Gelenks und unterstützen damit den Heilungsprozess ([71], S.285). Ergebnisse aus Studien sprechen aber dafür, dass der Körper nur eine kurze Zeit von dieser schmerzbedingten Mobilitätseinschränkung profitiert ([71], S.285), insbesondere auch dann nur noch sehr eingeschränkt, wenn die Funktionseinschränkung durch einen operativen Eingriff behoben wurde ([411], S.6). Neben dem eigentlichen Trauma stellt aber auch der operative Eingriff an sich ein Trauma für den menschlichen Körper dar, auf das er genauso trotz Korrektur, wie millionenfach in der Menschheitsgeschichte bereits ausprobiert, reagiert ([116], S.557f.) [223]. Auch in diesem Fall antwortet der menschliche Körper mit einer überschießenden, nicht mehr angemessenen Reaktion mit Entzündungskomponente. Die postoperative Entzündung hat aber großen Einfluss auf die Nachbehandlung und somit auf das Therapiegesamtergebnis [85]. Sie kann die postoperative Mobilisation, Rehabilitation und Wiederherstellung verzögern. Überschießende Entzündungsreaktionen nach arthroskopischen Eingriffen können zudem, wie mechanische Funktionsstörungen im Kniegelenk, zu Veränderungen der Synovia und zu Knorpelschäden führen ([140], S.15f.) [254] [332].
Intraartikuläre Hyaluronsäuregaben wirken antientzündlich und können somit kontraproduktive Gelenkreaktionen als Folge eines arthroskopischen Meniskuseingriffs mildern [136] [275] [291] [294] ([346], S.826f.) [438] [459]. Die antientzündliche Wirkung kommt auf mehreren Wegen zustande. Die Hyaluronsäuremoleküle sind wie ein Filter in der Synovia vernetzt und sieben Entzündungsmoleküle und Entzündungszellen aus der Gelenkschmiere (Molekularsiebfunktion) [106] [136] [137] [175] [332]. Die Diffusion der Nährstoffe für die Knorpel- und Meniskusernährung wird dadurch jedoch nicht beeinträchtigt [106] [175]. Neben der Molekularsiebfunktion, die die entzündlichen Zellen und Mediatoren reduziert, schützt die Hyaluronsäure auch als Radikalfänger die Integrität der Knorpeloberfläche [291] [332] [457]. Zusätzlich greift sie regulierend in die Leukozytenfunktionen ein [136] [291]. Hyaluronsäure inhibiert die Phagozytose, die Adhärenz und die Proliferation von Leukozyten und Monozyten [136] [291].
Die Reduktion der Entzündung im Gelenkbinnenraum steht in enger Beziehung zur Schmerzverringerung im postoperativen Kniegelenk, da der Gelenkschmerz seinen Entstehungsort vor allem in der Synovia hat, basierend auf Entzündung, intraartikulärem Erguss mit erhöhter Kapselspannung, mechanischer Irritation, Fehlbelastungen und periartikulären Veränderungen ([349], S.359). Intraartikuläre Hyaluronsäuregaben führen insbesondere über die Unterdrückung der Aktivität der entzündlichen Mediatoren zu einer Reduktion der Schmerzen und des Gelenkergusses [136] [294] ([316], S.77f.) [332]. Zusätzlich bedecken intraartikuläre Hyaluronsäuregaben die auf der Synovialmembran befindlichen Nozizeptoren und verhindern damit deren Aktivierung und Sensibilisierung (Coating) [106] [332]. Ausdruck der Wirkungen sind Reduktion von Ruhe- und Bewegungsschmerz sowie Reduktion von Reizergüssen [457]. Intraartikuläre Hyaluronsäuregaben reduzieren die Gelenkschmerzen, erhöhen die Gelenkbeweglichkeit und führen damit zu einer größeren möglichen Aktivität des Patienten mit einer Verbesserung der Lebensqualität [106] [136] [294] ([316], S.77f.) [332] [458] [459].
Traumen, veränderte Gelenkmechanik und Operationen verursachen darüber hinaus, meistens über eine Entzündung, eine Veränderung der Zusammensetzung der Gelenkflüssigkeit ([78], S.115) [332] [345]. Sowohl die Quantität als auch die Qualität der produzierten

Gelenkflüssigkeit und ihres Hauptbestandteils Hyaluronsäure sind verändert ([78], S.115) [95] [106] [254] [332] [345] [437] ([450], S.13).
Ein sich dazu addierender Effekt ergibt sich durch die Spülflüssigkeit, die während der arthroskopischen Kniegelenkoperation ins Gelenk eingebracht wird [175] [457]. Diese spült die hyaluronsäurereiche Synovia aus dem Kniegelenkbinnenraum und vermindert somit die Hyaluronsäurekonzentration in der Synovia [175] [457]. In tierexperimentellen Studien konnte durch die Spülung bei Arthroskopien gezeigt werden, dass diese den Stoffwechsel des Knorpels und sogar die Struktur des Gelenkknorpels negativ beeinflussen kann [175]. Physiologische Kochsalzlösung als Spülflüssigkeit führt zudem zu einer vorübergehenden Hemmung der Proteoglycansynthese im Gelenkknorpel ([140], S.15f.).
Konzentrations- und Qualitätsverminderungen der Synovia und der Hyaluronsäure lassen negative Folgen in der Gelenkmechanik beobachten. Nehmen die Menge und die Kompressibilität der Gelenkflüssigkeit zu, während die Viskosität abnimmt, führt dies zu einer Verringerung der stoßdämpfenden Eigenschaften und zu einer Zunahme der Reibung im Kniegelenk [345] ([450], S.13). Die eingebüßten viskoelastischen Eigenschaften der Synovia können deshalb direkt Schäden an der Knorpeloberfläche bei Belastung begünstigen [254] [437]. Zusätzlich haben die freigesetzten Entzündungsmediatoren auch schädigenden Einfluss auf die Chondrozyten [345]. Diese Faktoren gehen mit einer mechanischen Minderbelastung des Knorpelgewebes und des betroffenen Kniegelenks einher [457].
Die intraartikuläre Gabe von Hyaluronsäure am Ende der arthroskopischen Knieoperation kann diese negativen Prozesse im postoperativen Kniegelenk stoppen und teilweise sogar umkehren [457]. Intraartikuläre Gaben von Hyaluronsäure folgen dem Konzept der Viskosupplementierung [106] [175] [437] [291]. Sie fangen sofort den intraoperativ verursachten Verlust der Gelenkschmiere auf und erhöhen damit die Konzentration der Hyaluronsäure in der Synovia [175] [457]. Dadurch verbessern sie die Schmierfunktion der Synovia, die Belastungsfähigkeit des Kniegelenks und der Gelenkknorpel wird geschützt [275] [294] ([316], S.77f.) ([346], S.826f.) [457].
Zudem hatte die Hyaluronsäure in Studien direkte regulatorische Einflüsse auf die Proteoglycansynthese und die Chondrozytensekretion [368] [437]. Die intraartikuläre Hyaluronsäure-Supplementierung stellt einen Syntheseanreiz für die körpereigene Produktion der Hyaluronsäure nach Abklingen des Akutgeschehens dar [1] [332] [438] [457], dies scheint auch der Grund für den Langzeittherapieerfolg der intraartikulären Hyaluronsäuregaben zu sein [332] [457]. In Untersuchungen konnte gezeigt werden, dass bereits eine einmalige intraartikuläre Hyaluronsäuregabe am Ende eines arthroskopischen Eingriffs bei Patienten mit Knorpel- und bzw. oder Meniskusläsion eine subjektive Verbesserung der Bewertung des Behandlungserfolges nach einem Jahr gegenüber der Gruppe ohne Hyaluronsäure ergab [175].
Von besonderer Bedeutung scheint postoperativ die durch intraartikuläre Hyaluronsäuregaben verbesserte Schmierfunktion der Hyaluronsäure zu sein. Die Hyaluronsäure beeinflusst, wie bereits weiter oben ausführlich ausgeführt, entscheidend das Ausmaß der Reibung im Gelenk. Geht die dem Gelenkknorpel aufsitzende Schicht an Synovia mit ihrem Hauptbestandteil Hyaluronsäure durch eine intraoperative Gelenkspülung verloren, so sind die Reibung und der Abrieb im Gelenk erhöht und die Gefahr von Knorpelschäden gesteigert. Intraartikuläre Hyaluronsäureinjektionen können diese Schicht wiederherstellen und somit Knorpelschäden verhindern [368].
Aber insbesondere eine weitere Eigenschaft der intraartikulär verabreichten Hyaluronsäure ist für unsere Studie von besonderem Interesse. In tierexperimentellen Studien zeigte sich bei intraartikulären Hyaluronsäureapplikationen ein positiver Effekt auf die Erhaltung und Reparatur des Gelenkknorpels ([361], S.35) [368]. Nach intraartikulärer Applikation von Hyaluronsäure wurde eine Regeneration der Knorpelmatrix und eine Verkleinerung des morphologischen Knochenschadens festgestellt [1] [275] [294] [401] [437] [438] [457]. Zur

Behandlung arthrotischer Gelenkknorpelveränderungen sind intraartikuläre Gaben von Hyaluronsäure eine akzeptierte Methode [1] [136] [438]. Von vielen Autoren wurde eine Verzögerung und Verminderung der Progression der Knorpeldegeneration beschrieben [438]. Intraartikuläre Hyaluronsäurebehandlungen führen zu einer höheren Chondrozytendichte und scheinen einen strukturverbessernden Effekt mit mindestens einer Verlangsamung degenerativer Prozesse im Gelenkknorpel zu erreichen [106].

Nach arthroskopischen Meniskuseingriffen wurde die Hyaluronsäure bisher noch nicht so häufig eingesetzt, obwohl ihr Einsatz hier durchaus als denkbar positiv einzustufen ist.

Jede Meniskusresektion, in welchem Ausmaß auch immer, verlagert das normale Zentrum der Bewegung und die Kräfte des Kniegelenks ([92], S.478). Als Ursache für Knorpeldegenerationen nach partieller Meniskektomie wurde zumeist die veränderte Lastübertragung und Lastverteilung gesehen [147]. In neueren Studien konnte gezeigt werden, dass Meniskusteilresektionen trotz stabilem Bandapparat auch zu einer gewissen vorderen und medialen Instabilität führen können [4] [147] ([172], S.420). Auch in anderen Studien zeigte sich, dass der Meniskus bei der Stabilität des Kniegelenks keine untergeordnete Rolle spielt und eine Instabilität zu Knorpelschäden führen kann [222] [275] ([78], S.1027). Meniskusverletzungen und Meniskusteilresektionen ziehen aus beiden genannten Gründen insbesondere in der direkten postoperativen Phase eine erhöhte Belastung des Gelenkknorpels nach sich. Dies ist auch in Studien belegt. Mediale Meniskektomien führen zu einer erhöhten Wassereinlagerung in den Gelenkknorpel als Zeichen und Reaktion auf die gesteigerte Belastung des Knorpels, welche sich erst vier Wochen nach der Meniskektomie wieder normalisiert ([450], S.13). Diese Zeitspanne nach den resezierenden Meniskuseingriffen ist folglich als besonders vulnerable Phase für Knorpelschäden anzusehen. Es ist zu vermuten, dass ein Grund für die zeitliche Mehrbelastung des Knorpels die Anpassungvorgänge der Kapselbandstrukturen sind, da sich der Kapsel-Bandapparat erst im Laufe der Zeit zunehmend auf die neuen Verhältnisse der Gelenkstabilität einstellen kann und verloren gegangene Stabilitätsanteile durch die Meniskusresektionsbehandlung erst mit der Zeit besser auffangen kann. Die Veränderungen nach resezierenden Meniskuseingriffen führen also grundsätzlich zu einem erhöhten Potential für Knorpelschäden und Knorpelverschleiß ([92], S.478).

Nach dem arthroskopischen Eingriff dauert es demnach einige Zeit, bis sich die Gelenkfunktion und Gelenkstabilität wieder normalisiert oder verbessert. Diesen Übergangszeitraum kann eine intraartikuläre Injektion von Hyaluronsäure überbrücken und degenerative Knorpelveränderungen verhindern helfen [136] [437] [438] [457]. Eine intraartikuläre Hyaluronsäuregabe am Ende der arthroskopischen Meniskusoperation kann Knorpelveränderungen, die durch eine Stabilitätsminderung und veränderte Lastverteilung- und Lastübertragung im Kniegelenk nach partieller Meniskektomie hervorgerufen werden, vorbeugen und damit den Strukturen des Gelenks die Möglichkeit geben sich der neuen Situation anzupassen.

Faserknorpel, aus dem auch die Menisken aufgebaut sind, nimmt bei Verletzungen des Gelenkknorpels die Funktion eines Reparaturgewebes ein ([78], S.112). Intraartikuläre Hyaluronsäure beeinflusst deshalb nicht nur die Regeneration der Knorpelmatrix positiv, sondern es ist zu erwarten, dass sie auch die Regeneration des Meniskus fördert [378] [401]. Dadurch kann die Meniskusheilung am Resektionsrand des teilresezierten Meniskus unterstützt und verkürzt werden.

Als nützlicher Begleiteffekt einer intraartikulären Hyaluronsäuregabe am Ende arthroskopischer Meniskuseingriffe ist die Verkleinerung von Knorpelschäden und die Regeneration der Knorpelmatrix von begleitenden Knorpelverletzungen im betroffenen Kniegelenk zu nennen [275] [294] [401] [437] [438] [457]. Es werden nämlich meistens bei der notwendigen operativen Versorgung von Meniskusverletzungen bereits kleinere oder größere Knorpelschäden oder arthrotische Veränderungen des Gelenkknorpels gefunden

([172], S.419f.) ([171], S.351), insbesondere wenn der Zeitraum zwischen Meniskusverletzung und operativer Therapie 6 Monate übersteigt ([172], S.420).
Die Operation gibt den durch die Meniskusverletzung stärker beanspruchten Knorpelabschnitten die Chance zur Erholung, weil das mechanische Hindernis und die damit verbundene Mehrbelastung dieser Knorpelbezirke vermindert oder beseitigt ist. Die bei der Operation intraartikulär applizierte Hyaluronsäure vermag aber darüber hinausgehend den geschädigten Knorpel durch ihre reparative und protektive Wirkung schneller wieder zu regenerieren [438].
Die ausreichende Erholung und Regeneration des geschädigten Gelenkknorpels scheint in besonderem Maße wichtig zu sein, wenn man sich an die höheren Punktbelastungen auf den Knorpel auch nach einer noch so sparsamen Meniskusteilresektion erinnert ([15], S.466).
Intraartikuläre Hyaluronsäuregaben können die verletzten Knorpelbereiche ab- und zudecken [438], so dass sie den erhöhten Punktbelastungen im Alltag und noch viel mehr bei sportlicher Belastung, vor allem in der ersten postoperativen Zeit, besser widerstehen und sich regenerieren können ([335], S.17). Intraartikuläre Hyaluronsäuregaben am Ende von Meniskusteilresektionen sind als eine protektive Maßnahme, um bestehende Knorpelschäden zu verkleinern oder nicht zu verschlimmern und drohende postoperative Knorpelschäden nicht entstehen zu lassen, zu verstehen [137].
Durch eine intraartikuläre Hyaluronsäuregabe konnte, bisher zwar nur im Labor, eine Verminderung von Verklebungen und Kontrakturen der Gelenkkapsel nachgewiesen werden [7]. Dabei bietet eine einmalige intraartikuläre Gabe von Hyaluronsäure einen neunwöchigen Schutz vor unverhältnismäßiger Bindegewebsproliferation der Gelenkkapsel während einer Immobilisation, die zu Adhäsionen zum Gelenkknorpel und Degeneration desselben führen kann [7]. Damit führt die Hyaluronsäuregabe letztendlich auch hiermit indirekt zu einer Knorpelprotektion [7], ohne die Wundheilung zu stören. Dieser positive Effekt der Hyaluronsäure geht wahrscheinlich auf die passive Schmierfunktion zurück [7].
Zusätzlich verbessert intraartikuläre Hyaluronsäure die Wundheilung, da sie die Einwanderung von Fibroblasten und die Einlagerung von Kollagen im Wundbereich fördert und eine Narbenbildung unterdrückt ([119], S.407).
Wegen dieser positiven postoperativen Effekte sprechen sich einige Autoren für eine regelmäßige postoperative, intraartikuläre Hyaluronsäuregabe, nach Arthroskopien im Allgemeinen und im Besonderen am Ende von Arthroskopien mit festgestellten Knorpelschäden aus [438].
Bei den perioperativen intraartikulären Hyaluronsäuregaben scheint aber nicht nur die Gabe an sich, sondern auch der Zeitpunkt der Gabe wichtig zu sein [1]. Tierexperimentelle Untersuchungen zeigen, dass eine frühe Gabe nach der Operation zu einer besseren Knorpelprotektion führte als spätere Gaben einige Wochen postoperativ [1].
Intraartikuläre Hyaluronsäuregaben belasten den Gesamtorganismus kaum [106] und wurden in den meisten Studien gut vertragen, ohne lokale oder gar systemische unerwünschte Ereignisse hervorzurufen [459]. Nebenwirkungen der intraartikulären Hyaluronsäuregabe sind in aller Regel wenn überhaupt lokal und meist von passagerem Charakter (Rötung, Schwellung und Schmerz am behandelten Gelenk) [106].

### 5.2.1.3 Morphin, Suprarenin® und Supertendin®

Opioide sind die stärksten bekannten Analgetika ([151], S.90). Die Wirkung der Opioide setzt sich aus zentralen und peripheren Anteilen zusammen ([305], S.188).
Grundsätzlich wird der antinozizeptive Effekt der Opioide im Allgemeinen eher mit einer Aktivierung von Schmerzrezeptoren im ZNS assoziiert [76] [84] [212] [227] [435].

Aber bereits 1987 wurde von Joris et al. [212] und 1989 von Stein et al. [389] über eine periphere analgetische Wirkung von Opioiden in entzündlich verändertem Gewebe in tierexperimentellen Studien berichtet [212] [389].
Den eigentlichen Meilenstein in der Fortentwicklung der intraartikulären postoperativen Opioidanalgesie stellte aber erst die 1991 publizierte klinische Studie von Stein et al. [388] dar, die eine periphere analgetische Opioidwirkung nach Kniegelenkarthroskopien nachwies [26] [170] [285] [388].
In zahlreichen Studien wurde seitdem die periphere Wirksamkeit der Opioide bewiesen [10] [11] [26] [43] [50] [76] [84] ([152], S.594) [153] [164] [170] [204] [213] [214] [215] [216] [227] [285] [298] ([305], S.185f.) [315] [337] [344] [351] [387] [388] [389] [440]. Am besten untersucht ist dabei die intraartikuläre Morphingabe am Ende arthroskopischer Kniegelenkeingriffe ([156], S.76) [344]. Die intraartikulären Morphingaben sind inzwischen ein weit verbreitetes und populäres Mittel, um den postoperativen Schmerz zu reduzieren und zu kontrollieren [9] [344].
Intraartikuläre Morphingaben am Ende arthroskopischer Kniegelenkeingriffe reduzierten in einer Vielzahl von Studien signifikant den postoperativen Schmerz und führten zu einem verminderten Schmerzmittelverbrauch [10] [11] [43] [50] [76] [84] [153] [164] [204] [213] [214] [215] [216] [227] [298] [315] [340] [344] [351] [388] [440]. Die peripheren Opioidwirkungen konnten sich aber meist nur bei Trauma oder Entzündung entfalten, also wenn die Nozizeptoren sensibilisiert waren [9] [11] [26] [84] [153] [228] ([255], S.89) [356] [440].
Die periphere analgetische Wirkung wird auf die Aktivierung von Opioidrezeptoren auf den primären Nervenafferenzen und Leukozyten zurückgeführt [9] [26] [43] [76] [77] [84] [164] [180] [212] [213] [214] [215] [227] [228] [232] ([255], S.89) ([305], S.185f.) [315] ([354], S.48) [356] [387] [388] [389] [435] [440]. Die Rezeptoren können durch endogene wie durch exogene Opioide aktiviert werden [227] [356] [387] [389] [435]. Es wird vermutet, dass die Opioidrezeptoren im Zellkörper produziert werden und dann durch das Axon innerhalb von Minuten bis Stunden peripherwärts in das entzündete Gewebe transportiert werden [26] [76] [232] [389]. Damit steigt die Opioidrezeptordichte im entzündeten Gewebe [356]. Eine Erregung der peripheren Opioidrezeptoren bewirkt dann eine Antinoziception, teils durch Inhibition des afferenten Inputs und teils durch direkte Desensibilisierung des Nervs [26] [76] [214] [227] [228] [356] [389]. Zusätzlich erfolgt eine verringerte Freisetzung von proinflammatorischen exzitatorischen Mediatoren, wie zum Beispiel Substanz P, aus den peripheren Nervenendigungen der Afferenzen [26] [76] [214] [227] [356] [389]. Es wurden peripher µ-, κ-, δ- Opioidrezeptor-Subtypen ausgemacht [76] [77] [228] ([255], S.89) [387] [389] [435]. Die klassischen analgetischen Effekte, die durch Morphin aktiviert werden, werden durch den µ-Rezeptor vermittelt [26] ([255], S.88f.) [315] [387] [389]. Die Aktivierung peripherer κ- und δ-Opioidrezeptoren verursacht nicht nur eine Analgesie, sondern führt auch zu einer Interaktion mit postganglionären sympathischen Nervenendigungen und Verminderung einer Ausschüttung vieler schmerzsensibilisierender Stoffe [26] [389]. Dies ist insbesondere bei über den Sympathikus vermittelten Schmerzsyndromen und somit auch bei durch den Sympathikus verstärkten postoperativen Schmerzen sehr wichtig [26].
Intraartikuläre Morphingaben führen zu einer effektiven und lang anhaltenden Schmerzreduktion nach arthroskopischen Eingriffen am Kniegelenk [213] [214] [215] [227] [351] [440].
Der analgetische Effekt von intraartikulären Morphingaben setzt aber normalerweise postoperativ nicht direkt, sondern verzögert ein [50].
Der Beginn der Wirkung wurde in den meisten Studien 2 – 8 h postoperativ beobachtet [76] [153] [213] [215] [227] [388] [440]. In einigen Studien war der Beginn der analgetischen Wirkung bereits direkt nach der Operation [43] [214] bzw. in der ersten Stunde [351]

postoperativ zu bemerken und in wieder anderen Studien wurde erst ein späterer Zeitpunkt für eine signifikante Schmerzreduktion gegenüber der Vergleichsgruppe angegeben [11] [50].
Auch die Angaben über das Anhalten der analgetischen Wirkung gehen in den Studien weit auseinander [285]. Während die signifikante analgetische Wirkung in einigen Studien sich nur auf die Zeit bis einige Stunden postoperativ erstreckte (bis zur 2. - 12. h postoperativ) [10] [43] [214] [351] [388] [440], war in der Mehrzahl der Studien über ein Anhalten der Schmerzreduktion bis über 24 h postoperativ hinaus [11] [76] [153] [204] [213] und sogar über 48 h postoperativ [153] [227] [285] [351], in einer Studie sogar bis zu einer Woche postoperativ [50], berichtet worden.
Dass die Wirkung des intraartikulär applizierten Morphins wirklich peripher vermittelt ist, ist weitestgehend akzeptiert und wird durch eine große Anzahl von Beweisen untermauert [170] [387]. Diese sollen im Folgenden skizziert werden:
In Studien konnten Opioidrezeptoren peripher im entzündeten Gewebe bei Tieren und Menschen direkt nachgewiesen werden [76] [84] [170] [228] [356] [440]. An diese Rezeptoren können sowohl exogene als auch endogene Opioide binden und einen antinozizeptiven Effekt auslösen [26] [76] [180]. Die Existenz von µ-, κ-, δ-Rezeptorensubtypen wurde auf den afferenten nozizeptiven Neurone beschrieben, aber auch Leukozyten und sympathische Nervenendigungen scheinen die Fähigkeit, auf peripher angebotene Opioide zu reagieren, aufzuweisen [76].
Wie bereits weiter vorn erwähnt, konnte sowohl in tierexperimentellen Studien als auch in klinischen Studien eine signifikante Analgesie im entzündlich veränderten Gewebe, wie zum Beispiel nach Kniegelenkarthroskopien, in einer Vielzahl von Studien beobachtet werden [10] [11] [26] [43] [50] [76] [84] [153] [164] [204] [212] [213] [214] [215] [216] [227] [298] [315] [337] [344] [351] [388] [389] [440].
Dass es sich dabei tatsächlich um eine Wirkung durch die Interaktion der Opioide mit peripheren Opioidrezeptoren handelt, zeigten auch Studien, in denen die Stimulation der peripheren Opioidrezeptoren durch periphere Opioidgaben mittels einer darauf folgenden peripheren Gabe von Opioidantagonisten, wie Naloxon, wieder aufgehoben werden konnte [76] [285] [315] [356] [387] [388] [389]. Damit ist die Wirkung als opioidspezifisch und peripher einzustufen [76] [212] [285] [315] [356] [388] [389].
Die Untersucher der Studien, die über eine signifikante Analgesie bei peripherer Opioidgabe berichteten, setzten intraartikulär nach arthroskopischer Kniechirurgie zumeist kleine Dosen ein, die bei systemischer Gabe bei postoperativen Schmerzzuständen kaum wirksam wären [440]. Die intraartikulären Morphingaben führten dabei zu sehr geringen Plasmakonzentrationen von Morphin und seinen Hauptmetaboliten [50] [213] [214]. Die Plasmakonzentrationen waren dabei signifikant geringer als die systemischen Dosen, die als Minimum für eine systemische Analgesie nötig gewesen wären [50] [84] [213] [214] [259] [315]. Es scheint also auch deshalb sehr unwahrscheinlich, dass intraartikulär verabreichtes Morphin systemisch wirkt [84].
Zudem hatten intravenöse Gaben gleicher Morphinmengen in Studien eine viel schwächere analgetische Wirkung als intraartikuläre Morphingaben [50] [388].
Eine systemische Absorption kann zudem die lang anhaltende Wirkung der intraartikulären Opioidgaben nicht erklären [213] [214] [258] [388]. Dies ist als ein weiterer entscheidender Beweis für die periphere Wirkung der Opioide zu sehen [50] [259].
Die typischen Opioidnebenwirkungen werden vornehmlich im ZNS verursacht ([151], S.93ff.). So werden durch die Opioidrezeptoren neben der erwünschten Analgesie noch unerwünschte Nebenwirkungen vermittelt (µ-Rezeptoren: Euphorie, Miosis, Atemdepression, Hustendämpfung, Sedierung, Obstipation, Abhängigkeit; κ-Rezeptoren: sedierende und dysphorische Effekte; σ-Rezeptoren: Dysphorie, Hypertonie, Exzitation; δ-Rezeptoren: Schmerzregulation) ([255], S.88f.) ([424], S.105) [435].

Da die Plasmakonzentrationen von Morphin nach intraartikulärer Gabe aber sehr gering sind, sind keine systemischen Nebenwirkungen zu erwarten [84] [285]. Dies bestätigte sich in einer großen Anzahl von Studien, in denen keine systemischen Nebenwirkungen zu beobachten waren [42] [50] [76] [77] [84] [164] [204] [214] [258] [315] [388].

In Vergleichsstudien über die systemischen Nebenwirkungen nach Gabe gleicher Opioiddosen systemisch und intraartikulär, wurde die geringere Häufigkeit an Nebenwirkungen nach intraartikulärer Gabe bestätigt [9]. Auch das absolute Fehlen von jeglichen systemischen Nebenwirkungen nach intraartikulär verwendeten Morphindosen spricht für eine periphere Morphinaktivität [9] [84].

Diese Fülle an Beweisen bekräftigt die Annahme einer durch periphere Opioidrezeptoren vermittelten analgetischen Wirkung intraartikulärer Opioidgaben.

Opioide wirken aber nicht nur analgetisch sondern auch antientzündlich ([255], S.89). Opioide beeinflussen Immunzellen, wie T- und B-Lymphozyten, Monozyten und Makrophagen ([255], S.89) [435]. Morphin hat in vitro und im Tiermodell eine immunmodulierende und immunsuppressive Wirkung [435]. Vermittelt werden die immunmodulierenden Opioidwirkungen über die Opioidrezeptoren auf den Immunzellen [435]. Insbesondere der µ-Rezeptor wird als die wesentliche Schnittstelle für die Effekte auf das Immunsystem und für die periphere Analgesie angesehen [435]. Morphin greift über diesen Ansatzpunkt direkt in die Regulation von Entzündungsmediatoren ein [76] [227] [435].

Die endogenen Opioide, die mit den peripheren Opioidrezeptoren interagieren, werden durch Immunzellen, die das entzündete Gewebe infiltrieren, produziert und freigesetzt [228] [356] [387] [435]. Endogene Morphine wirken als Stresshormone zur Kontrolle von Schmerz und werden als Folge von Emotionen ausgeschüttet [195] [356] [435], was der menschliche Körper sich insbesondere in peripheren Entzündungsgeweben, so wie entzündeten Gelenken, zu nutze macht. Dies lässt darauf schließen, dass der menschliche Körper die Endorphine ähnlich nutzt, wie wir in der vorliegenden Studie - nämlich zur peripheren Entzündungs-, Schmerz- und Stresskontrolle [435].

In mehreren Studien wurde nachgewiesen, dass Morphin als endogener Botenstoff im Körper nach Stresssituationen gebildet wird [435], zum Beispiel konnten nach herzchirurgischen Eingriffen erhöhte endogene Morphinspiegel nachgewiesen werden [435]. Damit wird durch die intraartikuläre Morphingabe am Ende arthroskopischer Kniegelenkeingriffe eigentlich nur eine Unterstützung der natürlichen endogenen Opioidausschüttung vorgenommen.

Es soll aber nicht verschwiegen werden, dass in einigen Studien keine signifikante postoperative Schmerzreduktion durch eine intraartikuläre Morphingabe gegenüber der Placebogruppe erreicht werden konnte [42] [165] [170] [258] [298] [337] [363].

Mehrere Faktoren wurden in diesen Studien für das Scheitern eines signifikanten Nachweises der postoperativen Schmerzreduktion diskutiert. Meiser et al. [285] versuchten durch ihre Untersuchung die Einflussfaktoren zu wichten und zu bewerten [285].

In den Studien wurden intraartikuläre Morphindosen von 0,5 - 6 mg benutzt [10] [11] [20] [42] [43] [50] [76] [84] [153] [164] [165] [170] [204] [213] [214] [215] [216] [227] [258] [259] [285] [298] [315] [337] [351] [363] [388]. Viele klinische Studien haben die Effektivität verschiedener intraartikulärer Morphindosen gezeigt; - von 1 mg über 2 mg, 3 mg, 5 mg bis hin zu 6 mg [84]. Obwohl sich in einigen Studien eine Dosisabhängigkeit der Analgesie nach intraartikulärer Gabe beobachten ließ [76] [84] [212] [389] [440], zeigten andere Studien keinen Vorteil einer erhöhten intraartikulären Morphindosis [84]. Nach den Resultaten der Nachforschungen von Meiser et al. [285] spielen die verwendeten Konzentrationen, Volumina und Dosen des Morphins keine entscheidende Rolle für eine signifikante Schmerzreduktion gegenüber der Kontrollgruppe [285]. Es wurde in den betrachteten Studien sowohl bei 5 ml als auch bei 25 ml Volumengabe inklusive Morphin ein signifikanter Effekt beobachtet [285]. Auch die Dosis ist nach den Nachforschungen eher vernachlässigbar [285]! Es wurden signifikante Schmerzreduktionen mit 1 mg intraartikulärem Morphin nachgewiesen, während sie mitunter in Studien mit 6 mg ausblieben [285].

Die Anlage einer Blutsperre und die Zeitspanne zwischen intraartikulärer Morphingabe und Öffnung der Blutsperre, die Verwendung einer Saugdrainage und die Gabe eines Adrenalinzusatzes waren auch von untergeordneter Bedeutung [285]. Die Adrenalingabe als Zusatz zur intraartikulären Morphingabe scheint die Wirkung des Morphins kaum zu beeinflussen [285]. Auch die Beeinflussung der intraartikulären Morphinwirkung durch Allgemein- bzw. Spinalanästhesie wird uneinheitlich beurteilt [285].

Ein weiterer Einflussfaktor ist das Ausmaß des Kniebinnentraumas und der Operation und damit der darauf folgenden Entzündung im Kniegelenkbereich [170] [298] [440]. Nach diagnostischen Kniegelenkarthroskopien und elektiven arthroskopischen Meniskus- und Knorpeleingriffen scheinen die Entzündungsreaktionen geringer zu sein, als bei traumatischer Ursache und daraufhin direkter operativer Versorgung des Traumas [170] [298] [440]. Da aber eine ausreichende Entzündung im Kniebinnenraum für die Wirkung des intraartikulär verabreichten Morphins nötig zu sein scheint, konnte sich hier teilweise keine signifikante periphere Morphinwirkung entfalten [170] [298] [440].

Grundsätzlich gilt die periphere analgetische Wirksamkeit der Opioide aber als bewiesen [10] [11] [26] [43] [50] [76] [84] ([152], S.594) [153] [164] [170] [204] [213] [214] [215] [216] [227] [285] [298] ([305], S.185f.) [315] [337] [344] [351] [387] [388] [389] [440] und kann die postoperative Mobilisation und Rehabilitation beschleunigen helfen [344]. Intraartikuläres Morphin führt sogar zu einer besseren postoperativen Schmerzkontrolle als intraartikuläre Lokalanästhetikagaben [84]. Morphin hat zudem bei intraartikulärer Gabe gegenüber den Lokalanästhetika den Vorteil der Selektivität und der geringeren Toxizität ([255], S.90). Intraartikuläre Morphingaben beeinträchtigen die anderen Sinnesmodalitäten, wie Sensibilität, Propriozeptivität und Vibrationempfindung nicht ([255], S.90) und weisen nach intraartikulärer Gabe eine viel geringere systemische Absorption auf als Lokalanästhetika [9]. Außerdem wirken neben dem ursprünglich injizierten Morphin auch dessen Metabolite noch analgetisch ([433], S.406f.).

Die Nebenwirkungen durch die verwendeten intraartikulären Morphingaben waren in einer Vielzahl von Studien gering bzw. es waren gar keine nachzuweisen [42] [50] [76] [77] [84] [164] [204] [214] [258] [315] [388]. Auch das Risiko einer Keimverschleppung durch die intraartikuläre Gabe am Ende der arthroskopischen Operation am Kniegelenk ist unter den sterilen Bedingungen im Operationssaal als sehr gering einzustufen [285]. Zudem sind die Kosten einer analgetischen Therapie mit intraartikulärem Morphin in den verwendeten Dosierungen äußerst niedrig [285].

Für eine intraartikuläre Kombinationsbehandlung mit Morphin und Lokalanästhetikum am Ende des arthroskopischen Kniegelenkeingriffs spricht die Ergänzung der analgetischen Wirkungen. Der analgetische Effekt intraartikulärer Lokalanästhetika setzt zwar früh ein, hält aber nur kurz an [70] [214] [215] [227] [258] [298] [344]. Demgegenüber können intraartikuläre Opioide eine später einsetzende, aber länger anhaltende analgetische Wirkung herbeiführen [227] [298].

So konnte in einigen Studien mit der Kombinationstherapie aus intraartikulärem Morphin und Lokalanästhetikum eine Ausdehnung der Wirkdauer der Einzelpharmaka erreicht werden [227]. Eine Kombination der intraartikulären Gabe von Lokalanästhetika und Morphin scheint in Studien den schnell einsetzenden mit dem lang anhaltenden analgetischen Effekt der Einzelpharmaka zu verbinden [50] [298] [315]. In der vorliegenden Studie kommt dazu das in Supertendin® enthaltene Lidocain in Kombination mit Morphin zum Einsatz.

Der immuninhibierende Effekt der Opioide bei peripherer intraartikulärer Anwendung in hyperinflammatorischen Zuständen [435] wird in unserer Studie durch die Kombination mit einem antientzündlich wirkenden Kortikoid (in Supertendin® enthalten) ergänzt ([404], S.47).

Kortikoide wurden eine gewisse Zeit in der Medizin als Wunderdroge angesehen ([404], S.37). Sie entfalten ihre Wirkung, indem sie an intrazelluläre Rezeptorproteine binden und damit die Bildung von Proteinen in Gang setzen oder unterbinden ([404], S.44) ([433], S.153). Sie wirken antiphlogistisch und immunsuppressiv ([305], S.357) [402] ([404], S.47) ([433], S.154). Kortikosteroide hemmen sowohl die frühe entzündliche Reaktion mit Ödemen, Fibrinablagerungen, Kapillardilatation, Migration von Leukozyten in das Entzündungsgebiet und phagozytäre Aktivität als auch die späte Manifestation mit Kapillarproliferation, Fibroblastenproliferation, Ablagerung von Kollagenfasern und Narbenbildung ([404], S.49) [427]. Die entzündungshemmende Therapie mit intraartikulärem Kortikoid hemmt die Synthese und bzw. oder Freisetzung von vielen Substanzen ([305], S.357) [402] ([404], S.47) [427] ([433], S.154). Darunter fallen die aus Arachidonsäure gebildeten Derivate, wie Prostaglandine und Leukotriene, Thrombozyten aktivierender Faktor, Stromelysin, IL-1 und die onkogenen Proteine ([305], S.357) [402] ([404], S.47) [427] ([433], S.154). Auch zelluläre Immunreaktionen verlaufen weniger stark, da die Glukokortikoide die Bildung, der für eine Aktivierung der T-Lymphozyten, wichtigen Interleukine (Il-2 und andere) bremsen ([433], S.154). Kortikoide sind sogar in der Lage Entzündungen komplett zu unterdrücken ([404], S.47). Der Effekt ist im Allgemeinen durch ein schnelles Verschwinden von Schmerzen, Schwellung und dem Gefühl des Krankseins gekennzeichnet ([404], S.47).

Nach arthroskopischen Meniskuseingriffen können, trotz beseitigter Funktionsstörung, überschießende Entzündungsreaktionen zu Schaden und einer verzögerten Mobilisation, Rehabilitation und Wiederherstellung führen ([404], S.47). Insbesondere bei diesen überschießenden und schadenden Entzündungsreaktionen können intraartikuläre Kortikoidgaben die Entzündung bremsen und zu einer verbesserten Konvaleszenz nach Meniskektomien führen [340] ([404], S.48) [427].

Neben diesen antiphlogistischen Effekten haben Kortikoide antiproliferierende Wirkung ([305], S.357) ([404], S.49). Kortikoide sind in der Lage, postoperativ, insbesondere bei verlängerten Immobilisationen vorkommende, überschießende Bindegewebsproliferationen zu bremsen [7] und den Gelenkknorpel vor Schäden von dieser Seite zu bewahren [7]. Leider hemmen die Kortikoide aber nicht nur die überschießende Bindegewebsproliferation, sondern auch die nützliche Kollagensynthese der normalen Wundheilung [7] [340] ([404], S.49).

Durch die intraartikuläre Gabe der Kortikoide können lokale Konzentrationen erreicht werden, die weit über den physiologischen Kortisolkonzentrationen liegen ([316], S.78) ([433], S.154).

Intraartikuläre Gaben von Kortikoiden reduzieren, insbesondere auch postoperativ, Entzündung, Schwellung und Schmerz [101] [340] ([361], S.297f.) [402] [427].

Es ist eine weit verbreitete Praxis bei einer rheumatoiden Arthritis des Kniegelenks die Entzündung durch intraartikuläre Kortikoide zu kontrollieren [427]. Aber auch Patienten, die nach einem arthroskopischen Kniegelenkeingriff über akute Symptome wie Gelenkschwellung und Schmerzen durch die postoperative Entzündung klagen, können deutlich von intraartikulären Kortikoiden profitieren, da die Kortikoide auch hier entzündungshemmend und schmerzreduzierend wirken [101] [427]. In der Studie von Wang et al. [427] zeigten die Untersucher, dass in der frühen postoperativen Phase zwischen 6 und 24 h postoperativ, die Schmerzen in der Gruppe mit intraartikulärer Kortikoidinjektion signifikant geringer waren als in der Gruppe mit Kochsalzinjektion [427].

Wang et al. [427] verwendeten Triamcinolon zur intraartikulären Injektion. Triamcinolon wirkt, wie das in unserer Studie in Supertendin® verwendete Dexamethason, länger als Prednisolon ([433], S.153). Die Wirkungsstärke von Triamcinolon ist aber etwa um den Faktor fünf geringer als die von Dexamethason ([433], S.152). Wang et al. [427] benutzten 10 mg Triamcinolonacetat und erzielten damit sehr positive Effekte vor allem hinsichtlich der Schmerzen in der postoperativen Frühphase [427]. In unserer Studie wurde sogar eine Dosis von 10 mg Dexamethason verwendet, was nach Wellhöner [433] mit einer Dosis von über

53 mg Triamcinolonacetat vergleichbar ist ([433], S.152). Somit lassen sich schon alleine durch den intraartikulären Kortikoidanteil an der Kombinationsgabe aus Morphin, Suprarenin® und Supertendin® stärkere entzündungshemmende und analgetische Effekte, als in der Studie von Wang et al. [427] erwarten.

Wang et al. [427] berichteten in ihrer Studie über keine systemischen Nebenwirkungen nach intraartikulärer Kortikoidgabe [427]. Das Risiko für Nebenwirkungen nach einmaliger intraartikulärer Injektion am Ende arthroskopischer Eingriffe ist als minimal einzustufen [340] [427]. Auch die wiederholte Anwendung intraartikulärer Kortikoide ist bei Kurzzeitbehandlung bedenkenarm [427]. Erst bei Langzeitanwendung ist den systemischen Wirkungen, der Gefahr einer Gelenkentzündung und den knorpelschädigenden Nebenwirkungen der Kortikoide größeres Augenmerk zu schenken [275] ([316], S.78) [340] [427]. Diese Nebenwirkungen sind aber nicht mit Einzeldosen intraartikulärer Injektionen von Kortikosteroiden in Verbindung zu bringen [427].

Der Wirkungsbeginn mit signifikanter Schmerzreduktion war in der Studie von Wang et al. [427] 6 h nach der am Ende der Operation durchgeführten intraartikulären Kortikoidinjektion wahrzunehmen [427]. Diese relativ späte Anschlagzeit könnte sich mit der Reduktion der sich erst dann langsam ausweitenden Entzündungsreaktion erklären lassen [427].

Zur Schmerzreduktion nach arthroskopischen Eingriffen kann also jede der drei in der Kombinationsbehandlung verwendeten Wirkstoffgruppen beitragen - sowohl das intraartikuläre Lokalanästhetikum als auch das intraartikuläre Opioid und auch das intraartikuläre Glukokortikoid [340].

Die intraartikuläre Kombinationsgabe aus Morphin, Glukokortikoid und Lokalanästhetikum, wie sie in unserer Studie mit der Kombination aus Morphin, Suprarenin® und Supertendin® gegeben ist, verspricht eine Kombination der Wirkungen der Einzelkomponenten. Hier ist noch einmal zusammenfassend das frühe Einsetzen der Wirkung der Analgesie durch das Lokalanästhetikum und die lang anhaltende Analgesie und die Entzündungshemmung durch das Morphin und das Kortikoid zu nennen. Damit ist zu vermuten, dass die intraartikuläre Gabe der Dreierkombination nicht nur den postoperativen Schmerz und die Entzündung, sondern auch die Mobilisation, Rehabilitation und Wiederherstellung signifikant beschleunigen kann. Dies wurde in den beiden Studien von Rasmussen et al. [339] [340] eindrucksvoll nachgewiesen.

Rasmussen et al. [339] [340] verglichen in ihrer Untersuchung die intraartikuläre Kombinationsgabe von Morphin, Bupivacain und Methylprednisolon mit der intraartikulären Kombinationstherapie aus Morphin und Bupivacain und der Kontrollgruppe mit intraartikulärer Kochsalzgabe (Placebogruppe) am Ende von diagnostischen Kniegelenkeingriffen [340] und arthroskopischen Sprunggelenkeingriffen [339]. Die intraartikuläre Kombinationstherapie von Bupivacain und Morphin reduzierte signifikant die Belastungsschmerzwerte, den postoperativen Schmerzmittelverbrauch und verbesserte signifikant die Mobilisationsparameter (Zeitpunkt der Schmerzfreiheit, Zeitraum der Teilbelastung und Rückkehr zu Arbeit) im Vergleich zur Kontrollgruppe [340]. Die intraartikuläre Dreierkombination aus Morphin, Lokalanästhetikum und Glukokortikoid verbesserte die Belastungsschmerzwerte, den postoperativen Schmerzmittelverbrauch und die Mobilisationsparameter nochmals [340]. Die Werte waren nicht nur signifikant besser als die Werte der Kontrollgruppe, sondern auch als die Werte der Gruppe mit intraartikulärer Zweierkombinationstherapie aus Morphin und Bupivacain [340]. Auch in der Sprunggelenkstudie zeichnete die Dreierkombination für die signifikant besten Werte postoperativ verantwortlich [339].

## 5.3 Operation

**Untersuchungsteil A**
(präoperativer Vergleich zwischen Meniskus-, Knorpel- und kniegesunder Kontrollgruppe)

Die intraoperativ gefundenen Meniskusverletzungen aller Meniskuspatienten des Untersuchungsteils A zeigten das typische Übergewicht an Verletzungen des Innenmeniskus im Vergleich zu denen des Außenmeniskus, das auch in der Literatur so angeführt wird ([120], S.28) [148] ([162], S.935) ([171], S.351) ([274], S.283). In unserer Studie war der Innenmeniskus fast doppelt so häufig betroffen wie der Außenmeniskus. Das Verhältnis zwischen Innen- und Außenmeniskusverletzungen wird in den Publikationen meist aber größer mit 3:1 bis 20:1 wiedergegeben ([120], S.28) [148] ([162], S.935) ([171], S.351).

**Untersuchungsteil B**
(prä- und postoperativer Vergleich zwischen den Meniskusgruppen)

Die Teilresektion war in allen Meniskusgruppen des Untersuchungsteils B der weitaus am häufigsten durchgeführte Meniskuseingriff. Der intraoperativ vorgefundene, die Meniskusverletzung begleitende, Knorpelschaden wurde notiert, um Beeinflussung der untersuchten postoperativen Parameter durch größere Unterschiede bezüglich der Knorpelschäden im betroffenen Kniegelenk zwischen den Meniskusgruppen auszuschließen. Hier zeigten sich keine signifikanten Unterschiede zwischen den Meniskusgruppen, auch wenn die Meniskusgruppen ohne Medikation und die Meniskusgruppe mit Lokalanästhetikum und Suprarenin® die geringsten Knorpelschäden aufwiesen.

## 5.4 Subjektive Patienteneinschätzungen und Zufriedenheit

**Untersuchungsteil A**
(präoperativer Vergleich zwischen Meniskus-, Knorpel- und kniegesunder Kontrollgruppe)

Für die Zeit vor dem Trauma bzw. der Beschwerdenzunahme beschrieben 90 % der Patienten mit reinem Knorpelschaden und über 83 % der Meniskuspatienten ihr damaliges Aktivitätsniveau als normal, die restlichen Patienten als fast normal. Dies waren deutlich mehr als bei den Meniskuspatienten in der Studie von Chatain et al. [64] (50,5 %) [64].
Vor der bevorstehenden Operation sah dies anders aus. Sowohl das Aktivitätsniveau als auch die Funktion wurde von den meisten Patienten in den beiden Patientengruppen als abnormal eingeschätzt. Die Unterschiede in der Funktion waren zwischen der jeweiligen Patientengruppe und der kniegesunden Kontrollgruppe signifikant.
Die Aktivitätsbeeinflussung der Patienten durch das verletzte Kniegelenk fiel in der Knorpelgruppe gravierender aus als in der Meniskusgruppe. Während 50 % der Knorpelgruppenpatienten eine starke Beeinflussung angaben, äußerten die meisten Meniskuspatienten (über 45 %) nur eine mäßige Einschränkung.
In der subjektiven Patienteneinschätzung des Prozentwertes des verletzten Kniegelenks im Vergleich zum Kniegelenk der Gegenseite lagen die Häufigkeitsgipfel der Patientengruppen im Bereich des Intervalls 40 – 70 %. Im Vergleich zur kniegesunden Kontrollgruppe war jeweils eine Signifikanz festzustellen.

Die Stimmung in den Patientengruppen vor der bevorstehenden Operation war wie zu erwarten schlechter als in der kniegesunden Kontrollgruppe. Der Unterschied zwischen der kniegesunden Kontrollgruppe und der jeweiligen Patientengruppe war signifikant.

**Untersuchungsteil B**
(prä- und postoperativer Vergleich zwischen den Meniskusgruppen)

Die subjektiven Patienteneinschätzungen der Patienten unserer Studie umfassten ihre Stimmung, die Funktion des betroffenen Kniegelenks und die subjektive Einschätzung des betroffenen Kniegelenks im Vergleich zu dem der Gegenseite. In keinem der drei Punkte waren signifikante Unterschiede zwischen den Gruppen und keine Unterschiede im Verlauf in den Gruppen festzustellen.

Die Stimmung des Patienten spiegelt seine Zufriedenheit mit dem Ergebnis der Therapie wieder. Da die postoperative Zufriedenheit in entscheidendem Maße von der Beseitigung der Schmerzen, insbesondere bei körperlicher Aktivität abhängt [176], sollte folglich die Zufriedenheit in der Gruppe am größten sein, in der am besten der postoperative Schmerz bekämpft werden konnte und zusätzlich eine annähernd normale Funktion des Kniegelenks wieder hergestellt werden konnte.

Die Einschätzung der Stimmung/Zufriedenheit war deutlich in der Meniskusgruppe mit Morphin, Suprarenin® und Supertendin® am besten. Am zweiten Tag postoperativ äußerten alle Patienten dieser Meniskusgruppe eine gute Stimmung und am fünften Tag postoperativ taten dies immerhin noch über 85 % der Patienten. Das zweitbeste postoperative Einstufungsergebnis ließ sich in der Meniskusgruppe mit Lokalanästhetikum und Suprarenin® beobachten. Hier waren an beiden postoperativen Untersuchungstagen jeweils über 85 % gute Stimmungseinstufungen zu bemerken.

Damit waren die besten postoperativen Stimmungseinstufungen von den Patienten der Gruppen geäußert worden, in denen, wie es auch zu vermuten war, im Gegensatz zu den anderen beiden Gruppen eine signifikante Schmerzreduktion von präoperativ zu den beiden postoperativen Untersuchungsterminen zu beobachten war (siehe hierzu auch Kapitel 5.6 „Schmerz und Schmerzmittelbedarf").

Auch bei der Einstufung der Funktion und des Vergleichs zum Bein der Gegenseite zeigten sich jeweils an beiden postoperativen Untersuchungsterminen in der Meniskusgruppe mit Morphin, Suprarenin® und Supertendin® die besten Ergebnisse.

## *5.5 Entzündung und ihre Zeichen*

Auf Traumen und Operationen reagiert der menschliche Körper lokal am Schädigungsort mit einer Entzündung ([92], S.487) ([142], S.551) ([406], S.39f.). Als Symptome werden Rötung, Schwellung, Überwärmung, Schmerz und gestörte Funktion beobachtet ([78], S.1086) ([142], S.551) ([171], S.343) ([406], S.39f.). Verursacht werden die Symptome durch die in Folge der Gewebsschädigung entstandene Störung der Durchblutung mit Blutplasmaaustritt und erhöhter Kapillarpermeabilität ([406], S.39f.). Dies wird durch die im geschädigten Gebiet freigesetzten vasoaktiven Mediatoren hervorgerufen, die für eine Hyperämie (verstärkte Durchblutung) sorgen ([406], S.39f.).

Häufig schließt sich an die Exsudation eine Emigration von Blutzellen in den extravaskulären Raum an. Zusätzlich findet sich meist eine Proliferation von Histozyten und Fibroblasten ([406], S.39f.).

Der durch die Entzündung verursachte Schmerz ist von dem durch die Verletzung und die Operation direkt hervorgerufenen Schmerz nicht zu trennen und wird deshalb in Kapitel 5.6 „Schmerz und Schmerzmittelbedarf" mit behandelt.

## 5.5.1 Rötung, Überwärmung, Schwellung und Erguss des Kniegelenks

**Untersuchungsteil A**
(präoperativer Vergleich zwischen Meniskus-, Knorpel- und kniegesunder Kontrollgruppe)

Eine Kniegelenkrötung war bei keinem der Teilnehmer in den drei Gruppen (Knorpel-, Meniskus- und kniegesunde Kontrollgruppe) des Untersuchungsteils A festzustellen. Dies liegt unter anderem daran, dass Rötungen vor allem bei akuten Entzündungen auftreten ([78], S.1086) ([110], S.543) und die Operation der Patienten meist nicht in der akuten Entzündungsphase durchgeführt wurde.

Überwärmungen waren bei 20 % der Knorpelpatienten und bei fast 19 % der Meniskuspatienten präoperativ zu fühlen. Die Haut war dabei als Folge der entzündlichen Prozesse im Gelenk erwärmt ([460], S.435).

Schwellungs- und Ergusszustände des betroffenen Kniegelenks waren in unserer Studie präoperativ bei den Patienten mit Meniskusverletzungen häufiger zu beobachten. Bei 50 % der Patienten mit reinem Knorpelschaden, aber bei über 62 % der Patienten mit Meniskusverletzung war eine Schwellung bzw. ein Erguss präoperativ gegeben. Der Unterschied zwischen der kniegesunden Kontrollgruppe und der jeweiligen Patientengruppe war signifikant.

Auch bei der anamnestischen Erfragung von Schwellungszuständen durch körperliche Aktivitäten gab die Hälfte der Patienten in der Knorpelgruppe und sogar ¾ der Patienten der Meniskusgruppe Schwellungen bei oder nach Aktivitäten an.

Dies ist nicht verwunderlich, weil Schwellungen und Ergüsse zu den häufig beobachteten Leitsymptomen nach Meniskusverletzungen gehören ([33], S.405f.) ([162], S.935) ([171], S.343) ([293], S.1258) ([410], S.290ff.) ([450], S.26f.). Der Kniegelenkerguss bzw. die Kniegelenkschwellung kann dabei direkt traumabedingt sein, oder sie bildet sich als Reizerguss verletzungs- und reizungsabhängig bei schon bestehender Meniskusläsion aus ([171], S.351f.) ([303], S.300).

Unmittelbar nach einem frischen Meniskustrauma kann der Kniegelenkerguss durch Meniskusläsionen im kapselnahen Drittel oder durch Abriss des Meniskus von der Gelenkkapsel durch ein Hämarthros verursacht sein ([78], S.1086) ([139], S.45) ([161], S.783) ([171], S.352) ([172], S.419) ([174], S.213) ([282], S.129) ([361], S.297) ([448], S.543) ([450], S.27). Liegt der Riss im schlecht durchbluteten Bereich des Meniskus, ist meist am Tag nach dem Unfall ein seröser Erguss zu beobachten ([448], S.543).

Die Schwellung des Kniegelenks kann aber auch als Reizerguss Folge von körperlicher Belastung bei bereits bestehender Meniskusläsion sein ([79], S.177) ([97], S.876f.) ([171], S.351f.) ([174], S.213) ([303], S.300) ([331], S.301) ([346], S.828) ([448], S.543). Der Reizerguss nimmt dann häufig nach einer körperlichen Aktivität zu ([171], S.351) ([448], S.543). Rezidivierenden Gelenkergüssen liegen meist degenerative Veränderungen des Gelenkknorpels oder der Menisken zu Grunde ([397], S.31). Im Laufe der Zeit kommt dann zusätzlich eine Kapselschwellung hinzu ([78], S.1086).

Eine sekundäre Bakerzyste, als eine Ausstülpung der Kniegelenkkapsel, kann das Resultat fortwährender chronischer Kniegelenkergüsse sein [59] ([78], S.1088). Sie ist immer Folge einer Kniegelenkpathologie [59]. Zu einem großen Anteil liegt den verursachenden Reizergüssen eine chronische Meniskusläsion zu Grunde [59] ([78], S.1088).

**Untersuchungsteil B**
(prä- und postoperativer Vergleich zwischen den Meniskusgruppen)

Jedes Trauma und jeder operative Eingriff verursacht Schädigungen oder Zerstörungen von Geweben und führt zu einer Entzündung ([255], S.766) [427].

In unserer Studie zeigte sich die Entzündung durch das Trauma unter anderem durch die intraoperativ vorgefundenen dem Meniskustrauma folgenden Entzündungen der Synovialmembran. In unserer Studie wurden bei zehn der 37 (27,03 %) operierten Meniskuspatienten Synovialitiden gefunden.

Bei der inspektorischen bzw. palpatorischen Beurteilung der Rötung, der Überwärmung und der Schwellung des betroffenen Kniegelenks war von präoperativ zu zweitem Tag postoperativ in der Meniskusgruppe mit Hyaluronsäure jeweils die stärkste Verschlechterung zu bemerken. Bei der Überwärmung war diese Verschlechterung sogar signifikanten Ausmaßes. Von zweitem zu fünftem Tag postoperativ verbesserten sich die oben genannten Entzündungserscheinungen in der Meniskusgruppe mit Hyaluronsäure wieder deutlich. Dies zeigte sich auch bei der Beinumfangsmessung in Höhe des Kniegelenkspalts, die eine Kniegelenkschwellung messbar objektivieren sollte. Nur in der Meniskusgruppe mit Hyaluronsäure war die Reduktion dieses Umfangs von zweitem zu fünftem Tag postoperativ signifikant.

Am fünften Tag postoperativ waren bei der Rötung, der Überwärmung und der Schwellung jeweils in der Meniskusgruppe ohne Medikation die schlechtesten Bewertungen zu bemerken. Die Meniskusgruppe mit Morphin, Suprarenin® und Supertendin® zeigte an allen postoperativen Untersuchungstagen die besten Einstufungen.

Die Ergebnisse bezüglich der postoperativen Rötung, Überwärmung und Schwellung zeigten, obwohl die Unterschiede zwischen den Gruppen nicht signifikant waren, dass die antientzündliche Wirkung in der Meniskusgruppe mit Morphin, Suprarenin® und Supertendin® am ausgeprägtesten war. Sowohl das Morphin als auch das in Supertendin® enthaltene Kortikoid haben eine antientzündliche Wirkung [76] [227] ([255], S.89) ([305], S.357) [402] ([404], S.47) ([433], S.154) [435]. Die antientzündliche Wirkung der Kortikoidkomponente ist sicherlich die dabei weitaus effektivere. Kortikosteroide hemmen sowohl die frühe entzündliche Reaktion mit Ödemen, Fibrinablagerungen, Kapillardilatation, Migration von Leukozyten in das Entzündungsgebiet und phagozytäre Aktivität als auch die späte Manifestation ([404], S.49) [427]. Die entzündungshemmende Therapie mit intraartikulärem Kortikoid hemmt die Synthese und bzw. oder die Freisetzung von vielen Substanzen ([305], S.357) [402] ([404], S.47) [427] ([433], S.154). Die frühe antientzündliche Wirkung zeigte sich in unserer Studie bei den Entzündungswerten am zweiten Tag postoperativ. Hierin lag der Unterschied zur antientzündlichen Wirkung der intraartikulär verabreichten Hyaluronsäure.

Auch intraartikuläre Hyaluronsäuregaben wirken antientzündlich und können die postoperativen Entzündungsreaktionen abschwächen [136] [275] [291] [294] ([346], S.826f.) [438] [459]. Die Hyaluronsäure wirkt als Molekularsieb, dass Entzündungsmoleküle und Entzündungszellen aus der Gelenkschmiere herausfiltert [106] [136] [137] [175] [332]. Dies stellt eine Reduktion der schon existierenden Entzündungszellen und Entzündungsmediatoren dar, auf die Immigration weiterer Entzündungzellen, die Bildung und die Synthese weiterer Entzündungsmediatoren hat die Hyaluronsäure aber keinen oder nur untergeordneten Einfluss, so dass die antientzündliche Wirkung weniger ausgeprägt ist und die Wirkung erst mit zunehmender Filterung der Synovia und Reduzierung der Entzündungsmediatoren sichtbar und fühlbar einsetzt. Dies zeigte sich in unserer Studie. Während am zweiten Tag postoperativ keine oder nur eine geringe antientzündliche Wirkung zu beobachten war, war diese am fünften Tag schon ausgeprägter.

In den beiden Meniskusgruppen ohne antientzündliche Komponente (Meniskusgruppe ohne intraartikuläre Medikation und Meniskusgruppe mit Lokalanästhetikum und Suprarenin®) waren am fünften Tag postoperativ die schlechtesten Einstufungen zu erkennen, wobei diese aber nicht signifikant schlechter als in den anderen beiden Gruppen waren. Dies scheint darin begründet zu sein, dass ein elektiver Meniskuseingriff, wie er in der Mehrzahl der Fälle in unserer Studie vorlag, keine derart ausgeprägten Entzündungzustände postoperativ nach sich zieht, wie zum Beispiel eine Rekonstruktion des vorderen Kreuzbandes.

Eine postoperative Reduzierung der Entzündung im Kniebinnenraum hat mehrere Vorteile: Ein Gelenkerguss schädigt den Gelenkknorpel ([460], S.435); durch das Trauma der Operation können lysosomale Enzyme aus zellulären Elementen freigesetzt werden, die die Chondrozyten schädigen ([460], S.435). Ferner werden die Kapselbandstrukturen durch den Gelenkerguss überdehnt ([460], S.435). Des Weiteren führen Entzündungen zu veränderten Bewegungsprogrammen mit einer Muskelinhibition [29] [127] [272] ([336], S.4) ([366], S.241f.), die eine verlängerte Rehabilitation nach sich ziehen kann [185] [196].

## 5.6 Schmerz und Schmerzmittelbedarf

Der Schmerz ist definiert als „ein unangenehmes Sinnes- und Gefühlserlebnis, das mit aktueller oder potentieller Gewebsschädigung verknüpft ist oder mit Begriffen einer solchen Schädigung beschrieben wird" (IASP - International Association for the Study of Pain) ([366], S.236) ([276], S.2) ([406], S.459).

Der Schmerz ist eine der elementarsten Empfindungen ([276], S.2). Seit jeher verbinden die Menschen aller Kulturen das Heilen im Allgemeinen mit der Linderung oder Beseitigung von Schmerzen ([276], S.2). Der Schmerz ist keine reine Sinnesempfindung, sondern auch ein Gefühlserleben ([276], S.2).

Der Schmerz hat vor allem die Aufgabe, vor einer drohenden oder stattgefundenen Gewebeschädigung zu warnen bzw. eine solche anzuzeigen ([71], S.285) ([276], S.2) ([348], S.1131f.) ([406], S.459). Dadurch versucht der menschliche Organismus (weitere) Schäden abzuwenden oder Schäden zu begrenzen ([305], S.182). Die Schmerzwahrnehmung ist also eine entscheidende Funktion für das Überleben des Gesamtorganismus ([276], S.2) ([348], S.1131f.) ([461], S.266).

Dieser Zusammenhang zwischen Schädigung und Schmerz muss jedoch nicht automatisch vorhanden sein. So kann Schmerz auch ohne diese Faktoren erlebt werden und es können Gewebe geschädigt werden, ohne dass Schmerz empfunden wird ([366], S.236).

Während der akute Schmerz in den allermeisten Fällen eine nützliche Warn- und Schutzfunktion ausübt ([71], S.285) ([305], S.182f.) ([366], S.237), können chronische und überschießende Schmerzreaktionen aber auch quälend und nutzlos sein ([305], S.182f.) ([366], S.237).

Im „Nuprin Pain Report" von 1985 gaben die Studienteilnehmer am häufigsten Kopfschmerzen an, gefolgt von Rücken-, Muskel- und Gelenkschmerzen ([276], S.3). Bei chronischen Schmerzen (Dauer > 100 Tage pro Jahr) kehrte sich die Reihenfolge um; hier wurden am häufigsten Gelenkschmerzen beklagt, vor Rücken- und Kopfschmerzen ([276], S.3).

Bei der Schmerzentstehung unterscheidet man grundsätzlich, woher die Schädigung eintritt. Wird die Schädigung von außen zugefügt, spricht man von einer exogenen Noxe (mechanisches, chemisches oder inhalatives Trauma). Endogene Noxen können zu einem Gewebsschaden von innen führen (Ischämie, Entzündung, Tumor, Krämpfe oder Überdehnung von Hohlorganen) ([276], S.2).

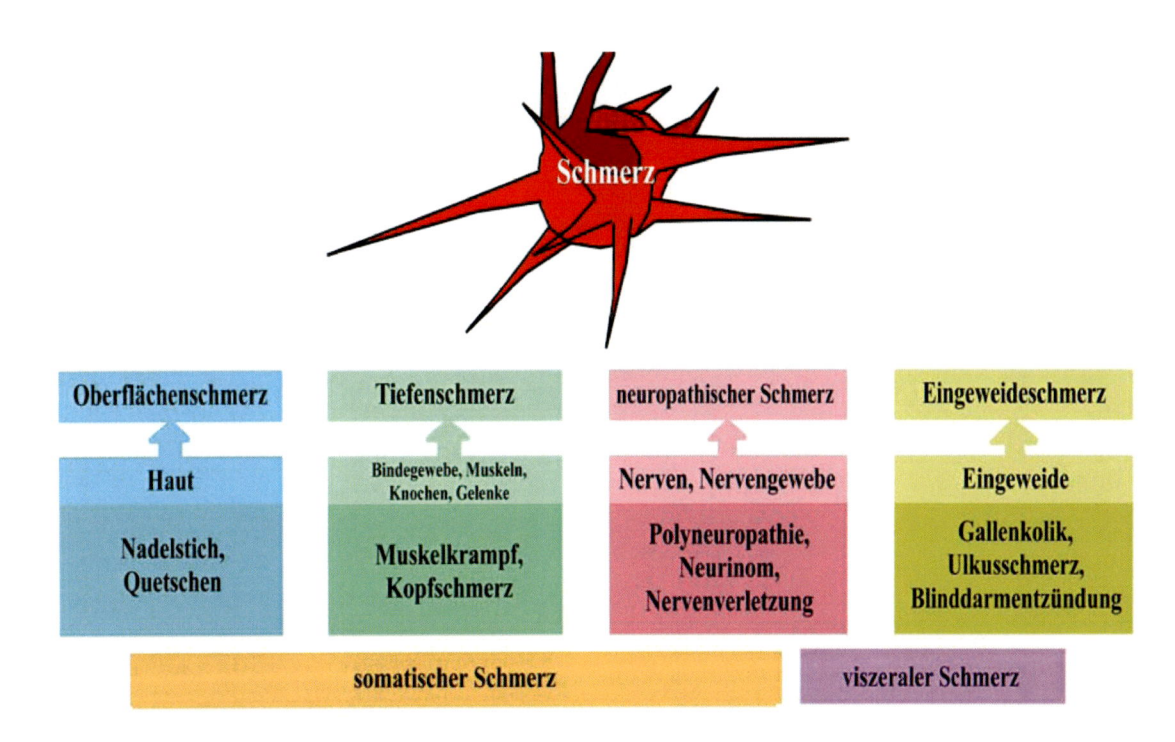

**Abbildung 136: Schmerzeinteilung (nach ([358], S.109))**

Nach der Spezifitätstheorie ist der Schmerz eine selbstständige Empfindung. Dafür hat der menschliche Körper einen spezialisierten nervösen Apparat aus Sensoren, Leitungsbahnen und Zentren ([366], S.240).

Die Sensoren und die afferenten Nervenfasern werden als Nozizeptoren oder Nozisensoren bezeichnet ([305], S.182f.) ([366], S.240). Sie besitzen eine hohe Erregungsschwelle, damit sie nur durch gewebebedrohende oder gewebeschädigende Reize (Noxen) aktiviert werden können ([276], S.6) ([366], S.240).

Die Auslösung eines Aktionspotentials durch einen Reiz erfolgt nach dem Alles-oder-Nichts-Prinzip [90] ([276], S.8) ([366], S.241). Ist ein Reiz groß genug um die Erregungsschwelle zu überbieten, ergibt sich ein Aktionspotential in der Nozizeptorzelle ([71], S.287) [90] ([276], S.8) [356] ([366], S.241). Ist der Reiz zu klein, wird kein Aktionspotential ausgelöst [90] ([276], S.8) ([366], S.241). Trotzdem können auch unterschwellige Reize über eine Kette von Zell- und Gewebereaktionen, die letztendlich zu einer Freisetzung von Stoffen führen, die die Wirkung des eigentlichen Reizes verstärken und auf den Nozizeptor sensibilisierend und erregend einwirken, ein Aktionspotential auslösen ([366], S.241). Der letztgenannte Weg der Entstehung eines Aktionspotentials ist sogar der häufiger beschrittene ([366], S.241).

Die Kodierung der Schmerzintensität geschieht nicht durch die Amplitudenhöhe, da diese durch das Alles-oder-Nichts-Prinzip konstant bleibt, sondern durch die Frequenz der Entladungen des Nozizeptors ([276], S.8).

Im gesunden Gewebe ist bei Nozizeptoren nur durch höherschwellige Reize ein Aktionspotential auslösbar. Ein gewisser Teil der Nozizeptoren ist sogar mechanoinsensitiv ([366], S.241). Diese Schmerzrezeptoren sind zu dieser Zeit nicht erregbar; sie sind „stumm" oder sie „schlafen" ([366], S.241). Die Erregungsschwelle eines Nozizeptors zum Auslösen eines Aktionspotentials ist aber weder für alle Nozizeptoren gleich, noch bei ein und demselben Nozizeptor konstant ([366], S.241).

Ist das Gewebe aber, zum Beispiel durch eine Entzündung, pathophysiologisch verändert, werden die Nozizeptoren sensibilisiert. Das bedeutet, die Schwelle für eine mögliche Erregung durch Schmerzreize ist abgesenkt. Zusätzlich werden die bisher „stummen" oder „schlafenden" Nozizeptoren wach gerüttelt. Somit können im entzündeten Gewebe mehr Nozizeptoren und diese auch leichter erregt werden. Die Absenkung der Erregungsschwelle kann soweit gehen, dass normalerweise nicht schmerzauslösende Reize zur Erregung der

Nozizeptoren führen (Allodynie) ([71], S.286) ([86], S.4) [126] [228] ([276], S.7ff.) [356] ([366], S.241).

Der Grund der Sensibilisierung ist in den Entzündungsmediatoren zu suchen, die bei Gewebsläsionen freigesetzt und vermehrt hergestellt werden ([71], S.286ff.) ([86], S.4) [126] [228] ([366], S.241). „Viele dieser Entzündungsmediatoren erregen und/oder sensibilisieren afferente Nervenfasern und verursachen damit die Schmerzhaftigkeit einer entzündlichen Schädigung" ([366], S.241). Durch ihre Wirkung auf die Gefäße kommt es zu den anderen Entzündungssymptomen: Schwellung, Rötung, Überwärmung [228] ([366], S.241).

Außerdem können aus den Nozizeptoren bei ihrer Erregung entzündungsfördernde Substanzen freigesetzt werden. Diese neurogene Komponente der Sensibilisierung von Nozizeptoren ist jedoch in ihrer Wirkung wesentlich schwächer als die Effekte der lokalen Entzündungsreaktion ([366], S.242).

Freie Nervenendigungen, als häufigste Form eines Nozizeptors, finden sich in praktisch allen Organen, ausgenommen des Gehirns ([276], S.5) ([288], S.290). Sie sind polymodal, was bedeutet, dass sie für mechanische, thermische und chemische Reize zugleich empfindlich sind ([366], S.240f.) ([288], S.290).

Nach den Nozizeptoren sind weitere neuronale Strukturen geschaltet, die als nozizeptives System zusammengefasst werden.

Die Nozizeption als Ganzes umfasst die Aufnahme, die Weiterleitung und die zentralnervöse Verarbeitung noxischer Signale ([366], S.240).

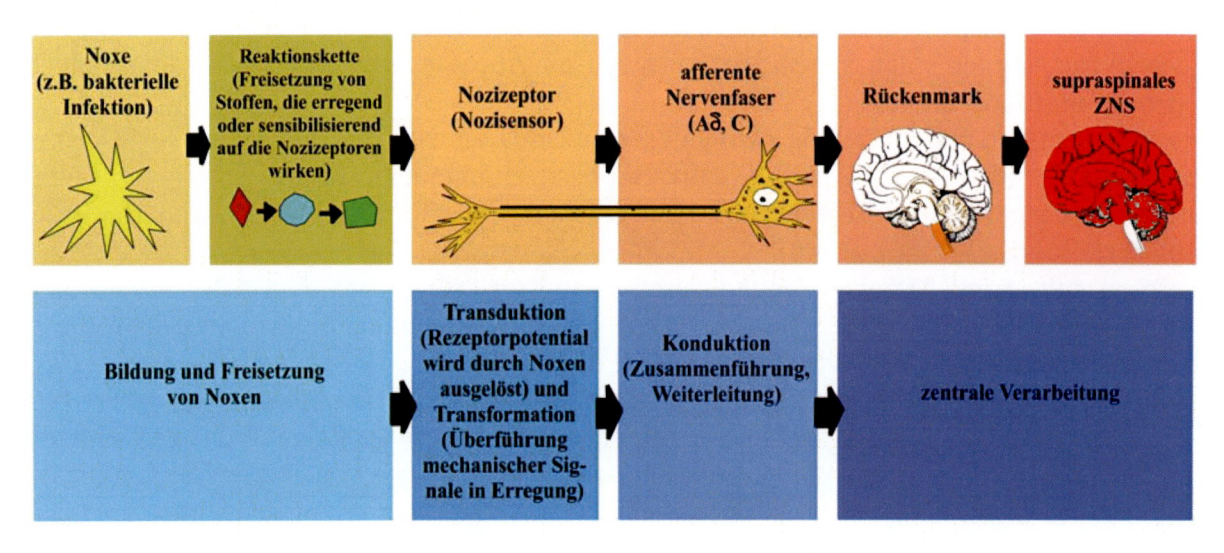

**Abbildung 137: Übersicht über die Strukturen und Substrate bei Nozizeptorschmerzen. (nach ([366], S.241))**

Die Weiterleitung der Schmerzinformation erfolgt hauptsächlich durch zwei Schmerzfasertypen, die Aδ- Fasern und die C- Fasern [356] ([366], S.242). Die afferenten nozizeptiven Fasern enden im Rückenmark an Neuronen des Hinterhorns ([71], S.287) ([305], S.184f.) ([366], S.243). Im Hinterhorn des Rückenmarks kommt es zur Umschaltung von den primären auf die sekundären Neurone ([276], S.5) ([305], S.184f.). Die Schmerzverarbeitung beginnt bereits auf segmentaler Rückenmarksebene durch Verschaltungen, die motorische und sympathische Reflexe auslösen können (z.B. Wegziehreflex) ([276], S.10) ([366], S.243). Die Axone kreuzen in weit überwiegender Zahl auf Rückenmarkshöhe und ziehen dann als Vorder-Seitenstrangbahn (Tractus spinothalamicus) hirnwärts ([130], S.262) ([276], S.5ff.) ([305], S.184f.) ([406], S.464). Nachgeschaltete Neurone leiten Schmerzimpulse zu den übergeordneten Zentren, wie Thalamus und Kortex weiter ([276], S.8) ([366], S.243) [176].

Zusätzlich gehen Schmerzfasern zum aufsteigenden retikulären aktivierenden System ([276], S.5). Dieses besteht aus Formatio retikularis, medialem und lateralem Thalamus und dem somatosensorischen Kortex ([276], S.5). In Höhe des Hirnstamms werden die Schmerzinformationen in die Regulation der Atmung und des Kreislaufs integriert und führen zudem zu erhöhter Aufmerksamkeit ([71], S.288ff.) ([276], S.10) ([305], S.183f.).

Der Thalamus ist die übergeordnete Verteilungszentrale in Hinblick auf die Weiterleitung der Schmerzimpulse zum Kortex in die sensorischen Kortexareale S I und S II und somit auf dem Weg zur bewussten Schmerzwahrnehmung ([276], S.10) ([288], S.295) ([366], S.244) ([406], S.464). Von dort aus gelangen die Schmerzinformationen zu den sensorischen Projektionsfeldern der Großhirnrinde ([130], S.262 und 281f.) ([305], S.184f.) [176]. Thalamus und Großhirnrinde sind für die bewusste Schmerzempfindung mit Registrierung der Lokalisation und der Intensität des Schmerzes zuständig ([305], S.184f.) ([406], S.464). An den emotionalen Reaktionen, die vom Schmerz ausgelöst werden, ist das limbische System beteiligt ([276], S.10) ([305], S.184f.).

Zusätzlich sorgen Bahnen vom Thalamus zum Hypothalamus für eine endokrine Reaktion auf die Nozizeption ([276], S.10).

Entzündungen im peripheren Gewebe führen, wie bereits weiter vorne erwähnt, zu einer peripheren Sensibilisierung der Nozizeptoren [228] ([366], S.242ff.). Neben dieser peripheren Sensibilisierung kommt es zusätzlich durch zentrale neuronale Mechanismen im ZNS zu einer Übererregbarkeit der zentralen nozizeptiven Neurone mit einer Vergrößerung der zugehörigen rezeptiven Felder und der Änderung des Antwortverhaltens auf folgende Schmerzreize. Somit wird auch die zentrale Schmerzinformationsverarbeitung verändert (zentrale Sensibilisierung) [228] ([366], S. 242ff.). Auch durch die zentrale Sensibilisierung können bei sonst nicht schmerzauslösenden Reizen plötzlich Schmerzen beobachtet werden [228] ([366], S.242ff.). Die zentrale Sensibilisierung ist jedoch viel länger anhaltend als die periphere [228].

Neben den aufsteigenden nozizeptiven Bahnen (ARAS= aufsteigendes retikuläres aktivierendes System) existiert ein absteigendes, hemmendes, nozizeptives System (antinozizeptives System) ([276], S.10) ([305], S.184f.) ([366], S.243f.). Im absteigenden Bahnsystem projizieren supraspinale Neurone zu Neuronen des Rückenmarks, um die Verarbeitung des nozizeptiven Informationseinstroms auf Rückenmarksebene zu kontrollieren und zu modulieren. Bei der Modulation der Schmerzinformationen überwiegen die Einflüsse der deszendierenden Hemmung. Damit ist dieses Bahnsystem „als körpereigene Schmerzabwehr" ([366], S.244) und körpereigene Schmerzkontrolle anzusehen ([276], S.10). Stimulation von Opioidrezeptoren durch körpereigene Opioide führt zu seiner Aktivierung ([305], S.184f.) ([406], S.464).

Die Schaltzentren der deszendierenden hemmenden Bahnen befinden sich im Hirnstamm (periaquäduktales Grau, Nucleus raphe magnus, Locus subcoeruleus) ([366], S.244). Über den Tractus spinoreticularis werden diese Kerngebiete durch Schmerzreize erregt und können dann über negative Rückkopplungsschaltkreise die Verarbeitung der Schmerzinformation im Rückenmark hemmend beeinflussen ([366], S.244).

Die charakteristische, wahrgenommene Schmerzsymptomatik ist als Summe der auslösenden Schmerzreize, moduliert sowohl durch die peripheren und zentralen schmerzverstärkenden Einflüsse als auch durch die schmerzhemmenden Einflüsse des antinoziceptiven Systems, zu sehen ([366], S. 246).

Die Kontrolle der Nozizeption geschieht grundsätzlich nach der Gate-control-Theorie durch die Einwirkung des aufsteigenden schmerzvermittelnden Systems und des schmerzhemmenden absteigenden Systems ([406], S.464).

Die Schmerzverarbeitung ist eine aktive Leistung des menschlichen Organismus. Die wesentlichen Schritte sind: Sinnesreiz, Empfindung und Wahrnehmung ([276], S.4).

Bei der Aufnahme und Verarbeitung von Informationen durch alle Sinnesorgane werden objektive sinnesphysiologische Vorgänge von subjektiven sinnesphysiologischen Vorgängen unterschieden.

Die objektive Sinnesphysiologie beschäftigt sich mit den Aufnahmeprozessen der Informationen aus der Umwelt über spezifische Rezeptoren (Sinnesorgane) bis zu den ersten Verarbeitungsschritten im zentralen Nervensystem, ohne dass die Information ins Bewusstsein gelangt. Der Sinnesreiz, hier der Schmerzreiz, wird also von einem spezifischen Rezeptor registriert und der mechanische, chemische oder sonstige Reiz wird über einen Transduktionsprozess in eine elektrische Erregung umgewandelt ([366], S.195ff.).

Mit dem Schritt des Bewusstwerdens der Information setzt die subjektive Sinnesphysiologie ein. Sobald durch die Integrationsprozesse im sensorischen Zentralnervensystem Sinneseindrücke ausgelöst werden, gelangen diese als Empfindung in das Bewusstsein, beschreiben aber letztlich nur nüchtern den Sinneseindruck, ohne ihn zu bewerten ([159], S.195ff.).

Die Empfindung entsteht in den subkortikalen Zentren aus dem weitergeleiteten Reiz. Erst im Kortex wird daraus eine bewusste Wahrnehmung mit kognitiver Einordnung und Wertung ([276], S.4).

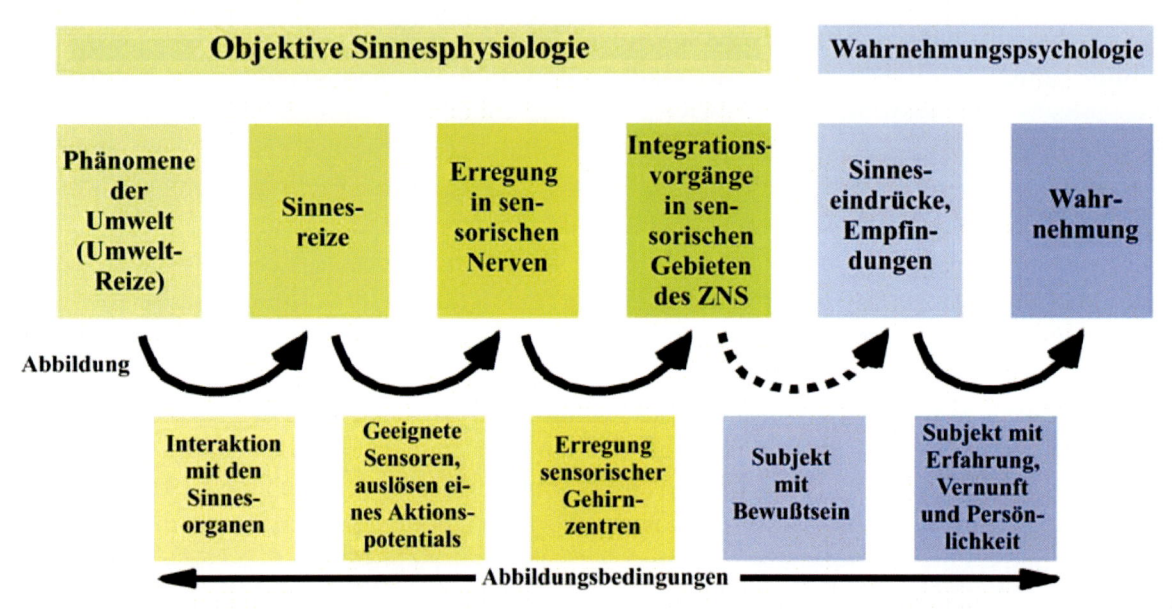

**Abbildung 138: Schema der Abbildungsverhältnisse in der Sinnesphysiologie. Die Pfeile bedeuten „führt zu". Der gestrichelte Pfeil markiert den Übergang von physiologischen zu psychischen Prozessen (nach ([159], S.196))**

Die Schmerzverarbeitung ist kein klarer zielstrebiger, immer zu wiederholender Vorgang. Sie läuft in mehreren Hirnstrukturen parallel ab und wird durch verschiedene Faktoren mehr oder weniger stark beeinflusst [176] ([366], S.238).

Erst nach Deutung und Bewertung der Empfindungen werden diese bewusst und zur Wahrnehmung. Die Wahrnehmung ist eine aktive Leistung des Gehirns und wird individuumsabhängig durch dessen Stimmungslage und vor allem durch dessen bisherige Erfahrungen stark beeinflusst ([71], S.289) ([159], S.195ff.) ([166], S.41) [176] ([276], S.4) ([366], S.238).

Wie eben schon ausgeführt, ist die Weiterverarbeitung einer Empfindung stark von den bisherigen Erfahrungen abhängig. Das bedeutet, dass die Schmerzbewertung überwiegend erlernt ist ([71], S.289) ([288], S.291f.). Wofür auch die Beobachtung spricht, dass eine angstvolle Erwartung die wahrgenommene Intensität der Schmerzempfindung deutlich verstärken kann ([71], S.289) ([288], S.291f.).

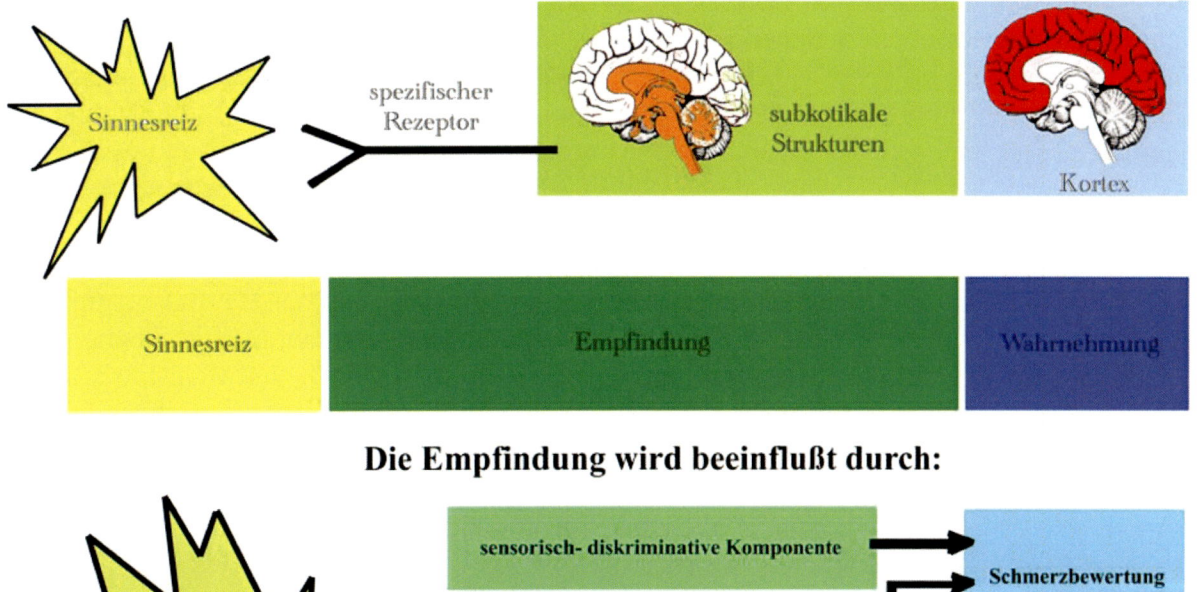

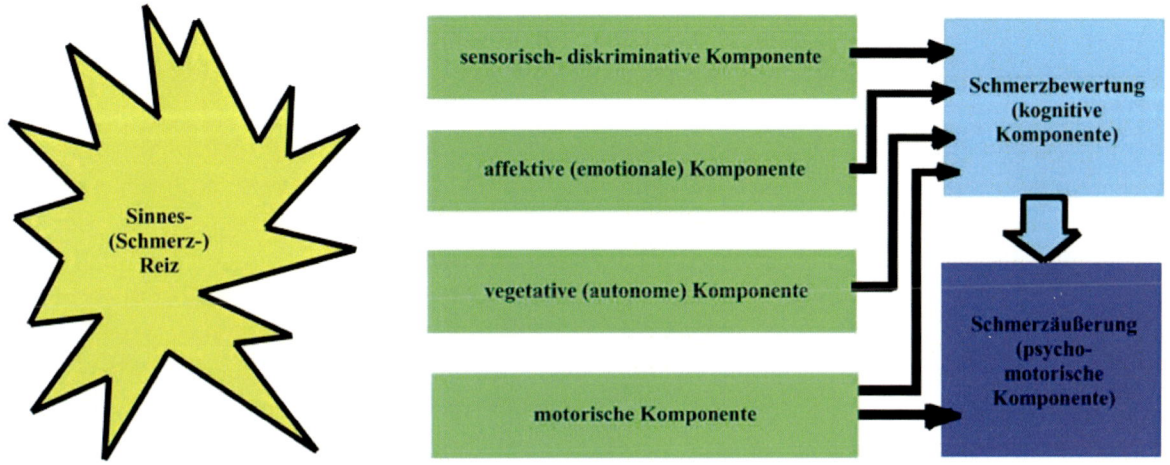

**Abbildung 139: Schmerzverarbeitung (modifiziert nach ([366], S.238))**

## Untersuchungsteil A
### (präoperativer Vergleich zwischen Meniskus-, Knorpel- und kniegesunder Kontrollgruppe)

Gelenkschmerzen sind eine der am häufigsten beklagten Beschwerden überhaupt [176]. Es wird vermutet, dass 80 % aller Menschen mindestens einmal in ihrem Leben heftige Kniegelenkschmerzen haben [176]. Meniskusverletzungen sind dabei einer der häufigsten Gründe für Kniegelenkschmerzen ([36], S.219) ([171], S.350). Die Schmerzen werden entweder direkt durch die Meniskusläsionen, die in das neurovaskulär versorgte kapselnahe Drittel des Meniskus hineinreichen, verursacht oder sind durch mechanische Irritationen insbesondere des Kapselgewebes oder durch eine Entzündung bedingt ([36], S.219) [54] ([78], S.1058) ([79], S.170 und 177) [148] ([171], S.351) ([238], S.112) ([286], S.59) ([346], S.828) ([349], S.359).

Patienten mit Meniskusverletzungen klagen oft über belastungsabhängige Schmerzen ([346], S.828) ([448], S.543). Hier sind es vor allem Rotationsbewegungen und Bewegungen, die zu einer Kompression des verletzten Meniskusgewebes führen, die Schmerzsensationen auslösen ([78], S.1058) ([171], S.351) ([238], S.112). Die Belastung kann von einem Reizerguss gefolgt sein ([171], S.351). Auch nächtliche Schmerzen können bei beruflich beanspruchten Patienten ein Hinweis auf eine Meniskusläsion sein ([78], S.1030 und 1058). Insbesondere ein nur sehr langsames Nachlassen des Schmerzes weist auf Knorpel- oder Meniskusläsionen hin [176].

Der Patient kommt bis auf wenige Ausnahmen wegen Schmerzen zum Arzt. Der Arzt soll die Schmerzen beseitigen, viel seltener geht es um die Beseitigung der funktio laesa [176].
Präoperativ gaben in unserer Studie über 40 % der Meniskuspatienten eine abnormale Schmerzsituation und weitere fast 30 % sogar eine stark abnormale Einschätzung der Schmerzen während Aktivitäten an. In der Knorpelgruppe geht die Schere weit auseinander. 40 % der Patienten gaben keine Schmerzen bei Aktivität an; 30 % der Patienten mit reinem Knorpelschaden beschrieben aber ihre Schmerzen bei Aktivitäten als stark abnormal.
Beim Startschmerz zu Beginn einer Bewegung zeigten sich keine größeren Unterschiede zwischen Meniskus- und Knorpelgruppe. In der Knorpelgruppe lag der Häufigkeitsgipfel im fast normalen Einschätzungsintervall. Die Meniskuspatienten hatten am häufigsten abnormale Startschmerzen angegeben. 30 % der Knorpelpatienten und über 35 % der Meniskuspatienten haben keinen Startschmerz angegeben.
Ein Anlaufschmerz oder Startschmerz ist typisch für eine arthrotisch degenerative Gelenkveränderung im Bereich des Kniegelenks ([349], S.372f.). Die geringere Toleranz für körperliche Anstrengung verbunden mit einer Entzündung der Gelenkschleimhaut durch den erhöhten Knorpelabrieb führt zum Arthroseanlaufschmerz, aber auch zum Belastungsschmerz [176].
Die im Untersuchungsteil A unserer Studie ermittelten Schmerzwerteinstufungen nach dem VAS-Score, zeigten erwartungsgemäß signifikant höhere Schmerzwerte auf der verletzten Kniegelenkseite der Meniskusgruppe in Ruhe, bei Belastung und bei der Maximalkraftmessung im Vergleich zu allen Untergruppen der kniegesunden Kontrollgruppe. In der Knorpelgruppe war der Unterschied zur kniegesunden Kontrollgruppe nur bei Belastung und bei der Messung signifikant, in Ruhe waren die Schmerzwerte zwar deutlich höher als in der kniegesunden Kontrollgruppe, der Unterschied war aber nicht signifikant.
Der Grund für den nicht signifikanten Unterschied zwischen Knorpel- und kniegesunder Kontrollgruppe hinsichtlich des Ruheschmerzes ist wahrscheinlich in der sich über die lange Zeit des Beschwerdezeitraums bei den Patienten mit degenerativen Knorpelschäden herausgebildete Habituation zu erklären ([366], S.239).

## Untersuchungsteil B
### (prä- und postoperativer Vergleich zwischen den Meniskusgruppen)

Größere mechanische Traumata gehen mit Schmerz, Wunden und gegebenenfalls mit einem gewissen Blutverlust einher ([411], S.6). Im Laufe der Phylogenese bildeten sich sehr komplexe Abwehrmechanismen aus, die das Überleben nach einem Trauma sichern sollen ([411], S.6). Sie haben das Ziel, Schadenszonen abzuschotten, nekrotisches Gewebe abzubauen und die entstandenen Schäden zu reparieren ([411], S.6). Der Schmerz führt nach einem Trauma für eine gewisse Zeit zu einer Einschränkung der Beweglichkeit des Kniegelenks und unterstützt damit die Heilung [7] ([71], S.285) [85] ([316], S.57f.). Ergebnisse aus Studien sprechen aber dafür, dass der Körper nur eine kurze Zeit von dieser schmerzbedingten Mobilitätseinschränkung profitiert und ein längeres Anhalten eher negative Effekte nach sich zieht ([71], S.285). Die traumabedingten Reaktionen des menschlichen Körpers sind, zudem ohne die Kenntnis einer ärztlichen Behandlung und somit operativer Korrekturen von Funktionseinschränkungen, über den langen Zeitraum der Evolution und Menschheitsgeschichte entstanden ([411], S.6). Der Schmerz hat nach einer operativen Korrektur der Funktionseinschränkung seine eigentliche Warnfunktion vor drohendem (weiterem) Gewebeschaden ([71], S.285) verloren. Zusätzlich darf aber nicht vergessen werden, dass auch der korrigierende operative Eingriff, zwar die Funktionsstörung beheben kann, aber selbst auch zu einer Gewebsschädigung führt und damit an sich auch ein Trauma für den Körper darstellt ([116], S.557f.) [223]. Die Ursachen der postoperativen Schmerzen sind vor allem in den intraoperativen Manipulationen (Ziehen, Schneiden und Quetschen des Gewebes) selbst zu suchen ([116], S.557f.) [223]. Wesentlichen Anteil an der Reaktion auf das Trauma und die Operation hat dabei auch die inflammatorische Akut-Phase-Reaktion, mit Schmerz und den anderen typischen Entzündungsymptomen ([71], S.286f.) ([116], S.557f.) ([166], S.42) ([411], S.7) [427] ([448], S.543). Die inflammatorische Reaktion auf eine Gewebsschädigung entsteht dabei ohne Ansehen der Gründe, ob sie durch eine Operation oder ein Trauma entstanden ist ([71], S.285f.).

Schmerzen sind unvermeidliche Folge nach chirurgischen Eingriffen ([24], S.59) ([98], S.15). Therapiebedürftige Schmerzen treten nach operativen Eingriffen bei mehr als zwei Dritteln der Patienten auf ([166], S.41). Jeder Schmerz, insbesondere auch der postoperative, bewirkt psychischen und auch physischen Stress für den Patienten ([186], S.3). Dauer und Ausmaß des Schmerzes sind neben der Lokalisation und der Ausdehnung des operativen Eingriffs im Wesentlichen von patienteneigenen, individuellen Unterschieden abhängig ([116], S.558).

Der Organismus des Patienten reagiert auf den Schmerz mit einer Ausschüttung von Stresshormonen (vor allem Katecholamine, Cortison und Hydroxycortison). Diese Stresshormone können den Heilungsverlauf verzögern und das Risiko einer Wundheilungsstörung oder von Infektionen anheben ([152], S.588) ([186], S.3) [427]. Eine vermehrte sympathische Aktivität, ausgelöst durch den lokalen Gewebsschaden, führt im Verletzungsgebiet zu einer vermehrten Freisetzung schmerzerzeugender Substanzen ([71], S.287).

Diese posttraumatischen Reaktionen sind für die Wundheilung wie oben angeführt sinnvoll. Nach operativer Korrektur des Schadens kann aber die Entzündungsreaktion unverhältnismäßig groß werden und sogar systemisch ausufern ([411], S.9) und den Rehabilitationsprozess durchaus stören.

Die ausreichende postoperative Schmerzbekämpfung und Eindämmung der Entzündungsreaktion sind daher für den postoperativen Heilungsverlauf und die problemlose Mobilisation und Rehabilitation von zentraler Bedeutung ([24], S.59) ([186], S.4). Dies wird umso wichtiger wenn man sich vor Augen hält, dass etwa ein Drittel bis zur Hälfte aller chirurgisch versorgten Patienten postoperativ mit Schmerzmitteln unterversorgt sind ([116], S.557) ([186], S.4). Trotz der Fortschritte im Wissen über die Schmerzentstehung und die Behandlung von Schmerzen, werden akute Schmerzen im Allgemeinen nicht effektiv und nicht adäquat behandelt ([71], S.284) [283].

Postoperative Schmerzen werden deshalb von Millionen von Patienten Tag für Tag auf der ganzen Welt empfunden ([71], S.284).

„Insbesondere nach Kniegelenkarthroskopien kommt es zu einem postoperativen Akutschmerz, der von den Patienten als beeinträchtigend empfunden wird" [298]. Die Schmerzen nach einem kniearthroskopischen Eingriff sind variabel und scheinen nicht direkt mit der intraartikulären Prozedur der Operation in Beziehung zu stehen [214] [315].

Die Intensität der Schmerzen nach arthroskopischen Kniegelenkeingriffen bestimmt entscheidend den postoperativen Patientenkomfort, die Zufriedenheit des Patienten, den Schmerzmittelkonsum und, was noch viel wichtiger ist, beeinflusst entscheidend die frühe postoperative Mobilisations- und Rehabilitationsfähigkeit des Patienten ([71], S.284) [196] [298] [386]. Schmerzen und Reizzustände sind damit direkte Störfaktoren in der postoperativen Nachbehandlung und können den Wiederherstellungsprozess bremsen [386]; schmerzhafte, entzündete und verletzte Kniegelenke werden geschont bzw. immobilisiert ([78], S.146) [85].

Neben diesen körperlichen Reaktionen soll die Psyche des Patienten keinesfalls unbeachtet bleiben ([186], S.13). Schmerzen führen zu Angst ([71], S.288) ([116], S.557), die die Motivation des Patienten für seine Rehabilitationsbemühungen im Allgemeinen bremst. Zusätzlich ziehen Schmerzen einen vermehrten Muskeltonus in der Nähe des Operationsgebiets nach sich, der seinerseits eine Schmerzzunahme weiter forciert ([71],

S.293) ([406], S.468). Dies ist vermutlich insbesondere durch die Sympathikusaktivierung verursacht, die die Sensibilität der Nozizeptoren steigert ([71], S.293).

Das wesentliche Ziel einer analgetischen Therapie ist also neben der Verbesserung des Patientenkomforts, „die Voraussetzung zu schaffen, dass der Patient schmerzfrei mobilisiert und einer adäquaten physikalischen Therapie zugeführt werden kann" ([24], S.60) ([71], S.284).

Der pharmakologische systemische Eingriff durch NSAIDs (Non-steroidal anti-inflammatory drugs) führte in Studien bereits zu einem signifikanten Rückgang des postoperativen Schmerzes und der anderen Entzündungsparameter. Er hatte eine signifikant höhere Bewegungsfreiheit und gesteigerte mögliche Kraftentfaltung zur Folge und verbesserte die postoperative Mobilisation und Rehabilitation ([238], S.123) ([305], S.198) ([366], S.248) [386] ([400], S.488) [417].

Auch die systemische Opioidgabe während des operativen Eingriffs bewirkt eine Analgesie, für die vor allem die zentrale Aktivierung des absteigenden schmerzhemmenden Systems verantwortlich ist ([305], S.188).

Da nach wie vor trotz des Einsatzes dieser beiden Analgetikagruppen 30 – 70 % der Patienten nach Operationen über Schmerzen klagen ([152], S.588), scheint es sinnvoll über neue Behandlungsansätze intensiver nachzudenken, weil die Notwendigkeit einer Verbesserung der Schmerzbehandlung unstrittig erscheint ([152], S.588).

Neben der systemischen Analgesie und Entzündungshemmung rücken immer mehr intraartikulär applizierte und im operierten Gelenk direkt wirkende Pharmaka in das Blickfeld des Interesses. Dieses Verfahren ermöglicht nicht nur die Entzündungsmediatoren zu vermindern und die Entzündung und den Schmerz lokal zu minimieren, sondern auch weitgehend systemische Nebenwirkungen zu vermeiden. Am besten hinsichtlich intraartikulärer Medikamentengaben untersucht ist das Kniegelenk, insbesondere nach arthroskopischen Kniegelenkeingriffen [344].

Die momentane Beweislage spricht dafür, dass die vielgestaltigen intraartikulären Regime hinsichtlich der postoperativen Schmerzen und der Rehabilitation grundsätzlich als effektiv und somit als äußerst positiv zu bewerten sind [344].

Dieses Verfahren, der intraartikulären Medikamentengabe am Ende des arthroskopischen Kniegelenkeingriffs, erfüllt zudem die Maßgabe einer frühzeitigen Anwendung, noch bevor die Schmerzen sich voll ausgebildet haben. Dies ist wichtig, weil sich nach dem Zeitpunkt der kompletten Ausbildung der Schmerzen die erforderliche Schmerzmitteldosis stark erhöht ([186], S.4). Dieses Phänomen kommt zu Stande, weil es eine Schmerzadaptation nicht zu geben scheint und Versuche eher darauf hinwiesen, dass der Schmerz im Gegensatz dazu sogar zu einer weiteren Sensibilisierung der Nozizeptoren bei längerem Andauern des Schmerzreizes führt ([288], S.290) ([366], S.239) ([381], S.276) ([406], S.461). Es sollte hier also eine antizipatorische Schmerztherapie an die Stelle der reaktiven treten ([305], S.187).

Außerdem ist zu vermuten, dass durch eine ausreichende postoperative Schmerztherapie auch das Risiko einer späteren Chronifizierung des postoperativen Schmerzes gemindert ist ([116], S.559f.).

Der postoperative Schmerz kann aber trotz der Vielzahl zur Verfügung stehender Medikamente und schmerzlindernder Verfahren nicht bei allen Patienten komplett beseitigt werden ([116], S.557). Dies ist auch deshalb so, weil es eine große Spannweite gibt, was der jeweilige Patient nach einem orthopädischen Eingriff als analgetische Medikation benötigt, um keinen oder nur wenig Schmerzen zu verspüren [283].

Die Schmerzwerte des Untersuchungsteils B unserer Studie zeigten sowohl in Ruhe als auch in Belastung und bei der Maximalkraftmessung postoperativ in der Meniskusgruppe mit Morphin, Suprarenin® und Supertendin® bis auf eine Ausnahme deutlich die niedrigsten

durchschnittlichen Schmerzwerte. Die größten durchschnittlichen Schmerzwerte wurden postoperativ jeweils in der Meniskusgruppe ohne intraartikuläre Medikation beobachtet.
Postoperativ lagen die durchschnittlichen Schmerzwerte und die zugehörigen Mediane der Medikamentengruppen, sowohl in Ruhe als auch bei Belastung und während der Maximalkraftmessung deutlich unter denen der Meniskusgruppe ohne intraartikuläre Medikation. Trotzdem war in unserer Studie postoperativ kein signifikanter Unterschied hinsichtlich der Schmerzwerte zwischen einer der Medikamentengruppen im Vergleich zu der Meniskusgruppe ohne intraartikuläre Medikation nachweisbar.

Bei der Betrachtung des Ruheschmerzes ließ sich in allen Medikamentengruppen postoperativ eine Reduktion des durchschnittlichen Ruheschmerzes feststellen. Am fünften Tag postoperativ lag der Median in allen Medikamentengruppen bei 0 cm, folglich bei keinem empfundenen Ruheschmerz.
In der Meniskusgruppe ohne Medikation war demgegenüber eine Zunahme der Mediane und der durchschnittlichen Schmerzwerte in Ruhe von präoperativ bis zum fünften Tag postoperativ wahrzunehmen. Am fünften Tag postoperativ lag der durchschnittliche Ruheschmerzwert sogar bei über drei. Nach der Studie von Collins et al. [69] ist dies die Grenze zwischen moderatem zu schwererem Schmerz [69].
Signifikanzen ergaben sich zwischen den Gruppen jedoch nicht. Die Ergebnisse verdeutlichen die postoperative Schmerzreduktion durch die intraartikuläre Gabe aller drei Pharmakakombinationen. Leider konnte sie aber nicht durch eine Signifikanz gegenüber der Meniskusgruppe ohne intraartikuläre Medikation belegt werden. Auch die postoperative Veränderung der Ruheschmerzwerte in den Gruppen mit intraartikulären Medikamentengaben war, trotz deutlicher Reduktion der Durchschnittswerte, nicht signifikant.
Die durchschnittlichen Schmerzvergleichswerte aus anderen Studien der jeweiligen Placebokontrollgruppen (ohne intraartikuläre Medikation) lagen 24 h nach dem arthroskopischen Kniegelenkeingriff in Ruhe zwischen 2,8 cm und 5,3 cm [75] [76] [84] [164] [204] [215] [427] und waren meist signifikant höher als in der Vergleichsgruppe mit intraartikulärer Medikation [75] [76] [84]. 48 h postoperativ lagen die durchschnittlichen Schmerzwerte zwischen 1,6 cm und 3,8 cm in der Placebogruppe in Ruhe [42] [50] [383]. Die durchschnittlichen Schmerzwerte in der Meniskusgruppe ohne intraartikuläre Medikation unserer Studie lagen mit 2,94 cm damit im Rahmen der Werte der Vergleichsstudien.
Die durchschnittlichen Schmerzwerte in der Meniskusgruppe mit Morphin, Suprarenin® und Supertendin® unserer Studie am zweiten Tag postoperativ lagen mit 0,64 cm im unteren Bereich der Spannweite der durchschnittlichen Schmerzwerte aus den Vergleichstudien mit alleiniger intraartikulärer Morphingabe und bei Kombinationsgaben aus Morphin und Lokalanästhetikum sowohl 24 h (0,2 cm bis 2,8 cm) [76] [77] [84] [164] [204] [215] [440] als auch 48 h nach der arthroskopischen Kniegelenkoperation (0,6 cm bis 2,9 cm) [42] [50] [227] [363]. Das deutet auf eine bessere Wirksamkeit der Dreierkombination aus Morphin, Suprarenin® und Supertendin® gegenüber alleiniger Morphingabe und gegenüber der Kombinationsgabe aus Morphin und Lokalanästhetikum hin.
Auch die durchschnittlichen Schmerzwerte der Meniskusgruppe mit Lokalanästhetikum und Suprarenin® in Ruhe lagen mit 1,57 cm am zweiten Tag postoperativ im Rahmen der Ergebnisse von Vergleichstudien, die aber meist mit Bupivacain durchgeführt wurden (24 h postoperativ: 0,1 cm - knapp über 3 cm [75] [77] [84] [353] und 48 h postoperativ: 1,5 cm - 3,4 cm [363] [383] [402]).

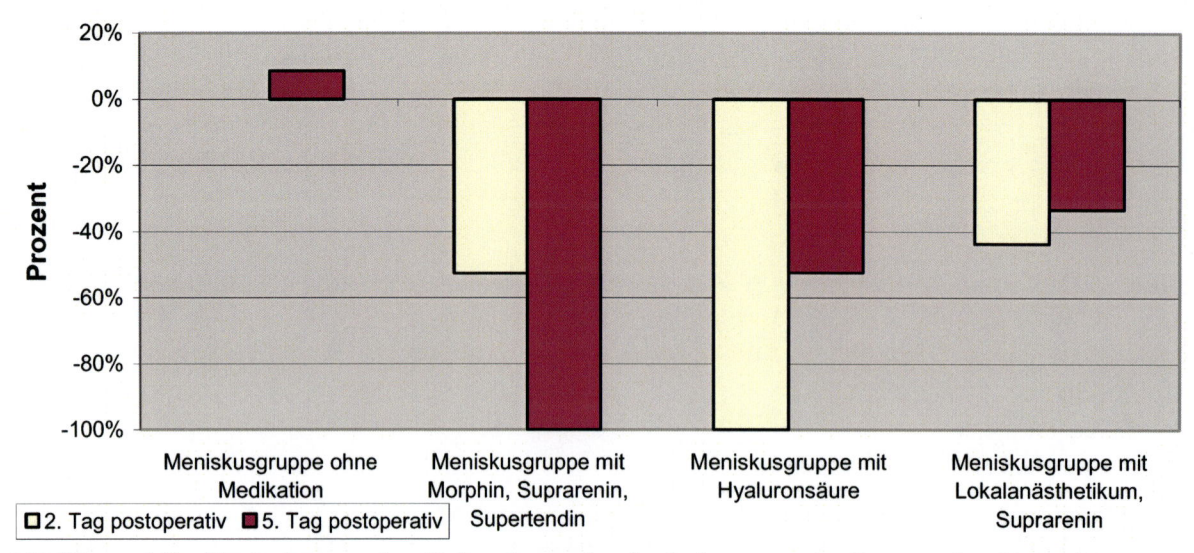

**Abbildung 140:** Veränderung der Ruheschmerzdurchschnittswerte in Prozent im Vergleich zu den präoperativen Ausgangswerten. Negative Prozentwerte sind mit einer Reduktion, positive Prozentwerte mit einem Anstieg der durchschnittlichen Schmerzwerte gegenüber der präoperativen Einschätzung gleichbedeutend. -100% entspricht einer völligen Schmerzfreiheit.

Es ist aber von besonderer Wichtigkeit den postoperativen Schmerz nicht nur in Ruhe, sondern auch während der Aktivität deutlich zu lindern und zu kontrollieren [344]. Postoperativer Schmerz ist oft mit Angst vergesellschaftet, die die körperlichen Aktivitäten stark beeinflusst [344]. Daraus können Schonung und eine verzögerte Rehabilitation resultieren [196] ([314], S.33) ([366], S.243).

Die Schmerzwerte bei Aktivität weisen klarere Veränderungen von prä- zu postoperativ auf. Sowohl in der Meniskusgruppe mit Morphin, Suprarenin® und Supertendin® als auch in der Meniskusgruppe mit Lokalanästhetikum und Suprarenin® waren von präoperativ zu beiden postoperativen Untersuchungsterminen, im Gegensatz zur Meniskusgruppe ohne intraartikuläre Medikation und zur Meniskusgruppe mit Hyaluronsäure, signifikante Schmerzwertreduktionen wahrzunehmen. Zwar ergab sich kein signifikanter postoperativer Unterschied zu den anderen Gruppen, trotzdem zeigte sich hier die signifikante Wirkung dieser intraartikulären Pharmakakombinationen auf den postoperativen Belastungsschmerz bzw. Schmerz bei Aktivität und sie können somit eine suffiziente Rehabilitation unterstützen und viel effektiver machen.

In unserer vorliegenden Studie zeigte sich eine signifikante postoperative Schmerzreduktion im Vergleich zu den präoperativen Belastungsschmerzwerten durch die Dreierkombination aus Morphin, Suprarenin® und Supertendin®, die bereits am zweiten Tag postoperativ eingesetzt und bis mindestens einschließlich des fünften Tages postoperativ angehalten hatte.

Auch in den Studien von Rasmussen et al. [339] [340] konnten signifikante postoperative Ruhe- und Belastungsschmerzreduktionen durch die intraartikuläre Dreierkombination aus Morphin, Lokalanästhetikum und Kortikoid herbeigeführt werden [339] [340]. Die postoperativen Belastungsschmerzwerte in der Gruppe, die mit der Dreierkombination behandelt worden war, waren signifikant geringer sowohl als die der Placebogruppe als auch die der Gruppe mit Morphin und Lokalanästhetikum [339] [340]. Zudem wurden von Rasmussen et al. [339] [340] für die Dreierkombination hinsichtlich der postoperativen Mobilisation signifikante Vorteile festgestellt [339] [340].

Intraartikuläre Lokalanästhetika werden seit längerem nach arthroskopischen Kniegelenkeingriffen, insbesondere auch nach Meniskuseingriffen, zur postoperativen Schmerzkontrolle eingesetzt und gelten als einfache, sichere und effektive Methode den postoperativen Schmerz zu reduzieren [75] [77] [214] [215] [337] [402]. Ihre postoperative analgetische Wirksamkeit bei intraartikulärer Anwendung wurde in einer Vielzahl von Studien gezeigt [43] [75] [84] [135] [165] [215] [258] [298] [337]. Jedoch wurde in den meisten Studien eine Wirkdauer von höchstens 24 h nachgewiesen [43] [75] [84] [135] [165] [215] [258] [298] [337].

In unserer Studie konnten die postoperativen Schmerzen bei körperlicher Belastung sowohl am zweiten als auch noch am fünften Tag postoperativ durch die intraartikuläre Gabe des Lokalanästhetikums mit Suprarenin® am Ende des arthroskopischen Kniegelenkeingriffs im Vergleich zu den präoperativen Schmerzwerten ebenfalls signifikant gesenkt werden. Die Wirksamkeit der in unserer Studie benutzten Zweierkombination ist zudem auch an den Schmerzwerteinstufungen des zweiten und fünften postoperativen Tages im Vergleich zu den durchschnittlichen postoperativen Schmerzvergleichswerten anderer Studien zu ersehen. In unserer Studie lag der durchschnittliche Schmerzwert am zweiten Tag postoperativ in dieser Gruppe bei 3,36 cm und war damit kleiner als die Schmerzvergleichswerte anderer Studien 24 h postoperativ (knapp unter 5 cm) [353] und 48 h postoperativ (3,8 cm - 4,4 cm) [402].

Dies ist insofern etwas erstaunlich, weil sowohl die Meniskusläsionen als auch der arthroskopische Eingriff zu einer Entzündung führen und die Lokalanästhetika über keine nennenswerte antientzündliche Wirkkomponente verfügen. Mit zunehmender Entzündungsentfaltung haben die Lokalanästhetika nämlich den Nachteil, dass sie im relativ sauren Milieu (niedriger pH-Wert) einer Entzündung, nur in sehr viel geringerer wirksamer Konzentration in die Nervenendigungen gelangen können und somit hier weniger wirksam sind [90] ([221], S.277ff.) ([305], S.227) ([360], S.204) ([433], S.9).

Unsere Studie scheint die Annahme zu bestätigen, dass die intraartikulären Lokalanästhetikagaben am Ende der Kniegelenkarthroskopie früh und umfassend die Weiterleitung der schmerzauslösenden Reize reduzieren können ([256], S.261). Diese frühe effektive Schmerzreduktion kann eine zentrale Sensibilisierung für folgende nozizeptive Reize verhindern. Dies könnte einer der Hauptgründe für die lange Wirksamkeit der Kombination aus Lokalanästhetikum und Suprarenin in unserer Studie (bis zum fünften Tag postoperativ) sein.

**relative Schmerzreduktion der durchschnittlichen Belastungsschmerzwerte im Vergleich zu den präoperativen Werten**

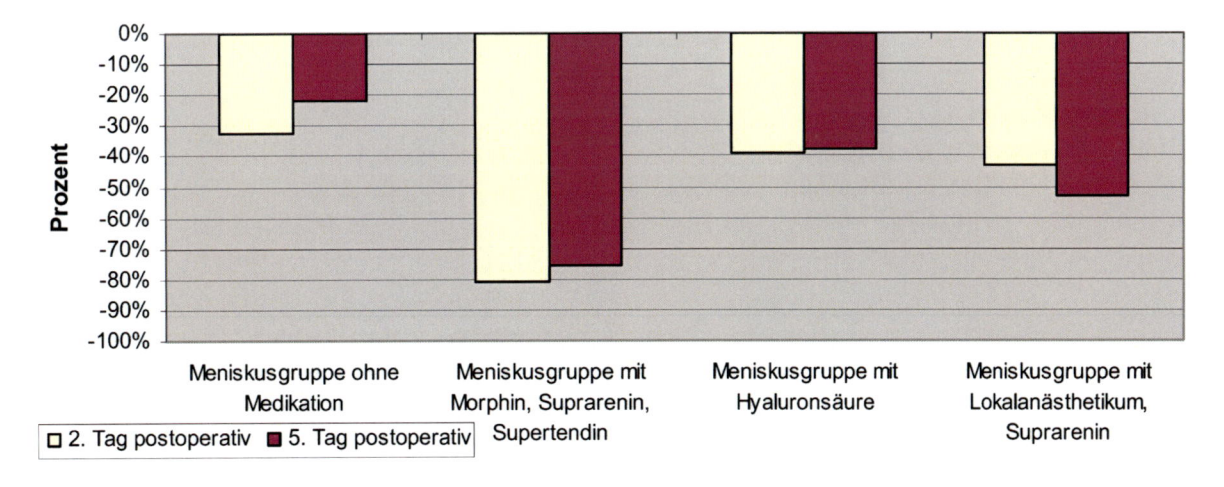

**Abbildung 141: Reduktion der Belastungsschmerzdurchschnittswerte in Prozent im Vergleich zu den präoperativen Ausgangswerten**

Die Schmerzwerte während der Maximalkraftmessung ließen keine signifikanten Veränderungen oder Unterschiede beobachten. Bei der Betrachtung der Ergebnisse des Schmerzes während der Maximalkraftmessung war postoperativ jeweils in allen Meniskusgruppen mit intraartikulärer Medikation eine Reduktion der durchschnittlichen

Schmerzwerteinstufungen zu erkennen. Im Gegensatz dazu war in der Meniskusgruppe ohne intraartikuläre Medikation sowohl am zweiten als auch am fünften Tag postoperativ eine Zunahme der durchschnittlichen Schmerzwerte im Vergleich zu präoperativ festzustellen.

Am fünften Tag postoperativ waren erneut die geringsten durchschnittlichen Schmerzwerte in der Meniskusgruppe mit Morphin, Suprarenin® und Supertendin® und in der Meniskusgruppe mit Hyaluronsäure zu erkennen.

**relative Schmerzreduktion der durchschnittlichen Schmerzwerte während der Maximalkraftmessung im Vergleich zu den präoperativen Werten**

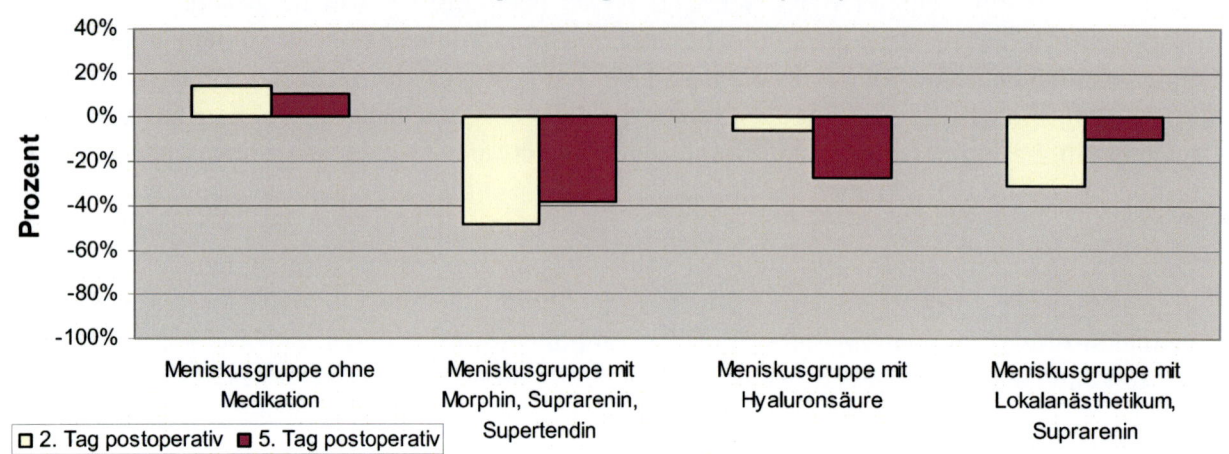

**Abbildung 142: Reduktion der Schmerzdurchschnittswerte während der Maximalkraftmessung in Prozent im Vergleich zu den präoperativen Ausgangswerten**

Der postoperative Schmerzmittelverbrauch in den Meniskusgruppen zeigte in unserer Studie keine signifikanten Unterschiede zwischen den Gruppen. Gleiche Ergebnisse des Ausbleibens eines signifikant reduzierten Schmerzmittelverbrauchs, trotz signifikanter Schmerzreduktion, wurden auch in anderen Studien festgestellt [50].

Dem Ruheschmerz kommt bei der Bewertung des Anteils der Entzündung am Schmerz besondere Bedeutung zu. Die Schmerzen in Ruhe werden zu einem Großteil durch entzündungsbedingte Erregung der Nozizeptoren und die bei einer Entzündung typische Sensibilisierung von Nozizeptoren und der damit verbundenen Hyperalgesie bei kleinsten Bewegungen verursacht. Hier waren die Vorteile einer entzündungshemmenden Komponente in den intraartikulären Pharmakagaben hinsichtlich der postoperativen Schmerzreduktion am stärksten ausgeprägt.

Sowohl die antientzündlich wirkende Hyaluronsäure [85] [106] [136] [137] [175] [275] [291] [294] ([346], S.826f.) [438] [457] [459] als auch die Kombination aus dem schwach antientzündlich wirkenden Morphin [26] [227] ([255], S.89) [435] und dem stark antientzündlich wirkenden Kortikoid ([305], S.357) [340] ([361], S.297f.) [402] ([404], S.47) [427] ([433], S.154) konnten die Ruheschmerzwerte postoperativ am besten verringern. In beiden Meniskusgruppen war der Schmerzwertmedian an beiden postoperativen Untersuchungsterminen bei 0 cm, also keinem Schmerz!

Aus den Ergebnissen der Schmerzbefragung unserer Studie war zu schließen, dass in den ersten fünf Tagen mit zunehmendem postoperativem Zeitraum die Entzündung als Ursache für den Gelenkschmerz eine ansteigend wichtigere Rolle einnahm.

Die Schmerzwerte während der Maximalkraftmessung und noch mehr, die während der Aktivität, zeigten ein anderes Bild. Hier schien weniger die Beherrschung der postoperativen Entzündung im Mittelpunkt zu stehen, als vielmehr die direkte Wirkung der intraartikulär gegebenen Pharmaka auf die Nervenzellen. Sowohl Opioide als auch Lokalanästhetika interagieren direkt mit den Nervenzellen, indem sie über Opioidrezeptoren das absteigende schmerzhemmende System peripher aktivieren [9] [26] [43] [76] [77] [84] [164] [180] [212]

[213] [214] [215] [227] [228] [232] ([255], S.89) ([305], S.185f.) [315] ([354], S.48) [356] [387] [388] [389] [435] [440] oder indem sie durch Blockade der Na$^+$- Kanäle der peripheren Nerven die Entstehung und Fortleitung der Erregung verhindern [90] ([221], S.277ff.) ([256], S.261) ([270], S.250f.) ([305], S.187 und 227). Die Hyaluronsäure hat diese direkte Interaktion mit den Nervenzellen nicht oder nur in viel geringerem Maße und kann deshalb bei körperlichen Belastungen den Gelenkschmerz nicht ähnlich gut reduzieren. Außerdem ist ein Großteil der analgetischen Wirkung der Hyaluronsäure durch das Coating (Zudecken) der Schmerzrezeptoren vor allem in der Synovialmembran begründet [106] [332]. Durch das Coating verhindert sie ein Angreifen der schmerzauslösenden Stoffe an den Nozizeptoren und damit die Aktivierung und Sensibilisierung der Nozizeptoren [106] [332]. Es ist anzunehmen, dass dieses Zudecken der Schmerzrezeptoren bei körperlicher Aktivität mit Gelenkbewegungen und damit zusammenhängenden Synovialflüssigkeitsumverteilungen im Gelenk weniger gut funktioniert. Durch den Fluss der Synovialflüssigkeit bei Bewegungen des Kniegelenks wird vermutlich die abdeckende Schicht teilweise aufgerissen und die schmerzauslösenden Stoffe können die Nozizeptoren sensibilisieren und aktivieren.

Da sich insbesondere aus einem signifikant höherem Schmerz bei Aktivitäten eine verzögerte Rehabilitation nach Kniegelenkeingriffen ergeben kann [196] ([314], S.33) [344] ([366], S.243), ist insbesondere die Schmerzreduktion bei Belastung von besonderer Bedeutung für die postoperative Mobilisation, Rehabilitation und Wiederherstellung. Das zeigen auch die Ergebnisse anderer Studien, die für die Dreierkombination aus Morphin, Lokalanästhetikum und Kortikoid und für Lokalanästhetika sowohl eine signifikante Belastungsschmerzreduktion als auch eine signifikant frühere Mobilisation der Patienten gegenüber der Placebogruppe erkennen lassen [339] [340] [383].

Die Dreierkombination aus Morphin, Suprarenin® und Supertendin® konnte in unserer Studie sowohl die Entzündung im Kniebinnenraum am besten bremsen (siehe Ausführungen zum Ruheschmerz) als auch den Schmerz bei körperlichen Belastungen am besten kontrollieren. Für jede ihrer drei zentralen Einzelkomponenten Morphin, Lokalanästhetikum und Kortikoid wurde in Studien eine signifikante postoperative Schmerzreduktion nach arthroskopischen Kniegelenkoperationen nachgewiesen [11] [20] [43] [50] [76] [84] ([152], S.594) [153] [164] [165] [204] [213] [214] [215] [216] [227] ([256], S.261) [298] [315] [340] [344] [351] [383] [388] [402] [427] [440], wobei die Kombination der drei Einzelkomponenten eine Wirkungsverstärkung herbeiführte [339] [340].

Unserer Studie ist mit den beiden postoperativen Untersuchungsterminen am zweiten und fünftem Tag postoperativ für die Ermittlung und Bewertung des genauen Wirkungseintritts der intraartikulären Pharmaka Morphin, Kortikoide und Lokalanästhetika weniger geeignet, da der Wirkungseintritt in den meisten Studien in den ersten Stunden postoperativ angegeben wird [43] [76] [84] [153] [213] [214] [215] [227] [258] [298] [337] [351] [388] [427] [440]. Aber die Ermittlung des genauen Wirkeintritts war auch nicht das eigentliche Ziel unserer vorliegenden Studie. Anders sieht das jedoch mit dem Anhalten der Wirkung aus. Durch die Ergebnisse unserer vorliegenden Studie konnte mit dem Beobachtungszeitraum bis fünf Tage postoperativ eine deutliche klare Aussage über das Anhalten der Wirkung der intraartikulär verabreichten Pharmaka bis einschließlich zum fünften Tag postoperativ getroffen werden. Die postoperative signifikante Schmerzreduktion in den Meniskusgruppen mit Morphin, Suprarenin® und Supertendin® und mit Lokalanästhetikum und Suprarenin® bei Aktivität hielt in unserer Studie bis zum fünften Tag postoperativ an. In den Vergleichsstudien mit intraartikulärem Morphin war in einer Studie über ein Anhalten der analgetischen Wirkung sogar bis zu einer Woche postoperativ berichtet worden [50]. Die meisten anderen Studien beendeten leider meist schon den Beobachtungszeitraum 24 h oder 48 h nach der Operation, so dass trotz signifikanter Schmerzreduktion zu diesem Zeitpunkt keine Aussage über den weiteren Verlauf der Schmerzwerte in diesen Studien getroffen werden konnte [11] [76] [153] [204] [213] [227] [285] [351].

In Vergleichstudien mit intraartikulärem Lokalanästhetika wird zumeist ein Anhalten der signifikanten postoperativen Schmerzreduktionen von 2 – 4 h postoperativ beobachtet [43] [84] [215] [258] [298] [337]. Andere Studien zeigten aber ein Anhalten der analgetischen Wirkung bis zu 24 h postoperativ [75] [84] [165]. Leider wurde aber auch hier der Beobachtungszeitraum zumeist früh beendet oder über den Zeitraum danach nichts mehr berichtet [75] [84] [165], so dass die Ergebnisse unserer Studie eine klar länger anhaltende signifikante Schmerzreduktion durch die intraartikuläre Gabe von Lokalanästhetikum mit Suprarenin® als in den Vergleichsstudien offenbarten.

## 5.7 Bewegungsumfang (Range of Motion) und Gelenkblockierungen

Der normale Bewegungsumfang des Kniegelenks liegt nach der Neutral-Null-Methode bei 0° in der Streckung bzw. bis 5 - 10° Überstreckung ([301], S.133) ([374], S.45) und beläuft sich bei der Beugung auf etwa 130° - 140° aktiv (mit eigener Kniebeugemuskelkraft) und auf etwa 150-160° Beugung passiv mit Unterstützung ([78], S.1025ff.) ([301], S.133) ([303], S.350) ([374], S.45). Bei rechtwinklig gebeugtem Kniegelenk sind circa 40° Außen- und 10° Innenrotation möglich ([374], S.46.).

**Untersuchungsteil A**
(präoperativer Vergleich zwischen Meniskus-, Knorpel- und kniegesunder Kontrollgruppe)

In dieser Studie fand sich bei der Streckung nur in der Meniskusgruppe ein signifikanter Unterschied zwischen verletztem und gesundem Bein. Die verletzten Kniegelenke der Meniskuspatienten wiesen als einzige ein durchschnittliches Streckdefizit auf. Das Streckdefizit lag etwa bei durchschnittlich 1,5°. Dies ist von besonderem Interesse, da ein gewisses Flexionsdefizit weniger hinderlich ist als eine Streckhemmung ([78], S.1105).
Gelenkblockierungen, die sich charakteristischer Weise als Streckhemmung äußern ([171], S.351), sind häufig Folge von Meniskusverletzungen [54] [64] ([78], S.1055) ([79], S.177) ([171], S.351) [198] ([282], S.129) ([238], S.112) ([397], S.31). Allgemein sind sie durch eine Einklemmung von Gewebselementen verursacht ([78], S.1055). Bei Gelenkblockierungen können neben den Streck- selten auch Beugehemmungen vorliegen ([346], S.828).
In unserer Studie wurden von keinem der Patienten der Knorpelgruppe Einklemmungen berichtet. Demgegenüber äußerten knapp über 5 % der Meniskuspatienten, zeitweise Einklemmungserscheinungen gehabt zu haben. In diesem Punkt lagen die Daten unserer Studie für Meniskusverletzungen weit unter den Prozentwerten aus der Literatur.
Debrunner [79] publizierte, dass es bei ungefähr der Hälfte der Meniskusverletzungen zumindest kurzzeitig zu Gelenkblockierungen kommt ([79], S.177). Das Ergebnis von Chatain et al. [64], dass 44,0 % der Meniskuspatienten über zeitweise Blockierungen berichteten, liegt in derselben Größenordnung [64].
Von besonderem Interesse sind die Gelenkblockierungen für die postoperative Prognose nach der operativen Versorgung. Patienten, die über Einklemmungen des Meniskus nach der Meniskusverletzung klagten, hatten nämlich signifikant schlechtere Rekonstruktionsergebnisse einer Meniskusverletzung als Patienten die solche Beschwerden präoperativ nicht äußerten ([63], S.529). Für Meniskusteilresektionsbehandlungen wird ähnliches gelten, da Einklemmungen zu Knorpelschäden führen können und damit das Ergebnis nach jeglicher Meniskusbehandlung negativ beeinflussen können.
Auch bei der Beugung war in unserer Studie der Unterschied zwischen verletztem und gesundem Kniegelenk in der Meniskusgruppe signifikant. Aber es waren auch erstaunlicher Weise signifikante Unterschiede in der kniegesunden Kontrollgruppe wahrzunehmen. Der

Beugeausfall zwischen verletztem Bein der Meniskusgruppe und schlechterem Bein der kniegesunden Kontrollgruppe zeigte sich zudem als signifikant.

Betrachtete man zusätzlich den Flexionsausfall, so war hier ein signifikant höherer Flexionsausfall in der Meniskusgruppe gegenüber der kniegesunden Kontrollgruppe festzustellen.

## Untersuchungsteil B
### (prä- und postoperativer Vergleich zwischen den Meniskusgruppen)

Präoperativ äußerten ein Patient aus der Meniskusgruppe mit Hyaluronsäure und zwei Patienten aus der Meniskusgruppe mit Lokalanästhetikum und Suprarenin® zeitweise oder bleibende Gelenkblockierungen.

Präoperativ war in allen Gruppen ein leichtes durchschnittliches Streckdefizit zwischen 0,71° und 3,00° vorhanden. Die Unterschiede zwischen den Gruppen waren weder prä- noch postoperativ signifikant.

Das durchschnittliche Streckdefizit vergrößerte sich in allen Meniskusgruppen von präoperativ zu zweitem Tag postoperativ außer in der Meniskusgruppe mit Hyaluronsäure. In dieser Gruppe ergab sich eine leichte nicht signifikante Verbesserung.

Am fünften Tag postoperativ lag das durchschnittliche Streckdefizit sowohl in der Meniskusgruppe mit Hyaluronsäure als auch in der Meniskusgruppe mit Lokalanästhetikum und Suprarenin® unter den präoperativen Werten. In der Meniskusgruppe mit Morphin, Suprarenin® und Supertendin® waren eine Abnahme zwischen den postoperativen Terminen und eine ganz leichte Zunahme von präoperativ zu fünftem Tag postoperativ zu beobachten. Nur das Streckdefizit in der Meniskusgruppe ohne Medikation war postoperativ deutlich auf durchschnittlich 8° am fünften Tag nach der Operation angestiegen. Die Zunahme in dieser Gruppe von prä- zu postoperativ war signifikant.

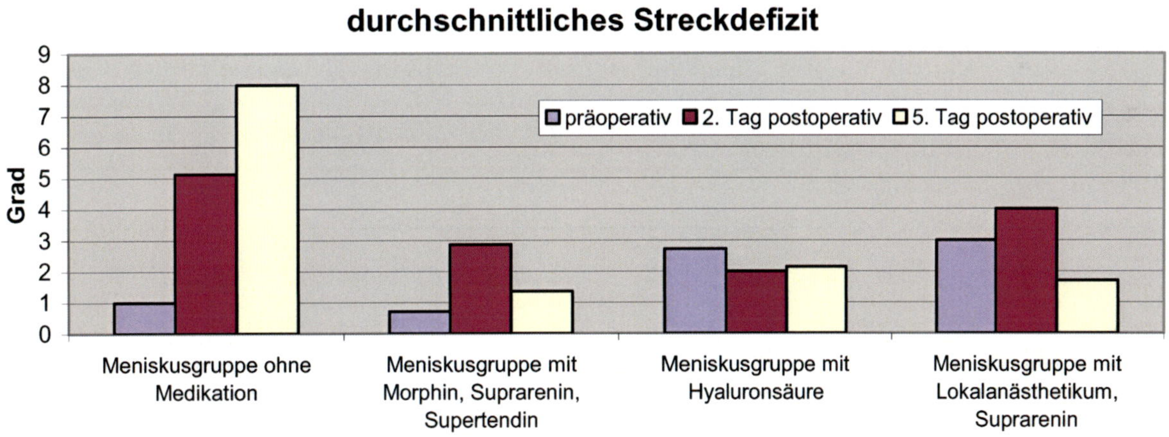

**Abbildung 143:** durchschnittliches Streckdefizit in Grad in den vier Meniskusgruppen an den drei Messterminen

Durch die Meniskusoperation und die dabei erfolgte Aufhebung der Funktionsstörung ist davon auszugehen, dass der Meniskus weitestgehend als Grund für ein weiter bestehendes Streckdefizit postoperativ ausschied. Postoperativ sind demnach andere Faktoren, die aber auch schon präoperativ vorgelegen haben können, für das durchschnittliche Streckdefizit ausschlaggebend. Insbesondere Entzündungen mit Kniegelenkschwellung und ein erhöhter Muskeltonus werden in der Literatur als mögliche Gründe angeführt [345]. Während sich die Faktoren in der Meniskusgruppe ohne intraartikuläre Medikation voll ausbilden konnten, wurden beide Faktoren von den intraartikulären Gaben der Pharmaka und Pharmakakombinationen in den Medikamentengruppen positiv beeinflusst. Die antientzündliche Komponente der Dreierkombination aus Morphin, Suprarenin® und Supertendin® und die Einzelpharmakongabe aus Hyaluronsäure reduzierten die Entzündung mit dem Kniegelenkerguß und der Kniegelenkschwellung. Die postoperative analgetische Wirkung der intraartikulären Pharmakagaben aller drei Medikamentengruppen sorgte für eine Reduktion der Angst und des Muskeltonus. Die Reduktion beider Faktoren durch die intraartikulären Pharmaka konnte das postoperative Streckdefizit in den Medikamentengruppen gering halten. Die Veränderungen von prä- zu fünftem Tag postoperativ waren in den Medikamentengruppen gering. Im Gegensatz dazu war in der Meniskusgruppe ohne intraartikuläre Medikation ein signifikanter Anstieg von prä- zu fünftem Tag postoperativ zu beobachten.

Bei der Beugung zeigte sich in allen Meniskusgruppen von präoperativ zu zweitem Tag postoperativ ein deutlicher signifikanter Rückgang der durchschnittlichen Beugewerte. Postoperativ war von zweitem zu fünftem Tag in allen Medikamentengruppen wieder ein signifikanter Zuwachs zu beobachten, nur in der Meniskusgruppe ohne Medikation war der Zuwachs nicht signifikant.

Auch das Beugedefizit ist postoperativ vor allem durch Entzündung, Erguss und gesteigerten Muskeltonus bedingt [345]. Daher führten in unserer Studie die intraartikulären Medikamentengaben am Ende der arthroskopischen Operation aus den bereits erwähnten Gründen zu einem signifikanten postoperativen Rückgang des Beugedefizits von zweitem zu fünftem Tag postoperativ. Wobei beim Beugedefizit die entzündliche Komponente den größeren Einfluss auf das Ausmaß des Beugedefizits zu haben scheint als die postoperative Muskeltonuszunahme. Dies zeigte sich in der vorliegenden Untersuchung darin, dass die intraartikulären Medikamentengaben der Medikamentengruppen mit antientzündlicher Komponente (Meniskusgruppe mit Morphin, Suprarenin® und Supertendin® und Meniskusgruppe mit Hyaluronsäure) das Beugedefizit am fünften postoperativen Tag klar mehr reduzieren konnten als die intraartikuläre Medikation der Meniskusgruppe mit Lokalanästhetikum und Suprarenin®, die keine nennenswerte antientzündliche Komponente hat.

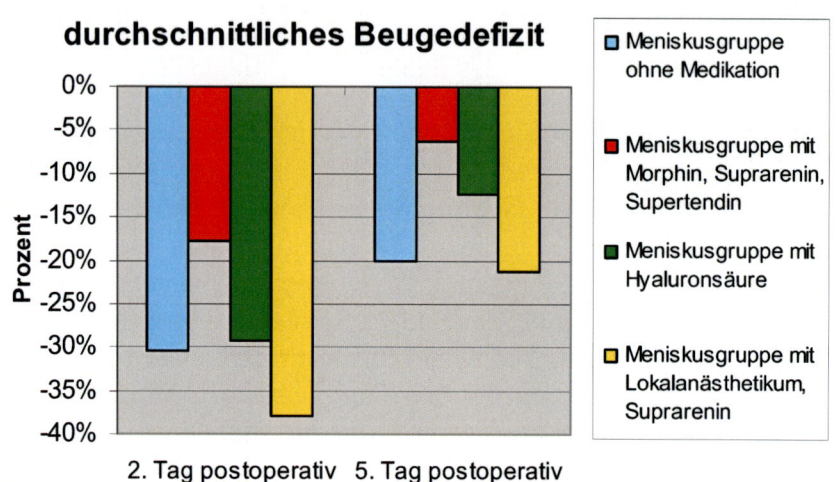

Abbildung 144: relativer Verlust der durchschnittlichen Beugung der vier Meniskusgruppen im Vergleich zu den präoperativen Durchschnittswerten des verletzten Beines

Die Interaktionen zwischen Morphin und dem Immunsystem wurden in zahlreichen Studien gesichert [435]. Morphin zeigt eine immunsuppressive Wirkung [435], greift direkt in die Regulation von Entzündungsmediatoren ein und wirkt somit auch antientzündlich [26] [227] ([255], S.89) [435]. Der immuninhibierende Effekt der Opioide bei peripherer intraartikulärer Anwendung in hyperinflammatorischen Zuständen [435] unterstützt die antiinflammatorische Komponente der Kortikoide. Kortikoide greifen bei vielen akuten Entzündungen in einer sehr frühen Phase an ([404], S.49). Intraartikuläre Kortikoide wirken antientzündlich und reduzieren Schwellung und Schmerz ([305], S.357) [402] ([404], S.47) [427] ([433], S.154).

Die intraartikuläre Gabe von Hyaluronsäure wirkt entzündungshemmend, filtert durch ihre Molekularsiebfunktion Entzündungszellen und Entzündungsmediatoren aus der

Synovialflüssigkeit heraus [85] [106] [136] [137] [175] [275] [291] [294] ([346], S.826f.) [438] [457] [459] und reduziert die Gelenkergussbildung [332].
Während die Kombination aus Morphin, Suprarenin® und Supertendin® schon am zweiten Tag postoperativ das Beugedefizit deutlich verkleinern konnte, setzte die effektive Wirkung der Hyaluronsäure erst zwischen dem zweiten und fünften Tag postoperativ ein.
Die häufig am Ende des operativen Kniegelenkeingriffs zur Analgesie eingesetzten Lokalanästhetika [165] [344] [402] haben keine oder nur sehr geringe antientzündliche Eigenschaften.
Sowohl in der Meniskusgruppe mit Lokalanästhetikum als auch in der Meniskusgruppe ohne Medikation war der Abfall von prä- zu fünftem Tag postoperativ signifikant, während die durchschnittlichen Beugewerte in der Meniskusgruppe mit Morphin, Suprarenin® und Supertendin® und in der Meniskusgruppe mit Hyaluronsäure am fünften Tag postoperativ schon wieder so angewachsen waren, dass sie im Vergleich zu den präoperativen Werten sich nicht signifikant verschlechtert hatten.
Das durchschnittliche Flexionsdefizit war aber in allen Gruppen an allen Untersuchungstagen weit von der minimal zum Gehen nötigen Knieflexion von etwa 60° entfernt ([78], S.145).

## 5.8 Beinumfänge

Die Beinumfangsmessungen bieten einen objektiven, vom Patienten während der Messung kaum zu beeinflussenden, Wert ([171], S.356). Während die anderen Messungen wie Beweglichkeit und Kraft durch Schmerz, unbewusste Schonhaltung oder durch eine vom Patienten selbst gewollte Schonung in ihren Maximalwerten (etwas) herabgesetzt sein können, ist die Beinumfangsmessung nicht in dieser Weise vom Patienten beeinflussbar.
Die Umfangsmessungen lassen zwar keine eindeutige Aussage zum Kraftniveau zu, weil gemeinsam mit der Muskulatur auch das Bindegewebe mitgemessen wird [386], vermitteln aber trotzdem einen Eindruck über die Veränderungen der Muskulatur des Beines. Erschwerend kommt aber hinzu, dass Agonisten und Antagonisten unterschiedlich stark dem Atrophieprozess unterworfen sind, was differenzierte Aussagen alleine mit der Umfangsmessung nicht leichter werden lässt [386].
Umfangsmessungen der Beine geben aber objektive Anhaltspunkte ([171], S.356), können einen Kniegelenkerguss bzw. eine Kniegelenkschwellung bestätigen und insbesondere eine Muskelatrophie der Oberschenkelmuskulatur aufdecken ([171], S.356).
Kniegelenkverletzungen führen oft über Schonhaltungen und verminderte Mobilität zu Muskelatrophien ([30], S.39f. und S.178) ([78], S.1028) [125] [453]. So spiegelt insbesondere der M. quadriceps femoris den Zustand des Kniegelenks wieder ([78], S.1028 und 1059) und seine Atrophie ist als ein Indikator für eine nicht einwandfreie Kniegelenkmechanik zu sehen ([78], S.1028). Die optimale Funktion des Kniegelenks ist demnach abhängig von einer koordinativen Aktion des Quadrizepskomplexes [330]. Nach einer Kniegelenkstörung ist sehr rasch eine Atrophie des Quadrizeps zu bemerken [74] ([78], S.131 und 1028). Schon eine reduzierte Belastung eines Beines über wenige Tage kann sich bereits in einer erfassbaren Umfangsminderung vor allem der Oberschenkelmuskulatur niederschlagen ([171], S.356).
Eine Quadrizepsatrophie ist bereits 2 Wochen nach einem Meniskustrauma am M. vastus medialis und auch später noch an diesem Muskel nachweisbar ([450], S.27). Der M. vastus medialis ist der Muskel, der als erster atrophiert ([447], S.12) ([460], S.453). Insbesondere bei chronischen Meniskusverletzungen ist die Atrophie des M. quadriceps femoris ([78], S.1030) ([162], S.935) ([174], S.214) ([361], S.297) [429] ([450], S.27) und spezifischer die Atrophie seines Anteils des M. vastus medialis häufig zu beobachten ([79], S.170) ([162], S.935) ([293], S.1258) ([398], S.7) ([450], S.27) ([460], S.435).
Auch nach Meniskuseingriffen besteht die Gefahr der Atrophie des M. vastus medialis [32] [124]. Damit verbunden können postoperativ Beschwerden im Kniegelenk auftreten [32].

Aber auch die Beugermuskeln des Kniegelenks können bei einer Meniskusverletzung mit betroffen sein ([374], S.44). Innenmeniskusverletzungen können durch ihre anatomische Beziehung zum Seitenband zusätzlich zu einer Atrophie des M. Sartorius führen ([374], S.44).

## Untersuchungsteil A
### (präoperativer Vergleich zwischen Meniskus-, Knorpel- und kniegesunder Kontrollgruppe)

Die Beinumfangsmessungen des Untersuchungsteils A ergaben einen signifikant größeren durchschnittlichen **Beinumfang in Höhe des Kniegelenkspalts** der verletzten betroffenen Beine in der Meniskusgruppe gegenüber den nicht betroffenen Beinen aus der Meniskusgruppe und allen Beinumfängen aus der kniegesunden Kontrollgruppe.

Diese präoperative Umfangssteigerung auf der verletzten Kniegelenkseite bei den Patienten mit Meniskusverletzungen ist gut mit den in der Literatur häufig beschriebenen Gelenkergüssen und Gelenkschwellungen nach Meniskusverletzungen vereinbar ([33], S.405f.) ([78], S.1086) ([79], S.177) ([97], S.876f.) ([171], S.343 und 351f.) ([174], S.213) ([293], S.1258) ([303], S.300) ([331], S.301) ([406], S.39f.) ([410], S.290ff.) ([450], S.26f.). Neben der objektiven Umfangsmessung in Kniegelenksspalthöhe erbrachte auch die inspektorische Begutachtung der Kniegelenkschwellung bzw. des Kniegelenkergusses eine signifikant größere Schwellung bzw. Erguss in der Meniskusgruppe gegenüber der kniegesunden Kontrollgruppe.

Bei den Meniskusschädigungen sind es hauptsächlich unbedachte Bewegungen, die Reizergüsse nach sich ziehen ([171], S.351f.) ([174], S.213) ([303], S.300). Im Laufe der Zeit kommt dann zusätzlich eine Kapselschwellung hinzu ([78], S.1086). Die Patienten berichten deshalb oft über rezidivierende Schwellungszustände (Ergüsse) des Kniegelenks ([346], S.828). Kniegelenkschwellungen bzw. -ergüsse werden häufig bei Meniskusverletzungen nach einer Aktivität oder Belastung größer ([171], S.351). So gaben auch mehr als ¾ der Patienten mit Meniskusverletzungen dieser Studie eine Schwellung bei oder nach Aktivität an.

Kniegelenkergüsse durch frische Meniskustraumen, wie sie in der Literatur insbesondere für kapselnahe Meniskusrisse beschrieben wurden ([78], S.1086) ([139], S.45) ([161], S.783) ([171], S.352) ([174], S.213) ([282], S.129) ([450], S.26f.), spielten in dieser Studie eine eher untergeordnete Rolle, da nur einer der Patienten in den ersten 2 Wochen nach dem Meniskustrauma operiert wurde.

Auch versteckte oder palpable sekundäre Bakerzysten auf Grund von Meniskusverletzungen können zu einer Umfangssteigerung in Höhe des Gelenkspalts führen. Sie stellen Ausdehnungen des Ergusses mit Ausstülpung der Kniegelenkkapsel von dem Gelenkraum in die Kniekehle dar und werden durch fortwährende chronische Kniegelenkergüsse, wie sie bei Meniskusverletzungen und auch bei Gonarthrosen zu finden sind, hervorgerufen [59] ([78], S.1088) ([240], S.721) ([397], S.31).

Am Oberschenkel waren eigentlich nach den bereits erwähnten Publikationen größere Abnahmen der Beinumfänge auf der verletzten Beinseite bei den Patienten der Meniskusgruppe zu erwarten.

**20 cm über dem Kniegelenkspalt am Oberschenkel** zeigte sich im Vergleich zwischen den verletzten und den nicht betroffenen Beinen der Meniskusgruppe knapp keine Signifikanz. Also konnte hier knapp keine Muskelatrophie durch die Meniskusverletzung signifikant nachgewiesen werden. **10 cm über dem Kniegelenkspalt am Oberschenkel** konnten in den Patientengruppen keine signifikanten Unterschiede beobachtet werden, während in der kniegesunden Kontrollgruppe hier sogar ein signifikanter Unterschied zwischen den rechten und linken Beinen zu bemerken war.

Das Ausbleiben des signifikanten Nachweises einer Muskelatrophie durch die Meniskusverletzung am Oberschenkel ist überraschend. Insbesondere die in der Literatur nach Meniskusverletzungen häufig angeführte Atrophie des M. vastus medialis ([162], S.935) ([293], S.1258) ([450], S.27) ([460], S.435) sollte eigentlich durch die Beinumfangsmessung 10 cm über dem Kniegelenkspalt bestätigt werden.

Am **Unterschenkel 10 cm unter dem Kniegelenkspalt** konnte in der Meniskusgruppe ein signifikanter Unterschied zwischen den nicht betroffenen und den betroffenen Beinen ausgemacht werden. Dies ist Ausdruck einer signifikanten Muskelquerschnittsabnahme und Muskelatrophie, die sich aber bei der Auswertung der Daten des **größten Umfangs am Unterschenkel** nicht nochmals bestätigen ließ.

## Untersuchungsteil B
(prä- und postoperativer Vergleich zwischen den Meniskusgruppen)

Die Beinumfänge in den vier Meniskusgruppen des Untersuchungsteils B ließen präoperativ keine signifikanten Unterschiede in den verschiedenen Messhöhen (Kniegelenkspalt, 20 cm über, 10 cm über und 10 cm unter dem Kniegelenkspalt und am größten Unterschenkelumfang) erkennen. Auch an den beiden postoperativen Messterminen zeigten sich keine signifikanten Unterschiede in den verschiedenen Messhöhen zwischen den Meniskusgruppen.

Der Verlauf der Beinumfänge in den einzelnen Meniskusgruppen offenbarte auf Höhe des Kniegelenkspalts in allen Meniskusgruppen bis auf die Meniskusgruppe mit Lokalanästhetikum und Suprarenin® eine Zunahme des durchschnittlichen Beinumfangs von präoperativ zu zweitem Tag postoperativ, was auf eine leichte Gelenkschwellungszunahme durch die Operation zurückzuführen sein dürfte. Von zweitem zu fünftem Tag postoperativ war die Veränderung in den jeweiligen Gruppen genau umgekehrt. Diese Abnahme des durchschnittlichen Kniegelenkumfangs des verletzten Beines war aber nur in der Meniskusgruppe mit Hyaluronsäure signifikant.

Es ist bekannt, dass jeder arthroskopische Gelenkeingriff in unterschiedlichem Umfang zur Entstehung entzündlicher Gelenkschwellungen und Schmerzen führen kann [427]. Zudem können Operationen und Verletzungen, die die Gelenkkapsel miteinbeziehen, eine Veränderung der Zusammensetzung der Gelenkflüssigkeit verursachen [345]. Aber auch wenn die Gelenkkapsel zuerst unbeteiligt blieb, können Veränderungen der Gelenkmechanik zu einer Irritation mit folgender Gelenkflüssigkeitsveränderung führen [345]. Sowohl die Quantität als auch die Qualität der produzierten Gelenkflüssigkeit sind verändert [345]. Die Menge der Gelenkflüssigkeit und die Kompressibilität nehmen zu, während die Viskosität abnimmt [345]. Zusätzlich kommt es zu einer Freisetzung von Entzündungsmediatoren, die negativen Einfluss auf die Chondrozyten haben [345].

Die signifikante Reduktion des Gelenkumfangs und somit des Gelenkergusses bzw. der Gelenkschwellung auf der verletzten Kniegelenkseite der Meniskusgruppe mit Hyaluronsäure von zweitem zu fünftem postoperativen Tag steht in Übereinstimmung mit den Aussagen von Pförringer [332], der in Verbindung mit intraartikulären Hyaluronsäuregaben auch reduzierte Ergussbildung bei den mit Hyaluronsäure behandelten Gelenken gefunden hatte [332].

Es scheinen hierbei vor allem zwei Hauptfaktoren für die Erguss-/Schwellungsreduktion nach intraartikulärer Hyaluronsäuregabe ausschlaggebend zu sein:

Erstens führt die Molekularsiebfunktion der Hyaluronsäure verbunden mit ihren Radikalfängereigenschaften zu einer Entzündungshemmung [106] [136] [137] [275] [294] ([346], S.826f.) [438] [457] [459] und damit auch zu einer Reduktion von Reizergüssen [457]. Die entzündungshemmenden Eigenschaften der Hyaluronsäure [438] vermögen kontraproduktive Gelenkreaktionen auf einen arthroskopischen Meniskuseingriff zu mildern und haben damit großen Einfluss auf die postoperative Nachbehandlung und das Therapiegesamtergebnis [85].

Zweitens ist die Wasserbindungsfähigkeit des Gelenkknorpels eng mit dem Hyaluronsäuregehalt der Synovia verbunden [106]. Der vermehrte Wassergehalt des Gelenkknorpels ist für die Belastung und Belastbarkeit des Gelenkknorpels von besonderer Wichtigkeit und stellt die Basis für die Elastizität des Knorpels dar [106]. Eine höhere Hyaluronsäurekonzentration in der Synovia durch eine intraartikuläre Gabe am Ende des arthroskopischen Kniegelenkeingriffs führt folglich zu einer gesteigerten Fähigkeit des Gelenkknorpels für eine Wassereinlagerung aus dem Gelenkspalt mit Abnahme der Gesamtgelenkflüssigkeit.

Nachdem im Untersuchungsteil A keine signifikante Muskelatrophie am Oberschenkel 20 cm und 10 cm über dem Kniegelenkspalt präoperativ nachgewiesen werden konnte, zeigten sich in den vier Meniskusgruppen von präoperativ zu postoperativ am Oberschenkel ungleiche Veränderungen. In allen Meniskusgruppen außer der mit Morphin, Suprarenin® und Supertendin® fanden sich signifikante Abnahmen der durchschnittlichen Muskelquerschnitte auf der verletzten Kniegelenkseite am Oberschenkel 20 cm über dem Kniegelenkspalt von präoperativ zu einem der postoperativen Messtermine oder von zweitem zu fünftem postoperativem Tag. Nur in der Meniskusgruppe mit Morphin, Suprarenin® und Supertendin® waren keine signifikanten Veränderungen hinsichtlich einer Muskelatrophie postoperativ zu beobachten. Die in der Literatur beschriebene Atrophie des M. vastus medialis nach Meniskuseingriffen [32] und die damit verbundenen postoperativen Beschwerden im Kniegelenkbereich [32] konnten also in der Meniskusgruppe mit Morphin, Suprarenin® und Supertendin® weitreichender und besser abgewendet werden. Wobei zu bemerken bleibt, dass am Oberschenkel 10 cm über dem Kniegelenkspalt in keiner der Meniskusgruppen signifikante Veränderungen auf der verletzten Kniegelenkseite zu erkennen waren.

Die Studien von Rasmussen et al. [339] [340] zeigten für die intraartikuläre Kombinationsgabe von Morphin, Lokalanästhetikum und Glukokortikoid neben der signifikanten analgetischen Wirkung, eine signifikante Verbesserung der Mobilisationsparameter (Zeitpunkt der Schmerzfreiheit, Zeitraum der Teilbelastung und Rückkehr zur Arbeit) [339] [340]. Auch alleinige intraartikuläre Glukokortikoidgaben verkürzten die Rekonvaleszenzzeit nach arthroskopischen Kniegelenkeingriffen [340]. Außerdem spielt hierbei, die von vielen Autoren beschriebene, effektive und lang anhaltende analgetische Wirksamkeit von am Ende des arthroskopischen Eingriffs verabreichtem intraartikulären Morphin eine nicht zu unterschätzende Rolle [214] [215] [227] [298] [351]. Denn es ist von besonderer Wichtigkeit den postoperativen Schmerz nicht nur in Ruhe, sondern auch während der Aktivität deutlich zu lindern und zu kontrollieren [344], da der postoperative Schmerz oft mit Angst verbunden ist [344] und daraus Schonung und verzögerte Mobilisation und Rehabilitation resultieren können [298].

Die in der Meniskusgruppe mit Morphin, Suprarenin® und Supertendin® intraartikulär verabreichte Pharmakakombination scheint am besten die mobilisationshemmenden Einflüsse postoperativ zu unterbinden und somit die körperliche Aktivitätseinschränkung mit darauf folgender Atrophie der Oberschenkelmuskulatur am besten zu reduzieren.

Am Unterschenkel, 10 cm unter dem Kniegelenkspalt, waren keine signifikanten Veränderungen festzustellen. Postoperativ zeigte sich hier in allen Meniskusgruppen eine Zunahme der durchschnittlichen Umfänge, die Ergebnis der gravitationsbedingten Verteilung der postoperativen Kniegelenkschwellung in das umliegende Gewebe sein dürfte. Der größte Unterschenkelumfang wies auf der verletzten Kniegelenkseite keine Signifikanzen auf.

Die Ursachen der Muskelatrophie nach einer Meniskusverletzung oder einem arthroskopischen Kniegelenkeingriff sind vielgestaltig. Direkt nach einer Meniskusverletzung sind sowohl eine Steigerung des Muskeltonus infolge der Afferenzen aus dem Verletzungsgebiet [74] ([406], S.468) als auch eine Reflexatrophie mit herabgesetztem Muskeltonus und verminderter Erregbarkeit ([30], S.178) beschrieben worden.

Nach dieser frühen Phase wird für den Zeitraum nach einer Verletzung, wie auch nach einem operativen Eingriff, zur Erklärung der Muskelatrophie von den meisten Autoren eine Inaktivitäts- bzw. Minderaktivitätsatrophie favorisiert ([30], S.178) [419]. In Versuchen wurde festgestellt, dass die Muskulatur auf jede (längere) Immobilisation und Minderaktivität mit einer frühzeitigen Atrophie [7] [85] ([286], S.107) [367] [418] und funktionellen Defiziten [367] [418] reagiert. Der größte Verlust an Muskelmasse setzt dabei am Anfang der Immobilisierung ein [48] [85].

Eine Immobilisation muss aber nicht gleichbedeutend mit dem Anlegen eines Gipses sein [330]. Auch die Kombination aus Gelenkerguss, Schmerzen, Furcht vor Bewegung und damit zusammenhängender Furcht vor Schädigung von Gelenk- und Muskelgewebe führt zu einer Immobilisation oder zumindest zu einer eingeschränkten Aktivität, kann eine ungenügende postoperative Rehabilitation zur Folge haben und auch eine Muskelatrophie nach sich ziehen ([30], S.178) ([78], S.146) [104] [124] [298] [330] ([336], S.8) [419].

Zusätzlich wird von einigen Autoren eine neurogene Komponente bei der Muskelatrophie vermutet [74] [104]. Insbesondere die Muskelatrophie nach Meniskusverletzungen ist nach Czipott et al. [74] nicht allein durch die Aktivitätsminderung zu erklären, weil auch bei schon annähernd normaler Funktion und Belastbarkeit trotzdem eine Atrophie beobachtet werden kann [74]. Dies wird umso deutlicher nach erfolgter Meniskusoperation und damit wiederhergestellter guter Gelenkfunktion [74]. Auch hier ist in der ersten Zeit postoperativ trotzdem eine gewisse Atrophie der Muskulatur wahrzunehmen [74] [124]. Diese könnte durch die operationsbedingte Ausschaltung der Propriorezeptoren und anderer Afferenzen bedingt sein [104] [124]. Knieverletzungen durch das Trauma selbst oder das Operationstrauma führen zu einer Quadrizepsschwächung, während die Knieflexoren nur wenig beeinflusst werden [453]. Insbesondere die Erregung von Nozizeptoren, aber auch anderer Rezeptoren, im und im Umfeld des Gelenks haben exzitatorische Einflüsse auf die Flexorenaktivität, während die Streckmuskulatur des Kniegelenks durch die Signale inhibiert wird [124] [453]. Die Quadrizepsinhibition schwächt willkürliche Kontraktionen des Muskels, reduziert den Muskeltonus, führt zu einer Muskelatrophie, einem Übergewicht der Flexoren und der Tendenz des Patienten das Kniegelenk in einer gebeugten Position zu halten [453]. Eine wirksame Muskelinhibition des M. quadriceps femoris kann auch in Abwesenheit von relevanten Schmerzen vorliegen [453]. So kann auch ein Gelenkerguss zu einer wirkungsvollen Muskelinhibition des Quadrizeps führen [453]. Der Gelenkschmerz führt zu einer Aktivierung der Flexoren im Sinne einer Schonhaltung des Kniegelenks [453]. Die Aktivierung der Neurone der Flexoren führt aber auf Rückenmarksebene zu einer Inhibition der Neurone der Extensoren, folglich auch dadurch zu einer Muskelinhibition [453].

Eine Muskelinhibition kann also nicht allein durch eine wirkungsvolle postoperative Schmerztherapie verhütet werden [453], obgleich diese den wichtigsten Anteil der Verhinderung darstellt. Zusätzlich müssen weitere Afferenzen beachtet werden, wie zum Beispiel der intraartikuläre Druck und die Gelenkposition [453].

Auch Instabilitäten des Kniegelenks können zu einer Muskelatrophie führen ([30], S.180).

Die Betrachtung der Beinumfänge auf der Gegenseite aller behandelten Meniskuspatienten von präoperativ bis zum fünften Tag postoperativ ergab signifikante Abnahmen am Oberschenkel vom präoperativen zu den postoperativen Messterminen. Da hier eine neurogene Komponente hinsichtlich eines Afferenzendefizits fehlt, ist alleine eine Minderaktivitätsatrophie mit gegebenenfalls zentraler neurogener Komponente zur Erklärung heranzuziehen.

Die verschiedenen Muskelstränge des M. quadriceps femoris sind unterschiedlich stark von der Muskelatrophie nach Meniskusverletzungen (bzw. durch Immobilisation) betroffen [74] [85]. Am stärksten atrophiert der M. vastus medialis [74] [85]. Gefolgt von der Atrophie des M. vastus lateralis [74] [85]. Am wenigsten verlorene Muskelmasse zeigt der M. rectus femoris [74] [85].

In Untersuchungen wurden die Gründe für die Verteilung der Rangfolge der Muskelatrophie identifiziert. Erstens ist der M. rectus femoris als einziger Muskelanteil des Quadrizeps zweigelenkig [85] ([398], S.6) und daher auch an den Bewegungen des nicht verletzten Hüftgelenks beteiligt. Deshalb wird der M. rectus femoris auch bei einer Schonung des Kniegelenks immer noch meist ausreichend aktiviert. Zweitens sind grundsätzlich zwar alle Muskelfasertypen von der Minderaktivitätsatrophie betroffen [386], das Ausmaß des Atrophieprozesses ist aber für die einzelnen Muskelfasertypen unterschiedlich [196] ([286], S.107) [386]. Die Atrophie wirkt sich stärker auf die langsameren Typ-I-Fasern (=ST-Fasern =Slow twitch-Fasern) aus, als auf die schnelleren Typ-II-Fasern (=FT-Fasern =Fast twitch-Fasern) [85] [127] ([286], S.107) [386], so dass der M. vastus medialis mit dem höchsten Anteil an Typ-I-Muskelfasern in Studien die größte Atrophie aufwies [85] [126] ([286], S.107). Bei der Immobilisation entfällt nämlich die für den Erhalt der Typ-I-Muskelfasern wichtige ausreichende Muskelanspannung [386]. Außerdem hemmen Schmerzen vor allem Typ-I-Fasern, so dass diese auch hierdurch einer stärkeren Atrophie unterworfen sind [386].
Nach Meniskuseingriffen besteht also insbesondere die Gefahr der Atrophie des M. vastus medialis [32] [124] ([286], S.107) und damit verbunden die Gefahr postoperativer Beschwerden im Kniegelenk [32]. Die Mm. vasti medialis und lateralis sorgen nämlich für eine zügelähnliche Rotationssicherung der Patella ([398], S.6). Eine Insuffizienz vor allem im Bereich des M. vastus medialis begünstigt eine Patellaluxation und begünstigt oder verstärkt Störungen im Patellagleitvorgang ([398], S.6).
Postoperativ nach Kniegelenkeingriffen ist vor allem der Schmerz der entscheidende einschränkende Faktor einer Frühmobilisation ([336], S.8) [386] [420]. Hier können die vorher verletzten Strukturen noch so gut therapiert worden sein, trotzdem wurden durch den operativen Eingriff Strukturen des Kniegelenks verletzt, die nervös versorgt sind. Hier sind bei der Arthroskopie besonders die Zugänge in das Gelenk zu nennen.
Als Folge der Muskelatrophie verringert sich auch die Muskelkraft [48] [85] ([286], S.107) ([336], S.4) [453]. Die Abnahme der Muskelkraft vollzieht sich schnell und rapide [48] [248]. In der Studie von Engel et al. [104] wurde gezeigt, dass eine Umfangsabnahme des Oberschenkels um 1 cm eine maximale Streckkraftabnahme von 16 % nach sich zieht. 2 cm Verkleinerung des Umfangs bewirkte sogar eine Reduzierung der Streckkraft um 27 % [104].
Die Wiederherstellung nach Meniskusverletzungen und erfolgreicher operativer Behandlung war nach 8 - 10 Wochen fast komplett erreicht [74]. Die vollständige Normalisierung der Kraft und der Oberschenkelumfänge war aber meist nicht innerhalb von Wochen sondern frühestens nach Monaten aufgeholt [74] [104]. Teilweise wiesen die nachuntersuchten teilmeniskektomierten Patienten in der Studie von Engel et al. [104] noch nach Jahren Defizite auf [104]. Die Schwere und das Andauern der Atrophie hängen dabei von mehreren Faktoren ab. Sowohl ein schlechter Zustand der Muskulatur [74] als auch Knorpelschäden des Kniegelenks [74] zum Zeitpunkt der Operation als auch ein Zeitraum der Beschwerden bis zur Operation größer als 6 Monate [104] waren von einer größeren Atrophie begleitet [74].
Laterale partielle Meniskektomien zeigten häufiger eine Oberschenkelatrophie, als mediale [104]. Lag einer dieser Faktoren vor, so war die Atrophie postoperativ schwerer oder gar nicht aufzuholen [74].
Von besonderer Bedeutung ist natürlich auch die postoperative Rehabilitation und Mobilisation [104]. Vor allem ist dabei wichtig, ob Nachbehandlung und Mobilisation ausreichend sind, die Atrophie aufzufangen [104]. Denn auch eine verlängerte Immobilisation kann das Resultat geglückter operativer Eingriffe negativ beeinflussen oder sogar gefährden [85]. Dabei ist mit zu bedenken, dass auch eine alleinige Muskelinhibition nach Knieverletzungen in Verbindung mit Gelenkinstabilität und Schwäche der Streckmuskulatur zu Gelenkdegenerationen führen können [347].

Daher ist mit postoperativen Rehabilitationsprogrammen eine Stabilisierung und Sicherung der Gelenke ([336], S.1) und eine Verbesserung der Muskelfunktion ([336], S.1) anzustreben, wodurch eine Verhinderung bzw. Verminderung von Gelenkschäden ([336], S.1) und eine Prophylaxe von Verletzungen ([336], S.1) erreicht werden kann.

Durch postoperative Schmerzen und Entzündungszustände im Kniebinnenraum können suffiziente Rehabilitationsprogramme und eine Frühmobilisation verzögert oder verhindert werden ([78], S.146) [298] ([336], S.8). Intraartikuläre Regime, wie auch in dieser Studie angewandt, können Schmerzen und Entzündungszustände verhindern oder zumindest effektiv vermindern und somit eine suffiziente Nachbehandlung ermöglichen [344].

## 5.9 Elektromyographie

Die Elektromyographie ist in der Sportwissenschaft und in der orthopädisch-traumatologischen Rehabilitation seit Jahren als ein diagnostisches Routineverfahren etabliert, dessen Relevanz zur Untersuchung und Überprüfung des Kraftverhaltens und der Aktivierung der Muskulatur in vielfältigen Studien akzeptiert wurde [12] [109] [125] [196]. Bei korrekten Versuchsbedingungen und genügender Motivation der Patienten, aber auch bei kniegesunden Probanden, lassen sich mit der Elektromyographie reproduzierbare objektive Ergebnisse gewinnen [109] [125] [196] [197] [330].

Die statische isometrische Kontraktion ist die einfachste Untersuchungsbedingung zur Beurteilung der EMG- und Kraftwerte [193]. Vor allem die dabei ermittelten maximalen EMG-Werte sind sehr zuverlässig und somit vergleichbar [415].

EMG-Untersuchungen mit Oberflächenelektroden gewinnen immer mehr an Bedeutung, da ihre Applikation problemlos vonstatten geht, sie ein rückwirkungsfreies und zudem nicht invasives Verfahren darstellen, die Risiken für den Patienten minimal sind und aus den gewonnenen Daten und deren rechnergestützter Analyse differenzierte Aussagen getroffen werden können [12] [109] ([311], S.137).

Das im Computer bearbeitete EMG ist eine quantitative Methode, um grundsätzlich die elektromyographische Funktion der Muskeln zu beurteilen [83] ([241], S.463) [415]. Die Oberflächen-Elektromyographie des M. quadriceps femoris ist ein valides und reliables Werkzeug [196]. Mit dem Oberflächen-EMG wird der Untersucher in die Lage versetzt, das neuromuskuläre System, insbesondere bezüglich seiner gemeinsamen Endstrecke des Nerv-Muskel-Systems genauer zu bewerten und daraus Schlüsse zu ziehen [109].

Die EMG-Untersuchung dient der Beurteilung des Aktivierungsgrades und der Faserrekrutierung der Muskulatur [109] [196] [241] [330] ([333], S.386). In Kombination mit Drehmomentmessungen können Veränderungen nach Kniegelenkpathologien erfasst und beschrieben werden [109]. Insbesondere funktionelle und durch eine Atrophie bedingte Muskeldefizite können ausfindig gemacht und bewertet werden [74] [196] [386]. Zudem können die inter- und intramuskuläre Koordination der Muskulatur bei Bewegungen analysiert werden [243] ([311], S.135) [386].

Außerdem können aus den EMG-Daten Rückschlüsse auf die Muskelkraft gezogen werden. Die Kraft und die Potentialgröße des EMG-Signals hängen sowohl von der Zahl und dem Gesamtquerschnitt der Muskelfasern als auch von der Frequenz ihrer Entladung ab, diese werden unabhängig voneinander von verschiedenen Faktoren beeinflusst [196] [421].

Trotzdem besteht bei isometrischen Kontraktionen der Kniegelenkstrecker eine direkte Korrelation (weitgehend lineare Beziehung) zwischen EMG-Werten und der Muskelkraft [14] [109] [153] [196] ([311], S.137) [415] [421]. Vorraussetzung hierfür ist jedoch, dass am Kniegelenk die Mitwirkung der Antagonisten durch eine sitzende Körperposition ausgeschaltet ist [153].

Die Größe des EMG-Signals „korreliert ähnlich der Kraft mit der Zahl der Muskelfasern und dem Gesamtquerschnitt. Darüber hinaus spielt die Faserdichte und die Geometrie der motorischen Einheit innerhalb des Muskels eine wichtige Rolle" [421]. „Das Elektromyogramm (EMG) stellt die Summe der über der Muskulatur ableitbaren Potentialdifferenzen dar" ([311], S.135).

Die Kraftentwicklung wird von dem neuromuskulären System durch die Rekrutierung der aktivierten motorischen Einheiten und die Frequenz, mit der die motorischen Einheiten angesteuert werden, geregelt [109] [421]. Das ZNS variiert die Kraft durch beide Faktoren [109] [421].

Bei isometrischen Maximalkraftkontraktionen, wie in unserer Studie, werden zuerst die Muskelfasern annähernd vollständig rekrutiert [109] [421]. Eine weitere Krafterhöhung erfolgt danach nur noch über eine Erhöhung der Entladungsfrequenz [109] [421]. Bei einer Muskelkontraktion mit zunehmendem Krafteinsatz werden zuerst vorrangig die langsam kontrahierenden Typ-I-Muskelfasern (slow twitch (ST)-Fasern) angespannt. Wird ein höheres Kraftniveau benötigt, wie bei dem Maximalkrafttest dieser Untersuchung, kontrahieren zusätzlich die Typ-II-Fasern (fast twitch (FT)-Fasern) ([311], S.135f.) ([324], S.25ff.). Man geht etwas vereinfacht von einer rampenartigen Zuschaltung der Muskelfasern aus ([311], S.136).

Das Anwachsen der Kontraktionskraft des Muskels steigert die Gesamtaktivität im EMG deutlich ([311], S.137).

Das Elektromyogramm kann die Ermüdung der Muskulatur sehr sensibel aufdecken [109]. Eine Ermüdung setzt sofort nach dem Belastungsbeginn ein [109]. Innerhalb der ersten 10 s kommt es bei maximalen Kontraktionen zu einer Abnahme der Entladungsfrequenz [109] ([311], S.137).

Durch körpereigene Ströme, wie zum Beispiel dem QRS-Komplex der Herzströme, werden Messungen mit hoher EMG-Aktivität grundsätzlich nur in äußerst geringem Maße beeinflusst [12]. Ohnehin ist der Einfluss der Herzströme, wegen der geringeren Entfernung, bei Ableitungen der Rumpfmuskulatur viel höher einzuschätzen als bei Ableitungen der Beinmuskulatur.

## Untersuchungsteil A
### (präoperativer Vergleich zwischen Meniskus-, Knorpel- und kniegesunder Kontrollgruppe)

Der Untersuchungsteil A zeigte bei den EMG-Werten der untersuchten Quadrizepsanteile, die während den Maximalkraftmessungen ermittelt wurden, deutlich geringere durchschnittliche EMG-Werte in der Meniskusgruppe im Vergleich zu den Werten der kniegesunden Kontrollgruppe.

In 60° Kniebeugung waren sowohl beim M. rectus femoris als auch beim M. vastus medialis die durchschnittlichen EMG-Werte auf der verletzten Kniegelenkseite der Meniskusgruppe signifikant geringer als alle Durchschnittswerte der kniegesunden Kontrollgruppe.

Zwischen den EMG-Werten des M. vastus lateralis der verletzten Beine der Meniskusgruppe und den dominanten Beine der kniegesunden Kontrollgruppe bestand ein signifikanter Unterschied.

Zusätzlich waren in der Meniskusgruppe in 60° und in 30° Kniebeugung bei allen untersuchten Muskelanteilen des M. quadriceps femoris die EMG-Werte der betroffenen verletzten Beine gegenüber den EMG-Werten der nicht betroffenen Beine signifikant reduziert.

In 60° Kniebeugung waren zudem sowohl die durchschnittliche EMG-Werte des M. rectus femoris als auch die des M. vastus medialis auch auf der nicht betroffenen Beinseite der Meniskusgruppe signifikant verringert im Vergleich zu durchschnittlichen EMG-Werten der kniegesunden Kontrollgruppe.

In 30° Kniebeugung waren die durchschnittlichen EMG-Werte des M. rectus femoris auf der verletzten Beinseite der Meniskusgruppe signifikant geringer als die fast aller Untergruppen der kniegesunden Kontrollgruppe. Auch die EMG-Werte des M. vastus medialis wiesen zwischen den verletzten Beinen der Meniskusgruppe und den dominanten Beinen der kniegesunden Kontrollgruppe einen signifikanten Unterschied auf.

In der Knorpelgruppe waren in beiden Kniebeugepositionen jeweils nur bei dem M. vastus lateralis signifikante Unterschiede zwischen verletzten und nicht verletzten Beinen zu beobachten. Dies legt den Schluss nahe, dass sich Knorpelschäden insbesondere auf die Ansteuerung und die Muskelaktivierungsströme des M. vastus lateralis negativ auswirken.

Die deutliche Verringerung der Muskelströme auf der verletzten Kniegelenkseite ist als Reaktion des menschlichen Körpers auf die Kniegelenkverletzungen zu sehen. Knieverletzungen können sowohl die Rekrutierung als auch die Ansteuerungsfrequenz beeinflussen [109]. Nach Kniegelenkverletzungen, wie einer Meniskusschädigung, und nach Kniegelenkoperationen sind Afferenzen aus dem Kniegelenk und aus dessen Umfeld für Kraft-, EMG-Amplituden- und Frequenzminderung verantwortlich [109] [196]. Die Verbindung zwischen traumatischen Störungen im Kniebinnenraum und den Auswirkungen auf den M. quadriceps femoris ist in vielen Studien beschrieben und nachgewiesen worden [196].

Patienten nach Knietraumen zeigen im EMG sowohl einen flacheren Anstieg der EMG-Amplitude, als auch einen frühzeitigeren Abfall [109]. Die Aktivierung der synergistisch arbeitenden Muskulatur wird abgeschwächt [109]. Dieser Mechanismus dient nach Engelhardt et al. [109] dem Schutz des verletzten Gewebes [109].

Kniegelenkschädigungen ziehen eine Rekrutierungsinsuffizienz nach sich, die dazu führt, dass weniger Muskelfasern aktiviert werden können [109] [185]. Zusätzlich können die Muskeln nicht mit maximaler Frequenz aktiviert werden [125] [185].

Nach Knietraumen werden die zentralen Ansteuerungsprogramme der willkürlichen Muskulatur durch die Verschaltungen der Afferenzen aus dem Verletzungsgebiet so verändert, dass Bewegungen mit schlagartiger schneller und maximaler Muskelkontraktion sogar teilweise nicht ausführbar sind [109].

Dies alles bewirkt, dass die Maximalkraft und die maximale EMG-Aktivierung nach einem Knietrauma reduziert sind [109] [185] [453].

Eine Muskelinhibition wird nach Trauma und Operationen am Kniegelenk häufig beobachtet [109] [125] [185]. Sie kann insbesondere durch traumabedingte oder postoperative Entzündung [29] [127] [272] ([336], S.4) ([366], S.241f.), Schmerzen [29] ([120], S.72ff.) [124] [185] [196] ([336], S.4) [453], vermehrte intraartikuläre Volumenansammlungen [85] [185] [196] [453], Beeinträchtigung der Kapselsensorik und somit der Propriozeption [29] [109] [125] [196] [345], die - durch jede Verletzung und jeden operativen Eingriff - gestörte inter- und intramuskuläre Koordination [13] ([120], S.16) [125] [248] ([310], S15), Instabilitäten [196] und die Meniskusverletzungen an sich ([79], S.177) ([92], S.508) verursacht werden. Diese Anpassung der Kraft auf spinaler und höherer Ebene des ZNS mit Anpassung des Bewegungsprogramms dient dem Schutz der geschädigten Strukturen vor neuerlicher Verletzung [109] [124] [125] [127]. Auf die Ursachen der Muskelinhibition wird im Kapitel 5.10 „Kraft" ausführlicher eingegangen. Die Veränderung des Bewegungsprogramms scheint aber nicht nur das verletzte Bein zu betreffen sondern auch das nicht betroffene Bein mit einzuschließen. Der Grund hierfür ist vermutlich in der Balance des Bewegungsprogramms zu finden. Es ist nämlich bei komplexeren Bewegungen nicht denkbar die Muskulatur des verletzten Beines mit einer submaximalen Prozentzahl anzusteuern, während die Muskulatur des nicht betroffenen Beines weiterhin mit 100 % angesteuert wird. Daraus würde sich ein Ungleichgewicht bei der Bewegung ergeben, das weitere Verletzungen wahrscheinlich machen würde. Nach Baumeister et al. [29] ist ein ständiges Bewegungslernen für die Anpassung der Ansteuerung der Muskulatur und damit für die Anpassung der Muskelinhibition verantwortlich [29].

In Anlehnung an die Untersuchung von Czipott et al. [74], der über eine differenzierte Muskelatrophie nach Meniskusverletzungen berichtete, war durch eine Untersuchung der aufgeteilten Muskelströme nach Meniskusverletzungen (Innenmeniskus-, Außenmeniskusverletzungen und Verletzung beider Menisken) in unserer Studie versucht worden dies zu bestätigen. Diese direkte Beziehung zwischen Innenmeniskusläsion und EMG-Wertminderung des M. vastus medialis und Außenmeniskusläsion mit einer EMG-Wert-Verminderung des M. vastus lateralis konnte in der vorliegenden Studie nicht nachgewiesen werden.

## Untersuchungsteil B
### (prä- und postoperativer Vergleich zwischen den Meniskusgruppen)

Die EMG-Werte des M. rectus femoris zeigten nur in 60° Kniebeugung und in der Meniskusgruppe mit Lokalanästhetikum und Suprarenin® eine signifikante Zunahme der Muskelströme auf der betroffenen Beinseite, wie auch auf der Gegenseite, von prä- zu postoperativ. Die intraartikuläre Gabe des Lokalanästhetikums mit Suprarenin® konnte damit direkt die postoperativen EMG-Wertreduktionen signifikant positiv beeinflussen.

Jeder operative Eingriff verursacht Schädigungen oder Zerstörungen von Geweben und führt gemeinsam mit dem zu behandelnden, ursprünglichen Trauma zu einer direkten Reizung der Nozizeptoren und somit zu Schmerzsensationen ([255], S.766). Sensibilisierung der nozizeptiven Rezeptoren lässt die Empfindlichkeit der Nozizeptoren anwachsen und dadurch auch die Schmerzen ansteigen ([255], S.766).

Lokalanästhetika rufen eine reversible Blockade der Erregungsbildung in den Schmerzrezeptoren und der Erregungsleitung im Nervengewebe hervor ([256], S.261) ([305], S.187). Lokalanästhetika können daher direkt die sensibilisierten Nozizeptoren der traumatisierten Gewebe ausschalten, die Weiterleitung der schmerzauslösenden Reize dämpfen und somit zu einer Reduktion der postoperativen Schmerzen führen ([256], S.261). Intraartikuläre Lokalanästhetika werden häufig zur Analgesie nach arthroskopischer Kniechirurgie eingesetzt [70] [165] [350].

In den meisten Studien war die postoperative Analgesie effektiv, aber nur kurz anhaltend und reduzierte daher vor allem den frühen postoperativen Schmerz [43] [70] [77] ([256], S.261) [339]. Da insbesondere der Schmerz für eine Anpassung des Bewegungsprogramms hinsichtlich der Ansteuerung der Muskulatur und damit für die Anpassung der Muskelinhibition verantwortlich ist [29] [196], kommt besonders dem postoperativen Schmerz in den ersten Stunden nach der Operation und bei den ersten Bewegungen (Aktivitäten) eine besondere Bedeutung zu. Ist während dieser frühen Periode der Schmerz ausreichend reduziert, werden nach der Theorie von Baumeister et al. [29] die Rückmeldungen der Bewegungen im ZNS nicht übermäßig mit Schmerzerfahrungen verknüpft. Daher kann sich hier das vollständige Bild einer Muskelinhibition nicht ausbilden. Lokalanästhetika reduzieren damit direkt die Entstehung einer Muskelinhibition [109].

Insbesondere der zweigelenkige M. rectus femoris ist an mehr Bewegungen beteiligt als die eingelenkigen Quadrizepsanteile. Daher ist eine frühe Schmerzreduktion für das Bewegungsprogramm dieses Muskelanteils besonders wichtig.

Die EMG-Werte des M. vastus lateralis wiesen in 60° und 30° Kniebeugung in der Meniskusgruppe mit Hyaluronsäure eine signifikante und die deutlichste Erholung der Werte von zweitem zu fünftem Tag postoperativ auf der verletzten Beinseite auf. Am fünften Tag postoperativ wurden in dieser Gruppe die präoperativen durchschnittlichen EMG-Werte im Unterschied zu den anderen Meniskusgruppen mit etwa 20 % weit übertroffen.

Da auch in der Knorpelgruppe des Untersuchungsteils A insbesondere die durchschnittlichen EMG-Werte des M. vastus lateralis reduziert waren, scheinen also insbesondere Knorpelschäden zu einer Reduktion der Muskelströme dieses Quadrizepsanteils zu führen.

Nach arthroskopischen Kniegelenkeingriffen ist der Grund für die Minderung der EMG-Werte des M. vastus lateralis wahrscheinlich aber nicht vorrangig in den Knorpelschäden zu suchen, sondern lässt sich vermutlich eher durch die Verdünnung der Synovia durch die Spülflüssigkeit während des operativen Eingriffs und die sich daraus ergebende herabgesetzte Viskosität und die wiederum daraus folgenden verringerten Gleiteigenschaften im femoropatellaren Gleitlager erklären. Zusätzlich können auch entzündliche Auswirkungen in diesem Bereich des Kniegelenks ihren Anteil an der Reduktion der EMG-Werte haben. Veränderungen im femoropatellaren Bereich sind häufig mit einer Minderung der Muskelaktivitäten der Mm. vasti med. und lat. verbunden. In unserer Studie war die größte Muskelaktivitätsminderung dabei in den Mm. vasti lat. zu finden. Am besten konnten diese negativen Veränderungen durch eine intraartikuläre Hyaluronsäuregabe aufgefangen werden. Diese kann die Viskosität der Synovia anheben, damit die Gleiteigenschaften der Synovia verbessern und zusätzlich bereits bestehende Knorpelschäden abdecken [1] ([67], S.83) [106] ([316], S.77f.) ([361], S.35) [438] [457]. Dies ist vermutlich der Grund, warum die Hyaluronsäure zu einer signifikanten postoperativen Erholung dieser EMG-Werte führte.

Die durchschnittlichen EMG-Werte des M. vastus medialis zeigten kaum signifikante Unterschiede auf der verletzten Kniegelenkseite. Das Operationstrauma schien hier die präoperative Gewebsschädigung durch die Meniskusverletzung trotz wiederhergestellter Funktion annähernd adäquat ersetzt zu haben. Außerdem ist die Aktivität des M. vastus medialis in der Endphase der Kniestreckung am größten ([446], S.36f.), so dass die beiden Kniewinkel 30° und 60° Kniebeugung der Untersuchung unserer Studie weniger geeignet sind, um den M. vastus medialis eingehender zu untersuchen.

Die durchschnittlichen EMG-Werte des M. biceps femoris wurden in dieser Untersuchung zusätzlich erhoben. In 60° und 30° Kniebeugung waren die durchschnittlichen EMG-Werte auf der verletzten Beinseite am fünften Tag postoperativ jeweils in der Meniskusgruppe mit Hyaluronsäure am größten. In 30° Kniebeugung waren sie sogar signifikant größer als in der Meniskusgruppe ohne Medikation und als in der Meniskusgruppe mit Lokalanästhetikum und Suprarenin®. Die bei weitem niedrigsten durchschnittlichen EMG-Werte fanden sich postoperativ in der Meniskusgruppe mit Lokalanästhetikum und Suprarenin®.

Eine mögliche Erklärung dieser erhöhten Aktivitäten der Kniebeugemuskulatur könnte eine Muskelmantelspannung der stabilisierenden Muskulatur sein, die bei noch bestehenden leichten Instabilitäten das Kniegelenk vor stressenden Scherkräften und einer Verstärkung der entzündlichen Reaktion bewahren soll [434]. Diese Kokontraktionen bauen sich im Laufe der Zeit und auch durch eine physiotherapeutische Betreuung ab. In Studien konnte aber auch gezeigt werden, dass eine Verbesserung des EMG-Outputs der ischiokruralen Muskulatur synergistische Effekte auf die Knieextensoren hatte [376]. Auch nach Veränderungen im Bereich der LWS werden vermehrte Aktivitäten der Kniebeugemuskulatur beobachtet [108]. Grundsätzlich konnte aber die Kombinationsgabe aus Lokalanästhetikum und Suprarenin® am besten die Kokontraktionen der Kniebeugemuskulatur bei Kniegelenkstreckbewegungen verhindern.

Als Gemeinsamkeit der Ergebnisse der Untersuchungen der Muskelströme aller untersuchten Anteile der Oberschenkelmuskulatur (in beiden Kniegelenkbeugepositionen) stach die zwar nur teils signifikante aber immer deutliche Zunahme der Muskelströme in der Meniskusgruppe mit Hyaluronsäure am fünften Tag postoperativ gegenüber dem präoperativen Messtermin heraus. Diese Ergebnisse deckten sich sehr gut mit denen der Maximalkraftermittlung unserer Studie, die auch eine klare Maximalkraftzunahme in der Meniskusgruppe mit Hyaluronsäure am fünften Tag postoperativ im Vergleich zum präoperativen Ausgangstermin zeigten.

Intraartikuläre Hyaluronsäuregaben führten in unserer Studie zu einer jeweils deutlichen, teils signifikanten, Steigerung der Muskelaktivierung am fünften Tag postoperativ. Intraartikuläre Hyaluronsäuregaben konnten in unserer Studie die Muskelinhibition am fünften Tag postoperativ am deutlichsten reduzieren und somit für eine höhere Belastbarkeit des operierten Kniegelenks sorgen.

Die muskuläre Hemmung beeinträchtigt und verzögert die Rehabilitation und Mobilisation nach Kniegelenkverletzungen [185] [196]. Es bleibt auch zu beachten, dass sich postoperativ die Kraftfähigkeiten viel schneller als die koordinativen Fähigkeiten erholen [196]. Deshalb profitieren am Kniegelenk operierte Patienten insbesondere von Koordinations- und Ausdauerübungen des M. quadriceps femoris [197]. Für die postoperative Mobilisation und Rehabilitation ist eine Reduktion der Muskelinhibition durch eine intraartikuläre Medikamentengabe am Ende des arthroskopischen Kniegelenkeingriffs von entscheidender Wichtigkeit [344].

## *5.10 Kraft*

Die Funktionsveränderungen des neuromuskulären Systems nach Verletzungen und operativen Eingriffen am Bewegungsapparat rücken mehr und mehr in den Fokus der Nachbehandlung. Die einfachste Möglichkeit diese Veränderungen zu erfassen, ist die Messung von Kraftleistungen der Muskulatur ([311], S.135). Isometrische Ermittlung von Drehmomentparametern, die in Kraftparameter umgerechnet werden können, bei Gesunden und Patienten mit Kniepathologien, eignen sich zur reproduzierbaren Erhebung [122].

Die Stärke der eingesetzten Kraft ist willens- und motivationsabhängig ([73], S.59) ([311], S.24). Je mehr Kraft entfaltet werden soll, desto mehr motorische Einheiten müssen rekrutiert, also synchron eingesetzt werden [277] ([311], S.24) bzw. desto mehr muss die Aktionspotentialfrequenz gesteigert werden ([381], S.40).

Die Zunahme des Kraftniveaus gliedert sich in eine rampenartige Steigerung der rekrutierten Muskelfasern ([311], S.24). Zuerst werden vorrangig langsame Haltefasern (Typ-I-Fasern = ST-Fasern) erregt. Bei höheren Kraftanstrengungen, wie einer Maximalkraftkontraktion, werden zunehmend auch schnelle Muskelfasern (Typ-II-Fasern = FT-Fasern) aktiviert ([311], S.24). Die Kraftentwicklung wird also vom neuromuskulären System durch die Rekrutierung der aktivierten motorischen Einheiten und die Frequenz, mit der die motorischen Einheiten angesteuert werden, geregelt [109]. Das ZNS variiert die Kraft durch beide Faktoren [109].

Knieverletzungen können sowohl die Rekrutierung als auch die Ansteuerungsfrequenz beeinflussen [109].

Bei isometrischen Maximalkraftkontraktionen, wie in unserer Studie, werden zuerst die Muskelfasern annähernd vollständig rekrutiert [109]. Eine weitere Krafterhöhung erfolgt danach nur noch über eine Erhöhung der Entladungsfrequenz [109].

Die Maximalkraft ist neben der Anzahl der rekrutierten Muskelfasern, vom physiologischen Muskelfaserquerschnitt abhängig ([311], S.24).

Die Geschwindigkeit einer (isotonischen) Muskelkontraktion ist umso kleiner, je größer die Belastung bzw. die ausgeübte Kraft ist ([381], S.42).

Ihre maximale Kraft bzw. Spannung entwickeln Muskeln daher, wenn sie sich bei der Kraftentfaltung nicht verkürzen ([381], S.42). Diese Art der Kraftentfaltung entspricht einer isometrischen Kontraktion bei der der Muskel angespannt wird, ohne seine Länge zu ändern ([114], S.53) ([372], S.49ff.) ([398], S.393). Die inneren und äußeren Kräfte sind gleich; - nur die Muskelspannung ändert sich. Aus physikalischer Sicht wird bei der isometrischen Kontraktion keine Arbeit geleistet; biologische Arbeit findet aber sehr wohl statt unter anderem durch die entsprechenden Stoffwechselprozesse, die Energiebereitstellung und den Reiz zur Anpassung in der Muskulatur ([120], S.16).

Im Gegensatz dazu kommt es bei der isotonischen Kontraktion zu einer Verkürzung des Muskels, ohne das er seine Spannung verändert. ([114], S.53). Schnelle Bewegungen können deshalb dementsprechend nur mit relativ geringerer Kraftentwicklung durchgeführt werden ([114], S.53).

Die zur Ausführung einer motorischen Aufgabe notwendige Muskelkraft ist das Ergebnis einer Vielzahl von Einflussgrößen ([398], S.393f.).
Von der theoretisch möglichen individuellen Grenzkraft, die die Ausschöpfung aller Reserven miteinbezieht, wird die unter den jeweiligen momentanen Bedingungen derzeit erreichbare Maximalkraft unterschieden ([398], S.395).
Die Maximalkraft ist als zum jeweiligen Zeitpunkt höchstmögliche willkürlich realisierbare Kraft des Nerven-Muskel-Systems definiert ([336], S.23) ([398], S.395).
Kniegelenkverletzungen bzw. Schädigungen führen oft über Schonhaltungen und verminderte Mobilität zu Muskelatrophien. So spiegelt insbesondere der M. quadriceps femoris den Zustand des Kniegelenks wieder ([78], S.1028). Wie schon beschrieben, setzte nach Kniegelenkstörungen sehr rasch eine Atrophien des Quadrizeps ein ([78], S.1028) ([92], S.508) [124]. Als Folge der Muskelatrophie verringert sich auch die Muskelkraft [48] [85] ([286], S.107) ([336], S.4) [453]. Wäre ein Kraftverlust nach einer Verletzung oder einem operativen Eingriff nur durch die Muskelatrophie bedingt, so müsste sich eine Beziehung zwischen verlorener Muskelmasse und der reduzierten Kraft herstellen lassen.

## Untersuchungsteil A
(präoperativer Vergleich zwischen Meniskus-, Knorpel- und kniegesunder Kontrollgruppe)

Der Untersuchungsteil A zeigte in den beiden Patientengruppen (Knorpelgruppe und Meniskusgruppe) jeweils eine signifikante Abnahme der durchschnittlichen 3 s- Maximalkraftwerte auf der verletzten im Vergleich zur nicht betroffenen Kniegelenkseite sowohl in 60° als auch in 30° Kniebeugung.
Die Defizite der durchschnittlichen Maximalkraftmessung zwischen verletzten und gesunden Beinen in der Knorpelgruppe waren geringer als in der Meniskusgruppe.

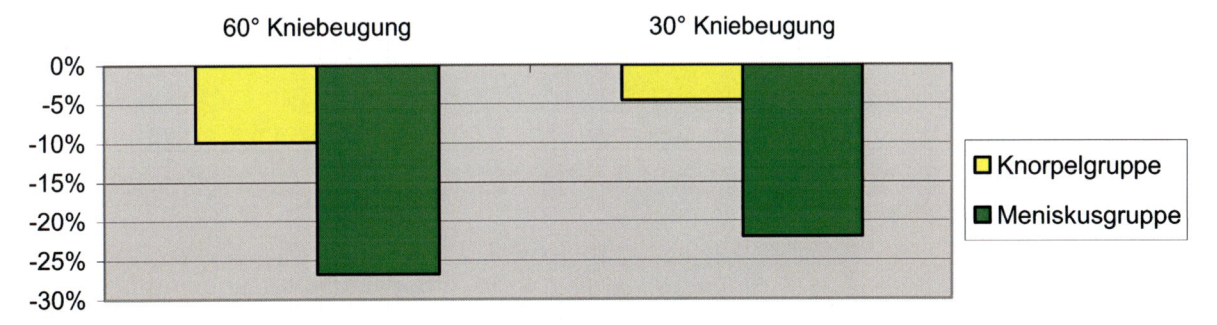

**Abbildung 145: Relatives Kraftdefizit des verletzten gegenüber dem gesunden Bein in der Meniskus- und der Knorpelgruppe (in beiden Kniewinkeln der Maximalkraftmessung)**

In der Literatur wird der Kniebeugewinkel von 60° als der Kniewinkel beschrieben, der die maximale Kraftentfaltung zulässt [330]. Betrachtet man die Kraftdefizite unter der Vorgabe der erlittenen Muskelatrophie, ist in 20 cm Höhe über dem Kniegelenkspalt eine Abnahme in der Knorpelgruppe von gerade 0,06 cm und in der Meniskusgruppe von 0,41 cm zwischen nicht betroffenen und betroffenen Beinen zu verzeichnen. Diese Beinumfangsabnahmen rechtfertigen nach der Studie von Engel et al. [104] nicht im Entferntesten die Defizite in der durchschnittlichen Maximalkraft in den Patientengruppen – weder in 60° noch in 30° Kniebeugung. Somit ist hier zum überwiegenden Anteil eine neurogene Muskelinhibition an der Reduktion der durchschnittlichen Maximalkraft beteiligt.

## Untersuchungsteil B
(prä- und postoperativer Vergleich zwischen den Meniskusgruppen)

Auch die Ergebnisse des Untersuchungsteils B zeigten ähnliche Ergebnisse. Wäre die Muskelatrophie alleine für den Kraftverlust verantwortlich, so wären die Beinumfangsminderungen am Oberschenkel in 20 cm über dem Kniegelenkspalt entscheidend. Von präoperativ zu zweitem Tag postoperativ wäre dann nach der Studie von Engel et al. [104] ein durchschnittlicher Kraftverlust in der Meniskusgruppe ohne Medikation von (Abnahme 1,2 cm) knapp über 16 %, in der Meniskusgruppe mit Morphin, Suprarenin® und Supertendin® von (Abnahme 0,07 cm) nahezu 0 %, in der Meniskusgruppe mit Hyaluronsäure (Abnahme 1,57 cm) von zwischen 16 und 27 % und in der Meniskusgruppe mit Lokalanästhetikum und Suprarenin® (Zunahme 0,58 cm) sogar eine Zunahme der durchschnittlichen Muskelkraft zu erwarten. Demgegenüber standen die gemessenen durchschnittlichen Kraftverluste am zweiten Tag postoperativ in 60° Kniebeugung. In der Meniskusgruppe ohne Medikation war der Verlust 21,2 %, in der mit Morphin, Suprarenin® und Supertendin® war trotz kaum feststellbarer Oberschenkelumfangsabnahme ein Verlust von 17,7 % zu beobachten, in der Meniskusgruppe mit Hyaluronsäure sogar ein Verlust von durchschnittlich 20,9 % und in der Meniskusgruppe mit Lokalanästhetikum und Suprarenin® sogar trotz Umfangszunahme ein Verlust von 31,7 % zu verzeichnen.

Demnach ist die Erfassung der Muskelatrophie keineswegs ausreichend um Rückschlüsse auf die mögliche Kraftentfaltung nach Knieverletzungen und Kniegelenkeingriffen zu ziehen. Vielmehr sind zusätzlich neurogene Prozesse im ZNS für die Kraftminderung mitverantwortlich.

Gelenkverletzungen durch Trauma und operative Eingriffe sind mit hoch selektivem Verlust an Muskelkraft und an Muskelvolumen verbunden [117] [124] [453]. Knieverletzungen führen dabei über die Erregung von Nozizeptoren, aber auch anderer Rezeptoren, im und im Umfeld des Gelenks zu einer Quadrizepsschwächung, während die Knieflexoren nur wenig beeinflusst werden [453]. Die Quadrizepsinhibition schwächt die willkürlichen Kontraktionen der Streckmuskulatur [453].

Die durchschnittlichen 3 s-Maximalkraftwerte zeigten weder in 60° noch in 30° Kniebeugung einen signifikanten Unterschied zwischen den Meniskusgruppen an den drei Messterminen. Der Verlauf in den einzelnen Gruppen ließ in allen Gruppen in 60° und in 30° Kniebeugung eine Abnahme der durchschnittlichen Kraftwerte von präoperativ zu zweitem Tag postoperativ erkennen. Von zweitem zu fünftem Tag postoperativ war dann in beiden Kniebeugepositionen in allen Gruppen wieder eine Zunahme der durchschnittlichen Kraftwerte zu beobachten.

Die Abnahme der durchschnittlichen 3 s-Maximalkraftwerte in 60° Kniebeugung von präoperativ zu zweitem Tag postoperativ war nur in der Meniskusgruppe mit Morphin, Suprarenin® und Supertendin® und in der Meniskusgruppe mit Lokalanästhetikum und Suprarenin® nicht signifikant. Da Schmerzen in Ruhe und in erhöhtem Maße während körperlicher Aktivitäten die Leistungsbereitschaft, die Motivation und die Stresstoleranz herabsetzen, vermindern postoperative Schmerzen auch die Entfaltung von Kraft ([336], S.8). Es ist also von besonderer Wichtigkeit den postoperativen Schmerz nicht nur in Ruhe, sondern auch während der Aktivität deutlich zu lindern und zu kontrollieren [344]. Die Reduktion der Belastungsschmerzwerte postoperativ war genau in diesen beiden Gruppen am ausgeprägtesten und signifikanten Ausmaßes. Dies ist deshalb besonders wichtig, da der postoperative Schmerz oft mit Angst vergesellschaftet ist [344]. Daraus können Schonung und eine verzögerte Rehabilitation resultieren. Zusätzlich kann auch eine Entzündung im Kniebinnenraum, wie sie nach Traumata und arthroskopischen Eingriffen vorkommt, insbesondere in Verbindung mit einem Gelenkerguss zu einer wirkungsvollen Muskelinhibition und somit zu einer Kraftentfaltungsminderung des Quadrizeps führen ([336], S.4) [453].

Somit ist der kleinste prozentuale Kraftverlust am zweiten Tag postoperativ im Vergleich zu den präoperativen Werten in der Meniskusgruppe zu erwarten, in der die beste Schmerzreduktion und gleichzeitig die beste Entzündungshemmung durch die intraartikuläre Medikamentengabe erreicht werden konnte. Der geringste Verlust in dieser Hinsicht zeigte sich in der Meniskusgruppe mit Morphin, Suprarenin® und Supertendin®. Übereinstimmend mit diesem Ergebnis sind auch die niedrigsten durchschnittlichen Schmerzwerte bei der Maximalkraftmessung in der Meniskusgruppe mit Morphin, Suprarenin® und Supertendin® am zweiten Tag postoperativ zu finden. Die weiteren Entzündungswerte schienen das Kraftresultat weniger zu beeinflussen.

Zwar war der Abfall in der Meniskusgruppe mit Lokalanästhetikum und Suprarenin® von präoperativ zu zweitem Tag postoperativ auch nicht signifikant, trotzdem war hier aber der prozentuale Verlust mit über 30 % deutlich am größten. Dies spricht dafür, dass die Werte in dieser Gruppe weiter gestreut waren.

Von zweitem zu fünftem Tag postoperativ war in allen Gruppen außer in der Meniskusgruppe mit Lokalanästhetikum und Suprarenin® eine signifikante Zunahme der durchschnittlichen 3 s-Maximalkraftwerte in 60° Kniebeugung zu beobachten. Aber nur in der Meniskusgruppe mit Morphin, Suprarenin® und Supertendin® und in der Meniskusgruppe mit Hyaluronsäure wurde das präoperative durchschnittliche Kraftniveau auf der verletzten Kniegelenkseite übertroffen. Dies waren auch die beiden Meniskusgruppen, die am fünften postoperativen Tag die geringsten durchschnittlichen Schmerzwerte bei der Maximalkraftmessung aufwiesen.

**Veränderungen der durchschnittlichen 3 s-Maximalkraftwerte in 60° Kniebeugung von präoperativ zu zweitem und fünftem Tag postoperativ**

**Veränderungen der durchschnittlichen 3 s-Maximalkraftwerte in 30° Kniebeugung von präoperativ zu zweitem und fünftem Tag postoperativ**

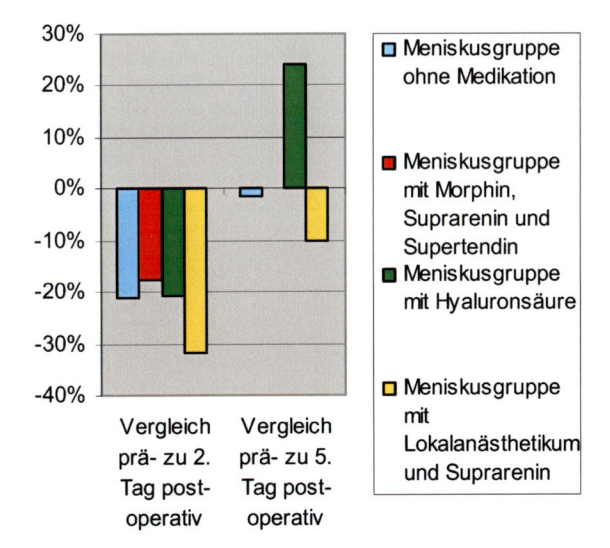

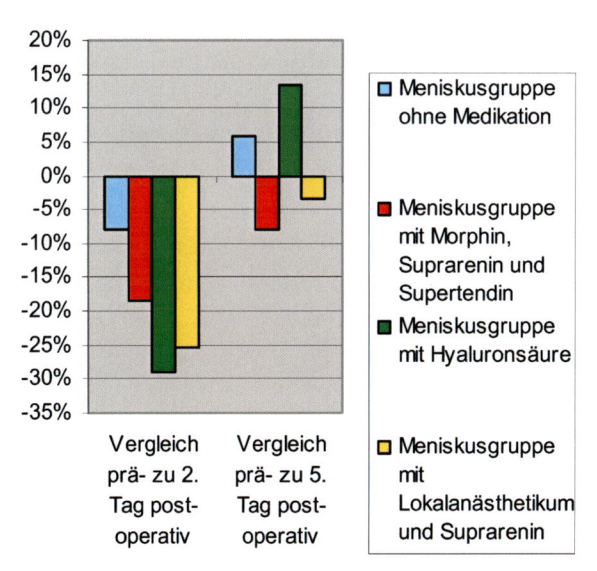

Abbildung 147: relative Veränderung der durchschnittlichen Kraftwerte in den Gruppen an den beiden postoperativen Messterminen im Verleich zum präoperativen Messtermin (in 60° Kniebeugung)

Abbildung 146: relative Veränderung der durchschnittlichen Kraftwerte in den Gruppen an den beiden postoperativen Messterminen im Verleich zum präoperativen Messtermin (in 30° Kniebeugung)

Außerdem zeigte sich nur in der Meniskusgruppe mit Hyaluronsäure von zweitem zu fünftem Tag postoperativ eine signifikante Abnahme des Kniegelenkergusses bzw. der Kniegelenkschwellung, was sich am deutlichsten in der Umfangsmessung in Höhe des Kniegelenkspalts niederschlug. Die Meniskusgruppe mit Hyaluronsäure war außerdem die einzige Meniskusgruppe, in der der Anstieg der Kraft von präoperativ zu fünftem Tag postoperativ signifikant und deutlich (> 20 %) war.

Damit scheint die antientzündliche und analgetische Wirkung der intraartikulär am Ende des arthroskopischen Kniegelenkeingriffs verabreichten Hyaluronsäure erst zwischen dem zweiten und fünften Tag postoperativ effektiv einzusetzen.

Die intraartikuläre Hyaluronsäuregabe am Ende eines arthroskopischen Kniegelenkeingriffs hat dabei mehrere Vorteile.

Verletzungen und Operationen am Kniegelenk, insbesondere wenn sie die Gelenkkapsel miteinbeziehen, verursachen eine Veränderung der Zusammensetzung der Gelenkflüssigkeit [345]. Aber auch wenn die Gelenkkapsel zuerst unbeteiligt bleibt, können Veränderungen der Gelenkmechanik zu einer Irritation mit folgender Gelenkflüssigkeitsveränderung führen [345]. Sowohl die Quantität als auch die Qualität der produzierten Gelenkflüssigkeit sind verändert [345]. Die Menge der Gelenkflüssigkeit und die Kompressibilität nehmen zu, während die Viskosität abnimmt [345]. Zusätzlich kommt es zu einer Freisetzung von Entzündungsmediatoren, die negativen Einfluss auf die Chondrozyten haben [345].

Sich addierende Effekte entstehen durch die bei der Arthroskopie verwendeten Spülflüssigkeiten ([140], S.15). Durch den Einsatz einer Spülflüssigkeit wird die Synovialflüssigkeit verdünnt, was zu einer Funktionseinbuße und sogar zu Knorpelschäden führen kann [175] [368] [457]. Zudem lässt sich eine Erniedrigung der Proteoglykansynthese nachweisen ([140], S.15). Die besondere Bedeutung der Hyaluronsäure als Bestandteil der Gelenkschmiere (Synovia) ist bekannt [136] [175]. Sie ist die Basis der stoßdämpfenden viskoelastischen Eigenschaften der Synovia und vermindert damit die Anfälligkeit des Gelenkknorpels für Knorpelschäden, führt zu einer besseren Gelenkstabilität [106] [136] [175] und regelt damit auch die Belastbarkeit des Kniegelenks [368] [457]. Die Hyaluronsäure bildet das Gerüst für die Proteoglykane, die den Wasserhaushalt des Knorpels mitbestimmen und somit für die Belastungsanpassung des Knorpels eine entscheidende Funktion ausüben [457]. Die Viskositätssteigerung durch eine intraartikuläre Hyaluronsäuregabe führt also direkt zu einer vermehrten Wasserbindungsfähigkeit und Pufferwirkung der Synovia und der Knorpelmatrix und somit zu einem belastungsfähigeren Kniegelenk [457].

Die vermutlich für die ersten Tage postoperativ ähnlich wichtige Wirkung einer intraartikulären Hyaluronsäuregabe am Ende eines arthroskopischen Kniegelenkeingriffs kommt vermutlich den entzündungshemmenden und den die Entzündungszellen und Entzündungsmediatoren herausfilternden Eigenschaften der Hyaluronsäure in der Synovialflüssigkeit zu [85] [106] [136] [137] [175] [275] [291] [294] ([346], S.826f.) [438] [457] [459].

Dadurch wird eine Reduktion der typischen Entzündungssymptome am Kniegelenk erreicht. Hierbei sind in erster Linie die bereits erwähnten Verminderungen von Gelenkschwellung bzw. Gelenkerguss und des Schmerzes in Ruhe und Aktivität zu nennen.

Sowohl die Reduktion des Ruhe- und Bewegungsschmerzes im Gelenk [106] [136] [332] [457] [459] als auch die Reduktion von Ergüssen [332] [457] durch intraartikuläre Hyaluronsäuregaben sind in der Literatur belegt. Der Gelenkschmerz hat seinen Entstehungsort vor allem in der Synovia ([349], S.359). Die analgetische Wirkung der Hyaluronsäure beruht auch auf der Reduzierung pro-inflammatorischer Mediatoren, die einen direkten Einfluss auf die Erregbarkeit und die Anzahl der aktiven (nicht schlafenden) Schmerzrezeptoren haben [136]. Zusätzlich wird die Synovialmembran mit allen in ihr befindlichen Nozizeptoren von der Hyaluronsäure bedeckt [106], so dass ein Andocken der

Entzündungsmediatoren an den Nozizeptoren der Synovialmembran erschwert wird und die Entzündungsmediatoren nicht zusätzliche schlafende Nozizeptoren sensibilisieren können [106].

Eine intraartikuläre Hyaluronsäure-Applikation unmittelbar nach dem arthroskopischen Eingriff soll also den Verlust der Gelenkschmiere und die damit verbundenen verloren gehenden Funktionen auffangen [175].

Die dargestellten Ergebnisse unserer Studie zeigen, dass der postoperativen Muskelinhibition nach dem zweiten Tag postoperativ am effektivsten mit einer intraartikulären Hyaluronsäuregabe am Ende des arthroskopischen Eingriffs begegnet werden kann. Eine Kombinationsgabe aus Morphin, Suprarenin® und Supertendin® war früher nach der Operation wirksam und konnte auch für eine Wiedererlangung der durchschnittlichen präoperativen Kraftfähigkeiten am fünften Tag postoperativ sorgen. Die Belastbarkeit der Kniegelenke war aber im Durchschnitt am fünften Tag postoperativ in beiden Kniebeugepositionen deutlich in der Meniskusgruppe mit Hyaluronsäure am größten!

Die 3 s-Maximalkraftwerte in 30° Kniebeugung ließen nur in der Meniskusgruppe mit Hyaluronsäure von präoperativ zu zweitem Tag postoperativ eine signifikante Abnahme erkennen. Postoperativ von zweitem zu fünftem Tag war dann in der Meniskusgruppe mit Hyaluronsäure und in der Meniskusgruppe mit Lokalanästhetikum und Suprarenin® eine signifikante Kraftzunahme zu beobachten. In der Meniskusgruppe ohne Medikation und in der mit Hyaluronsäure wurden die präoperativen durchschnittlichen Kraftwerte am fünften Tag postoperativ übertroffen. Aber nur in der Meniskusgruppe mit Hyaluronsäure wurde das präoperative durchschnittliche Kraftniveau deutlich gesteigert.

Auch in 30° Kniebeugung war eine effektive Wirkung der Hyaluronsäure erst nach dem zweiten Tag postoperativ zu erkennen. Auch in 30° Kniebeugung war die Belastbarkeit in der Meniskusgruppe mit Hyaluronsäure am größten!

Bei den Werten der Meniskusgruppe ohne Medikation darf nicht vergessen werden, dass ein Patient am fünften Tag postoperativ ein Streckdefizit von größer 30° hatte, so dass dieser Patient mit seinen schlechten Streckkraftwerten hier nicht in die Rechnung mit einbezogen werden konnte.

Die Muskelinhibition war am zweiten Tag postoperativ stärker ausgeprägt als am fünften Tag postoperativ. Dies deckt sich mit den Erfahrungen aus anderen Studien. Bei maximalen willkürlichen Kontraktionen des M. quadriceps femoris war in den ersten 3 - 4 Tagen nach allerdings arthrotomischen Meniskektomien die Muskelkraft um 70 – 90 % im Vergleich zum präoperativen Wert durch die Muskelinhibition reduziert [85] [453]. Eine Arthroskopie führt zu einer viel geringeren Muskelinhibition wie eine Arthrotomie [453]. Dies ist durch die Nähte an der Gelenkkapsel zu erklären, die bei einem arthroskopischen Eingriff nicht nötig sind [453].

Verletzungen und operative Eingriffe am Kniegelenk sind häufig mit einer muskulären Hemmung verbunden [109] [125] [185]. Unter dieser Hemmung ist die Unfähigkeit der maximalen und vollständigen Rekrutierung aller motorischen Einheiten während einer willkürlichen maximal gewollten Muskelkontraktion zu verstehen [109] [185]. Eine muskuläre Hemmung kann sich dabei auf zwei Wegen ausprägen [185]. Zum Ersten werden weniger (nicht alle) motorischen Einheiten eines Muskels rekrutiert [185] und zum Zweiten werden die motorischen Einheiten nur durch geringere (submaximale) Frequenzen aktiviert [125] [185].

Nach Kniegelenkverletzungen kann durch eine muskuläre Hemmung insbesondere die Quadrizepsmuskulatur während maximaler Kontraktionen nicht mehr vollständig aktiviert werden [185] [453]. Die muskuläre Hemmung beeinträchtigt und verzögert die Rehabilitation und Mobilisation nach Kniegelenkverletzungen [185] [196]. Sie behindert hier insbesondere die vollständige Wiederherstellung der Muskelmasse [185].

Die Erfassung einer muskulären Inhibition kann auf unterschiedlichen Wegen erfolgen [185]. Zum einen kann man die EMG-Aktivität der Quadrizepsmuskulatur des verletzten Beines mit der des gesunden Beines bei willkürlichen Maximalkraftkontraktionen vergleichen [185]. Zum anderen kann man die Drehmomente des verletzten Beines bei willkürlichen maximalen Kontraktionen vor und nach der Operation, im Idealfall vor und nach dem Trauma mit einander vergleichen [185]. Als weitere Möglichkeit können die durch einen elektrischen Impuls über den Femoralnerv erzielten maximal auslösbaren Maximalkraftkontraktionen hinsichtlich des Drehmoments mit der willkürlich erreichbaren maximalen Kontraktion verglichen werden [185]. Dieses letzte Verfahren ist aber sehr schmerzhaft und deshalb eher nicht für einen postoperativen Einsatz geeignet [185].

Die Kniestreckermuskulatur zeigte auch bei normalen und unverletzten Personen eine geringe Muskelinhibition [185], diese ist als Reserve für lebensgefährdende Situationen zu sehen.

Die Muskelinhibition scheint zudem abhängig vom Beugewinkel des Kniegelenks und der Kontraktionsform zu sein [185]. Bei isometrischen Kontraktionen ist bei gesunden Personen eine nur sehr geringe Inhibition zu erwarten [185]. Außerdem ist die Inhibition bei 60° Kniebeugung geringer [185] als bei kleineren Kniegelenkwinkeln [453]. Insbesondere nach Meniskuseingriffen führt ein Gelenkerguss in kleineren Kniewinkeln als 30° Kniebeugung zu einer deutlich größeren Muskelinhibition als in größeren Kniegelenkwinkeln [453].

Eine substanzielle Quadrizepsinhibition während und nach Knieverletzungen und Kniegelenkeingriffen wurde in vielen Studien demonstriert [185]. Die Ursachen der muskulären Hemmung konnten bisher nicht alle im Detail identifiziert werden, aber Schmerzen und Schwellung des Kniegelenks spielen eine primäre wichtige Rolle, aber auch eine Instabilität des Gelenks kann zu einer muskulären Hemmung führen [185].

Als Ursachen für eine Muskelinhibition können mehrere Mechanismen identifiziert werden. Meist ist jedoch nicht eine alleinige Ursache sondern eine Kombination von mehreren Ursachen für die Muskelinhibition anzuschulden.

Durch Degenerationen, Verletzungen und operative Eingriffe werden Gewebsreaktionen im Sinne einer entzündlichen Reaktion ausgelöst [127]. Die **Entzündung** kann über die Entzündungsmediatoren Nozizeptoren und andere Rezeptoren im und im Umfeld des Kniegelenks aktivieren und somit zu einer Muskelinhibition führen [29] [127] [272] ([336], S.4) ([366], S.241f.) [453]. Dabei stehen vor allem zwei Entzündungsreaktionen im Vordergrund, nämlich der Schmerz und die Gelenkschwellung bzw. der Gelenkerguss.

**Gelenkschmerzen** sind ein zentraler Faktor, der die Muskelinhibition verursacht [29] ([120], S.72ff.) [124] [185] [196] ([336], S.4) [453]. Hierbei sind zwei Mechanismen zu unterscheiden. Zum ersten kommt es durch die Verschaltung der Neurone in Rückenmarkshöhe zwischen Nozizeption und Muskelspindeln posttraumatisch und postoperativ zu veränderten muskulären Verhältnissen [29] [109] [127] [185] ([406], S.468) [453]. „Schmerzen hemmen die α-Motoneurone. Bei starker Intensität ist jegliche Aktivität des Muskels gehemmt" [386]. Im Kniegelenk äußert sich dies in einer Abschwächung der Kniestrecker gegenüber den Kniebeugern [127] [453]. Diese Kraftregulation über die Reflexverschaltung dient dem **Schutz der geschädigten Strukturen** vor neuerlicher Verletzung [109] [124] [127].

Neben den Reaktionen auf Rückenmarksebene ist auch eine Muskelinhibition durch höher gelegene ZNS-Zentren zu beobachten. Schmerzen in Ruhe und in erhöhtem Maße während Aktivitäten setzen die Leistungsbereitschaft und die Motivation herab und beeinflussen somit die Kraftentfaltung ([336], S.8). Der postoperative Schmerz ist zudem oft mit Angst vergesellschaftet [29] [344]. Der Gelenkschmerz kann somit direkt zu einer zentralnervösen Anpassung der Bewegungsprogramme, im Sinne einer zentralen Gewebsschonung, führen, die mit einer Verminderung der zentral maximal zugelassenen Kraftentfaltung einhergehen kann [29] [127]. Diese zentralenervöse Adaptation zeigt sich oft in einer scheinbar geringen Ermüdbarkeit der Kniestreckermuskulatur des betroffenen Kniegelenks bei zentral

herabgesetzten Maximalkraftwerten. Die geringere Ermüdbarkeit ist in diesen Fällen nur scheinbar gegeben, da eigentlich bei einem submaximalen Kraftwert begonnen wird und dieser danach natürlich länger gehalten werden kann [124] [127].
Auch die **Gelenkschwellung** bzw. der **Gelenkerguss** haben eine wichtige Bedeutung bei der Muskelinhibition [85] [185] [196]. In einigen Studien zeigte sich sogar eine größere Abhängigkeit der Muskelinhibition vom Gelenkerguss bzw. von der Gelenkschwellung als von dem Gelenkschmerz [85] [453]. Ein Gelenkerguss führte in Untersuchungen zu einer deutlichen reproduzierbaren Muskelinhibition des M. quadriceps femoris [453]. Intraartikuläre Injektion von 20 – 30 ml physiologischer Kochsalzlösung bei kniegesunden Probanden führte zu einer bis zu 60 %-igen Quadrizepsinhibition [85]. Die Beziehung zwischen der Ergussmenge und der Quadrizepsinhibition verlief dabei linear [85]. Eine Ergussbeseitigung durch eine Punktion konnte die Muskelinhibition bei den Probanden direkt beseitigen [85].
Ein weiterer Grund für einen posttraumatischen oder postoperativen Maximalkraftverlust ist in der durch jede Verletzung und jeden operativen Eingriff **gestörte inter- und intramuskuläre Koordination** zu sehen [13] ([120], S.16) [125] [248]. Neben dem Ungleichgewicht der Muskelgruppen, das durch die verschieden stark einsetzende Muskelatrophie nach Kniegelenkverletzung und –operation eintreten kann [127], wird die Feinkoordination zwischen den Muskeln und deren Anteilen gestört ([120], S16f.) ([310], S15).
Das menschliche Gehirn verfügt über ein fein abgestimmtes Bewegungsprogramm hinsichtlich des Zusammenspiels zwischen den einzelnen Muskeln beziehungsweise Muskelgruppen und Muskelanteilen. Diese intra- und intermuskuläre Feinkoordination ist erlernt und kann durch Verletzungen und auch durch operative Eingriffe am Kniegelenk gestört werden [13] ([120], S.16) [248] [418]. Die Effektivität der Streckmuskulatur kann dabei zusätzlich durch eine Kokontraktion der Beugemuskulatur gemindert werden [127] ([226], S.107). Auch dieser Koordinationsverlust führt zu einer Veränderung von Bewegungen [125] und scheint den Bewegungsplan in der Hinsicht zu verändern, dass die verletzten Gewebestrukturen die Bewegung schadlos überstehen und eine Überlastung vermieden wird [125]. So können Kokontraktionen der Beugemuskulatur am Kniegelenk dieses stabilisieren helfen [287] und vor einem Pivoting schützen [66].
Weitere Ursachen stellen die posttraumatische **Muskelatrophie** und die durch **Bindegewebsschrumpfung** (insbesondere der Kapsel) eingeschränkte Gelenkbeweglichkeit dar [29] ([78], S.1028) [125] [248].
**Knorpelschädigungen**, insbesondere retropatellar, können die isometrische Kniestreckermaximalkraftwerte abschwächen [127] [197].
**Meniskusverletzungen** an sich scheinen auch für eine Muskelinhibition mitverantwortlich zu sein, da sie eine motorische Kontrollfunktion bei submaximalen Aktivitäten ausüben ([79], S.177) ([92], S.508).
Nach einem Trauma wird die **Gesamtstoffwechsellage** des Körpers zugunsten der Wundheilung und der Immunabwehr und zu Lasten der quergestreiften Skelettmuskulatur und der Muskelkraftentfaltung **umgestellt** ([411], S.6); woraus sich Maximalkraftminderungen ergeben können.
Auch andere Afferenzen aus den Mechanorezeptoren des Kniegelenks haben Einfluss auf die Motoneurone und tragen somit zur Regulation des Muskeltonus bei [124].
Aber nicht nur die noch bestehenden Afferenzen, sondern auch der Ausfall von Afferenzen der Gelenkrezeptoren des Kniegelenks durch Trauma oder Operation kann zu Störungen in der Propriozeption und zu einer Kraftminderung der Oberschenkelmuskulatur führen [124].
Jedes Trauma und jede arthroskopische Operation am Kniegelenk führen zu einer **Minderung der propriozeptiven Afferenzen** aus dem Bereich des Kniegelenks und verändern somit die sensorische Wahrnehmung [29] [125] [196] [211] [345] [434]. Es kommen weniger

tiefensensible Daten aus dem Kniegelenkbereich im ZNS an und es bilden sich ein zentrales Defizit und ein zentraler Defekt in der Tiefensensibilität aus [29] [125] [196] [211] [345] [434].

Dieser Defekt entsteht aus folgendem Grund: Die afferent einströmenden Informationen der Propriozeption werden im ZNS in subkortikalen und kortikalen Zentren zusammengeführt, ausgewertet und verarbeitet ([462], S.225f.). Sie werden im ZNS fortlaufend, also permanent registriert ([398], S.36). Bleiben propriozeptive Daten von Rezeptoren aus, so gewinnen die noch ankommenden Informationen der anderen Rezeptoren mehr an Gewicht und können somit das ausgewogene Gleichgewicht der zentralen Verarbeitung verändern und den reibungslosen Bewegungsablauf stören ([398], S.36). Erst mit der Zeit können Verluste kompensiert und die Ausgewogenheit in der Gewichtung der Informationen kann wieder hergestellt werden.

Also kann auch der Ausfall von Afferenzen der Propriozeption eine Veränderung der Bewegungsprogramme im ZNS bewirken [29] [109] und damit eine Muskelinhibition zum Schutz des verletzten Gewebes herbeiführen [29] [109] [125].

Die Auswirkungen und die Tragweite, die ein Ausfalls von propriozeptiven Afferenzen haben kann, lässt sich an folgendem Beispiel ermessen:

Das Gleichgewichtsorgan stellt ein wichtiges Organ der Propriozeption dar ([49], S.612) ([317], S.128ff.) ([462], S.224). Sein akuter Ausfall ist ein extremes Beispiel für einen akuten Verlust an propriozeptiven Afferenzen. Der akute Ausfall eines Gleichgewichtsorgans führt zu Drehschwindel, Nystagmus und Fallneigung ([235], S.257). Diese Symptomatik wird durch eine asymetrische Erregung der vestibulären Kerne ausgelöst ([179], S.664). Das intakte Organ verliert in der zentralen Auswertung seinen Gegenspieler und die Ausgewogenheit der bestehenden Afferenzen ist nicht mehr gegeben. Erst nach einiger Zeit (wenige Wochen) kann die Symptomatik mit Hilfe der Informationen aus anderen Sinnen abgeschwächt und zum Großteil ausgeglichen werden. Es kommt zu einer Normalisierung im Alltag, sofern die anderen Sinne zur Verfügung stehen ([179], S.664) ([235], S.257). Zudem führt der einseitige Ausfall des Gleichgewichtsorgans zu reflektorischen Prozessen, die auf den Tonus der Oberschenkelmuskulatur Einfluss nehmen ([289], S.320).

An diesem Beispiel kann man ersehen, dass der Ausfall von Afferenzen zu einer Veränderung der Gewichtung der Informationen führt und diese neue Gewichtung nicht sofort korrigiert werden kann.

Bezogen auf die Afferenzen der Propriozeption aus dem Kniegelenk, die nach Trauma und/oder Operation am Kniegelenk ausbleiben, bedeutet dies, dass ein Übergewicht der noch ankommenden Afferenzen entsteht. Hierbei sollte außerdem nicht vergessen werden, dass durch die Entzündung im traumatisierten Gewebe durch Verletzung oder Operation bereits eine gewisse periphere und zentrale Sensibilisierung stattgefunden hat, die jeweils auch schon allein zu einer Verstärkung der Gewichtung der nozizeptiven Reize aus dem entsprechenden Gebiet führen können ([366], S.244).

Diese Überlegungen legen den Schluss nahe, dass auch das Ausbleiben afferenter Informationen aus der Propriozeption des Kniegelenks zu einer Veränderung und Anpassung der Bewegungsplanung und zu einer deutlichen Muskelinhibition führen kann (Defizittheorie). Nur sind die Auswirkung eines Ausfalls propriozeptiver Afferenzen aus dem Kniegelenk weit weniger dramatisch als die eines Vestibularorgans im weiter vorne angeführten Beispiel.

Die folgenden Publikationen sollen die Auswirkungen des Verlustes propriozeptiver Afferenzen aufzeigen:

Freiwald et al. [125] untersuchten komplexe Bewegungen nach Kniegelenkoperationen. Es zeigte sich in den Versuchen, dass nicht nur die eigentliche Bewegungsausführung verändert war, sondern bereits die Bewegungsvorbereitung mit reduzierter Aktivierung durchgeführt wurde oder sogar Bewegungen abgebrochen oder verweigert wurden [125]. Dies wurde mit den zentralen Bewertungsveränderungen der Bewegungsplanung erklärt. Angst-, Unsicherheits- und Schmerzerwartung wie auch die Erwartung einer erneuten Schädigung des Gewebes führten zu einer Veränderung des Bewegungsplanes mit reduzierter Ausführung einer sonst einfachen oder auch komplexen Bewegung [125].

Auch Pfeifer et al. [329] beschreiben eine Änderung des Bewegungsplanes und der Bewegungsausführung nach Verletzungen. Sie bemerkten eine vermehrte Vorinnervationsphase vor dem Aufkommen des verletzten Beines bei komplexen Bewegungen 1 Jahr postoperativ nach VKB-Rekonstruktion und deuteten die frühere Aktivierung der Streckmuskulatur als aktive Gelenkstabilisierung in einem veränderten Bewegungsplan [329].

Baumeister et al. [29] berichteten Ähnliches über eine Anpassung des Bewegungsplanes nach Rekonstruktion des vorderen Kreuzbandes und führten diese vor allem auf den Ausfall propriozeptiver Afferenzen zurück [29]. Nach der Kniegelenkoperation war in dieser Untersuchung bei Maximalkrafttests eine ausgeprägte Muskelinhibition aufgetreten [29]. Wiederholte Streckkraftmessungen ließen bis zu einer gewissen Anzahl ein Anwachsen der maximal abrufbaren Streckkraft erkennen [29]. Nach Baumeister et al. [29] ist dies als Anpassung der Muskelinhibition in den Bewegungsprogrammen an die nach der operativen Rekonstruktion doch nicht so funktionseinschränkende Kniebinnenverletzung zu sehen [29].

Nach Baumeister et al. [29] führte die Rückmeldung durch die Wiederholung der Bewegung an das zentrale Nervensystem zur Speicherung des Ergebnisses in Form eines motorischen Schemas, das ständig optimiert wurde [29]. „Die Bewegung wird 'überlernt'. Dabei ist der kybernetische Regelkreis Voraussetzung für das Lernen durch Bewegung" [29]. Das motorische Schema der Knieextension wurde demnach permanent im Sinne einer vermehrten Aktivierbarkeit modifiziert, die zentrale Hemmung herabgesetzt und es wurden immer höhere Kraftwerte zugelassen [29].

Sowohl Wilke et al. [445] als auch Jerosch et al. [211] zeigten in ihrer Studie, dass Patienten mit verletzten Kniegelenken einen Zielwinkel schlechter als kniegesunde Probanden reproduzieren konnten [211] [445] (in der Studie von Jerosch et al. [211] war die Knieverletzung eine Meniskusverletzung). Dies ist als ein Beweis dafür zu sehen, dass die Propriozeption nach Knieverletzungen eingeschränkt ist und der Verlust an propriozeptiven Fähigkeiten, Auswirkungen auf das Bewegungsprogramm im ZNS hatte [211] [445]. Bei Jerosch et al. [211] konnten aber durch die operative Korrektur der Funktionsstörung (durch die Meniskusrissverletzung) die propriozeptiven Fähigkeiten wieder annähernd normalisiert werden [211].

Diese eben erwähnten Sachverhalte und insbesondere die annähernde Normalisierung der Fähigkeiten nach Korrektur der Funktionsstörung, obwohl ein Teil der Afferenzen bei der Verletzung und der Operation verloren gegangen ist, führen zu der Annahme, dass entweder das Defizit bereits früh durch die Verarbeitung der Daten der anderen, noch existenten Propriozeptoren wieder ausgeglichen werden konnte und somit das Gleichgewicht wieder hergestellt wurde oder das Defizit in der Propriozeption nicht alleine bzw. nicht immer ausreicht, um die Veränderungen in der Bewegungsplanung hervorzurufen.

Gegen eine reine Defizittheorie für Propriozeptionsausfälle aus dem Kniegelenkbereich, mit direkter Schädigung-Wirkungsbeziehung, sprechen zudem die Untersuchungen bei Patienten mit künstlichen Gelenken und fehlender Innervation weiter Bereiche der Gelenkkapsel. Hier müsste bei reiner Defizittheorie die Wahrnehmung der Gelenkposition besonders stark gestört sein. Was sie in Untersuchungen aber kaum war ([462], S.224).

Demnach spielen die Defizite in der Propriozeption bei der Veränderung der Bewegungsplanung nach Verletzungen und Operationen im Kniegelenkbereich zwar eine bedeutende Rolle, verändern aber scheinbar meistens nur in Kombination mit anderen Faktoren das Bewegungsprogramm deutlich [125].

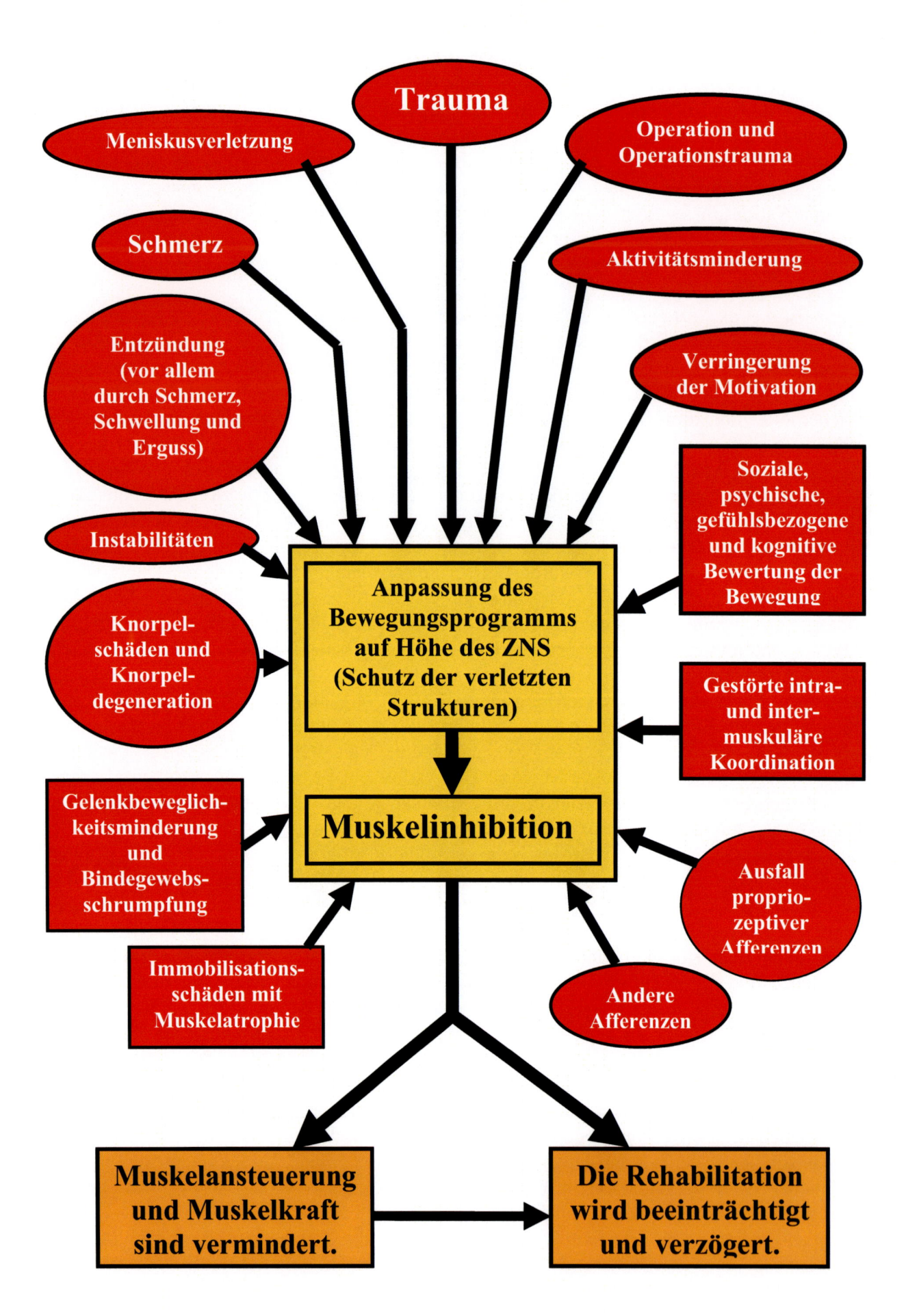

**Abbildung 148:** Gründe, die zu einer Muskelinhibition führen können.

Dieser Feststellung wurde von Freiwald et al. [125] Rechnung getragen. Freiwald et al. [125] sehen den posttraumatischen bzw. postoperativen Kraft- und Aktivierungsverlust als Anpassung des Bewegungsprogramms auf verschiedener Ebene in Hinblick auf die Minderbelastbarkeit und den Schutz des verletzten und in Reparatur befindlichen Gewebes [125]. Sowohl die Bewegungsplanung als auch die Dosierung des motorischen Krafteinsatzes sind verletzungsspeziell und trotzdem individuell angepasst [125]. Die Bewegungsplanung wird auf zentraler Ebene durch die afferenten Daten, die Motivation des Patienten – die auch durch sein Verlangen nach Erholung und Wiederherstellung bestimmt wird - und durch eine soziale, psychische, gefühlsbezogene und kognitive Bewertung der Bewegung beeinflusst und verändert [125].

Diese posttraumatisch bzw. postoperativ zu findenden Veränderungen der neuromuskulären Ansteuerung und der Bewegungsplanung, wie die Muskelinhibition, ist nach Freiwald et al. [125] als eine sich in der Evolution entwickelte und phylogenetisch wertvolle und bewährte Strategie aufzufassen [125]. Sie dient, wie schon mehrfach erwähnt, dem Schutz der verletzten Gewebestrukturen [125]. Eine operative Vorgehensweise ist phylogenetisch in dieser Strategie nicht vorgesehen [125]. Der Körper begegnet der Verletzung auch nach operativer Korrektur der Kniegelenkpathologie, wie entwicklungsgeschichtlich erlernt, auch wenn diese Vorgehensweise jetzt nicht mehr nötig und viel zu ausgeprägt ist [125]. Außerdem stellt die Operation selbst für den Körper ein massives Trauma dar, dem auch wieder mit der evolutionär-phylogenetischen Strategie begegnet wird [125]. Nach der Meniskusoperation steht die tatsächliche Situation mit der Wiederherstellung und meist schon großen Belastbarkeit der Gelenkstrukturen im Gegensatz zu dem während der Operation Erlebten und den von den sensiblen Afferenzen weitergeleiteten Informationen über ein „massives Trauma" durch die operativen Techniken [125]. Die Belastbarkeit hängt dann in der frühen postoperativen Phase nicht direkt von dem Heilungsverlauf der verletzten Strukturen, sondern vielmehr von der Ausprägung des Erlebens des Operationstraumas und der individuellen Verarbeitung und Bewertung desselben ab [125].

Zusammenfassend wirken sich viele Faktoren auf das Bewegungsprogramm aus und tragen in unterschiedlicher Gewichtung auf unterschiedlichen Ebenen zur Muskelinhibition bei [29] [109] [125].

Interessant ist, dass in Studien mit intraartikulären Medikamentengaben am Ende des arthroskopischen Eingriffs, dem erlebten Operationstrauma begegnet, die damit zusammenhängende überschießende evolutionär-phylogenetische Reaktion abgeschwächt und die Muskelinhibition bestenfalls komplett verhindert werden konnte. Insbesondere intraartikulär verabreichte Lokalanästhetika konnten die Muskelinhibition nach einem akuten Trauma in einigen Studien deutlich reduzieren [109] [196].

In unserer Studie waren die Ergebnisse differenzierter. Von präoperativ zu zweitem Tag postoperativ war nur in der Meniskusgruppe mit Morphin, Suprarenin® und Supertendin® und in der Meniskusgruppe mit Lokalanästhetikum und Suprarenin® in 60° und 30° Kniebeugung keine signifikante Abnahme der durchschnittlichen 3 s-Muskelkraftmaximalwerte zu erkennen. In diesen beiden Gruppen konnte am zweiten Tag postoperativ die Muskelinhibition am besten abgeschwächt bzw. verhindert werden.

Am fünften Tag postoperativ wurde in der Meniskusgruppe mit Hyaluronsäure in 30° und in 60° Kniebeugung das präoperative durchschnittliche Kraftniveau deutlich übertroffen. Es darf aber in 30° Kniebeugung nicht vergessen werden, dass auch in der Meniskusgruppe ohne Medikation am fünften Tag postoperativ der präoperative durchschnittliche 3 s-Maximalkraftwert übertroffen wurde.

Da der Gelenkwinkel bei isometrischen Kontraktionen für die Kraftentwicklung wichtig ist [277] [330] und der Kniebeugewinkel von 60° als der Winkel beschrieben wird, der die maximale Kraftentfaltung am besten unterstützt [330], scheint dieser Gelenkwinkel die größere Bedeutung bei der Bewertung der Kraftentfaltung zu haben. In 60° Kniebeugung am fünften Tag postoperativ konnte in unserer Studie die Muskelinhibition am besten durch die intraartikuläre Kombinationsgabe aus Morphin, Suprarenin® und Supertendin® und durch die alleinige Gabe von Hyaluronsäure durchbrochen werden. Die Reduktion der Muskelinhibition durch eine Lokalanästhetikagabe war hier nicht besonders ausgeprägt.

Die Reduktion der Muskelinhibition, des Schmerzes und der anderen Entzündungsparameter sind die Faktoren, die durch eine intraartikuläre Medikamentengabe am Ende des arthroskopischen Kniegelenkeingriffs direkt beeinflusst werden können [344]. Eine suffiziente frühzeitige Rehabilitation und Mobilisation hängt insbesondere von der Reduktion dieser Faktoren ab und hilft das positive Operationsergebnis nicht zu gefährden [85] [261] [298] ([336], S.4) [402] [434] [453].

Studien haben gezeigt, dass die Kraft des M. quadriceps femoris auf der verletzten Kniegelenkseite trotz intensiver physiotherapeutischer Bemühungen bis zu 12 Wochen nach der Meniskektomie im Vergleich zur Gegenseite reduziert ist ([92], S.508f.). Nach Rekonstruktionen des vorderen Kreuzbandes sind sogar Kraftdefizite bis zu 6 Monaten postoperativ nachweisbar [196] [281]. Die Kraftfähigkeiten der Muskulatur erholen sich postoperativ aber sehr viel schneller als die koordinativen Fähigkeiten [196].

Das Hauptproblem einer Muskelkraftreduktion ist, dass bereits ein Defizit von 10 % der Kniestreck- bzw. auch der Kniebeugemuskulatur das Risiko von Kniegelenkfolgeverletzungen erhöht ([92], S.509), da die primäre Gelenkstabilisation zum Großteil durch Muskelkraft und eine suffiziente Abstimmung der inter- und intramuskulären Koordination erfolgt [55] ([78], S.121). Außerdem kann ein postoperatives Krafttraining der Streckmuskulatur im Rahmen einer Rehabilitation nicht nur die Kraft steigern, sondern auch zu einer Reduktion der Schmerzempfindlichkeit und somit des Schmerzempfinden führen [197].

## 5.11 Rehabilitation und Wiederherstellung nach dem arthroskopischen Meniskuseingriff

Knieverletzungen gehören zu den häufigsten Verletzungen der heutigen Zeit [434]. Arthroskopische Kniegelenkeingriffe sind einer der am häufigsten durchgeführten Eingriffe in dem United Kingdom und den USA [112] [230] [380].

Die Nachbehandlung und Rehabilitation mit Mobilisation und Wiederherstellung der sport- und arbeitsspezifischen Fähigkeiten spielt eine nicht zu unterschätzende Rolle nach der operativen Behandlung von Funktionsstörungen im Kniegelenk [85] [127] ([225], S.602) ([247], S.94) [392] [423]. Eine gute operative Behandlung kann nur zusammen mit einer guten Rehabilitation zu einem guten Gesamtergebnis in der Behandlung führen [261]. Eine insuffiziente Rehabilitation kann sogar nach geglückter Operation das angestrebte positive Therapiegesamtergebnis gefährden und entscheidend verschlechtern [85] [261] [423].

Die postoperative Mobilisation des Patienten nach arthroskopischen Kniegelenkeingriffen stellt einen wichtigen Grundbaustein der Rehabilitation dar und sollte so früh wie möglich postoperativ erfolgen, also sobald es die klinischen Umstände erlauben ([19], S.457) ([172], S.424) [261] ([286], S.86) ([336], S.4) [365] ([424], S.89). Insbesondere eine frühe Mobilisation vermag postoperative Komplikationen verhindern zu helfen ([98], S.15).

Eine frühzeitige effektive Rehabilitation beinhaltet zudem eine physiotherapeutische Therapie ([334], S.470f.) [373]. Man sollte nach operativer Meniskusbehandlung eine frühfunktionelle Übungsbehandlung mit Bewegungstherapie anstreben, die zu einer Verbesserung der muskulären Kraftfähigkeiten, der (intra-, intermuskulären und sonstigen) Koordination, der Propriozeption, der Beweglichkeit, einem Ausgleich von Defiziten und zu einer Wiedererlangung sport- und arbeitsspezifischer Fähigkeiten und Vermeidung von Spätschäden führen soll [7] ([24], S.60) [32] [35] [38] ([78], S.1048) [127] ([171], S.342)

[248] ([236], S.175ff.) ([310], S15) ([334], S.470f.) [371] [373] [386] [423]. Physiotherapeutische Therapieformen fördern den Heilungsprozess von Gelenken, Muskeln, Sehnen, Bändern und Knochen und leisten einen indirekten Beitrag zur Schmerzbekämpfung und der zeitlichen Verkürzung der Schmerzen ([366], S. 248f.). Frühzeitige Bewegung nach arthroskopischen Kniegelenkeingriffen scheint der Schlüssel zur besseren Funktion und zur früheren Rückkehr zu Aktivitäten zu sein [261].

Eine kurzzeitige Entlastung oder Teilbelastung ist aber nicht gleichbedeutend mit einer Ruhigstellung und Immobilisation, da die Beweglichkeit durch Beüben aufrecht erhalten oder weiter trainiert werden kann ([361], S.33).

Eine suffiziente Rehabilitation führt zu einer schnelleren Wiederherstellung der körperlichen Leistungsfähigkeit und damit auch zu einem kürzeren verletzungs- und krankheitsbedingten Arbeitsausfall [373] [386]; was insbesondere in heutiger Zeit auch einen wichtigen ökonomischen Faktor darstellt [373]. Ziel der Behandlung ist neben der raschen und gefahrlosen Wiederaufnahme der Alltags-, aber auch der sportlichen Aktivitäten, die Vermeidung von Folgeschäden und Rezidiven [373] [386] [434].

Die Steigerung der Belastung postoperativ richtet sich nach der Entzündungssymptomatik und insbesondere nach dem Schmerz [434]. Bei jeder muskulären Wiederherstellungsmaßnahme müssen daher Schmerzen und Reizzustände möglichst früh erkannt und behandelt werden, so dass die Rehabilitation nicht verzögert wird [386]. Hierbei ist besonders wichtig, dass trotz des gewünschten frühen Fortschritts in der Rehabilitation, die verletzten Strukturen nicht zu hoch oder überbelastet werden [386].

Die Verzögerung und Beeinträchtigung der postoperativen Rehabilitation kann viele Ursachen haben. In unserer Studie wurden einige maßgebliche in der frühen postoperativen Phase der ersten 5 Tage nach der Operation untersucht.

In der direkten postoperativen Phase sind die Hauptgründe einer Rehabilitationsverzögerung in der Entzündung und dem Schmerz zu suchen [386] [420] [434]. Entzündungen, Gelenkschmerzen, Einbußen an propriozeptiven Fähigkeiten, Stabilitätsverluste und Funktionsveränderungen des Gelenks, Veränderungen der periartikulären Strukturen, Knorpelschäden, Muskelatrophien und Muskelungleichgewichte können direkt oder über den Umweg der Veränderung der zentralen Bewegungsprogramme, zum Schutz des verletzten Gewebes, unter anderem über eine Muskelinhibition zu einer Verzögerung des postoperativen Rehabilitationsprozesses führen [29] ([78], S.146 und 1028) [85] [109] ([120], S.72ff.) [124] [125] [127] [185] [196] [197] [248] [261] [272] [298] ([336], S.4) [344] ([366], S.241f.) [386] [402] [417] [420] [434] [453]. Auf die Einzelfaktoren wurde in den Kapiteln 5.5 „Entzündung und ihre Zeichen", 5.6 „Schmerz und Schmerzmittelbedarf", 5.7 „Bewegungsumfang (Range of Motion) und Gelenkblockierungen", 5.8 „Beinumfänge", 5.9 „Elektromyographie" und 5.10 „Kraft" bereits ausführlicher eingegangen. Vor allem die Kombination aus mehreren aufgeführten Einzelfaktoren kann die Rehabilitation deutlich verzögern.

Die frühzeitige Rehabilitation mit der Mobilisation der Patienten nach einem arthroskopischen Eingriff am Kniegelenk ist aber von entscheidender Bedeutung, um viele negative Folgen der Immobilisation zu vermeiden [85].

Die Vermeidung eines Gipses ist aber nicht gleichbedeutend mit der Vermeidung einer Immobilisation [330]. Auch die Kombination aus Gelenkerguss, Schmerzen, Furcht vor Bewegung und damit zusammenhängender Furcht vor Schädigung von Gelenk- und Muskelgewebe führt auch ohne Gipsruhigstellung zu einer Immobilisation [330].

Die Folgen einer Immobilisation nach der Kniegelenkoperation sind vielgestaltig und erstrecken sich sowohl auf lokale als auch auf systemische negative Begleiterscheinungen [85]. Auch während einer kurzzeitigen Immobilisation von wenigen Tagen kommt es zu körperlichen Anpassungsprozessen. Diese sind zumeist für den Rehabilitationsprozess als nicht positiv einzustufen [345]. Eine Immobilisation führt allgemein über katabole Prozesse zu Immobilisationshypotrophien und geht immer mit einer Stagnation der lokalen Zirkulation und des Stoffwechsels einher und führt nach einiger Zeit zu Gewebsschäden - sogenannten Ruheschäden - mit Atrophie, Schrumpfung und Verwachsungen [217] ([336], S.4) ([361], S.33).

Als mögliche lokale Folgen einer Immobilisation sind vor allem die Atrophien artikulärer und periartikulärer Strukturen zu nennen. Diese unerwünschten Phänomene müssen jedoch nicht in jedem Fall Krankheitswert erlangen [85].

Chronisches Ödem, Muskelatrophie, Immobilisationsosteoporose, eingeschränkte Gelenkbeweglichkeit (Versteifungstendenzen) und Kontrakturen beschreiben verschiedene Aspekte des gleichen Gesamtprozesses des menschlichen Körpers bei einer Immobilisation [7] [85]. Jeder einzelne Begriff stellt aber letztlich nur die Veränderung eines bestimmten Gewebes in den Vordergrund [85]. In Extremfällen kann die Immobilisation eines Gelenks sogar zu einer dauerhaft eingeschränkten Gelenkfunktion führen [7].

Immobilisation führt zu **Muskel**atrophie, Muskelkraftverlust, einem Abfall der neurogenen Rekrutierung der Muskelfasern, einen Abfall der Koordination und funktionellen Defiziten [7] [13] [48] [85] ([100], S.44) ([120], S.16 und 72ff.) [134] [192] [248] [261] ([286], S.107) ([336], S.4) [345] [347] [367] [386] ([398], S.394) [418] [419] [453]. Die Muskelatrophie am Kniegelenk bei einer Immobilisation betrifft insbesondere die Quadrizepsmuskulatur [85] [386] [418] [453]. Die Kniebeugemuskulatur ist nur in sehr begrenztem Ausmaß betroffen [85]. Dies fördert ein Übergewicht der Kniebeuger mit Disponierung für eine Flexionskontraktur [85] [347]. Die Veränderungen im Muskel durch die Immobilisation sind jedoch weitestgehend reversibel [85]. Der größte Verlust an Muskelmasse setzt am Anfang der Immobilisierung ein [48] [85]. In den ersten 72 h der Ruhigstellung geht die Muskelfaserdicke um 14 – 17 % zurück [48]. Schon nach 6 h Ruhigstellung ist eine signifikante Drosselung der Proteinbiosynthese in den Muskelzellen zu beobachten [48]. Nach circa 15 - 20 Tagen nähert sich die Muskelatrophie einem Stady-Stade-Zustand auf niedrigerem Niveau mit nur noch sehr geringen Atrophieraten an [48]. Die Atrophie schreitet jetzt nach den anfänglichen rapiden Muskelverlusten nur noch ganz langsam voran [48]. Grundsätzlich sind alle Muskelfasertypen von der Ruhigstellungsatrophie betroffen ([120], S.72ff.) [126] [127] [196] [386]. Das Ausmaß des Atrophieprozesses ist aber für die einzelnen Muskelfasertypen unterschiedlich ([120], S.72ff.) [126] [386]. Die langsamen Typ-I-Fasern (=ST-Fasern =Slow twitch-Fasern) nehmen in ihrem Querschnitt deutlich stärker ab, als der Querschnitt der schnellen Typ-II-Fasern (=FT-Fasern =Fast twitch-Fasern) ([120], S.72ff.) [126] [127] [386]. Der Verlust an Maximalkraft während einer Immobilisation vollzieht sich schnell und rapide [48] ([100], S.44) [248]. Schon 3 Tage Immobilisation führen zu einer Abnahme der Maximalkraft von etwa 10 % ([100], S.44). Nach 1 Woche ist schon eine mehr als 20 %-ige Abnahme zu beobachten ([100], S.44). Die anfänglichen Kraftverluste liegen etwa bei 1 – 6 % pro Tag Immobilisation [85] ([120], S.72ff.). Insbesondere bei älteren Menschen kann der postoperative Kraftverlust in Verbindung mit der schon vor der Operation gegebenenfalls existenten durch die Kniepathologie erzeugten Mobilitätseinschränkung zu einer erhöhten Sturzgefahr führen [278].

Auch das periartikuläre Bindegewebe des **Kapsel-Band-Apparat**s erfährt durch eine Immobilisation eine Veränderung hin zur Arthrofibrose ([15], S.463f.) [85] ([120], S.72ff.) [134] ([286], S.86) [420]. Bindegewebige Strukturen proliferieren und verkürzen sich und können dadurch zu Gelenkkontrakturen mit Beweglichkeitsverlust des Kniegelenks führen ([120], S.72ff.) [134] [261] [347] [420]. Sowohl der Verlust und die Syntheseabnahme für Kollagenfasern als auch das Verlorengehen der parallelen Ausrichtung der Kollagenfasern und die vermehrt vorkommenden Adhäsionen lassen eine erhöhte Steifigkeit, geringere Belastbarkeit des Gewebes (insbesondere des Bänder) und verringerte Beweglichkeit des Kniegelenks folgen [7] ([15], S.463f.) [85] ([120], S.19 und 72ff.) [134] [261] ([398], S.41) [420].

Der **Knochen** ist bei einer längeren Immobilisation einer generalisierten Osteoporose unterworfen [7] [85] ([183], S. 613) ([240], S.721) ([257], S.133) ([286], S.79). Der Blutfluss im Knochen scheint aber keiner größeren direkten Veränderung durch eine Immobilisation zu unterliegen [412]. Die Inaktivitätsosteoporose ist auch ein Teil der Frakturkrankheit, die einen Großteil der Inaktivitätssymptome mit einschließt [85].

Der **Gelenkknorpel** ist durch eine Immobilisation besonders gefährdet. Immobilisationen können am Knorpel zu Knorpelschäden und Knorpeldegenerationen mit Arthroseentwicklung führen, sowie Bewegungseinschränkungen hervorrufen [7] [85] ([120], S.72ff.) [138] [261] ([286], S.86) [307] [367] [420]. Schon 4 Tage nach Beginn der Immobilisation zeigen sich erste Veränderungen des Gelenkknorpels [85]. Nach 7 Tagen kommt es zu einem fortschreitenden Verlust an Knorpelmatrix [85]. Eine Immobilisation zieht eine Atrophie mit Dicken- und Festigkeitsabnahme des Knorpels nach sich [7] [85], die die Belastbarkeit des Gelenkknorpels verringert und mit einem erhöhten Risiko für Knorpelschäden einhergeht [7] ([120], S.18 und 72ff.) [134] [261] [307].

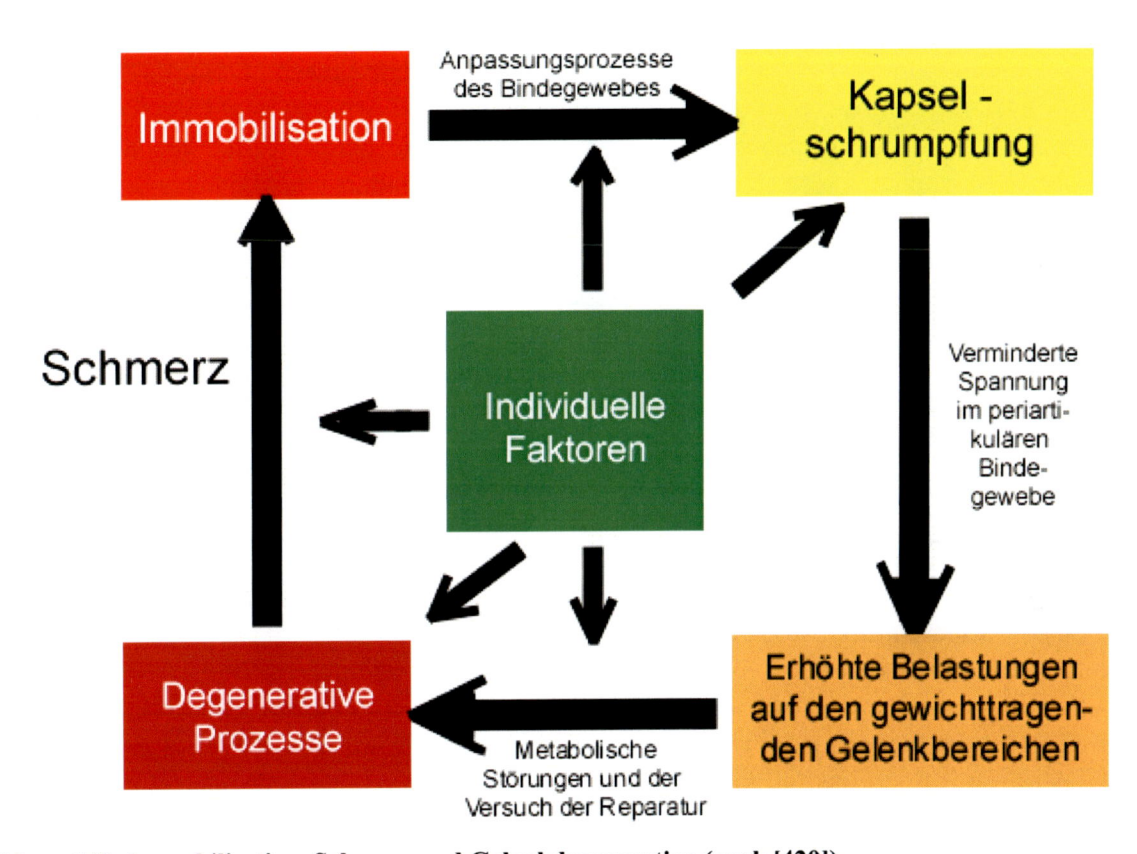

**Abbildung 149: Immobilisation, Schmerz und Gelenkdegeneration (nach [420])**

Durch eine Immobilisation können degenerative **Meniskus**veränderungen entstehen [52]. Sowohl die Meniskusheilung als auch die Durchblutung der Menisken werden durch eine Immobilisation negativ beeinflusst [52].

Zusätzlich ergeben sich als lokale Folgen einer Immobilisation Veränderungen des **Fettkörper**s ([286], S.86) ([398], S.8), **Entzündung**sreaktionen mit Ergussbildungen [85] und Verschlechterungen der **propriozeptiven Fähigkeiten** der Kniegelenkstrukturen [248].

Bei den möglichen systemischen Folgen einer Immobilisation ist besonderes Augenmerk auf das erhöhte Risiko einer Thrombose zu legen ([30], S.104) [229] [367] ([155], S.231). Die **Thrombose** mit partiellem oder vollständigem Verschluss eines Blutgefäßes durch ein Blutgerinsel stellt die häufigste schwere Komplikation nach arthroskopischen Kniegelenkeingriffen dar ([24], S.76) ([78], S.1039) ([224], S.69) ([319], S.37). Die Häufigkeit der Thrombosen nach arthroskopischen Eingriffen am Kniegelenk schwankt in den

Publikationen zwischen 0 und 1,5 % ([24], S.78) ([30], S.104) [112] ([229], S.1) ([319], S.37) ([342], S.29) ([436], S.164) (Gesamtkomplikationsrate bei arthroskopischen kniechirurgischen Eingriffen 0,6 % bis 1,8 %) ([34], S.151). In Studien, die alle Patienten mit arthroskopischen Kniegelenkeingriffen mit Dopplerultraschalltechnik nachuntersuchten, wurden sogar bei 2,9 % der Patienten tiefe Beinvenenthrombosen gefunden [205]. Die Immobilisation ist genauso wie das Trauma und die Operation ein thrombosebegünstigender Risikofaktor ([51], S.467) ([155], S.231f.) ([186], S.13) ([237], S.1 und 15f.) ([361], S.35) [367] ([424], S.106) ([426], S.230ff.).

Aus einer Thrombose kann sich eine **Lungenembolie** entwickeln ([24], S.76) ([51], S.466f.) ([78], S.1039) ([155], S.228) ([186], S.13) [229] ([424], S.95) ([426], S.229). Sie ist eine der gefürchteten lebensgefährlichen Komplikationen nach einer Operation, vor allem bei solchen in Vollnarkose ([24], S.76) ([51], S.466f.) ([98], S.15) ([186], S.13) ([229], S.1ff.) ([309], S.202f.) ([424], S.95f.) ([426], S.233ff.). In Nachbetrachtungsuntersuchungen kam es nach arthroskopischen Eingriffen am Kniegelenk in vier von über 119000 Fällen (0,0034 %) zu letalen Komplikationen, die alle auf eine Lungenembolie zurückzuführen waren [150].

Immobilisationen können zu einer Gewichtszunahme mit einer Verschiebung des Muskel-Fett-Quotienten hin zum größeren Fettanteil des Körpers führen. Dadurch kann sich das Verhältnis zwischen Maximalkraft und zu bewegendem **Körpergewicht** verschlechtern, was sich insbesondere bei älteren schwächeren Patienten, die bereits durch die Muskelatrophie und den Muskelkraftverlust besonders zu leiden haben, negativ auswirkt und die postoperative Sturzgefahr durch den Muskelkraftverlust verstärken kann.

Auch andere Organsysteme sind von Veränderungen einer Immobilisation betroffen. Eine Immobilisation wirkt sich negativ auf das **Herz-Kreislauf-System** aus, vermindert die **Vitalkapazität** und begünstigt eine **Urolithiasis** ([184], S.554ff.) ([336], S.4) [386].

Zusätzlich ist die Immobilisation von einer Abnahme der allgemeinen **Leistungsfähigkeit**, der **Ausdauer**fähikeit und der **Kondition** begleitet ([336], S.4) [345] [386].

Mit der Verlängerung des Immobilisationszeitraums, der Schmerzen und des Klinikaufenthalts steigt das Risiko für (krankenhausbedingte) **Infektionen** an ([71], S.290) ([186], S.1).

Eine nicht zu unterschätzende Rolle spielt auch die durch eine begrenzte Mobilität und Gelenkbeweglichkeit eingeschränkte Lebensweise, **Selbstständigkeit** und **Lebensfreude** des einzelnen Patienten [261] ([336], S.4).

Die möglichen Folgeschäden von Immobilisationen nach operativen Eingriffen unterstreichen die Wichtigkeit einer frühfunktionellen Therapie, die nicht nur die Immobilisationsschäden abwendet, sondern auch zu einer beschleunigten Heilung führen kann [85] [261]. Wenn eine postoperative Immobilisation also unumgänglich ist, sollte sie so gut wie möglich minimiert werden, um damit die drohenden negativen Folgen zu verringern ([19], S.457) [85] ([361], S.33) [420]. Für das Ausmaß der Immobilisationsschäden ist die Zeitdauer der Ruhigstellung wichtig [85].

Insbesondere postoperative frühfunktionelle Rehabilitationstherapiekonzepte mit früh einsetzender Mobilisations- und Bewegungsbeübung und deren maßvoller Steigerung minimieren die Schäden durch eine Immobilisation [13] ([19], S.457) [52] [134] [138] ([155], S.232) [278] [386] ([424], S.105) ([426], S.240). Unterstützt werden diese Konzepte, wie auch in unserer Studie, durch antiphlogistisch wirkende NSAIDs, die zu einer verbesserten Mobilisation durch die Hemmung der Entzündung und die Verbesserung der Analgesie führen ([400], S.488) [417].

Neben der systemischen analgetischen Therapie und Entzündungshemmung rücken immer mehr intraartikulär applizierte und im operierten Gelenk direkt lokal wirkende Pharmaka in das Blickfeld des Interesses.

Die momentane Beweislage spricht dafür, dass die vielgestaltigen intraartikulären Regime hinsichtlich der postoperativen Schmerzen und der Rehabilitation grundsätzlich als effektiv und somit als positiv zu bewerten sind [344] [402], und dass sie ihre Wirkung effektiv entfalten, ohne in der verwendeten Dosis schwerwiegendere Nebenwirkungen auszulösen [42] [50] [76] [77] [84] [106] [164] [204] [214] [258] [285] [315] [388] [459].

Für intraartikuläre Gaben von Lokalanästhetika und für die Kombinationstherapie aus Morphin, Lokalanästhetikum und Kortikoid wurde bereits in anderen Studien ein signifikanter Vorteil hinsichtlich der postoperativen Mobilisation und somit der Rehabilitation nachgewiesen [339] [340] [383]. Die in den Studien gefundenen Vorteile dieser beiden Pharmakakombinationen waren auch in unserer vorliegenden Studie durch die Untersuchung der postoperativen Schmerzen durchaus nachvollziehbar, da die postoperative Analgesie nicht nur für den Komfort des Patienten, sondern auch für die Frührehabilitation äußerst wichtig ist [402].

Die Untersuchung der Mobilisationsparameter unserer Studie ergab kaum Unterschiede beim ersten Aufstehen und dem ersten Auftreten auf das operierte Bein zwischen den vier Meniskusgruppen. Anders war dies bei dem postoperativ noch im Krankenhaus verbrachten Zeitraum. Es waren zwar keine Signifikanzen zwischen den Meniskusgruppen mit intraartikulären Pharmaka und der Meniskusgruppe ohne intraartikuläre Medikation zu beobachten, trotzdem war dieser Zeitraum in der Meniskusgruppe ohne intraartikuläre Medikation deutlich größer als in den anderen Gruppen. Dies spricht für einen reibungslosen Ablauf der Rehabilitation durch intraartikuläre Pharmakagaben am Ende arthroskopischer Meniskuseingriffe in unserer Studie. In den Meniskusgruppen mit intraartikulären Pharmakagaben konnte, wie in anderen Publikationen, eine Entlassung am zweiten Tag postoperativ in der Regel ins Auge gefasst werden ([172], S.424).

**Durchschnittlicher Krankenhausaufenthalt nach der Operation**

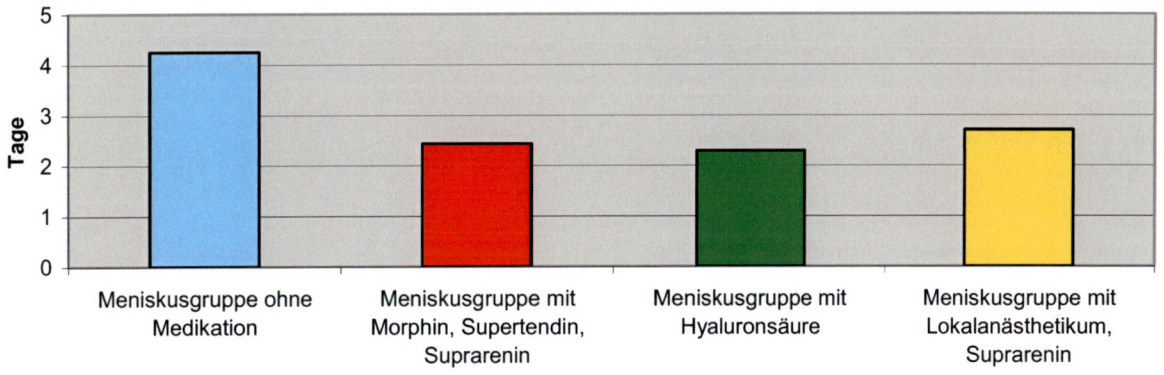

**Abbildung 150: Durchschnittlicher Krankenhausaufenthalt nach der Operation**

## 5.12 Nebenwirkungen

**Untersuchungsteil B**
(prä- und postoperativer Vergleich zwischen den Meniskusgruppen)

In Publikationen wurde berichtet, dass durch eine intraartikuläre Gabe von Pharmaka nicht nur peripher sehr viel höhere Pharmakaspiegel erreicht werden können, sondern auch die Nebenwirkungen durch geringere systemische Blutspiegel der Pharmaka reduziert bzw. vermieden werden können. Dies zeigte sich in einer Vielzahl von Studien, in denen nach intraartikulärer Pharmaka- bzw. Pharmakakombinationsgabe kaum Nebenwirkungen auftraten [42] [50] [75] [76] [77] [84] [106] [164] [204] [214] [258] [285] [315] ([316], S.78) [340] [380] [388] [427] ([433], S.154) [459].

Diese Ergebnisse decken sich mit den Ergebnissen aus der vorliegenden Studie. Auch hier wurden durch die intraartikuläre Gabe der verschiedenen Pharmaka und Pharmakakombinationen weder lokale noch systemische Nebenwirkungen ausgelöst.

# 6 Zusammenfassung

Durch die vorliegende klinische Beobachtung sollte geklärt werden, inwieweit die gezielte intraartikuläre Anwendung

- der Pharmakakombination aus Morphin, Suprarenin® und Supertendin® (Kortikoid und Lokalanästhetikum),
- der Kombinationstherapie aus Lokalanästhetikum (Mepivacain) und Suprarenin® und
- der Einzelgabe von Hyaluronsäure

am Ende arthroskopischer Meniskuseingriffe die frühe postoperative Rehabilitation der Patienten mit Kniegelenkverletzungen positiv beeinflussen kann.
Zusätzlich wurde ein präoperativer Vergleich zwischen Patienten mit Meniskusverletzungen, Patienten mit reinen Knorpelverletzungen und kniegesunden Kontrollgruppenteilnehmern durchgeführt.
Zur besseren Übersicht wurden die beiden Teile der Studie in die Untersuchungsteile A und B untergliedert. Untersuchungsteil A umfasst den rein präoperativen Vergleich zwischen den Patienten mit Meniskusverletzungen, den Patienten mit reinen Knorpelverletzungen des Kniegelenks und den kniegesunden Kontrollgruppenteilnehmern. Im Untersuchungsteil B wurde die Auswirkung der intraartikulären Pharmaka auf die Frührehabilitation der ersten fünf postoperativen Tage untersucht.

**Untersuchungsteil A**
**(präoperativer Vergleich zwischen Meniskus-, Knorpel- und kniegesunder Kontrollgruppe)**

Durch den Untersuchungsteil A sollten zwei grundsätzliche Fragen beantwortet werden:

1. Sind bezüglich der untersuchten Parameter bereits in der kniegesunden Kontrollgruppe signifikante Unterschiede zwischen den beiden Beinen gegeben? (Überprüfung der Hypothese 3)

2. Ergeben sich präoperativ hinsichtlich der untersuchten Parameter signifikante Unterschiede zwischen der Gruppe der Patienten mit Meniskusverletzungen, der Gruppe der Patienten mit reinen Knorpelverletzungen und der Kontrollgruppe mit kniegesunden Probanden und weiterhin zwischen den betroffenen gegenüber den nicht betroffenen Beinen in den beiden Patientengruppen? (Überprüfung der Hypothese 2)

Der Untersuchungsteil A diente somit der Überprüfung der beiden Nebenhypothesen. Um die Fragen zu klären, wurden präoperativ 37 Patienten mit Meniskusverletzungen und zehn Patienten mit reinen Knorpelverletzungen, bei denen aber präoperativ auch eine Meniskusverletzung angenommen worden war, und zusätzlich 26 kniegesunde Probanden einmalig (präoperativ) befragt und untersucht. Wie eben angeführt, wurden die folgenden Gruppen gebildet:

- Meniskusgruppe
- Knorpelgruppe
- kniegesunde Kontrollgruppe

Für den Vergleich wurde eine große Anzahl von Daten über Einzelparameter erhoben. Es wurden mittels IKDC- und ICRS-Knieevalutionsbögen die Anamnese und die (körperliche) Untersuchung standardisiert durchgeführt. Zusätzlich wurden die Patienten mittels der Meniskustests untersucht. Es wurden Daten über verschiedene Laborparameter, den Bewegungsumfang, die Entzündungszeichen, den Schmerz, die Beinumfänge, die Muskelaktivierungsströme im EMG (während der Maximalkraftmessung) und über die Maximalkraft ermittelt.

Die Ergebnisse unserer vorliegenden Studie führten zu den folgenden Antworten:

Beantwortung der Frage 1 und somit Überprüfung der Hypothese 3:
Die Überprüfung der Einzelparameter in der kniegesunden Kontrollgruppe und der Vergleich beider kniegesunden Beine in der kniegesunden Kontrollgruppe bezüglich der Einzelparameter Beinumfänge, Entzündungszeichen, Schmerz, Bewegungsumfang, Muskelaktivierungsströme während der Maximalkraftmessung und die Ermittlung der Maximalkraft der Kniestreckmuskulatur sollten zeigen, ob bereits bei den kniegesunden Beinen signifikante Unterschiede zwischen den Beinen hinsichtlich der Einzelparameter bestanden und welche Einzelparameter somit einen Großteil ihrer Aussagekraft für die spätere Einordnung der Patientendaten verloren hatten.
Dieser Sachverhalt war nur bei den Einzelparametern Beugung und Beinumfang 10 cm über dem Kniegelenkspalt gegeben, so dass Aussagen über die Patientendaten bezüglich dieser beiden Einzelparameter nur eingeschränkte Bedeutung erlangen können. Damit musste die Null-Hypothese 3 bei diesen beiden Einzelparametern hin zur Alternativ-Hypothese 3 verlassen werden. Alle anderen Einzelparameter zeigten keine signifikanten Unterschiede, entsprachen damit der Null-Hypothese 3 und waren somit uneingeschränkt für die Beurteilung der Daten der Patienten aussagekräftig.

Beantwortung der Frage 2 und somit Überprüfung der Hypothese 2:
Beim Vergleich zwischen der Gruppe der Patienten mit Meniskusverletzungen, der Gruppe der Patienten mit reinen Knorpelverletzungen und der Kontrollgruppe mit kniegesunden Probanden und dem Vergleich zwischen den betroffenen und nicht betroffenen Beinen in den Patientengruppen war eine Vielzahl signifikanter Unterschiede zu beobachten.
Die Meniskusgruppe unterschied sich signifikant von der kniegesunden Kontrollgruppe im Körpergewicht, im BMI und in der Stimmung/Zufriedenheit bedingt durch die momentane Situation. Die betroffenen Beine der Patienten mit Meniskusverletzungen unterschieden sich signifikant gegenüber den kniegesunden Beinen der Kontrollgruppenteilnehmer in der Funktion, in der Beugung, im Flexionsausfall, in der Schwellung, im Schmerz, im Beinumfang in Höhe des Kniegelenkspalts, in den Muskelströmen der EMG-Untersuchung des M. rectus femoris, des M. vastus lateralis und des M. vastus medialis (während des Maximalkrafttests) und in der maximal möglichen Kraftausübung.
Zusätzlich waren signifikante Unterschiede zwischen den betroffenen, verletzten Beinen im Vergleich zu den nicht betroffenen Beinen in der Meniskusgruppe bezüglich der Streckung, der Beinumfänge in Höhe des Kniegelenkspalts und 10 cm unter dem Kniegelenkspalt, den Muskelströmen im EMG des M. rectus femoris, des M. vastus lateralis und des M. vastus medialis und der maximal möglichen Kraftausübung zu beobachten.
Zwischen der Meniskusgruppe und der Knorpelgruppe bestand ein signifikanter Unterschied im Beschwerdezeitraum. Dieser war bei den Patienten mit reiner Knorpelverletzung im Durchschnitt deutlich länger als bei den Patienten mit Meniskusverletzungen.

Die Patienten mit reinen Knorpelverletzungen ließen signifikante Unterschiede zwischen ihren verletzten Beinen und den nicht betroffenen Beinen in den Muskelströmen des M. vastus lateralis und der maximal möglichen Kraftausübung erkennen.

Signifikante Unterschiede zwischen der Knorpelgruppe und der kniegesunden Kontrollgruppe ergaben sich in der Funktion des betroffenen Kniegelenks und der Stimmung/Zufriedenheit.

Die Ergebnisse des Untersuchungsteils A bezüglich des Vergleichs zwischen der Meniskusgruppe, der Knorpelgruppe und der kniegesunden Kontrollgruppe und bezüglich des Vergleichs zwischen den verletzten, betroffenen und den nicht betroffenen Beinen in den Patientengruppen zeigten deutliche Verschlechterungen bei dem betroffenen Kniegelenk der Patienten mit Meniskusverletzungen gegenüber ihrem nicht betroffenen Kniegelenk und gegenüber den Kniegelenken der kniegesunden Kontrollgruppenteilnehmer. Meniskusverletzungen führten in unserer Untersuchung nicht nur zu deutlich schlechteren subjektiven Einschätzungen durch die Patienten, sondern auch zu ausgeprägten objektiven entzündlichen Veränderungen und Einschränkungen, Störungen und Veränderungen der Funktion des verletzten Kniegelenks und der periartikulären Strukturen, einschließlich der Muskulatur.

Zusätzlich legten die Ergebnisse unserer Untersuchung den Schluss nahe, dass ein erhöhtes Körpergewicht und ein erhöhter BMI das Risiko, eine Meniskusverletzung zu erleiden, erhöhen.

Damit wurde die Null-Hypothese 2 zu Gunsten der Alternativ-Hypothese 2 verlassen.

## Untersuchungsteil B
### (prä- und postoperativer Vergleich zwischen den Meniskusgruppen)

Das Ziel des Untersuchungsteils B dieser Untersuchung war es, die Auswirkung der verschiedenen intraartikulär verabreichten Pharmaka im Vergleich untereinander, im Vergleich zu einer Kontrollgruppe mit Meniskuseingriff, aber ohne intraartikuläre Medikationsgabe, und im Vergleich zwischen den drei Untersuchungsterminen in den einzelnen Gruppen im Hinblick auf die Frührehabilitation der ersten 5 Tage postoperativ zu beurteilen. Es wurden die Pharmakakombination aus Morphin, Suprarenin® und Supertendin®, die Zweierkombination aus Lokalanästhetikum und Suprarenin® oder das Pharmakon Hyaluronsäure als Einzelpräparat am Ende des arthroskopischen Meniskuseingriffs verwendet.

Es ist hinreichend bekannt, dass nach arthroskopischen Kniegelenkeingriffen, wie auch nach dem Trauma selbst, Schmerz und Entzündungsreaktion eine wichtige Rolle spielen ([71], S.286f.) [101] ([116], S.557f.) [127] ([166], S.42) [223] ([238], S.99) ([255], S.766) ([411], S.6f.) [427] ([448], S.543). Beide Faktoren können postoperativ unterschiedlich intensiv ausgebildet sein und eine effiziente Frührehabilitation behindern oder verzögern [75] [101] [298] [386] [402] [420] [434] ([404], S.47). Daher wird versucht, diese Faktoren zu reduzieren, so dass eine effizientere Frührehabilitation möglich wird.

Um die Frührehabilitation beurteilen zu können, wurde eine Vielzahl von Einzelparametern (Funktion des Kniegelenks, Stimmung/Zufriedenheit durch/mit der momentanen Situation, Entzündungszeichen, Schmerz, Schmerzmittelverbrauch, Bewegungsumfang, Beinumfänge, Muskelaktivierungsströme (während der Maximalkraftmessung), maximal mögliche Kraftausübung (isometrische Maximalstreckkrafttestung in 60° und 30° Kniebeugung) und Mobilisationsparameter) erhoben, die die folgenden Fragen beantworten sollten:

1. Kann die intraartikuläre Gabe von Hyaluronsäure, die intraartikuläre Gabe von Morphin, Suprarenin® und Supertendin® oder die intraartikuläre Gabe von Lokalanästhetikum und Suprarenin® am Ende des operativen Meniskuseingriffs die

untersuchten Einzelparameter der frühen postoperativen Rehabilitation signifikant gegenüber den anderen Gruppen, insbesondere der Meniskusgruppe ohne intraartikuläre Medikation (Kontrollgruppe) verbessern bzw. den Verlauf der Einzelparameter in den einzelnen Meniskusgruppen von prä-, über den zweiten bis zum fünften Tag postoperativ signifikant positiv beeinflussen?

2. Und, falls dies der Fall ist: von welchem intraartikulär gegebenen Pharmakon oder von welcher der Pharmakakombinationen konnten die Patienten am meisten hinsichtlich einer Verbesserung der frühen postoperativen Rehabilitation profitieren?

Um diese Fragen zu beantworten, wurden 29 Patienten mit Meniskusverletzungen randomisiert auf vier Gruppen aufgeteilt und am Ende des arthroskopischen Meniskuseingriffs mit einer intraartikulären Gabe der oben genannten Pharmaka oder Pharmakakombinationen oder ohne intraartikuläre Medikamentengabe behandelt. Daraus ergaben sich die folgenden vier Patientengruppen:

- Meniskusgruppe ohne intraartikuläre Medikation (Kontrollgruppe),
- Meniskusgruppe mit Morphin, Suprarenin® und Supertendin®,
- Meniskusgruppe mit Hyaluronsäure
- Meniskusgruppe mit Lokalanästhetikum und Suprarenin®.

Der postoperative Schmerzmittelkonsum wurde notiert. Die Untersuchung der Einzelparameter und die Befragung nach den Einzelparametern erfolgten präoperativ und am zweiten und fünften Tag postoperativ.
Präoperativ bestanden weder bei den erhobenen anamnestischen Parametern und den Ergebnissen der Evaluationsbögen (IKDC, ICRS), noch bei den untersuchten Parametern der Knie-Evaluationsbögen und den untersuchten Einzelparametern der Frührehabilitation dieser Studie signifikante Unterschiede. Damit waren gleiche Ausgangsbedingungen zwischen den vier Meniskusgruppen gegeben.

Beantwortung der Frage 1 und Überprüfung der Hypothese 1:
Für die Meniskusgruppen mit intraartikulären Pharmakagaben am Ende des arthroskopischen Meniskuseingriffs waren Vorteile in der betrachteten postoperativen Rehabilitationsphase gegenüber der Meniskusgruppe ohne Medikation festzustellen. Diese Vorteile waren hinsichtlich der subjektiven Patienteneinschätzungen der Funktion und Stimmung/Zufriedenheit, der Entzündungsparameter, der Schmerzen, der Bewegungsumfänge, der Beinumfänge, der maximal möglichen Kraftausübung und der Mobilisationsparameter zu beobachten.
Signifikante Veränderungen durch die intraartikulären Pharmakagaben zeigten sich beim Streckungsdefizit, der Beugung, den Beinumfängen in Kniegelenkspalthöhe und somit bei der Kniegelenkschwellung, den Beinumfängen am Oberschenkel 20 cm über dem Kniegelenkspalt, beim Schmerz während der Belastungen, den EMG-Werten während der Maximalkrafttests und bei der maximal möglichen Kraftausübung.
Im Folgenden sollen die einzelnen Parameter, bei denen sich signifikante Unterschiede und signifikante Veränderungen ergaben, genauer beschrieben werden:

Während sich in der Kontrollgruppe ohne Medikation die **Streckung**swerte von prä- zu postoperativ signifikant verschlechterten, waren die diesbezüglichen Veränderungen in allen Medikamentengruppen nicht signifikant. Die intraartikulären Pharmakagaben konnten also eine signifikante Zunahme des Streckungsdefizits von prä- zu postoperativ erfolgreich vermeiden.

Auch bei der **Beugung** hatten die intraartikulären Medikamentengaben signifikante Vorteile. In allen Meniskusgruppen verringerten sich die Beugungswerte von präoperativ zum zweiten Tag postoperativ signifikant. Das Ausmaß war aber in der Meniskusgruppe ohne intraartikuläre Medikation stärker. Postoperativ konnte vom zweiten zum fünften Tag in allen Medikamentengruppen ein signifikanter Wiederanstieg der Beugungswerte beobachtet werden, während diese Zunahme in der Meniskusgruppe ohne Medikation nicht signifikant ausfiel. Der Vergleich der präoperativen mit den Beugungswerten am fünften Tag postoperativ zeigte, dass die intraartikulären Medikamentengaben mit nennenswerter antientzündlicher Komponente (Kombination aus Morphin, Suprarenin® und Supertendin®; Einzelgabe aus Hyaluronsäure) das Anhalten der signifikanten Beugungswertabnahme postoperativ im Gegensatz zu den beiden anderen Gruppen besser verhindern konnten.

Postoperativ konnte nur die intraartikuläre Hyaluronsäuregabe den **Erguss** und die **Schwellung** des betroffenen operierten Kniegelenks vom zweiten zum fünften Tag signifikant verringern. Dies zeigte sich am Beinumfang in Höhe des Kniegelenkspalts. Alle anderen Gruppen zeigten keine signifikanten Reduktionen.

Von prä- zu postoperativ war in allen Gruppen außer in der Meniskusgruppe mit Morphin, Suprarenin® und Supertendin® eine signifikante Abnahme des **Oberschenkelumfangs 20 cm über dem Kniegelenkspalt** auf der betroffenen Beinseite zu erkennen. Damit konnte diese Dreierkombination die Muskelatrophie am besten vermindern.

Während der Schmerz in Ruhe und der Schmerz während der Maximalkraftmessung keine signifikanten Unterschiede und Veränderungen zeigten, waren beim Schmerz bei körperlichen Belastungen Signifikanzen zu beobachten. Der **Schmerz bei Belastungen** verkleinerte sich in allen Gruppen postoperativ. Aber nur die Kombinationsbehandlungen aus Morphin, Suprarenin® und Supertendin® und die Kombination aus Lokalanästhetikum und Suprarenin® vermochten den postoperativen Schmerz am zweiten und fünften Tag nach der Operation im Vergleich zu präoperativ signifikant zu senken. Dies ist von besonderer Wichtigkeit, da insbesondere der Schmerz bei körperlicher Aktivität oft von Angst gefolgt ist, körperliche Aktivitäten stark beeinflusst, zu Schonungen führt und daraus eine verzögerte Rehabilitation resultieren kann [196] ([314], S.33) [344] ([366], S.243).

Die **Elektromyographie** zeigte uneinheitliche Ergebnisse für die einzelnen untersuchten Muskeln und Muskelanteile.

Die Muskelströme des M. rectus femoris während der Maximalkraftmessung nahmen in 60° Kniebeugung von prä- zu postoperativ nur nach intraartikulärer Kombinationsgabe aus Lokalanästhetikum und Suprarenin® signifikant zu. Damit konnte die intraartikuläre Gabe dieser Kombination am besten die Ansteuerung dieses Muskelanteils des M. quadriceps femoris postoperativ verstärken.

Die deutliche und signifikante Erholung der Muskelströme des M. vastus lateralis vom zweiten zum fünften Tag postoperativ in der Meniskusgruppe mit Hyaluronsäure sowohl in 30° als auch in 60° Kniebeugung zeigte die positive Wirkung dieses Pharmakons im Besonderen auf die Aktivierung dieses Muskelanteils des M. quadriceps femoris.

Die Ergebnisse der Muskelströme des M. vastus medialis während der Maximalkraftmessung ließen kaum signifikante Unterschiede erkennen. Es ist zu vermuten, dass die in der vorliegenden Studie ausgewählten Kniebeugewinkel bei der isometrischen Maximalkraftmessung nicht ideal für die genaue Untersuchung der Aktivierung des M. vastus medialis waren.

Die Untersuchung der Muskelströme des M. biceps femoris während der Maximalkraftmessung zeigte Kokontraktionen der Beugemuskulatur während der Streckkraftmessung. Diese wurden postoperativ durch die intraartikuläre Kombinationsgabe aus Lokalanästhetikum und Suprarenin® am besten verringert.

Als Gemeinsamkeit der Ergebnisse der Untersuchungen der Muskelströme aller untersuchten Anteile der Oberschenkelmuskulatur (in beiden Kniegelenkbeugepositionen) war die deutliche, teils signifikante Zunahme der Muskelströme in der Meniskusgruppe mit Hyaluronsäure am fünften Tag postoperativ gegenüber dem präoperativen Messtermin festzustellen. Diese Ergebnisse deckten sich sehr gut mit denen der Maximalkraftermittlung unserer Studie, die auch eine klare Maximalkraftzunahme in der Meniskusgruppe mit Hyaluronsäure am fünften Tag postoperativ im Vergleich zum präoperativen Ausgangstermin zeigten.

Intraartikuläre Hyaluronsäuregaben führten in unserer Studie zu einer jeweils deutlichen, teils signifikanten Steigerung der Muskelaktivierung der Oberschenkelmuskulatur am fünften Tag postoperativ. Intraartikuläre Hyaluronsäuregaben konnten in unserer Studie die Muskelinhibition am fünften Tag postoperativ am deutlichsten reduzieren und somit für eine höhere Belastbarkeit des operierten Kniegelenks sorgen.

Sowohl in 30° als auch in 60° Kniebeugung war am fünften Tag postoperativ in der Meniskusgruppe mit Hyaluronsäure jeweils deutlich der höchste durchschnittliche Wert der **Maximalkraft** erzielt worden. Nur durch die intraartikuläre Hyaluronsäuregabe wurden in beiden Kniebeugepositionen am fünften Tag postoperativ Werte erreicht, die die präoperativen Ausgangswerte klar mit jeweils mehr als 10 % überstiegen. In dieser Meniskusgruppe war in 60° Kniebeugung die Verbesserung von prä- zu fünftem Tag postoperativ signifikanten Ausmaßes. In 30° Kniebeugung war der Anstieg der Maximalkraft vom zweiten zum fünften Tag postoperativ signifikant.


Die intraartikulären Gaben der Pharmaka und Pharmakakombinationen führten in der vorliegenden Studie in vielen Einzelparametern zu signifikanten Verbesserungen im Verlauf der Frührehabilitation der ersten fünf postoperativen Tage und häufig zu meist (indirekten) signifikanten Vorteilen gegenüber der Gruppe ohne intraartikuläre Medikation, ohne dabei lokale oder systemische Nebenwirkungen hervorzurufen.

Daher konnte die Null-Hypothese 1 für alle drei Pharmaka bzw. Pharmakakombinationen verworfen und zugunsten der Alternativ-Hypothese 1 verlassen werden. Alle intraartikulären Pharmakaeinzel- und Pharmakakombinationsgaben waren in der Lage, die Rehabilitation in Teilbereichen signifikant zu verbessern.

Trotz der kleinen Gruppengrößen waren signifikante und nicht signifikante Vorteile in den betrachteten Einzelpunkten deutlich auszumachen. Es sollten deshalb weitere Untersuchungen mit gegebenenfalls größeren Gruppen durchgeführt werden, um die Ergebnisse dieser vorliegenden Studie zu untermauern und gegebenenfalls mehr direkte Signifikanzen zwischen den Gruppen heraus zu arbeiten. Obwohl hierzu zu bemerken bleibt, dass viele Studien in diesem Forschungsgebiet mit ähnlich kleinen Gruppengrößen arbeiteten und auskamen [43] [50] [52] [153] [200] [213] [214] [215] [227] [298] [388].


Beantwortung der Frage 2:
Die intraartikuläre Kombinationsgabe aus Morphin, Suprarenin® und Supertendin®, die Zweierkombinationsgabe aus Lokalanästhetikum und Suprarenin® und die Einzelpharmakongabe aus Hyaluronsäure am Ende der arthroskopischen Meniskuseingriffe brachten jeweils klare Vorteile für den postoperativen Nachbehandlungs- und Rehabilitationsprozess mit sich. Sie zeigten jedoch unterschiedliche Schwerpunkte und Stärken.

Die intraartikuläre Hyaluronsäuregabe hatte die größten Vorteile hinsichtlich der postoperativen Reduktion des Gelenkergusses und der Gelenkschwellung, der postoperativen Steigerung der Muskelaktivierung und der Wiedererlangung der maximal möglichen Kraftentfaltungsfähigkeiten; sie zeigte aber einen späteren Wirkungseintritt (zwischen zweitem und fünftem Tag postoperativ) als die beiden intraartikulär gegebenen Pharmakakombinationen unserer vorliegenden Studie.

Die Kombinationsgaben aus Morphin, Suprarenin® und Supertendin® und die aus Lokalanästhetikum und Suprarenin® hatten ihre Stärken vor allem in der postoperativen Schmerzreduktion. Da der Schmerz die bedeutendste Rolle in der Verzögerung der Frührehabilitation spielt, kommt diesem Punkt besondere Gewichtung (in unserer vorliegenden Studie) zu.

In der vorliegenden Studie konnte die Dreierkombination aus Morphin, Suprarenin® und Supertendin® die meisten positiven Wirkungen und Vorteile in der postoperativen Frührehabilitationsphase auf sich vereinen.

# 7 Schlussfolgerung

Meniskusverletzungen führen zu deutlichen Funktionsstörungen des verletzten Kniegelenks und der periartikulären Strukturen.
Ein erhöhtes Körpergewicht und ein erhöhter Body-Mass-Index scheinen nach der vorliegenden Studie Risikofaktoren für eine Meniskusverletzung darzustellen.

Intraartikuläre Gaben von Hyaluronsäure am Ende arthroskopischer Meniskuseingriffe können die Muskelaktivierungsströme und die Kraftentfaltungsfähigkeiten postoperativ signifikant steigern.
Somit sind intraartikuläre Hyaluronsäuregaben in der Lage, eine Muskelinhibition signifikant zu reduzieren; sie können dadurch die postoperative Belastbarkeit des Kniegelenks erhöhen.
Der Wirkungseintritt der intraartikulären Hyaluronsäuregaben liegt zwischen dem zweiten und fünften Tag postoperativ. Die Wirkung hält bis einschließlich des fünften postoperativen Tages an.

Sowohl die intraartikuläre Kombinationsgabe von Morphin, Suprarenin® und Supertendin® als auch die Kombinationsgabe von Lokalanästhetikum (Mepivacain) und Suprarenin® sind im Gegensatz zur Behandlung ohne intraartikuläre Medikation (Meniskusgruppe ohne intraartikuläre Medikation = Kontrollgruppe) in der Lage, den postoperativen Schmerz (während körperlicher Belastung) im Vergleich zu den präoperativen Schmerzwerten signifikant zu senken. Die signifikante analgetische Wirkung ist bereits am zweiten Tag postoperativ existent und hält bis einschließlich zum fünften Tag postoperativ an.

Die intraartikuläre Gabe der verschiedenen Pharmaka und Pharmakakombinationen am Ende der arthroskopischen Meniskuseingriffe verursachte in der vorliegenden Studie weder lokale noch systemische Nebenwirkungen.

Als Fazit ist festzustellen, dass die intraartikulären Gaben der Kombination aus Morphin, Suprarenin® und Supertendin®, der Kombination aus Mepivacain und Suprarenin® und die alleinige intraartikuläre Gabe von Hyaluronsäure am Ende arthroskopischer Meniskuseingriffe sinnvolle Therapieformen in der postoperativen Nachbehandlung - insbesondere zur Verbesserung der frühen Rehabilitation - von Patienten mit Meniskusverletzungen darstellen.

Die intraartikuläre Kombinationsgabe aus Morphin, Suprarenin® und Supertendin® konnte dabei in der vorliegenden Studie die meisten Vorteile und häufig auch die größten Verbesserungen hinsichtlich der postoperativen Frührehabilitation nach arthroskopischen Kniegelenkeingriffen auf sich vereinen.

# 8 Abstract

The aim of this study was to investigate the effect of intraarticular injections of

- the pharmacon-combination of Morphine, Suprarenin® and Supertendin® (corticoid and local anesthetic drug),
- the combination of local anesthetic drug (Mepivacain) and Suprarenin® and
- the injection of hyaluronic acid

at the end of arthroscopic meniscus operations on the early postoperative rehabilitation, the pain, the inflammatory response and on the knee function of patients with meniscus injuries of the knee joint.

Additionally, a preoperative comparison between patients with meniscus injuries, patients with pure cartilage injuries of the knee joint and participants with healthy knee joints of a control-group was carried out.

For a better survey, the study was divided in two parts: an investigation part A and an investigation part B. The investigation part A includes the only preoperative comparison between the patients with meniscus injuries, the patients with pure cartilage injuries of the knee joint and the participants with healthy knee joints of the control-group. In the investigation part B, the effect of the intraarticular pharmacons on the early rehabilitation of the first five days after the operation was examined.

**Investigation part A**
(preoperative comparison between meniscus, cartilage und healthy knee joint control-group)

The investigation part A of the study was supposed to answer the following two questions:

1. Are there significant differences between the two legs of the participants in the healthy knee joint control-group with regard to the examined parameters?

2. Are there significant differences between the group of the patients with meniscus injuries, the group of the patients with pure cartilage injuries and the participants of the healthy knee joint control-group and further on between the injured and the not involved leg in the two patient groups?

In order to answer these questions, 37 patients with meniscus injuries and ten patients with pure cartilage injuries, who were preoperatively supposed to have a meniscus injury as well, and additionally 26 participants with healthy knee joints were interviewed and examined at one time (patient groups: preoperatively). Therefore, three groups were formed:

- the meniscus group
- the cartilage group
- the healthy knee joint control-group

For the comparison, a huge amount of data about single parameters was collected. The anamnesis und the (physical) examination was done in a standardized way with the IKDC- and ICRS-evaluation forms. Additionally, the patients were examined by meniscus tests. Data about different blood parameters, the range of motion of the knee joints, the effects and signs of the inflammatory response, the pain, the leg-circumferences, the EMG-measurement during the maximal strength test and data about the maximal strength test were collected.

The results of the study were leading to the following answers:

Answer to question one:
The reconsideration of the single parameters in the healthy knee joint control-group and the comparison between the healthy legs of the healthy knee joint control-group with regard to the single parameters leg-circumferences, effects and signs of the inflammatory response, pain, range of motion, EMG-measurements during the maximum strength test and maximum strength test of the knee extension-muscles were supposed to show if there were already significant differences between the healthy legs. If this would have been the case, these single parameters would have lost most of their importance for the assessment of the patients' results later on.

Those significant differences have only been found at the single parameters of the maximum bending of the knee joint and the leg-circumferences 10 cm above the medial joint space.

Therefore, statements about the results of the patients with regard to these two single parameters can only achieve restricted significance. In contrast to that, statements about the results of the patients concerning the huge amount of the other single parameters have unrestricted significance.

Answer to question two:
The comparison between the meniscus group, the cartilage group and the healthy knee joint control-group and the comparison between the injured and the not involved legs in the two patient groups showed many significant differences.

The meniscus group differed significantly from the healthy knee joint control-group in body weight, BMI and with regard to the mood and the satisfaction caused through the momentary situation.

The injured legs of the meniscus group differed significantly from the healthy legs of the healthy knee joint control-group with regard to function, maximum of bending, reduction of the maximum bending, swelling, pain, leg-circumferences in joint space level, electrical activation of the muscles in the EMG during the maximal strength test of the M. rectus femoris, of the M. vastus lateralis and of the M. vastus medialis and with regard to the maximum strength in the isometric test.

Additionally, there were significant differences between the injured legs and the not involved legs of the meniscus group in knee extension, leg-circumferences on space joint level and 10 cm beyond the joint space, electrical activation in the EMG of the M. rectus femoris, of the M. vastus lateralis and of the M. vastus medialis, and in the maximum strength of the knee extension muscles.

Between the meniscus group and the cartilage group, there existed a significant difference with regard to the period since the first symptoms appeared. This period was significantly longer in the cartilage group compared with the meniscus group.

In the cartilage group significant differences between the injured legs and the not involved legs have been remarked in the electrical activation in the EMG during the maximum strength test of the M. vastus lateralis and in the maximum strength.

Significant differences between the cartilage group and the healthy knee joint control-group were observed in the function of the injured knee joints and as well in the mood and satisfaction caused through the momentary situation.

The results of the investigation part A concerning the comparison between the meniscus group, the cartilage group and the healthy knee joint control-group and concerning the comparison between the injured and the not involved leg in the two patient groups showed significant changes to the worse of the injured, involved knee joint in the meniscus group in opposition to the not involved knee joint and in opposition to the healthy knee joints of the healthy knee joint control-group.

Our study showed that meniscus injuries led not only to significant changes to the worse in the patients' subjective assessments, but also to significant changes to the worse with regard to the objective changes in the inflammatory response and to restriction, disturbation and changes of the function of the injured knee joint and the periarticular structures, including the muscles.

Additionally, the results of our study were leading to the conclusion, that a higher body weight and a higher BMI raise the risk to get a meniscus injury.

## Investigation part B
### (pre- and postoperative comparison between the meniscus groups)

The aim of the investigation part B of this study was to assess the effect of the different given intraarticular pharmacons in comparison to one another and in comparison to a control-group with arthroscopic meniscus operation, but without intraarticular medication and in comparison between the three examination points of time in the single groups with special regard to the early rehabilitation of the first five days postoperative.

The pharmacon-combination of Morphine, Suprarenin® and Supertendin®, the combination of local anesthetic drug and Suprarenin® or the single pharmacon hyaluronic acid were used for intraarticular injection at the end of the arthroscopic meniscus operation.

It is well known that after arthroscopic knee joint operations, just as after the trauma itself, pain and inflammatory response play an important role ([71], p.286f.) [101] ([116], p.557f.) [127] ([166], p.42) [223] ([238], p.99) ([255], p.766) ([411], p.6f.) [427] ([448], p.543). Both factors can occur in different intensity after the knee operation and may hinder and delay the early rehabilitation [75] [101] [298] [386] [402] [420] [434] ([404], p.47). Because of this, it is desirable to reduce these two factors (pain and inflammatory response), so that a more effective and better early rehabilitation will be possible.

In order to assess the early rehabilitation, a huge number of single parameters (function of the knee joint, mood/satisfaction caused through the momentary situation, inflammatory response, pain, use of analgetics-on-demand, range of motion, leg-circumferences, electrical activation in the EMG during the maximum strength test, maximum strength (maximum isometric extension strength test in 60° and 30° knee bending position) and mobilization-parameters) were examined and a huge amount of data were collected. Through these data, the following questions should be answered:

1. Does the intraarticular injection of hyaluronic acid, the intraarticular injection of Morphine, Suprarenin® and Supertendin® or the intraarticular injection of local anesthetic drug and Suprarenin® at the end of the arthroscopic meniscus operation compared to the other groups, especially compared to the meniscus control-group without intraarticular medication, lead to a significant positive influence on the examined single parameters of the early rehabilitation and does one or more of these injected pharmacons lead to a significant improvement with regard to the development of the rehabilitation and their single parameters from pre- to second and to the fifth day postoperative?

2. And, if this is the case: which intraarticular injected pharmacon or which injected pharmacon-combination made the patients gain the most profit concerning the improvement of the early postoperative rehabilitation?

In order to answer these questions, 29 patients with meniscus injuries were randomizely divided up to four groups. At the end of the arthroscopic meniscus operation, the patients were treated according to their belonging to the groups with the intraarticular injection of one of the above mentioned pharmacons or pharmacon-combinations or without any intraarticular medication. Out of that, the following four patient groups have been built:

- meniscus group without intraarticular medication (control-group)
- meniscus group with Morphine, Suprarenin® and Supertendin®
- meniscus group with hyaluronic acid
- meniscus group with local anesthetic drug and Suprarenin®

The postoperative use of analgetics-on-demand was recorded. The examination of the single parameters and the interview for the single parameters was carried out preoperative and at the second and the fifth day postoperative.

Preoperative, there were neither significant differences at the data of the anamnesis and the results of the evaluation-forms (IKDC, ICRS) nor at the examined parameters of the early rehabilitation of this study. Therewith, equal initial positions between the four meniscus groups were fulfilled.


Answer to question one:
The meniscus groups with intraarticular medication showed advantages in the focused postoperative rehabilitation-period compared to the meniscus group without intraarticular medication. These advantages were observed with regard to function, mood/satisfaction, inflammatory response, leg-circumferences, maximum strength and mobilization parameters.

Significant changes caused by the intraarticular injections could be noticed at the extension deficit, the maximum of bending, the leg-circumferences on joint space level and therewith, with regard to the swelling, the leg-circumferences of the upper thigh 20 cm above the knee joint space, the pain during physical activity, the EMG-results during the maximum strength test and the maximum strength.

In the following, these single parameters where significant differences and significant changes have been found are described more detailed:

Whereas in the meniscus group without medication (control-group) the results of the **extension** had significant changes to the worse from pre- to postoperative, the changes in the meniscus groups with intraarticular pharmacons were not significant. Thus, the intraarticular pharmacons-injections at the end of the arthroscopic operation were able to prevent a significant increase of the extension deficit from pre- to postoperative.

Also the intraarticular injections lead to significant advantages with regard to the **maximum bending** in the knee joint. In all meniscus groups the decrease of the maximum bending from pre- to second day postoperative was significant. But the extent in the meniscus group without medication (control-group) was stronger. Postoperatively, a significant increase from second to fifth day in all meniscus groups with intraarticular injections was observed. In opposition to that, the increase in the meniscus group without injection (control-group) was not significant. The comparison between the results of the pre- and postoperative maximum bending showed that the intraarticular injections with anti-inflammatory components (combination of Morphine, Suprarenin® and Supertendin®; single pharmacon hyaluronic acid) were more suitable to prevent the patients from the postoperative lasting significant decrease of maximum bending.

Postoperatively, only the intraarticular injection of hyaluronic acid was able to decrease the **effusion and swelling** of the operated knee joint significantly from the second to the fifth day postoperative. This was indicated by the leg-circumferences in joint space level. All other groups showed no significant decreases.

A significant decrease of the **leg-circumferences of the upper thigh 20 cm above the joint space** at the injured leg was observed from pre- to postoperative in all meniscus groups, except the meniscus group with Morphine, Suprarenin® and Supertendin®. Therewith, the intraarticular injection of the combination of Morphine, Suprarenin® and Supertendin® had the most positive effect on the postoperative muscle-atrophy.

Whereas no significant differences and changes in the pain during rest and the pain during the maximum strength test were remarked, significant differences were observed concerning the pain during physical activity. The **pain during activity** decreased in all meniscus groups postoperatively. But only the combination of Morphine, Suprarenin® and Supertendin® and the combination of local anesthetic drug and Suprarenin® were able to decrease the postoperative pain from the second to the fifth day after the operation compared to the preoperative pain assessment. The pain during physical activity is a very important single parameter, because especially the pain during physical activity often leads to anxiety and has big influence on the physical activity of patients and is leading to restrictions of physical activity. This could result in a delayed process of rehabilitation [196] ([314], p.33) [344] ([366], p.243).

The **electromyography** showed no uniform results with regard to the examined single muscles and muscles groups.

The electrical activation of the M. rectus femoris during the maximum strength test in 60° knee bending from pre- to postoperative increased significantly only after intraarticular injection of Morphine, Suprarenin® and Supertendin®. Therewith, this intraarticular combination had the most positive effect to get a stronger muscle activation of this part of the M. quadriceps femoris.

The distinct and significant recovery of the electrical activation in the EMG of the M. vastus lateralis from the second to the fifth day postoperative in the meniscus group with hyaluronic acid in 30° as well as in 60° knee bending showed the positive effect of this pharmacon especially on the electrical activation on this part of the M. quadriceps femoris.

The results of the electrical activation of the M. vastus medialis during the maximum strength test showed hardly significant differences. It could be supposed that the knee bending angles chosen for our study were not ideal for the exact examination of the activation of the M. vastus medialis.

The examination of the electrical muscle activation of the M. biceps femoris during the maximum strength test showed contractions of the hamstring-muscles during the maximum extension strength measurement. The intraarticular injection of local anesthetic drug (Mepivacain) and Suprarenin® had the most positive effect on the decrease of these co-contractions of the hamstring-complex.

All results of the examination of the electrical muscle activation in the EMG-measurement of all examined muscle-parts of the upper thigh (in both knee bending positions) had in common, that there was a distinct and partly significant increase of the electrical muscle activation in the meniscus group with intraarticular hyaluronic acid at the fifth day postoperative in comparison to the preoperative examination points of time. These results were in accordance with the results of the maximum strength of our study, which also showed a clear increase of the maximum strength in the meniscus group with hyaluronic acid at the fifth day postoperative in comparison to the preoperative examination.

Intraarticular injections of hyaluronic acid at the end of arthroscopic meniscus operations led in our study to distinct, partly significant increase of the electrical muscle activation in the EMG-measurement of the upper thigh muscular system at the fifth day postoperative. In our study, intraarticular injections of hyaluronic acid had the best effects on reducing the muscle inhibition at the fifth day postoperative. Therewith the intraarticular injection of the hyaluronic acid was able to increase the possibilities of the knee joint and the periarticular structures, especially of the muscles, to react on loads, physical strain and stress during physical activity.

The distinct highest average result of the **maximum strength** at the fifth day postoperative was observed in 30° as well as in 60° knee bending in the meniscus group with intraarticular injection of hyaluronic acid. Only through the intraarticular injection of the hyaluronic acid, results were reached at the fifth day postoperative in both knee bending positions that exceeded the preoperative results of the maximum strength clearly with about 10 % and more. In this group, the improvement in 60° knee bending position from pre- to the fifth day postoperative was significant. In 30° knee bending position, the increase of the maximum strength from the second to the fifth day postoperative was significant.

In our study, the intraarticular injections of the pharmacons and pharmacon-combinations at the end of the arthroscopic meniscus operations led to significant advantages in many single parameters in the period of the early rehabilitation of the first five days postoperatively and often to mostly (indirect) significant advantages compared to the group without intraarticular medication (control-group), without having caused any local or systemic side effects.

Therewith, all intraarticular pharmacons- and pharmacon-combinations of this study were able to improve the rehabilitation in parts significantly.

In spite of the small group sizes, there occured significant and not significant advantages at the single parameters. Because of that, there should be carried out further investigations in case of need with larger group sizes in order to support the results of this study and in case of need to get more direct significances between the groups. Although, it should be remarked that many studies that investigate similar facts had similar small group sizes [43] [50] [52] [153] [200] [213] [214] [215] [227] [298] [388].

Answer to question two:
The intraarticular injection of the combination of Morphine, Suprarenin® and Supertendin®, the injection of the combination of local anesthetic drug and Suprarenin® and the injection of hyaluronic acid at the end of the arthroscopic meniscus operation led to clear advantages in the postoperative process of rehabilitation. But they all showed different points of main emphasis and different strengths.

The intraarticular injection of hyaluronic acid had the biggest advantages in the postoperative decrease of effusion and swelling of the knee joint, the postoperative increase of electrical muscle activation (EMG) and the postoperative increase of maximum strength; but the injection of the hyaluronic acid showed a later starting point of its effect (between the second and the fifth day postoperative) than the other two intraarticular injected pharmacon-combinations used in our study.

The intraarticular injected pharmacon-combinations of Morphine, Suprarenin® and Supertendin® and of local anesthetic drug and Suprarenin® had their strength especially in the postoperative pain reduction.

Because of the fact that the pain plays the most important role in the delay of the early rehabilitation, this point receives special attention in our study.

In our study, the combination of Morphine, Suprarenin® and Supertendin® was able to unite the most of the positive effects and advantages in the postoperative early rehabilitation process.

# Conclusion

Meniscus injuries are leading to significant restrictions of the function of the injured knee joint and of the periarticular structures.
A higher body weight and a higher BMI seem to raise the risk to get a meniscus injury.

Intraarticular injections of hyaluronic acid at the end of arthroscopic meniscus operations are able to increase electrical muscle activation and maximum strength after the knee joint operation in a significant way.
Therefore intraarticular injections of hyaluronic acid are able to decrease the postoperative muscle inhibition significantly and as a consequence to increase the knee joint's possibility to resist loads, physical strain and stress during physical activity.
The starting point of the effect of intraarticular injections of hyaluronic acid is between the second and the fifth day after the knee operation. The effects are lasting up to including the fifth day postoperative.

The intraarticular injection of the combination of Morphine, Suprarenin® and Supertendin® as well as the combination of Mepivacain and Suprarenin® in opposition to no intraarticular medication (meniscus group without intraarticular injection of medication = control-group) are able to decrease the postoperative pain (during physical activity) significantly in comparison to the preoperative pain assessments. The significant analgesic effect of the two pharmacon-combinations already exists from the second day postoperative and lasts up to including the fifth day postoperative.

In our study, the intraarticular injection of the different pharmacons and pharmacon-combinations at the end of the arthroscopic meniscus operation did not lead to any local or systemic side effects.


As the main result it can be summarized, that the intraarticular injection of Morphine, Suprarenin® and Supertendin®, the injection of Mepivacain and Suprarenin® and the injection of hyaluronic acid at the end of the arthroscopic meniscus operation are very positive therapy options for the postoperative treatment and the improvement of the early postoperative rehabilitation of patients with meniscus injuries.

In our study, the intraarticular injection of the combination of Morphine, Suprarenin® and Supertendin® was able to unite the most advantages and often was responsible for the largest improvements with regard to the early postoperative rehabilitation after arthroscopic knee operations.

# 9 Literaturverzeichnis

[1] Abatangelo, G.; Botti, P.; Del Bue, M.; Gei, G.; Samson, J.C.; Cortivo, R.; De Galateo, A.; Martelli, M.: Intraarticular Sodium Hyaluronate Injections in the Pond-Nuki Experimental Model of Osteoarthritis in Dogs. I. Biochemical Results. Clinical Orthopaedics and Related Research (1989); 241: 278-285

[2] Ackermann, H. (1997): Biometrie. Epsilon-Verlag (Darmstadt), 2.Auflage

[3] Ackermann, P.W.; Li, J.; Finn, A.; Ahmed, M.; Kreicbergs, A.: Autonomic innervation of tendons, ligaments and joint capsules. A morphologic and quantitative study in the rat. Journal of Orthopaedic Research (2001); 19: 372-378

[4] Agneskirchner, J.D.; Lobenhoffer, P.: Arthroskopische Meniskuschirurgie. Der Unfallchirurg (2004); 107 (9): 783-794

[5] Ahonen, J.; Lahtinen, T.; Sandström, M.; Pogliani, G.; Wirhed, R. (1994): Sportmedizin und Trainingslehre; Schattauer, 1. deutsche Auflage

[6] Aichroth, P.M.; Patel, D.V.; Moyes, S.T.: A prospective review of arthroscopic debridement for degenerative joint disease of the knee. International Orthopaedics (SICOT) (1991); 15: 351-355

[7] Akeson, W.H.; Amiel, D.; Abel, M.F.; Garfin, S.R.; Woo, S.L.-Y.: Effects of Immobilization on Joints. Clinical Orthopaedics and Related Research (1987); 219: 28-37

[8] Akseki, D.; Özcan, Ö.; Boya, H.; Pinar, H.: A new weight-bearing meniscal Test and a Comparison with McMurray's Test and Joint Line Tenderness. Arthroscopy (2004); 20 (9): 951-958

[9] Alagöl, A.; Calpur, O.U.; Kaya, G.; Pamukcu, Z.; Turan, F.N.: The use of intraarticular tramadol for postoperativ analgesia after arthroscopic knee surgery: a comparison of different intraartikular and intravenous doses. Knee Surgery Sports Traumatology Arthroscopy (2004); 12: 184-188

[10] Alagöl, A.; Calpur, O.U.; Saral Usar, P.; Turan, N.; Pamukcu, Z.: Intraarticular analgesia after arthroscopic knee surgery: comparison of neostigmine, clonidine, tenoxicam, morphine and bupivacaine. Knee Surgery Sports Traumatology Arthroscopy (2005); 13 (8): 658-663

[11] Allen, G.C.; Amand, M.A.S.; Lui, A.C.P.; Johnson, D.H.; Lindsay, M.P.: Postathroscopy Analgesia with Intraarticular Bupivacaine/Morphine. A randomized clinical trial. Anesthesiology (1993); 79 (3): 475-480

[12] Anders, C.; Schumann, N.P.; Scholle, H.C.; Witte, H.; Zwiener, U.: Quantifizierung von Artefakten im Oberflächen-EMG zur Validisierung der unteren Grenzfrequenz bei klinisch-physiologischen Untersuchungen. Zeitschrift EEG-EMG (1991); 22: 40-44

[13] Appell, H.-J.: Can Experimental Immobilization Studies Predict the Clinical Process after Orthopedic Surgery? International Journal of Sports Medicine (1993); 14 (5): 291-292

[14] Arendt-Nielsen, L.; Mills, K.R.: Muscle fibre conduction velocity, mean power frequency, mean EMG voltage and force during submaximal fatiguing contractions of human quadriceps. Eur J Appl Physiol (1998); 58: 20-25

[15] Arnoczky, S.P. ; Bullough, P.G. (2001): Healing of Knee Ligaments and Menisci. In: Insall, J.N.; Scott, W.N.: Surgery of the Knee. Churchill Livingstone (New York, Edingburgh, London), 3.Auflage: 457-471

[16] Arnoczky, S.P.; Warren, R.F.; McDevitt, C.A.: Meniscal Replacement Using a Cryopreserved Allograft. Clinical Orthopaedics and Related Research (1990); 252: 121-128

[17] Asik, M.; Sen, C.; Erginsu, M.: Arthrocopic meniscal repair using T-fix. Knee Surg, Sports Traumatol, Arthrosc (2002); 10: 284-288

[18] Asik, M.; Sener, N.: Failure strength of repair devices versus meniscus suturing techniques. Knee Surg, Sports Traumatol, Arthrosc (2002); 10: 25-29

[19] Asmussen, P.D. (1997): Funktionelle Verbände, Tapes, Bandagen. In: Engelhardt, M.; Hintermann, B.; Segesser, B. (Hrsg.): GOTS-Manual Sporttraumatologie. Verlag Hans Huber (Bern, Göttingen, Toronto, Seattle); 1.Auflage: 457-464

[20] Badner, N.H.; Bourne, R.B.; Rorabeck, C.H.; Doyle, J.A.: Addition of Morphine to Intra-Articular Bupivacaine Does Not Improve Analgesia Following Knee Joint Replacement. Regional Anesthesia (1997); 22 (4): 347-350

[21] Bansal, S.; Goradia, V.K.; Matthews, L.S.(2001): Sports Knee Rating System. In: Insall, J.N.; Scott, W.N.: Surgery of the Knee. Churchill Livingstone (New York, Edingburgh, London), 3.Auflage: 628-650

[22] Barrack, R.L.; Skinner, H.B.; Brunet, M.E.; Haddad, R.J.: Functional performance of the knee after intraarticular anesthesia. The American Journal of Sports Medicine (1983); 11 (4): 258-261

[23] Barrack, R.L.; Skinner, H.B.; Buckley, S.L.: Proprioception in the anterior cruciate deficient knee. The American Journal of Sports Medicine (1989); 17 (1): 1-6

[24] Bartels, H.; Encke, A.; Heberer, M.; Lehr, L.; Siewert, J.R. (1997): Pathophysiologische Folgen, Vorbehandlung und Nachbehandlung bei operativen Eingriffen und Traumen. In Siewert (Hrsg.): Chirurgie. Springer- Verlag (Berlin, Heidelberg, New York), 6.Auflage: 45-81

[25] Barthel, T.; Ilg, A.; Eulert, J.: 5-Jahres-Ergebnisse der arthroskopischen Innenmeniskuschirurgie in Abhängigkeit begleitender Knorpelschäden. Zeitschrift Orthopädie (1998); 136: A3 (8)

[26] Basbaum, A.I.; Levine, J.D.: Opiate Analgesia: How Central Is a Peripheral Target?. The New England Journal Of Medicine (1991); 325 (16): 1168-1169

[27] Bätge, B.; Dodt, C. ; Renz-Polster, H. (1999): Endokrines System. In Renz-Polster, H.; Braun, J. (Hrsg.): Basislehrbuch Innere Medizin. Urban & Fischer-Verlag (München, Jena); 1.Auflage: 694-767

[28] Baur, E.M.; Greschner, M. ; Schaaf, L. (2000): Praktische Tipps für die Medizinische Doktorarbeit. Springer-Verlag (Berlin, Heidelberg, New York), 4.Auflage

[29] Baumeister, J.; Weiß, M.: Atypische Verläufe ausgesuchter Parameter im isokinetischen Training nach vorderer Kreuzbandplastik – Diskussion neurophysiologischer Ursachen. Sportverletzung Sportschaden (2002); 16: 74-79

[30] Baumgartl, F.; Thiemel, G. (1993): Untersuchung des Kniegelenks. Georg Thieme Verlag (Stuttgart, New York), 1.Auflage

[31] Becker, R.; Pufe, T.; Giessmann, N.; Kuhlow, S.; Mentlein, R.; Petersen, W.: Die Rolle des Angiogenesefaktors VEGF (vascular endothelial growth factor) bei der Heilung von Meniskusläsionen. Arthroskopie (2002); 15: 190-195

[32] Benedetto, K.P.; Rangger, C.: Arthroscopic partial meniscectomy: 5-year follow-up. Knee Surgery, Sports Traumatology, Arthroscopy (1993); 1: 235-238

[33] Berchtold, R. (Hrsg.): Chirurgie. Urban&Schwarzenberg (München, Wien, Baltimore); 3.Auflage:

[34] Bernard, M.; Grothues-Spork, M.; Georgoulis, A.; Hertel, P. (1994): Nervale und vaskuläre Komplikationen der arthroskopischen Meniskuschirurgie. In: Jürgens, C.; Hertel, P.; Wolter, D.: Arthroskopische Chirurgie im Schulter- und Kniegelenkbereich. Springer-Verlag (Berlin, Heidelberg, New York, London, Paris, Tokyo, Hong Kong, Barcelona, Budapest), 1.Auflage:151-158

[35] Berschin, G.; Sommer, H.-M.: Vibrationskrafttraining und Gelenkstabilität: EMG-Untersuchungen zur Wirkung von Vibrationsfrequenz und Körperhaltung auf Muskelaktivierung und –koaktivierung. Deutsche Zeitschrift für Sportmedizin (2004); 55 (6): 152-156

[36] Berquist, T.H.; Ehman, R.L. (1990): The Knee. In: Berquist, T.H.: MRI of the Muskoskeletal System. Raven Press (New York), 2.Auflage: 195-252

[37] Biedert, R. (1997): Fußball. In: Engelhardt, M.; Hintermann, B.; Segesser, B. (Hrsg.): GOTS-Manual Sporttraumatologie. Verlag Hans Huber (Bern, Göttingen, Toronto, Seattle); 1.Auflage: 298-302

[38] Bily, W.; Kern, H.: Diagnose, Erstversorgung und Klassifikation von Muskelverletzungen in der Sportmedizin. Sportverletzung Sportschaden (1998); 12: 87-93

[39] Bin, S.-I.; Jeong, S.-I.; Kim, J.-M.; Shon, H.-C.: Arthroscopic partial meniscectomy for horizontal tear of discoid lateral meniscus. Knee Surg, Sports Traumatol, Arthrosc (2002); 10: 20-24

[40] Birbaumer, N.; Schmidt, R.F. (1995): Kognitive Funktionen und Denken. In: Schmidt, R.F.; Thews, G.: Physiologie des Menschen. Springer-Verlag (Berlin, Heidelberg, New York), 26.Auflage: 184-191

[41] Bittmann, F. (1999): Erste Hilfe bei Unfällen im Sport. In: Badtke, G. (Hrsg.): Lehrbuch der Sportmedizin; Johann Ambrosius Barth Verlag, 4.Auflage: 512-532

[42] Björnsson, A.; Gupta, A.; Vegfors, M.; Lennmarken, C.; Sjöberg, F.: Intraarticular Morphine for Postoperative Analgesia Following Knee Arthroscopy. Regional Anesthesia (1994); 19 (2): 104-108

[43] Boden, B.P.; Fassler, S.; Cooper, S.; Marchetto, P.A.; Moyer, R.A.: Analgesic Effect of Intraarticular Morphine, Bupivacaine, and Morphine/Bupivacaine After Arthroscopic Knee Surgery. The Journal of Arthroscopic and Related Surgery (1994); 10 (1): 104-107

[44] Bodian, C.A.; Freedman, G.; Hossain, S.; Eisenkraft, J.B.; Beilin, Y.: The Visual Analog Scale for Pain. Clinical Significance in Postoperative Patients. Anesthesiology (2001); 95: 1356-1361

[45] Bodor, M.: Quadriceps protects the anterior cruciate ligament. Journal of Orthopaedic Research (2001); 19: 629-633

[46] Bohnsack, M.; Sander-Beuermann, A.; Wirth, C.-J.: Vergleich der klinischen mit der kernspintomographischen Untersuchung zur Diagnostik von Meniskusläsionen in der täglichen Praxis. Zeitschrift Orthopädie (1998); 136: A1

[47] Bolano, L.E.; Grana, W.A.: Isolated arthroscopic partial meniscectomy. Functional radiographic evaluation at five years. The American Journal of Sports Medicine (1993); 21 (3): 432-437

[48] Booth, F.W.: Physiologic and Biochemical Effects of Immobilization on Muscle. Clinical Orthopaedics and Related Research (1987); 219: 15-20

[49] Boss, N.; Bogensberger, S.; Jäckle, R.; Lanzenberger, A.; Parzhuber, S.; Wangerin, G. (1994): Hexal Taschenlexikon Medizin. Urban und Schwarzenberg (München, Wien, Baltimore), 1.Auflage

[50] Brandsson, S.; Karlsson, J.; Morberg, P.; Rydgren, B.; Erikson, B.I.; Hedner, T.: Intraarticular morphine after arthroscopic ACL reconstruction (A double-blind placebo-controlled study of 40 patients). Acta Orthop Scand (2000); 71 (3): 280-285

[51] Braun, J. (1999): Lunge. In: Renz-Polster, H.; Braun, J.: Basislehrbuch Innere Medizin. Urban&Fischer-Verlag (München, Jena); 1.Auflage: 392-481

[52] Bray, R.C.; Smith, J.A.; Eng, M.K.; Leonard, C.A.; Sutherland, C.A.; Salo, P.T.: Vascular response of the meniscus to injury: effects of immobilization. Journal of Orthopaedic Research (2001); 19: 384-390

[53] Breuer, H. (1992): dtv-Atlas zur Physik - Band 1. Deutscher Taschenbuch Verlag (München), 3.Auflage

[54] Bronstein, R.D.: Meniscal tears: current treatment options. Current Opinion in Orthopaedics (2002); 13: 143-150

[55] Bruhn, S.; Gollhofer, A.: Funktionelle Stabilität am Kniegelenk - eine neue Untersuchungsmethode. Deutsche Zeitschrift für Sportmedizin (1998); 49 (6, Sonderheft 1): 212-216

[56] Bucher, O.; Wartenberg, H. (1992): Cytologie, Histologie und mikroskopische Anatomie des Menschen. Verlag Hans Huber (Bern, Stuttgart, Toronto): 11.Auflage

[57] Buckwalter, J.A.: Articular Cartilage Injuries. Clinical Orthopaedics and Related Research (2002); 402: 21-37

[58] Burger, A.; Wachter, H. (1993): Hunnius' pharmazeutisches Wörterbuch. Walter de Gruyter Verlag (Berlin, New York), 7.Auflage

[59] Burger, C.; Mönig, S.P.; Prokop, A.; Rehm, K.E.: Die Baker-Cyste – eine aktuelle chirurgische Standortbestimmung. Chirurg (1998); 69: 1224-1229

[60] Cabri, J.: Methoden zur Abschätzung des Körperfettanteils. Sportverletzung Sportschaden (2002); 16: 97-100

[61] Campbell, D.E.; Glenn, W.: Rehabilitation of Knee Flexor and Knee Extensor Muscle Strength in Patients with Meniscectomies, Ligamentous Repairs, and Chondromalacia. Physical Therapy (1982); 62 (1): 10-15

[62] Campbell, W.I.; Patterson, C.C.: Quantifying meaningful changes in pain. Anaesthesia (1998); 53: 121-125

[63] Cannon, W.D. (2001): Arthroscopic Meniscal Repair. In: Insall, J.N.; Scott, W.N.: Surgery of the Knee. Churchill Livingstone (New York, Edingburgh, London), 3.Auflage: 521-537

[64] Chatain, F.; Robinson, A.H.N.; Adeleine, P.; Chambat, P.; Neyret, P.: The natural history of the following arthroscopic medial meniscectomy. Knee Surg, Sports Traumatol, Arthrosc (2001); 9: 15-18

[65] Ciccotti, M.G.; Kerlan, R.K.; Perry, J.; Pink, M.: An Electromyographic Analysis of the Knee During Functional Activities (The Normal Profile). The American Journal of Sports Medicine (1994); 22 (5): 645-650

[66] Ciccotti, M.G.; Kerlan, R.K.; Perry, J.; Pink, M.: An Electromyographic Analysis of the Knee During Functional Activities (II. The Anterior Cruciate Ligament-deficient and –reconstructed Profiles). The American Journal of Sports Medicine (1994); 22 (5): 651-658

[67] Cochran, G.V.B. (1988): Orthopädische Biomechanik. Ferdinand Enke Verlag (Stuttgart), 1.Auflage

[68] Cole, B.J.; Ernlund, L.S.; Fu, F.H.: Soft Tissue Problems of the Knee. In: Baratz, M.E.; Watson, A.D.; Imbriglia, J.E. (1999): Orthopaedic Surgery (The Essentials). Georg Thieme Verlag (New York, Stuttgart), 1.Auflage: 541-575

[69] Collins, S.L.; Moore, R.A.; McQuay, H.J.: The visual analogue pain intensity scale: what is moderate pain in millimetres? Pain (1997); 72: 95-97

[70] Cook, T.M.; Nolan, J.P.; Tuckey, J.P.: Postarthroscopic meniscus repair analgesia with intraarticular ketorolac or morphine. Anesth Analg (1997); 84 (2): 466-467

[71] Cousins, M. (1989): Acute and postoperative pain. In: Wall, P.D.; Melzack, R.: Textbook of Pain. Churchill Livingstone (Edinburgh, London, Melbourne, New York), 2.Auflage: 284-305

[72] Crues III., J.V.; Ryu, R.; Morgan, F.W.: Meniscal Pathology (The Expanding Role of Magnetic Resonance Imaging). Clinical Orthopaedics and Related Research (1990); 252: 80-87

[73] Czingon, H.; Adamczewski, H.; Dickwach, H.; Elbe, J.; Gehrke, K.; Hutt, E.; Jeitner, G.; Killing, W.; Kruber, D.; Metzler, U.; Simon, B.; Veldmann, B. (1993): Rahmentrainingsplan für das Aufbautraining Sprung. Meyer & Meyer Verlag (Aachen), 2.Auflage

[74] Czipott, Z.; Herpai, S.: Elektromyographische Untersuchungen bei Meniskus-, Knie- und Bandverletzungen. Zeitschrift Orthopädie (1971); 109 (5): 768-778

[75] Dal, D.; Tetik, O.; Altunkaya, H.; Tetik, Ö.; Doral, M.N.: The Efficacy of Intra-articular Ketamine for Postoperative Analgesia in Outpatient Arthroscopic Surgery. Arthroscopy (2004); 20 (3): 300-305

[76] Dalsgaard, J.; Felsby, S.; Juelsgaard, P.; Froekjaer, J.: Low-dose intra-articular analgesia in day case knee arthroscopy: a randomized double-blinded prospective study. Pain (1994); 56: 151-154

[77] De Andres, J.; Bellver, J.; Barrera, L.; Febre, E.; Bolinches, R. : A Comparative Study of Analgesia After Knee Surgery with Intraarticular Bupivacaine, Intraarticular Morphine, and Lumbar Plexus Block. Anesth Analg (1993); 77: 727-730

[78] Debrunner, A.M. (2002): Orthopädie, orthopädische Chirurgie: patientenorientierte Diagnostik und Therapie des Bewegungsapparates. Verlag Hans Huber (Bern, Göttingen, Toronto, Seattle); 4.Auflage

[79] Debrunner, H.U. (1987): Orthopädisches Diagnostikum. Georg Thieme Verlag (Stuttgart, New York); 5.Auflage

[80] DeHaven, K.E.: Decision-Making Faktors in the Treatment of Meniscus Lesions. Clinical Orthopaedics and Related Research (1990); 252: 49-54

[81] DeHaven, K.E.: Meniskusentfernung versus Meniskusrefixation. Orthopäde (1994); 23:133-136

[82] Dellas, C. (2003): Crashkurs Pharmakologie. Urban&Fischer-Verlag (München, Jena), 1.Auflage

[83] Dengler, R.: Stand und Entwicklung der modernen klinischen Elektromyographie. Zeitschrift EEG-EMG (1997); 28: 61-63

[84] Denti, M.; Randelli, P.; Bigoni, M.; Vitali, G.; Marino, M.R.; Fraschini, N.: Pre- and postoperative intra-articular analgesia for arthroscopic surgery of the knee and arthroscopy-assisted anterior cruciate ligament reconstruction. A double-blind randomized, prospective study. Knee Surgery, Sports Traumatology, Arthroscopy (1997); 5: 206-212

[85] Diekstall, P.; Schulze, W.; Noack, W.: Der Immobilisationsschaden. Sportverletzung Sportschaden (1995); 9: 35-43

[86] Diener, H.-C. (1997): Schmerzbegriffe. In: Diener, H.-C.; Maier, C. (Hrsg.): Das Schmerztherapie-Buch. Urban&Schwarzenberg (München, Wien, Baltimore), 1.Auflage: 3-5

[87] Dinkerkus, M.L.; Martinek, V.: Tennisleg. Klinisches Bild, Diagnose und Therapie. Deutsche Zeitschrift für Sportmedizin (1995); 46 (11/12): 613-617

[88] Drenckhahn, D.: Untere Extremität. In: Drenckhahn, D.; Zenker, W. (Hrsg.) (1994): Benninghoff Anatomie (Band 1); Urban&Schwarzenberg (München, Wien, Baltimore), 15.Auflage: 325-404

[89] Dudel, J. (1995): Informationsvermittlung durch elektrische Erregung. In: Schmidt, R.F.; Thews, G.: Physiologie des Menschen. Springer- Verlag (Berlin, Heidelberg, New York), 26. Auflage: 20-42

[90] Dullenkopf, A.; Borgeat, A.: Lokalanästhetika: Unterschiede und Gemeinsamkeiten der „-caine". Der Anaesthesist (2003); 52: 329-340

[91] Dye, S.F.; Vaupel, G.L.; Dye, C.C.: Conscious Neurosensory Mapping of the Internal Structures of the Human Knee Without Intrarticular Anesthesia. The American Journal of Sports Medicine (1998); 26 (6): 773-777

[92] Easley, M.E.; Cushner, F.D.; Scott, W.N. (2001): Arthroscopic Meniscal Resection. In: Insall, J.N.; Scott, W.N.: Surgery of the Knee. Churchill Livingstone (New York, Edinburgh, London), 3.Auflage: 473-520

[93] Ebner, F. (Hrsg.); Maier, A.; Ruß, A.; Wasner, S. (2000): pharma pur - das Arbeitsskript. Börm Bruckmeier Verlag GmbH (Grünwald), 1.Auflage

[94] Eckart, W.U. (1998): Geschichte der Medizin. Springer Verlag (Berlin, Heidelberg, New York); 3.Auflage

[95] Edelson, R.; Burks, R.T.; Bloebaum, R.D.: Short-Term Effects of Knee Washout for Osteoarthritis. The American Journal of Sports Medicine (1995); 23 (3): 345-349

[96] Ehram, R.; Stoffel, S.; Mensink, G.; Melges, T.: Übergewicht und Adipositas in den USA, Deutschland, Österreich und der Schweiz. Deutsche Zeitschrift für Sportmedizin (2004); 55 (11): 278-285

[97] Eichler, J.; Maatz, R. (1981): Gelenke. In: Vossschulte, K.; Lasch, H.G.; Heinrich, F.: Innere Medizin und Chirurgie. Georg Thieme Verlag (Stuttgart, New York), 2.Auflage: 876-881

[98] Eigler, F.W.; Lange, R. (1994): Pathophysiologie der postoperativen Phase, postoperative Komplikationen. In: Berchtold, R. (Hrsg.): Chirurgie. Urban&Schwarzenberg (München, Wien, Baltimore), 3.Auflage: 15-23

[99] Eingartner, C.; Jockheck, M.; Krackhardt, T.; Weise, K.: Verletzungen beim Inline-Skating. Sportverletzung Sportschaden (1997); 11: 48-51

[100] Eisingbach, T. (1992): Aktive und passive Therapieformen bei gesunden Sportlern und bei Sportverletzten. In: Einsingbach, T.; Klümper, A.; Biedermann, L.: Sportphysiotherapie und Rehabilitation. Georg Thieme Verlag (Stuttgart, New York); 2.Auflage: 1- 189

[101] Eiwanger, D. (2000): Der Einfluß von Supertendin Depot N auf die akut postoperative Rehabilitation bei Kniepatienten. Dissertation der Humanmedizin an der Johann-Wolfgang-Goethe Universität Frankfurt

[102] Ellermann, A.; Bülow, J.-U.; Sobau, C.: Langzeitverlauf nach arthroskopischer lateraler Teilmeniskektomie. Zeitschrift Orthopädie (1998); 136: A3 (10)

[103] Elliot, D.M.; Jones III., R.; Setton, L.A.; Scully, S.P.; Vail, T.P.; Guilak, F.: Joint degeneration following meniscal allograft transplantation in a canine model: mechanical properties and

semiquantitative histology of articular cartilage. Knee Surg, Sports Traumatol, Arthrosc (2002); 10: 109-118

[104] Engel, A.; Petsching, R.; Baron, R.; Ammer, K.: Einfluß der Meniskektomie auf die Kraft des M. quadriceps femoris nach mehr als drei Jahren. Wiener klinische Wochenschrift (1990); 102 (22): 663-666

[105] Engelhardt, M.: Epidemiologie der Arthrose in Westeuropa. Deutsche Zeitschrift für Sportmedizin (2003); 54 (6): 171-175

[106] Engelhardt, M.: Die intraartikuläre Hyaluronsäurebehandlung der Arthrose. Deutsche Zeitschrift für Sportmedizin (2003); 54 (6): 205-208

[107] Engelhardt, M.; Freiwald, J.; Leonhard, T.; Dann, K. (1997): Kniegelenk: Kapsel-Bandverletzungen. In: Engelhardt, M.; Hintermann, B.; Segesser, B. (Hrsg.): GOTS-Manual Sporttraumatologie. Verlag Hans Huber (Bern, Göttingen, Toronto, Seattle); 1.Auflage: 124-133

[108] Engelhardt, M.; Reuter, I.; Freiwald, J.; Böhme, T.; Halbsguth, A.: Spondylolyse und Spondylolisthesis und Sport. Orthopäde (1997); 26: 755-759

[109] Engelhardt, M.; Freiwald, J.: EMG-kontrollierte Muskelrehabilitierung – Knieverletzungen. Sportverletzung Sportschaden (1997); 11: 87-99

[110] Engert, A.; Bohlen, H.; Tesch, H.; Benenson, E. (1998): Schmerzen der Gelenke. In: Classen, M.; Diehl, V.; Koch, K.-M.; Kochsiek, K.; Pongratz, D.; Scriba, P.C.: Differenzialdiagnose Innere Medizin. Urban&Schwarzenberg (München, Wien, Baltimore); 1.Auflage: 541-565

[111] Eriksson, E.: Meniscus repair. Knee Surgery Sports Traumatology Arthroscopy (2003); 11: 1

[112] Eynon, A.; James, S.; Leach, P.: Thromboembolic Events after arthroscopic Knee Surgery. Arthroscopy (2004); 20 (6): 23-24

[113] Fairbank, T.J.: Knee Joint Changes after Meniscectomy. The Journal of Bone and Joint Surgery (1948); Br. 30: 664-670

[114] Faller, A.; Schünke, M. (1995): Der Körper des Menschen, Georg Thieme Verlag (Stuttgart, New York); 12.Auflage

[115] Farng, E.; Sherman, O.: Meniscal Repair Devices: A Clinical and Biomechanical Literatur Review. Arthroscopy (2004); 20 (3): 273-286

[116] Fichtner, K. (1993): Postoperativer und Phantomschmerz. In: Egle, U.T.; Hoffmann, S.O. (Hrsg.): Der Schmerzkranke. Schattauer Verlag (Stuttgart, New York), 1.Auflage: 557-561

[117] Fink, C.; Hoser, C.; Benedetto, K.P.; Judmaier, W.: (Neuro)Muskuläre Veränderungen der kniegelenkstabilisierenden Muskulatur nach Ruptur des vorderen Kreuzbandes. Sportverletzung Sportschaden (1994); 8: 25-30

[118] Fithian, D.C.; Kelly, M.A.; Mow, V.C.: Material Properties and Structure-Function Relationships in the Menisci. Clinical Orthopaedics and Related Research (1990); 252: 19-31

[119] Franz, G.; Alban, S.: Kohlenhydrate. In: Hänsel, R.; Sticher, O.; Steinegger, E. (1999): Phamakognosie - Phytopharmazie. Springer-Verlag (Berlin, Heidelberg, New York, Barcelona, Budapest, Hongkong, London, Mailand, Paris, Singapur, Tokio), 6.Auflag: 301-427

[120] Freiwald, J. (1995): Prävention, Rehabilitation im Sport. Rowohlt Taschenbuch Verlag (Reinbek bei Hamburg); 1.Auflage

[121] Freiwald, J.; Engelhardt, M.; Jäger, M.; Gnewuch, A.; Reuter, I.; Wiemann, K.; Starischka, S.: Neue Aspekte für Evaluation und Beurteilung von Dehnung. Schriften der Deutschen Vereinigung für Sportwissenschaften (1999); 105: 260-264

[122] Freiwald, J.; Engelhardt, M.; Konrad, P.: Reliabilität von isometrischen, isokinetischen und Sprungmessungen bei Gesunden und bei Patienten. Schriften der Deutschen Vereinigung für Sportwissenschaften (1999); 103: 159-162

[123] Freiwald, J.; Engelhardt, M.; Jäger, M.; Gnewuch, A.; Reuter, I.; Wiemann, K.; Starischka, S.: Dehnung – genügen die bisherigen Erklärungsmodelle? Sportverletzung Sportschaden (1997); 11: 54-59

[124] Freiwald, J.; Engelhardt, M.; Reuter, I.; Konrad, P.; Gnewuch, A.: Die nervöse Versorgung der Kniegelenke. Wiener medizinische Wochenschrift (1997); 23/24: 531-541

[125] Freiwald, J.; Engelhardt, M.; Reuter, I.: Ist die Interpretation biomechanischer Parameter von Bewegungsstrukturen noch zeitgemäß? Sportliche, präventive und rehabilitative Bezüge. Schriften der Deutschen Vereinigung für Sportwissenschaften (2000); 115: 119-144

[126] Freiwald, J.; Jäger, A.; Thoma, W.: Isokinetische und isometrische Muskelfunktionsanalyse nach arthroskopisch durchgeführten vorderen Kreuzbandplastiken. Sportverletzung Sportschaden (1992); 6: 6-13

[127] Freiwald, J.; Starischka, S.; Engelhardt, M.: Rehabilitatives Krafttraining. Deutsche Zeitschrift für Sportmedizin (1993); 44 (9): 368-378

[128] Frercks, H.J.; Renz-Polster, H. (2000): Stoffwechsel. In: Renz-Polster, H.; Braun, J.: Basislehrbuch Innere Medizin. Urban&Fischer- Verlag (München, Jena); 1.Auflage: 768-839

[129] Frick, H.; Leonhardt, H.; Starck, D. (1992): Allgemeine Anatomie – Spezielle Anatomie I (Extremitäten – Rumpfwand – Kopf - Hals); Georg Thieme Verlag, 4.Auflage

[130] Frick, H.; Leonardt, H.; Stark, D. (1992): Spezielle Anatomie II (Eingeweide – Nervensystem – Systematik der Muskeln und Leitungsbahnen); Georg Thieme Verlag (Stuttgart, New York), 4. Auflage

[131] Froböse, I.; Knaak, A.-K.; Menke, W.: Häufigkeit und Lokalisation von Verletzungen im Frauenhandball. Deutsche Zeitschrift für Sportmedizin (1996); 47 (9): 472-478

[132] Füeßl, H.S.; Middeke, M. (2002): Anamnese und klinische Untersuchung. Duale Reihe des Georg Thieme Verlags (Stuttgart), 2.Auflage

[133] Gebhard, F.; König, U.; Friederich, N.F.: Die vordere Kreuzbandruptur bei Kindern und Jugendlichen. Sportorthopädie Sporttraumatologie (2002); 18: 157-161

[134] Gebhard, J.S.; Kabo, J.M.; Meals, R.A.: Passive Motion: the Dose Effects on Joint Stiffness, Muscle Mass, Bone Density, and Regional Swelling. The Journal of Bone and Joint Surgery (1993); 75-A (11): 1636-1647

[135] Geutjens, G.; Hambidge, J.E.: Analgesic Effects of Intraarticular Bupivacaine After Day-Case Arthroscopy. Arthroscopy (1994); 10 (3): 299-300

[136] Ghosh, P.: The Role of hyaluronic acid (hyaluronan) in health and disease: interactions with cells, cartilage and components of synovial fluid. Clinical Experimental Rheumatology (1994); 12: 75-82

[137] Ghosh, P.; Holbert, C.; Read, R.; Armstrong, S.: Hyaluronic Acid (Hyaluronan) in Experimental Osteoarthritis. The Journal of Rheumatology (1995); 22 (1), Supplement 43: 155-157

[138] Ghosh, P.; Sutherland, J.; Bellenger, C.; Read, R.; Darvodelsky, A.: The Influence of Weight-Bearing Exercise on Articular Cartlage of Meniscectomized Joints. Clinical Orthopaedics and Related Research (1990); 252: 101-113

[139] Glinz, W. (1987): Diagnostische Arthroskopie und arthroskopische Operationen am Kniegelenk. Verlag Hans Huber (Bern, Stuttgart, Toronto); 2.Auflage

[140] Glinz, W. (1989): Die "verschwiegenen" Schäden bei der operativen Arthroskopie. In: Contzen, H. (Hrsg.): Komplikationen bei der Arthroskopie. Ferdinand Enke Verlag (Stuttgart); 1.Auflage: 14-21

[141] Glinz, W. (1994): Qualitative und quantitative Aspekte bei der Meniskusresektion. In: Jürgens, C.; Hertel, P.; Wolter, D.: Arthroskopische Chirurgie im Schulter- und Kniegelenkbereich. Springer-Verlag (Berlin, Heidelberg, New York, London, Paris, Tokyo, Hong Kong, Barcelona, Budapest), 1.Auflage: 23-32

[142] Goble, E.M.; Kane, S.M. (2001): Meniscal Allograft Transplantation. In: Insall, J.N.; Scott, W.N.: Surgery of the Knee. Churchill Livingstone (New York, Edingburgh, London), 3.Auflage: 545-563

[143] Görlinger, K. (2000): Regionalanästhesie. In: Scherer, R.U.: Anästhesiologie - ein handlungsorientiertes Lehrbuch. Thieme-Verlag (Stuttgart), 1.Auflage: S.253-294

[144] Goymann, V.: Abrasionsarthroplastik. Orthopäde (1999); 28: 11-18

[145] Graf, J.; Christophers, R.; Schneider, U.; Niethard, F.U.: Chondromalacia patellae und intraossärer Druck. Eine Untersuchung an 43 Patienten. Zeitschrift Orthopädie und ihre Grenzgebiete (1992); 130: 495-500

[146] Greenspan, A. (1993): Skelettradiologie: Orthopädie, Traumatologie, Rheumatologie, Onkologie. Chapman&Hall (London, Glasgow, Weinheim, New York, Tokyo, Melbourne, Madras), 2.Auflage

[147] Grifka, J.K.; Kalteis, T.; Broll-Zeitvogel, E.; Philippou, S.; Plitz, W.: Biomechanical Investigations on Chondromalacia of the Knee after Meniscal Flap Lesion and Partial Meniscal Resection: An Experimental Model. Journal of Orthopaedic Research (2000); 18: 393-398

[148] Grifka, J.; Richter, J.; Gumtau, M.: Klinische und sonographische Meniskusdiagnostik. Orthopäde (1994); 23: 102-111

[149] Grom, E.; Hauf, G.F.; Krautwald, A.(1996): Therapie der Herzinsuffizienz. In: Roskamm, H.; Reindell, H.: Herzkrankheiten (Pathophysiologie - Diagnostik - Therapie). Springer-Verlag (Berlin, Heidelberg, New York, Barcelona, Budapest, Hongkong, London, Mailand, Paris, Santa Clara, Singapur, Tokio), 4.Auflage: 1157-1213

[150] Grünwald, J.; Kieser, C. (1989): Zwei Todesfälle in tabula während Akutarthroskopie. In: Contzen, H.: Komplikationen bei der Arthroskopie. Ferdinand-Enke Verlag (Stuttgart), 1.Auflage: 10-13

[151] Gustorff, B. (1999): Medikamentöse Schmerztherapie. In: Schockenhoff, B. (Hrsg.): Spezielle Schmerztherapie. Urban&Fischer Verlag (München, Jena), 1.Auflage: 83-108

[152] Gustorff, B. (1999): Perioperative Schmerztherapie. In: Schockenhoff, B. (Hrsg.): Spezielle Schmerztherapie. Urban&Fischer Verlag (München, Jena), 1.Auflage: 587-597

[153] Guler, G.; Karaoglu, S.; Velibasoglu, H.; Ramazanogullari, N.; Boyaci, A.: Comparison of analgesic effects of intra-artcular tenoxicam and morphine in anterior cruciate ligament reconstruction. Knee Surg, Sports Traumatol, Arthrosc (2002); 10: 229-232

[154] Gyrn, J.P.; Olsen, K.S.; Appelquist, E.; Chraemmer-Jørgensen, B.; Duus, B.; Berner Hansen, L.: Intra-articular bupivacaine plus adrenaline for arthroscopic surgery of the knee. Acta Anaesthesiol Scand (1992); 36: 643-646

[155] Hach-Wunderle, V. (1999): Gefäße. In: Renz-Polster, H.; Braun, J.: Basislehrbuch Innere Medizin. Urban&Fischer-Verlag (München, Jena); 1.Auflage: 176-241

[156] Hackenthal, E.; Kobal, G.(1997): Therapie mit Analgetika und Lokalanästhetika. In: Fülgraff, G.; Palm, D. (Hrsg.): Pharmakotherapie: Klinische Pharmakologie. Gustav Fischer Verlag (Stuttgart, Jena, Lübeck, Ulm); 10.Auflage: 74-93

[157] Halbsguth, A. (1997): Bildgebende Verfahren: Röntgen, Computertomographie und Magnetresonanztomographie. In: Engelhardt, M.; Hintermann, B.; Segesser, B. (Hrsg.): GOTS-Manual Sporttraumatologie. Verlag Hans Huber (Bern, Göttingen, Toronto, Seattle); 1.Auflage: 39-50

[158] Halliday, D.; Resnick, R.; Walker, J. (1993): Fundamentals of Physics. John Wiley&Sons Inc. (New York, Chichester, Brisbane, Toronto, Singapore), 4.Auflage

[159] Handwerker, H.O. (1995): Allgemeine Sinnesphysiologie. In Schmidt, R.F.; Thews, G.: Physiologie des Menschen. Springer-Verlag (Berlin, Heidelberg, New York), 26.Auflage: 195-215

[160] Hangody, L.; Ráthonyi, G.K.: Mosaicplasty in active sportsmen. Sportorthopädie Sporttraumatologie (2004); 20: 159-164

[161] Hansis, M. (1999): Verletzungen des Halte- und Bewegungsapparats. In: Koslowski, L. (Hrsg.): Die Chirurgie. Schattauer-Verlag (Stuttgart, New York); 4.Auflage: 747-780

[162] Häring, R.; Zilch, H. (1992): Chirurgie mit Repetitorium. Walter de Gruyter Verlag (Berlin, New York); 3.Auflage

[163] Hauner, H. (1999): Adipositas. In: Alexander, K.; Daniel, G.D.; Diener, H.-C.; Freund, M.; Köhler, H.; Matern, S.; Maurer, H.H.; Michel, B.A.; Nowak, D.; Risler, T.; Schaffner, A.; Scherbaum, W.A.; Sybrecht, G.W.;Wolfram, G.; Zeitz, M. (Hrsg.): Thiemes Innere Medizin (TIM). Georg Thieme Verlag (Stuttgart, New York); 1.Auflage: 334-342

[164] Haynes, T.K.; Power, I.; Rosen, M.; Grant, A.: Intra-articular morphine and bupivacaine analgesia after arthroscopic knee surgery. Anaesthesia (1994); 49: 54-56

[165] Heard, S.O.; Edwards, T.; Ferrari, D.; Hanna, D.; Wong, P.D.; Liland, A.; Willock, M.M.: Analgesic Effect of Intraarticular Bupivacaine or Morphine after Arthroscopic Knee Surgery: A randomized, prospective, double-blind Study. Anesth Analg (1992); 74: 822-826

[166] Heberer, G.; Köle, W.; Tscherne, H. (1983): Chirurgie (Lehrbuch für Studierende der Medizin und Ärzte). Springer-Verlag (Berlin, Heidelberg, New York); 4.Auflage

[167] Heck, H.; Henke, T.: Zum Verletzungsgeschehen im Handball. Deutsche Zeitschrift für Sportmedizin (1995); 46 (6): 320-323

[168] Hees, Herbert (1985): Orthopädie und Traumatologie. Schattauer Verlag (Stuttgart, New York); 1.Auflage

[169] Hefti, F.; Müller, W.: Heutiger Stand der Evaluation von Kniebandläsionen (Das neue IKDC-Evaluationsblatt). Orthopäde (1993); 22: 351-362

[170] Hege-Scheuing, G.; Michaelsen, K.; Bühler, A.; Kustermann, J.; Seeling, W.: Analgesie durch intraartikuläres Morphin nach Kniegelenkarthroskopien? Eine Doppelblinde, randomisierte Studie mit patientenkontrollierter Analgesie. Anaesthesist (1995); 44: 351-358

[171] Hegglin, J. (1978): Chirurgische Untersuchung. Georg Thieme Verlag (Stuttgart); 2.Auflage

[172] Hehne, H.-J.; Reichelt, A. (1989): Erkrankungen des Kniegelenks. In: Reichelt, A. (Hrsg.): Therapie orthopädischer Erkrankungen. Ferdinand Enke Verlag (Stuttgart), 1.Auflage: 419-425

[173] Heinz, C. (1994): Rehabilitation. In: Berchtold, R. (Hrsg.): Chirurgie. Urban&Schwarzenberg (München, Wien, Baltimore), 3.Auflage: 251-255

[174] Hellner, H.; Vossschulte, K.; Banfai, P. (1982): Lehrbuch der Chirurgie. Georg Thieme Verlag (Stuttgart, New York); 7.Auflage

[175] Hempfling, H.: Intraartikuläre Hyaluronsäure nach Arthroskopie des Kniegelenks. Arthroskopie (2005); 18: 60-68

[176] Henche, H.R.: Der Schmerz als Leitsymptom der Kniegelenkerkrankung. Zeitschrift Orthop. (1993); 131: 187-191

[177] Henderson, R.C.; Campion, E.R.; DeMasi, R.A.; Taft, T.N.: Postarthroscopy analgesia with bupivacaine. A prospective, randomized, blinded evaluation. The American Journal of Sports Medicine (1990); 18 (6); 614-617

[178] Henke, T.; Gläser, H.; deMarées, H.: Zur Epidemiologie und Prävention von Verletzungen im Fußball. Deutsche Zeitschrift für Sportmedizin (1994); 45 (11/12): 450-456

[179] Henn, V. (1996): Sensomotorik: supraspinale Mechanismen. In : Klinke, R.; Silbernagl, S.: Lehrbuch der Physiologie. Georg Thieme Verlag (Stuttgart, New York); 2.Auflage: 651-674

[180] Henn, P.; Fischer, M.; Steuer, K.; Fischer, A.: Wirksamkeit von periartikulär appliziertem Morphin nach Schulterarthroskopien. Anaesthesist (2000); 49: 721-724

[181] Henning, C.E.; Lynch, M.A.; Yearout, K.M.; Verquist, S.V.; Stallbaumer, R.J.; Decker, K.A.: Arthroscopic Meniscal Repair Using an Exogenous Fibrin Clot. Clinical Orthopaedics and Related Research (1990); 252: 64-72

[182] Herm, K.-P.: Methoden der Körperfettbestimmung. Deutsche Zeitschrift für Sportmedizin (2003); 54 (5): 153-154

[183] Herold, G.(1999): Innere Medizin. Selbstverlag (Köln); Auflage 1999

[184] Herold, G.(2005): Innere Medizin. Selbstverlag (Köln); Auflage 2005

[185] Herzog, W.; Suter, E.: Muscle Inhibition Following Knee Injury and Disease. Sportverletzung Sportschaden (1997); 11: 74-78

[186] Hesterberg, R.; Lorenz, W. (1994): Pathophysiologie des operativen Eingriffes. In: Berchtold, R. (Hrsg.): Chirurgie. Urban&Schwarzenberg (München, Wien, Baltimore), 3.Auflage: 1-14

[187] Hewett, T.E.; Paterno, M.V.; Myer, G.D.: Strategies for Enhancing Proprioception and Neuromuscular Control of the Knee. Clinical Orthopaedics and Related Research (2002); 402: 76-94

[188] Hilgert, R.E.; Dallek, M.; Radonich, H.; Jungbluth, K.H.: Das Verletzungsmuster beim Inline-Skating, Verletzungsmechanismen und Prävention. Deutsche Zeitschrift für Sportmedizin (1996); 47(11/12): 574-576

[189] Hinrichs, H.-U. (1986): Sportverletzungen. Rowohlt Taschenbuch Verlag GmbH (Reinbek), 1.Auflage

[190] Hintermann, B. (1997): Skilanglauf. In: Engelhardt, M.; Hintermann, B.; Segesser, B. (Hrsg.): GOTS-Manual Sporttraumatologie. Verlag Hans Huber (Bern, Göttingen, Toronto, Seattle); 1.Auflage: 223-225

[191] Hinterwimmer, S.; Kanz, K.-G.: Gültigkeitsprüfung der Ottawa Knee Rules für Standard-Röntgenaufnahmen bei akuten Knieverletzungen. Der Unfallchirurg (2002); 105: 624-626

[192] Hirasawa, Y.: Orthopädische Rehabilitation: Klinische und grundsätzliche Methoden der Frühmobilisierung. Orthopädische Praxis (2002); 38 (2): 93-97

[193] Hof, A.L.: The relationship between electromyogram and muscle force. Sportverletzung Sportschaden (1997); 11: 79-86

[194] Hofmann, B.; Pfeil, J.; Brunnengräber, G.: Vergleich präoperativer kernspintomographischer mit intraoperativen arthroskopischen Befunden im Bereich des Kniegelenks. Zeitschrift Orthopädie (1998); 136: A1-A2

[195] Hollmann, W.; Strüder, K.H.: Das menschliche Gehirn als Agitator und Rezeptor von muskulärer Arbeit. Deutsche Zeitschrift für Sportmedizin (1998); 49 (Sonderheft 1): 154-160

[196] Hörster, G.; Kedziora, O.: Kraftverlust und -regeneration der Kniestreckmuskulatur nach Operationen am Kniebandapparat. Akt. Traumatologie (1993); 23: 244-254

[197] Horstmann, T.; Mayer, F.; Heitkamp, H.C.; Dickhuth, H.-H.: Biokinetische Messungen bei Arthrosepatienten. Deutsche Zeitschrift für Sportmedizin (1998); 49 (Sonderheft 1): 187-191

[198] Hough, A.J. Jr.; Webber, R.J.: Pathology of the Meniscus. Clinical Orthopaedics and Related Research (1990); 252: 32-40

[199] Jackson, R.W.: The Introduction of Arthroscopy to North Amerika. Clinical Orthopaedics and related Research (2000); 374: 183-186

[200] Jäger, A.; Khoudeir, S.; Braune, C.; Herresthal, J.: Kann die Meniskusrefixation bei Sportlern die frühzeitige Entwicklung einer Arthrose verhindern ohne das prätraumatische Leistungsniveau zu verringern? Sportverletzung Sportschaden (2002); 16: 70-73

[201] Jägermann, V.; Jägermann, S. (1997): Ringen. In: Engelhardt, M.; Hintermann, B.; Segesser, B. (Hrsg.): GOTS-Manual Sporttraumatologie. Verlag Hans Huber (Bern, Göttingen, Toronto, Seattle); 1.Auflage: 272-280

[202] Jakob, R.P.; Ballmer, P.M.; Zuber, K.; Stäubli, H.-U. (1990): Meniskusrefixation unter besonderer Berücksichtigung der arthroskopischen Technik. In: Jakob, P.R.; Stäubli, H.-U. (Hrsg.): Kniegelenk und Kreuzbänder. Springer-Verlag (Berlin, Heidelberg, New York, London, Pais, Tokyo, Hong Kong, Barcelona), 1.Auflage: 339-349

[203] Janssen, O.E.; Scriba, P.C. (1998): Gewichtsveränderungen. In: Classen, M.; Diehl, V.; Koch, K.-M.; Kochsiek, K.; Pongratz, D.; Scriba, P.C.: Differenzialdiagnose Innere Medizin. Urban&Schwarzenberg (München, Wien, Baltimore); 1.Auflage: 237-249

[204] Jaureguito, J.W.; Wilcox, J.F.; Cohn, S.J.; Thisted, R.A.; Reider, B.: A Comparison of Intraarticular Morphine and Bupivacaine for Pain Control After Outpatient Knee Arthroscopy. A prospective, Randomized, Double-Blinded Study. The American Journal of Sports Medicine (1995); 23 (3); 350-353

[205] Jaureguito, J.W.; Greenwald, A.E.; Wilcox, J.F.; Paulos, L.E.; Rosenberg, T.D.: The Incidence of Deep Venous Thrombosis After Arthroscopic Knee Surgery. The American Journal of Sports Medicine (1999); 27 (6): 707-710

[206] Jehmlich, S.; Weber, M.: Femorale Torsion und Meniskusschädigung. Zeitschrift Orthopädie (1998); 136: A2

[207] Jerosch, J.; Bachmann, B.; Linnenbecker, S.; Thorwesten: Snowboarden: typische Verletzungen - Ursachen - prophylaktische Maßnahmen. Deutsche Zeitschridt für Sportmedizin (1996); 47 (11/12): 562-569

[208] Jerosch, J.; Heidjann, J.; Thorwesten, L.; Linnebecker, S.: Inline-Skating – typische Verletzungen und Prophylaxe. Sportverletzung Sportschaden (1997); 11: 43-47

[209] Jerosch, J.; Heidjahn, J.; Thorwesten, L.: Verletzungsmuster und Akzeptanz von passiver sowie aktiver Verletzungsprophylaxe bei Inline-Skatern. Deutsche Zeitschrift für Sportmedizin (1998); 49 (1): 3-8

[210] Jerosch, J.; Schröder, M.; Steinbeck, J.; Assheuer, J.: Belastungsabhängige Langzeitveränderungen der Menisci. Sportverletzung Sportschaden (1994); 8: 38-42

[211] Jerosch, J.; Prymka, M.: Propriozeptive Defizite des Kniegelenks nach Ruptur des medialen Meniskus. Der Unfallchirurg (1997); 100: 444-448

[212] Joris, J.L.; Dubner, R.; Hargreaves, K.M. : Opioid Analgesia at Peripheral Sites : A Target for Opioids Released during Stress and Inflammation? Anesth Analg (1987); 66: 1277-1281

[213] Joshi, G.P.; McCarroll, S.M.; Brady, O.H.; Hurson, B.J.; Walsh, G.: Intra-Articluar Morphine for Pain Relief after Anterior Cruciate Ligament Repair. British Journal of Anaesthesia (1993); 70: 87-88

[214] Joshi, G.P.; McCarroll, S.M.; Cooney, C.M.; Blunnie, W.P.; O`Brien, T.M.; Lawrence, A.J.: Intra-articular Morphine for Pain Relief after Knee Arthroscopy. Journal of Bone and Joint Surgery [Br] (1992); 74-B: 749-751

[215] Joshi, G.P.; McCarroll, S.M.; O'Brien, T.M.; Lenane, P.: Intraarticular Analgesia Following Knee Arthroscopy. Anesth Analg (1993); 76 (2): 333-336

[216] Joshi, W.; Reuben, S.S.; Kilaru, P.R.; Sklar, J.; Maciolek, H.: Postoperative Analgesia for Outpatient Arthroscopic Knee Surgery with Intraarticular Clonidin and/or Morphine. Anesth Analg (2000); 90: 1102-1106

[217] Józsa, L.; Kannus, P.; Thöring, J.; Reffy, A.; Järvinen, M.; Kvist, M.: The Effect of Tenotomy and Immobilisation on Intramuscular Connective Tissue (A Morphometric and Microscopic Study in Rat Calf Muscles). The Journal of Bone and Joint Surgery (1990); 72-B (2): 293-297

[218] Kahle, W.; Leonhardt, H.; Platzer, W. (1991): Taschenatlas der Anatomie – Band I: Bewegungsapparat; Georg Thieme Verlag (Stuttgart, New York), 6.Auflage

[219] Karaoglu, S.; Dogru, K.; Kabak, S.; Inan, M.; Halici, M.: Effects of epinephrine in local anesthetic mixtures on hemodynamics and view quality during knee arthroscopy. Knee Surg, Sports Traumatol, Arthrosc (2002); 10: 226-228

[220] Karaoglu, S.; Duygulu, F.; Inan, M.; Baktir, A.: Improving the biomechanical properties of the T-fix using oblique direction: in vitro study on bovine menisci. Knee Surg, Sports Traumatol, Arthrosc (2002); 10: 198-201

[221] Karow, T.; Lang-Roth, R. (1998): Allgemeine und Spezielle Pharmakologie und Toxikologie; Druckerei F. Hansen (Bergisch-Gladbach); 6.Auflage

[222] Kartus, J.T.; Russell, V.J.; Salmon, L.J.; Magnusson, L.C.; Brandsson, S.; Pehrsson, N.G.; Pinczewski, L.A.: Concomitant partial meniscectomy worsens outcome after arthroscopic anterior cruciate ligament reconstruction. Acta Orthop Scand (2002); 73 (2): 179-185

[223] Katz, J.; Kavanagh, B.P.; Sandler, A.N.; Nierenberg, H.; Boylan, J.F.; Friedlander, M.; Shaw, B.F.: Preemptive Analgesia. Anesthesiology (1992); 77: 439-446

[224] Kemkes-Matthes, B.; Oehler, G. (1998): Blutgerinnung und Thrombose. Georg Thieme Verlag (Stuttgart, New York), 2.Auflage

[225] Keenan, M.A.E.; Waters, R.L. (2000): Rehabilitation. In: Skinner, H.B. (Hrsg.): Current Diagnosis&Treatment in Orthopedics. Lange Medical Books/McGraw-Hill Medical Publishing Division (New York, St. Louis, San Francicsco, Auckland, Bogotá, Caracas, Lisbon, London, Madrid, Mexico City, Milan, Montreal, New Delhi, San Juan, Singapore, Sydney, Tokyo, Toronto); 2.Auflage: 602-649

[226] Keynes, R.D.; Aidley, D.J. (2001): Nerve and Muscle. Cambridge University Press, 3.Auflage

[227] Khoury, G.F.; Chen, A.C.N.; Garland, D.E.; Stein, C.: Intraarticular Morphine, Bupivacaine, and Morphine/ Bupivacaine for Pain Control after Knee Videoarthroscopy. Anesthesiology (1992); 77: 263-266

[228] Kidd, B.L.; Urban, L.A.: Mechanisms of inflammatory pain. British Journal of Anaesthesia (2001); 87 (1): 3-11

[229] Kieser, C. (1989): Übersicht über die schwerwiegenden Komplikationen der Arthroskopie. In Contzen (Hrsg.): Komplikationen bei der Arthroskopie, Ferdinand Enke Verlag (Stuttgart), 1.Auflage: Seiten 1-9

[230] Kim, T.K.; Savino, R.M.; McFarland, E.G.; Cosgarea, A.J.: Neurovascular Complications of Knee Arthroscopy. The American Journal of Sports Medicine (2002); 30 (4): 619-629

[231] King, D.: The Healing of Semilunar Cartilages. Orthopaedics and Related Research (1990); 252: 4-7

[232] Klasen, J.A.; Opitz, S.A.; Melzer, C.; Thiel, A.; Hempelmann, G.: Intraarticular, epidural, and intravenous analgesia after total knee arthroplasty. Acta Anaesthesiol Scand (1999); 43: 1021-1026

[233] Klein, J.: Basketball. Deutsche Zeitschrift für Sportmedizin (1993); 44 (8): 343-346

[234] Klein, J. (1997): Basketball. In: Engelhardt, M.; Hintermann, B.; Segesser, B. (Hrsg.): GOTS-Manual Sporttraumatologie. Verlag Hans Huber (Bern, Göttingen, Toronto, Seattle); 1.Auflage: 291-294

[235] Klinke, R. (1995): Der Gleichgewichtssinn. In: Schmidt, R.F.; Thews, G. (Hrsg.): Physiologie des Menschen. Springer-Verlag (Berlin, Heidelberg, New York, Barcelona, Budapest, Hong Kong, London, Mailand, Paris, Tokyo), 26.Auflage: 251-257

[236] Knüsel, O.: Physikalische Therapie bei traumatisierten Sportlern. In: Engelhardt, M.; Freiwald, J., Zichner, L. (2000): Die Rehabilitation des traumatisierten Sportlers. Novartis Pharma Verlag (Nürnberg), 2.Auflage: 173-182

[237] Kock, H.-J.; Schmidt-Neuerburg, K.P. (1997): Thromboseprophylaxe bei ambulanten Patienten mit Gipsimmobilisation. Springer-Verlag (Berlin, Heidelberg, New York): 1.Auflage

[238] Kohn, D. (1997): Diagnostische und operative Arthroskopie großer Gelenke. Georg Thieme Verlag (Stuttgart, New York), 1.Auflage

[239] Kohn, D.; Moreno, B.: Meniskusinsertion. Orthopäde (1994); 23: 98-101

[240] Köhler, A.; Zimmer, E.A.; Schmidt, H.; Freyschmidt, J.; Holthusen, W. (1989): Grenzen des Normalen und Pathologischen im Röntgenbild des Skeletts. Georg Thieme Verlag (Stuttgart, New York); 13.Auflage

[241] Koinzer, K. (1999): Sportmedizinische Untersuchungsverfahren – Grundlagen und Anwendungsmöglichkeiten. In: Badtke, G. (Hrsg.): Lehrbuch der Sportmedizin; Johann Ambrosius Barth Verlag, 4.Auflage: 437-479

[242] Koller, W. (1997): Hockey. In: Engelhardt, M.; Hintermann, B.; Segesser, B. (Hrsg.): GOTS-Manual Sporttraumatologie. Verlag Hans Huber (Bern, Göttingen, Toronto, Seattle); 1.Auflage: 309-311

[243] Krakor, S.; Konrad, P.; Freiwald, J.; Starischka, S.: Erfassung und Quantifizierung von EMG-Aktivitätsprofilen bei repetitiven Bewegungssequenzen – dargestellt am Beispiel Ruderergometer. Schriften der Deutschen Vereinigung für Sportwissenschaften (1999); 105: 323-330

[244] Krappel, F.; Harland, U.: Ergebnisse der Meniscusnaht bei über 35 jährigen Patienten. Zeitschrift Orthopädie (1998); 136: A2

[245] Krückhans, A.; Dustmann, H.-O.: Meniskusnaht unter arthroskopischer Sicht – Indikation, Technik und Ergebnisse. Zeitschrift Orthopädie (1998); 136: A2

[246] Krüger-Franke, M. (1997): Arthroskopie. In: Engelhardt, M.; Hintermann, B.; Segesser, B. (Hrsg.): GOTS-Manual Sporttraumatologie. Verlag Hans Huber (Bern, Göttingen, Toronto, Seattle); 1.Auflage: 56-63

[247] Krüger-Franke, M.; Trouillier, H.H.; Kugler, A.: Konservative Therapie von Knieverletzungen. In: Engelhardt, M.; Freiwald, J., Zichner, L. (2000): Die Rehabilitation des traumatisierten Sportlers. Novartis Pharma Verlag (Nürnberg), 2.Auflage: 87-96

[248] Kühne, C.; Jost, J.; Zirkel, A.: Leistungsdiagnostik und Belastungssteuerung beim Aqua-Jogging im Rahmen der Rehabilitation nach vorderen Kreuzbandrekonstruktionen. Deutsche Zeitschrift für Sportmedizin (1996); 47 (4): 291-300

[249] Kuschinsky, K. (1997): Opioidanalgetika. In: Oberdisse, E.;Hackenthal, E.; Kuschinsky, K. (Hrsg.): Pharmakologie und Toxikologie. Springer Verlag (Berlin; Heidelberg; New York; Barcelona; Budapest; Hongkong; London; Mailand; Paris; Santa Clara; Singapur; Tokio); 1.Auflage: 209-221

[250] Kummer, B.: Biomechanik des Meniskus. Orthopäde (1994); 23: 90-92

[251] Largiadèr, U.; Nufer, M.; Hotz, T.; Käch, K.: Teure Trendsportart In-Line Skating: Alamierende Zahlen aus einem Schweizer Zentrumspital. Deutsche Zeitschrift für Sportmedizin (1998); 49 (4): 119-123

[252] Lamer, T.J. (1995): Postoperative Analgesie. In: Wedel, D.J. (Hrsg.): Orthopädische Anästhesie. Gustav Fischer Verlag (Stuttgart, Jena, New York); 1.Auflage: 333-351

[253] Lange, M.: Power für die Füße. Leichtathletik Training (2002); 10+11: 14-21

[254] Lanzer, W.L.; Komenda, G.: Changes in Articular Cartilage After Meniscectomy. Clinical Orthopaedics and Related Research (1990); 252: 41-48

[255] Larsen, R. (1999): Anästhesie. Urban&Schwarzenberg (München; Wien; Baltimore); 6.Auflage

[256] Larsen, R. (1999): Anästhesie und Intensivmedizin für Schwester und Pfleger. Springer-Verlag (Berlin; Heidelberg; New York); 5.Auflage

[257] Lasserre, A.; Blohm, L. (2003): Kurzlehrbuch Radiologie. Urban&Fischer (München, Jena), 3.Auflage

[258] Laurent, S.C.; Nolan, J.P.; Pozo, J.L.; Jones, C.J.: Addition of morphine to intra-articular bupivacaine does not improve analgesia after day-case arthroscopy. British Journal of Anaesthesia (1994); 72: 170-173

[259] Lawrence, A.J.; Joshi, G.P.; Michalkiewicz, A.; Blunnie, W.P.; Moriarty, D.C.: Evidence for analgesia mediated by peripheral opioid receptors in inflamed synovial tissue. European Journal of clinical Pharmacology (1992); 43: 351-355

[260] Lazovic, D.; Wirth, C.-J.: Isometrie und Kongruenz von Meniskustransplantaten zur Arthroseprävention. Zeitschrift Orthopädie (1998); 136: A4

[261] Leach, R.: Frühmobilisation – Allheilmittel der Rehabilitation? Sportverletzung Sportschaden (1990); 4: 53-56
[262] Leonhardt, H. (1990): Histologie, Zytologie und Mikroanatomie des Menschen; Georg Thieme Verlag, 8.Auflage
[263] Limbird, T.J.: Application of Laser Doppler Technology to Meniscal Injuries. Clinical Orthopaedics and Related Research (1990); 252: 88-91
[264] Linß, W.: Mikroskopische Anatomie der Organe. In: Linß, W.; Halbhuber, K.-J. (1991): Histologie und mikroskopische Anatomie, Georg Thieme Verlag (Stuttgart, New York), 17.Auflage: 102-279
[265] Lippert, H. (1996): Lehrbuch Anatomie; Urban&Schwarzenberg, 4.Auflage
[266] Lippert, H.; Herbold, D.; Lippert-Burmester, W. (2002): Anatomie. Urban&Fischer-Verlag (München, Jena), 7.Auflage
[267] Lobenhoffer, P.: Miniinvasive Kniegelenkchirurgie. Zentralblatt Chirurgie (1997); 122: 974-985
[268] Löffler, G. (1998): Kohlenhydrate. In: Löffler, G.; Petridis, P.E.: Biochemie und Pathobiochemie. Springer Verlag (Berlin, Heidelberg, New York, Barcelona, Budapest, Hongkong, London, Mailand, Paris, Singapur, Tokio), 6.Auflage: 120-132
[269] Luck, P.; Glende, K.: Sportmedizinische Aspekte des Handballsports. Deutsche Zeitschrift für Sportmedizin (1996); 47 (9): 479-482
[270] Lüllmann, H.; Mohr, K.(1999): Pharmakologie und Toxikologie. Georg Thieme Verlag (Stuttgart, New York); 14.Auflage
[271] Lüllmann, H.; Mohr, K.; Ziegler, A. (1996): Taschenatlas der Pharmakologie. Georg Thieme Verlag (Stuttgart, New York); 3.Auflage
[272] Machner, A.; Pap, G.; Awiszus, F.: Evaluation of quadriceps strength and voluntary activation after unicompartmental arthroplasty for medial osteoarthritis of the knee. Journal of Orthopaedic Research (2002); 20: 108-111
[273] Maletius, W.; Messner, K.: Die Langzeitprognose von Knorpel-Meniskusschäden des Kniegelenks – Eine vergleichende Untersuchung mit 12 - 15 Jahren Follow-up. Zeitschrift Orthopädie (1998); 136: A3
[274] Markworth, P. (1983): Sportmedizin. Rowohlt Taschenbuch Verlag GmbH (Reinbek), 1.Auflage
[275] Martinek, V.; Imhoff, A.B.: Therapie von Knorpelschäden. Deutsche Zeitschrift für Sportmedizin (2003); 54 (3): 70-76
[276] Marx, A. (1999): Grundlagen der Schmerztherapie. In: Schockenhoff, B. (Hrsg.): Spezielle Schmerztherapie. Urban&Fischer Verlag (München, Jena), 1.Auflage: 1-22
[277] Maton, B.; Pérès, G.; Landjerit, B. : Relationships between individual isometric muscle forces, EMG activity and joint torque in monkeys. European Journal of Applied Physiology (1987); 56: 487-494
[278] Mayer, F.; Gollhofer, A.; Berg, A.: Krafttraining mit Älteren und chronisch Kranken. Deutsche Zeitschrift für Sportmedizin (2003); 54 (3): 88-94
[279] McCarty, E.C.; Marx, R.G.; DeHaven, K.E.: Meniscus Repair (Considerations in Treatment and Update of Clinical Result). Clinical Orthopaedics and Related Research (2002); 402: 122-134
[280] McDevitt, C.; Webber, R.J.: The Ultrastructure and Biochemistry of Meniscal Cartilage. Clinical Orthopaedics and Related Research (1990); 252: 8-18
[281] McHugh, M.P.; Tyler, T.F.; Browne, M.G.; Gleim, G.W.; Nicholas, S.J.: Electromyographic Predictors of Residual Quadriceps Muscle Weakness after Anterior Cruciate Ligament Reconstruction. The American Journal of Sports Medicine (2002); 30 (3): 334-339
[282] McMahon, P.J.; Merrill, K.D.; Friedman, R.J.; Skinner, H.B. (2000): Sports Medicine. In Skinner, H.B. (Hrsg.): Current Diagnosis&Treatment in Orthopedics. Lange Medical Books/McGraw-Hill Medical Publishing Division (New York, St. Louis, San Francicsco, Auckland, Bogotá, Caracas, Lisbon, London, Madrid, Mexico City, Milan, Montreal, New Delhi, San Juan, Singapore, Sydney, Tokyo, Toronto); 2.Auflage: 125-175
[283] McQuay, H.J.; Carroll, D.; Moore, R.A.: Postoperative orthopaedic pain – the effect of opiate premedication and local anaesthetic blocks. Pain (1988); 33: 291-295
[284] Megerle, T.; Engelhardt, M.; Mortier, J.; Leonhard, T.: Nutzen der autologen Knorpelzelltransplantation am Kniegelenk. Sportorthopädie Sporttraumatologie (2002); 18: 267-269
[285] Meiser, A.; Laubenthal, H.: Klinische Studien zur peripheren Wirksamkeit von Opioiden nach Kniegelenk-Operationen. Anaesthesist (1997); 46: 867-879
[286] Menke, W. (1997): Grundwissen Sportorthopädie/ Sporttraumatologie. Limpert Verlag (Wiesbaden), 1.Auflage
[287] Menke, W.; Bodem, F.; Steeger, D.: Protektive Muskelreflexe der unteren Extremität. Deutsche Zeitschrift für Sportmedizin (1996); 47 (10): 518-523
[288] Merker, R. (1995): Somatoviszerale Sensibilität. In: Hick, C. (Hrsg.): Physiologie. Jungjohann Verlag (Neckarsulm, Lübeck, Ulm), 1.Auflage: 285-296
[289] Merker, R. (1995): Gleichgewichtssinn, Hören, Stimme und Sprache. In: Hick, C. (Hrsg.): Physiologie. Jungjohann Verlag (Neckarsulm, Lübeck, Ulm), 1.Auflage: 317-330

[290] Metak, G.; Scherer, M.A.: Bedeutung der Kombinationsverletzung von vorderem Kreuzband und Meniskus. Zentralblatt Chirurgie (1999); 124 (7): 646-652
[291] Miniaci, A.; Tytherleigh-Strong, G.; Hurtig, M.: Intra-Artikular Hyaluronic Acid Supplementation Following Autogenous Osteochondral Grafting (Mosaicplasty) of the Knee. Arthroscopy (2003); 19 (6) Supplement: 49-50
[292] Moll, K. J.; Moll, M. (1995): Anatomie; Jungjohann Verlag (Neckarsulm, Lübeck, Ulm), 14.Auflage
[293] Mommsen, U. (1999): Kniegelenk. In: Schumpelick, V.; Bleese, N.M.; Mommsen, U. (Hrsg.): Chirurgie. Ferdinand Enke Verlag (Stuttgart); 4.Auflage: 1254-1263
[294] Morelli, M.; Nagamori, J.; Miniaci, A.: Articular lesions in the knee: evaluation and treatment options. Current Opinion in Orthopaedics (2002); 13: 155-161
[295] Mortier, J.; Engelhardt, M.: Fremdkörperreaktion bei Karbonfaserstiftimplantation im Kniegelenk – Kasuistik und Literaturübersicht. Zeitschrift Orthopädie (2000); 138: 390-394
[296] Moyen, B.; Lerat, J.L. (1990): Meniskusnähte. In: Jakob, P.R.; Stäubli, H.-U. (Hrsg.): Kniegelenk und Kreuzbänder. Springer-Verlag (Berlin, Heidelberg, New York, London, Pais, Tokyo, Hong Kong, Barcelona), 1.Auflage: 335-338
[297] Mulroy, M.F.; Larkin, K.L.; Hodgson, P.S.; Helman, J.D.; Pollock, J.E.; Liu, S.S.: A Comparison of Spinal, Epidural, and General Anesthesia for Outpatient Knee Arthroscopy. Anesth Analg (2000); 91: 860-864
[298] Müller, M.; Burkhardt, J.; Borchardt, E.; Büttner-Janz, K.: Postoperative analgetische Wirksamkeit intraartikulärer Morphin- oder Ropivacaingabe nach Kniegelenkarthroskopie. Schmerz (2001); 15: 3-9
[299] Müller, B.; Kohn, D.: Indikation und Durchführung der Knorpel-Knochen-Anbohrung nach Pridie. Orthopäde (1999); 28: 4-10
[300] Müller, W.: Menisken und Kniestabilität. Orthopäde (1994); 23: 93-97
[301] Müller, W.; Biedert, R.; Hefti, F.; Jakob, R.P.; Munzinger, U.; Stäubli, H.-U. (1990): OAK-Kniedokumentation: Ein neuer Weg zur Beurteilung von ligamentären Knieverletzungen. In: Jakob, P.R.; Stäubli, H.-U. (Hrsg.): Kniegelenk und Kreuzbänder. Springer-Verlag (Berlin, Heidelberg, New York, London, Pais, Tokyo, Hong Kong, Barcelona), 1.Auflage: 127-137
[302] Müller, G.; Hille, E.: Biokinetische Messverfahren - Übersicht. Deutsche Zeitschrift für Sportmedzin (1998); 49 (Sonderheft 1): 192-198
[303] Müller, M. (2000): Chirurgie für Studium und Praxis. Medizinischer Verlags- und Informationsdienst (Breisach), 5.Auflage
[304] Münch, E.O. (1997): Alpiner Skisport. In: Engelhardt, M.; Hintermann, B.; Segesser, B. (Hrsg.): GOTS-Manual Sporttraumatologie. Verlag Hans Huber (Bern, Göttingen, Toronto, Seattle); 1.Auflage: 373-377
[305] Mutschler, E.; Schäfer-Korting, M. (1996): Arzneimittelwirkungen. Wissenschaftliche Verlagsgesellschaft mbH (Stuttgart); 7.Auflage
[306] Myers, P.T.; Boyd, K.T.; Watts, M.C.: Meniscus Repairs: A 12 Year Review. Arthroscopy (2003); 19 (6) Supplement: 15-16
[307] Namba, R.S.; Kabo, J.M.; Dorey, F.J.; Meals, R.A.: Continuous Passive Motion Versus Immobilization: The Effekt on Posttraumatic Joint Stiffness. Clinical Orthopaedics and Related Research (1991); 267: 218-223
[308] Nehrer, S.; Dorotka, R.; Schatz, K.; Domayer, S.: Autologe Knorpelzelltransplantation – neue Konzepte in der Behandlung von Knorpeldefekten. Sportorthopädie Sporttraumatologie (2004); 20: 153-156
[309] Neubaur, J. (1993): Kardiovaskuläre Notfälle. In: Burchardi, H.: Akute Notfälle. Georg-Thieme-Verlag (Stuttgart, New York); 4.Auflage: 183-212
[310] Neumann, G. (2000): Zur Begriffsbestimmung muskulärer Dysbalancen. In: Zichner, L.; Engelhardt, M.; Freiwald, J.: Neuromuskuläre Dysbalancen. Novartis Pharma Verlag (Nürnberg), 4.Auflage
[311] Neumann, G.; Schüler, K.-P. (1994): Sportmedizinische Funktionsdiagnostik. Johann Ambrosius Barthr Verlag (Leipzig, Berlin, Heidelberg), 2.Auflage
[312] Neusel, E.; Löffelholz, M.; Breuer, A.: Sportverletzungen und Schäden bei Basketballspielern. Deutsche Zeitschrift für Sportmedizin (1996); 47 (7/8): 415-420
[313] Newsletter International Cartilage Repair Society (ICRS) 1998
[314] Niedernberger, U.; Kropp, P. (1999): Verhaltensmedizinische Grundlagen des Schmerzes. In: Schockenhoff, B. (Hrsg.): Spezielle Schmerztherapie. Urban&Fischer Verlag (München, Jena), 1.Auflage: 31-39
[315] Niemi, L.; Pitkänen, M.; Tuominen, M.; Björkenheim, J.-M.; Rosenberg, P.H.: Intraarticular morphine for pain relief after knee arthroscopy performed under regional anaesthesia. Acta Anaesthesiol Scand (1994); 38 (4): 402-405
[316] Niethard, F. U.; Pfeil, J. (1997): Orthopädie; Hippokrates Verlag (Stuttgart), 3.Auflage

[317] Niklas, A. (1999): Kinästhetisches Sinnessystem. In: Badtke, G. (Hrsg.): Lehrbuch der Sportmedizin; Johann Ambrosius Barth Verlag, 4.Auflage: 128-131

[318] Nikolic, A.; Baltzer, W.A.; Krämer, R.; Liebau, C.: Eiskunstlaufspezifische Verletzungen – Verletzungsdokumentation von Hochleistungsathleten während eines saisonvorbereitenden Trainingscamps. Sportverletzung Sportschaden (1998); 12: 142-146

[319] Nitzschke, E.; Rosenthal, A.; Moraldo, M. (1989): Komplikationen bei arthroskopischen Operationen am Kniegelenk. In Contzen (Hrsg.): Komplikationen bei der Arthroskopie, Ferdinand Enke Verlag (Stuttgart), 1.Auflage: Seiten 33-40

[320] Noyes, F.R.; Mangine, R.E.: ACL and Meniscal Injury. Arthroscopically aided ACL Allograft and Meniscal Repair. Biodex- Unterlagen (1990)

[321] Noyes, F.R.; Barber-Westin, S.D.: Arthroscopic Repair of Meniscal Tears Extending into the Avascular Zone in Patients Younger Than Twenty Years of Age. The American Journal of Sports Medicine (2002); 30 (4): 589-600

[322] Oberdisse, E. (1997): Pharmaka zur Behandlung von Funktionsstörungen des endokrinen Systems. In: Oberdisse, E.; Hackenthal, E.; Kuschinsky, K. (Hrsg.): Pharmakologie und Toxikologie. Springer Verlag (Berlin; Heidelberg; New York; Barcelona; Budapest; Hongkong; London; Mailand; Paris; Santa Clara; Singapur; Tokio); 1.Auflage: 455-512

[323] Oberthaler, G.; Primavesi, C.; Niederwieser, B.; Hertz, H.: Snowboardunfälle 1991 bis 1994 – Eine Analyse. Sportverletzung Sportschäden (1995); 9: 118-122

[324] Pahlke, U. (1999): Muskelgewebe. In Badtke, G. (Hrsg.): Lehrbuch der Sportmedizin; Johann Ambrosius Barth Verlag, 4.Auflage: 19- 70

[325] Passler, J.; Hofer, H.P.; Fellinger, M.; Peicha, G.: Intraarticular meniscal cysts of the knee. International Orthopaedics (SICOT) (1991); 15: 357-358

[326] Pearse, E.O.; Craig, D.M.: Partial Meniscectomy in Presence of Severe Osteoarthritis Does Not Hasten the Symptomatic Progression of Osteoarthritis. Arthroscopy (2003); 19 (9); 963-968

[327] Peretti, G.M.; Caruso, E.M.; Randolph, M.A.; Zaleske, D.J.: Meniscal repair using engineered tissue. Journal of Orthopaedic Research (2001); 19: 278-285

[328] Pfeifer, J.P.; Gast, W.; Pförringer, W.: Traumatologie und Sportschaden im Basketballsport. Sportverletzung Sportschaden (1992); 6: 91-100

[329] Pfeifer, K.; Banzer, W.: Einsatz funktioneller dynamischer Testverfahren nach Knieverletzungen. Schriften der Deutschen Vereinigung für Sportwissenschaften (1999); 103: 237-242

[330] Pincivero, D.M.; Campy, R.M.; Salfetnikov, Y.; Bright, A.; Coelho, A.J.: Influence of contraction intensity, muscle, and gender on median frequency of the quadriceps femoris. J Appl Physiol (2001); 90: 804-810

[331] Pitzen, P.; Rössler, H. (1989): Orthopädie. Urban&Schwarzenberg (München, Wien, Baltimore); 16.Auflage

[332] Pförringer, W. (Interview mit Pförringer, W. von Ziegler, R.): Hyaluronsäure – wichtige Therapie-Optionen auch im Schulterbereich. Deutsche Zeitschrift für Sportmedizin (2003); 54: 5: VII-VIII

[333] Pschyrembel: Klinisches Wörterbuch (1994). Walter de Gruyter Verlag (Berlin, New York), 257.Auflage

[334] Pschyrembel: Therapeutisches Wörterbuch (1999). Walter de Gruyter Verlag (Berlin, New York), 1.Auflage

[335] Puhl, W. (1997): Ätiologie, Pathogenese und Pathochemie der degenerativen Gelenkerkrankungen. In: Zichner, L.; Engelhardt, M.; Freiwald, J. (Hrsg.): Sport bei Arthrose nach endoprothetischem Einsatz. Ciba-Geigy Verlag (Wehr), 1.Auflage: 9-21

[336] Radlinger, L. (1998): Rehabilitatives Krafttraining. Georg Thieme Verlag (Stuttgart, New York); 1.Auflage

[337] Raja, S.N.; Dickstein, R.E.; Johnson, C.A.: Comparison of Postoperative Analgesic Effects of Intraarticular Bupivacaine and Morphine Following Arthroscopic Knee Surgery. Anesthesiology (1992); 77 (11): 1143-1147

[338] Raske, A; Norlin, R.: Injury Invidence and Prevalence among Elite Weight and Power Lifters. The American Journal of Sports Medicine (2002); 30 (2): 248-256

[339] Rasmussen, S.; Kehlet, H.: Intraarticular glucocorticoid, morphine and bupivacaine reduces pain and convalescence after arthroscopic ankle surgery (A randomized study of 36 patients). Acta orthop Scand (2000); 71 (3): 301-304

[340] Rasmussen, S.; Lorentzen, J.S.; Larsen, A.S.; Thomsen, S.T.; Kehlet, H.: Combined intra-articular glucocorticoid, bupivacaine and morphine reduces pain and convalescence after diagnostic knee arthroscopy. Acta orthop Scand (2002); 73 (2): 175-178

[341] Rath, E.; Richmond, J.C.; Yassir, W.; Albright, J.D.; Gundogan, F.: Meniscal Allograft Transplantation (Two- to Eight-Year Results). The American Journal of Sports Medicine (2001); 29 (4): 410-414

[342] Raunest, J.; Löhnrt, J. (1989): 7000 Arthroskopie- Operationen am Kniegelenk – eine Analyse intra- und postoperativer Komplikationen. In Contzen (Hrsg.): Komplikationen bei der Arthroskopie, Ferdinand Enke Verlag (Stuttgart), 1.Auflage: Seiten 22-32

[343] Rauschmann, M.A.; Deb, R.; Thomann, K.D.; Zichner, L.: Die Geschichte der Meniskuschirurgie. Orthopäde (2000); 29: 1044-1054

[344] Rawal, N.: Analgesia for day-case surgery. British Journal of Anaesthesia (2001); 87: 73-87

[345] Rebel, M.: Aquatraining bei Kniepatienten – Forschungsergebnisse und deren praktische Umsetzung. Sportorthopädie Sporttraumatologie (2001); 18: 45-49

[346] Refior, H.J.; Krödel, A. (1994): Erkrankungen des Halte- und Bewegungsapparates. In: Berchtold, R. (Hrsg.): Chirurgie. Urban&Schwarzenberg (München, Wien, Baltimore), 3.Auflage: 797-841

[347] Renström, P.: Risikofaktoren des Freizeitsports (Frühe und späte Folgen). Orthopäde (2000); 29: 981-986

[348] Renz-Polster, H. (1999): Körper und Psyche. In: Renz-Polster, H.; Braun, J.: Basislehrbuch Innere Medizin. Urban&Fischer-Verlag (München, Jena); 1.Auflage: 1118-1155

[349] Respondek, M.; Jipp, P. (2003): Gelenkschmerz. In: Jipp, P.; Zoller, W.G.: Differenzialdiagnose internistischer Erkrankungen. Urban&Fischer-Verlag (München, Jena); 2.Auflage: 359-378

[350] Reuben, S.S.; Conelly, N.R.: Postoperative Analgesia for Outpatient Arthroscopic Knee Surgery with Intraarticular Bupivacaine and Ketorolac. Anesth Analg (1995); 80: 1154-1157

[351] Reuben, S.S.; Conelly, N.R.: Postarthroscopic Meniscus Repair Analgesia with Intraarticular Ketorolac or Morphine. Anesth Analg (1996); 82: 1036-1039

[352] Reuben, S.S.; Conelly, N.R.: Postarthroscopic Meniscus Repair Analgesia with Intraarticular Ketorolac or Morphine. Anesth Analg (1997); 84: 466-467

[353] Reuben, S.S.; Conelly, N.R.: Postoperative Analgesia for Outpatient Arthroscopic Knee Surgery with Intraarticular Clonidine. Anesth Analg (1999); 88: 729-733

[354] Reymann, A. (1999): Grundlagen der Schmerztherapie. In: Schockenhoff, B. (Hrsg.): Spezielle Schmerztherapie. Urban&Fischer Verlag (München, Jena), 1.Auflage: 41-61

[355] Ricklin, P.; Rüttimann, A.; Del Buono, M.S. (1980): Die Meniskusläsion (Diagnostik, Differenzialdiagnostik und Therapie. Georg Thieme Verlag (Stuttgart), 2.Auflage

[356] Rittner, H.L.; Brack, A.; Stein, C.: Schmerz und Immunsystem: Freund oder Feind? Der Anaesthesist (2002); 51: 351-358

[357] Rockborn, P.; Gillquist, J.: Long Term Results After Arthroscopic Meniscectomy. International Journal of Sports Medicine (1996); 17: 608-613

[358] Rohkamm, R. (2000): Taschenatlas Neurologie. Georg Thieme Verlag (Stuttgart, New York), 1.Auflage

[359] Röhrl, S.; Hauser, W.; Schaff, P.; Rosenmeyer, B.: Verletzungsmuster beim Skifahren weltweit. Können die derzeitigen Einstellrichtlinien die Verletzungen auch in Zukunft reduzieren? Sportverletzung Sportschaden (1994); 8:73-82

[360] Rommelspacher, H. (1997): Lokalanästhetika. In: Oberdisse, E.; Hackenthal, E.; Kuschinsky, K. (Hrsg.): Pharmakologie und Toxikologie. Springer Verlag (Berlin; Heidelberg; New York; Barcelona; Budapest; Hongkong; London; Mailand; Paris; Santa Clara; Singapur; Tokio); 1.Auflage: 203-206

[361] Rössler, H.; Rüther, W. (1997): Orthopädie. Urban&Schwarzenberg (München, Wien, Baltimore), 17.Auflage

[362] Rote Liste (2000): Editio Cantor Verlag (Aulendorf)

[363] Ruwe, P.A.; Klein, I.; Shields, C.L.: The Effect of Intraarticular Injection of Morphine and Bupivacaine on Postarthroscopic Pain Control. The American Journal of Sports Medicine (1995); 23 (1); 59-64

[364] Sachs, L. (1996): Angewandte Statistik. Springer-Verlag (Berlin, Heidelberg); 8.Auflage

[365] Schäfer, D.; Regazzoni, P.; Hintermann, B.: Frühfunktionelle Behandlung der operativ versorgten Achillessehnenruptur. Der Unfallchirurg (2002); 105: 699-702

[366] Schaible, H.-G.; Schmidt, R.F. (1995): Nozizeption und Schmerz. In: Schmidt, R.F.; Thews, G.: Physiologie des Menschen. Springer-Verlag (Berlin, Heidelberg, New York), 26.Auflage: S.236-250

[367] Scheuffelen, C.; Gollhofer, A.; Lohrer, H.: Neuartige funktionelle Untersuchungen zum Stabilisierungsverhalten von Sprunggelenksorthesen. Sportverletzung Sportschaden (1993); 7: 30-36

[368] Schiavinato, A.; Lini, E.; Guidolin, D.; Pezzoli, G.; Botti, P.; Martelli, M.; Cortivo, R.; De Galateo, A.; Abatangelo, G.: Intraarticular Sodium Hyaluronate Injections in the Pond-Nuki Experimental Model of Osteoarthritis in Dogs. II. Morphological Findings. Clinical Orthopaedics and Related Research (1989); 241: 286-299

[369] Schiebler, T. H.; Schmidt, W.; Zills, K. (1995): Anatomie; Springer-Verlag, 6.Auflage

[370] Schmidt, G.; Brune, K. (1997): Rheumatische Erkrankungen. In: Fülgraff, G.; Palm, D.(Hrsg.): Pharmakotherapie, Klinische Pharmakologie. Gustav Fischer-Verlag (Stuttgart, Jena, Lübeck, Ulm), 10.Auflage: 336-351

[371] Schmitt, H.; Friebe, C.; Lemke, J.M.; Thiele, J.; Schneider, S.; Sabo, D.: Verletzungen und Spätschäden bei ehemaligen Hochleistungssportlern leichtathletischer Sprungdisziplinen. Deutsche Zeitschrift für Sportmedizin (2005); 56 (2): 34-38

[372] Schmidtbleicher, D. (1997): Biomechanische Belastungen verschiedener Sportarten - Möglichkeiten der präventiven Biomechanik. In: Zichner, L.; Engelhardt, M.; Freiwald, J. (Hrsg.): Sport bei Arthrose nach endoprothetischem Einsatz. Ciba-Geigy Verlag (Wehr), 1.Auflage: 47-62

[373] Schmidtbleicher, D.; Gollhofer, A.: Spezifische Krafttrainingsmethoden auch in der Rehabilitation. Sportverletzung Sportschaden (1991); 5: 135-141

[374] Schnelle, H.H. (1964): Längen-, Umfangs- und Bewegungsmaße des menschlichen Körpers. Johann Ambrosius Barth Verlag (Leipzig), 4.Auflage

[375] Schumacher, G.: Rugby. In: Engelhardt, M.; Hintermann, B.; Segesser, B. (Hrsg.): GOTS-Manual Sporttraumatologie. Verlag Hans Huber (Bern, Göttingen, Toronto, Seattle); 1.Auflage: 312-316

[376] Schneider, F.; Labs, K.; Wagner, S.: Chronic patellofemoral pain syndrome: alternatives for cases of therapy resistance. Knee Surg, Sports Traumatol, Arthrosc (2001); 9: 290-295

[377] Segesser, B.; Nigg, B.M.: Orthopädische und biomechanische Konzepte im Sportschuhbau. Sportverletzung Sportschaden (1993); 7: 150-162

[378] Seil, R.; Kohn, D.: Meniskusrekonstruktion: Bewährte und innovative Verfahren. Unfallchirurg (2001); 104: 274-287

[379] Shang, E.; Neumann, K.: Mountainbike Verletzungen. Deutsche Zeitschrift für Sportmedizin (1996); 47 (4): 283-288

[380] Shapiro, M.S.; Safran, M.R.; Crockett, H.; Finerman, G.A.M.: Local Anesthesia for Knee Arthroscopy. The American Journal of Sports Medicine (1995); 23 (1); 50-53

[381] Silbernagl, S.; Despopoulos, A. (1991): Taschenatlas der Physiologie. Georg Thieme-Verlag (Stuttgart, New York), 4.Auflage

[382] Smith III., J.P.; Barrett, G.R.: Medial and Lateral Meniscal Tear Patterns in Anterior Cruciate Ligament-Deficient Knees (A Prospective Analysis of 575 Tears). The American Journal of Sports Medicine (2001); 29 (4): 415-419

[383] Smith, Ian; van Hemelrijck, Ian; White, P.F.; Shively, R.: Effects of Lokal Anesthesia on Recovery After Outpatient Arthroscopy. Anesth Analg (1991); 73: 536-539

[384] Sommerlath, K.G.: Results of meniscal repair and partial meniscectomy in stable knees. International Orthopaedics (SICOT) (1991); 15: 347-350

[385] Sonntag, H.-G.; Hingst, H. (1999): Hygiene (Teil E). In: Bob, A.; Bob, K. (Reihenherausgeber): Ökologisches Stoffgebiet. Hippokrates Verlag (Stuttgart) im Georg Thieme Verlag; 3.Auflage: 479-611

[386] Spring, H.; Pirlet, A.; Tritschler, T.: Praxis der muskulären Rehabilitation. Sportverletzung Sportschaden (1997); 11: 100-105

[387] Stein, C.: Peripheral Mechanisms of Opioid Analgesia. Anesth Analg (1993); 76: 182-191

[388] Stein, C.; Comisel, K.; Haimerl, E.; Yassouridis, A.; Lehrberger, K.; Herz, A.; Peter, K.: Analgesic Effect of Intraarticular Morphine after Arthroscopic Knee Surgery. The New England Journal of Medicine (1991); 325 (16): 1123-1126

[389] Stein, C.; Millan, M.J.; Shippenberg, T.S.; Peter, K.; Herz, A.: Peripheral Opioid Receptors Mediating Antinociception in Inflammation. Evidence for Involvement of Mu, Delta and Kappa Receptors. The Journal of Pharmacology and Experimental Therapeutics (1989); 248 (3): 1269-1275

[390] Steinacker, J.M.; Liu, Y.; Stilgenbauer, F.; Nething, K.: Körperliches Training bei Patienten mit Herzinsuffizienz. Deutsche Zeitschrift für Sportmedizin (2004); 55(5): 124-129

[391] Steinbrück, K.: Epidemiologie von Sportverletzungen – 25-Jahres-Analyse einer sportorthopädisch-traumatologischen Ambulanz. Sportverletzung Sportschaden (1999); 13: 38-52

[392] Steinbrück, K.: Orthopädisch-Traumatologische Impulse für die Sportmedizin. Deutsche Zeitschrift für Sportmedizin (2004); 55 (12): 330-338

[393] Steinbrück, K. (1997): Epidemiologie. In: Engelhardt, M.; Hintermann, B.; Segesser, B. (Hrsg.): GOTS-Manual Sporttraumatologie. Verlag Hans Huber (Bern, Göttingen, Toronto, Seattle); 1.Auflage: 19-29

[394] Stoller, D.E. (1993): Magnetic Resonance Imaging in Orthopaedics & Sports Medicine. J.B. Lippincott Company (Philadelphia), 1.Auflage

[395] Stone, K.R. (2001): Meniscus Regeneration by Collagen Meniscus Scaffolding. In: Insall, J.N.; Scott, W.N.: Surgery of the Knee. Churchill Livingstone (New York, Edingburgh, London), 3.Auflage: 539-544

[396] Stone, K.R.; Rodkey, W.G.; Webber, R.J.; McKinney, L.; Steadman, J.R.: Future Directions (Collagen- Based Protheses for Meniscal Regeneration). Clinical Orthopaedics and Related Research (1990); 252: 129-135

[397] Strobel, M.; Eichhorn, J.; Schießler, W. (1998): Arthroskopie des Kniegelenks. Deutscher Ärzte-Verlag (Köln); 3.Auflage

[398] Strobel, M.; Stedtfeld, H.-W.; Eichhorn, H.J. (1995): Diagnostik des Kniegelenks. Springer-Verlag (Berlin, Heidelberg, New York), 3.Auflage

[399] Stüssi, E.; Stacoff, A.; Lucchinetti, E.: Dämpfung versus Stabilität. Sportverletzung Sportschaden (1993); 7: 167-170

[400] Südkamp, N.P.; Weiler, A. (1999) : Ligamentäre Kniegelenkverletzungen und Meniskusverletzungen. In: Mutschler, W.; Haas, N. (Hrsg.): Praxis der Unfallchirurgie. Georg Thieme Verlag (Stuttgart, New York); 1.Auflage: 466-488

[401] Takahashi, K.; Hashimoto, S.; Kubo, T.; Hirasawa, Y.; Lotz, M.; Amiel, D.: Hyaluronan suppressed nitric oxide production in the meniscus and synovium of rabbit osteoarthritis model. Journal of Orthopaedic Research (2001); 19: 500-503

[402] Talu, G.K.; Özyalcin, S.; Koltka, K.; Ertürk, E.; Akinci, Ö.; Asik, M.; Pembeci, K.: Comparison of efficacy of intraarticular application of tenoxicam, bupivacaine and tenoxicam: bupivacaine combination in arthroscopic knee surgery. Knee Surg, Sports Traumatol., Arthroscopy (2002); 10: 355-360

[403] Tandogan, R.N.; Taser, Ö.; Kayaalp, A.; Taskiran, E.; Pinar, H.; Alparslan, B.; Alturfan, A.: Analysis of meniscal and chondral lesions accompanying anterior cruciate ligament tears: relationship with age, time from injury, and level of sport. Knee Surgery Sports Traumatology Arthroscopy (2004); 12: 262-270

[404] Tausk, M.; Thijssen, J.H.H.; van Wimersma Greidanus, T.B. (1986): Pharmakologie der Hormone. Georg-Thieme-Verlag (Stuttgart, New York); 4.Auflage

[405] Tesch, C.: Antwort auf die Artikel "Warnung vor Karbonfaserstiften" und "Zeit des Umbruchs". Zeitschrift Orthopädie (2000); 138: 470-471

[406] Thews, G.; Mutschler, E.; Vaupel, P. (1991): Anatomie, Physiologie, Pathophysiologie des Menschen; Wissenschaftliche Verlagsgesellschaft mbh Stuttgart, 4.Auflage

[407] Tillmann, B.(1987): Untere Extremität. In: Rauber, A.; Leonhardt, H.; Tillmann, B.; Töndury, G.; Zilles, K. (1987): Anatomie des Menschen (Lehrbuch und Atlas – Band I: Bewegungsapparat). Georg Thieme Verlag (Stuttgart); 1.Auflage: 445-652

[408] Tittel, K. (1999): Beschreibende und funktionelle Anatomie des Menschen; Urban&Fischer (München, Jena), 13.Auflage

[409] Tom, J.A.; Rodeo, S.A.: Soft Allografts for Knee Reconstruction in Sports Medicine. Clinical Orthopaedics and Related Research (2002); 402: 135-156

[410] Trentz, O.; Bühren, V.; Beickert, R.; Beisse, R.; van Bömmel, T.; Gonschorek, O.; Hahn, J.M.; Hofmann, G.; Hofmeister, M.; Kossmann, T.; Lang, E.; Potulski, M.; Stahel, P.; Woltmann, A.; Zellweger, R. (2001): Checkliste Traumatologie. Georg Thieme-Verlag (Stuttgart, New York), 5.Auflage

[411] Trentz, O.; Ertel, W. (1995): Pathophysiologie des Traumas. In: Rüter, A.; Trentz, O.; Wagner, M.: Unfallchirurgie. Urban&Schwarzenberg (München, Wien, Baltimore); 1.Auflage: 5-21

[412] Triffitt, P.D.; Cieslak, C.A.; Gregg, P.J.: Cast Immobilization and Tibial Diaphyseal Blood Flow: An Initial Study. Journal of Orthopaedic Research (1992); 10: 784-788

[413] Turbanski, S.: Strechen: ja oder nein? Leichtathletik Training (2005); 9+10: 50-55

[414] Ullrich, K.; Krudwig, W.K.; Witzel, U.: Posterolateral aspect and stability of the knee joint. I. Anatomy and function of the popliteus muscle-tendon unit: an anatomical and biomechanical study. Knee Surg, Sports Traumatol, Arthrosc (2002); 10: 86-90

[415] Väätäinen, U.; Kiviranta, I.; Jaroma, H.; Airaksinen, O.: Lateral Release in Chondromalacia Patellae Using Clinical, radiologic, Electromyographic, and Muscle Force Testing Evaluation. Arch Phys Med Rehabil (1994); 75: 1127-1131

[416] Van Dijk, C.N.; Schröder, J.: Verletzungen beim Squash. Deutsche Zeitschrift für Sportmedizin (1996); 47 (11/12): 556-561

[417] Vander Schilden, J.L: Improvements in Rehabilitation of the Postmeniscectomized or Meniscal-Repaired Patient. Clinical Orthopaedics and Related Research (1990); 252: 73-79

[418] Veldhuizen, J.W.; Verstappen, F.T.J.; Vroemen, J.P.A.M.; Kuipers, H.; Greep, J.M.: Functional and Morphological Adaptations Following four Weeks of Knee Immobilization. International Jouranl of Sports Medicine (1993); 14: 283-287

[419] Veldhuizen, J.; Verstappen, F.; Vroemen, J.; Kuipers, H.; Greep, J.: In Reply to the Letter to the Editor Entitled: "Can Experimental Immobilization Studies Predict the Clinical Process after Orthopedic Surgery?" International Journal of Sports Medicine (1993); 14: 292

[420] Videman, T.: Connective Tissue and Immobilization (Key Factors in Musculoskeletal Degeneration?). Clinical Orthopaedics and Related Research (1987); 221: 26-32

[421] Vogt, T.; Nix, W.A.: EMG und Kontraktion. Zeitschrift EEG-EMG (1997); 28: 89-95

[422] Voloshin, I.; Schmitz, M.; DeHaven, K.E.: Repeat Meniscus Repair. Arthroscopy (2003); 19 (6) Supplement: 16

[423] Wagner, W.; Wajther, M.; Hess, H.; Hoffmann, A.; Weiß, J.; Beck, H.: Invaliditätsfälle bei Profifußballspielern der 1. und 2.Bundesliga in Deutschland von 1986 - 1992. Deutsche Zeitschrift für Sportmedizin (1995); 46 (9): 422-426

[424] Wahl, W.; Junginger, T. (1999): Postoperative Therapie. In: Koslowski, L. (Hrsg.): Die Chirurgie. Schattauer-Verlag (Stuttgart, New York); 4.Auflage: 83-108

[425] Wall, P.D.: The prevention of postoperative pain. Pain (1988); 33: 289-290

[426] Walter, P.K.; Feifel, G. (1994): Thrombose und Embolie. In: Berchtold, R. (Hrsg.): Chirurgie. Urban&Schwarzenberg (München, Wien, Baltimore), 3.Auflage: 229-241

[427] Wang, J.-J.; Ho, S.-T.; Lee, S.-C.; Tang, J.J.-S.; Liaw, W.-J.: Intraarticular Triamcinolone Acetonide for Pain Control After Arthroscopic Knee Surgery. Anesth Analg (1998); 87: 1113-1116

[428] Warren, R.F.: Meniscectomy and Repair in the Anterior Cruciate Ligament-Deficient Patient. Clinical Orthopaedics and Related Research (1990); 252: 55-63

[429] Weber, M.: Die Beurteilung des Unfallzusammenhangs von Meniskusschäden. Orthopäde (1994); 23: 171-178

[430] Webber, R.J.: Symposium: Newest Knowledge of the Knee Joint Meniscus (Editorial Comment). Clinical Orthopaedics and Related Research (1990); 252: 2-3

[431] Webber, R.J.: In Vitro Culture of Meniscal Tissue. Clinical Orthopaedics and Related Research (1990); 252: 114-120

[432] Weineck, J. (1997): Optimales Training. Spitta Verlag GmbH (Balingen); 10.Auflage

[433] Wellhöner, H.-H. (1997): Allgemeine und systematische Pharmakologie und Toxikologie. Springer Verlag (Berlin; Heidelberg; New York; Barcelona; Budapest; Hongkong; London; Mailand; Paris; Santa Clara; Singapur; Tokio); 6.Auflage

[434] Welsink, D.; Schuhmacher, H.: Rehabilitation nach Verletzungen des Kniegelenks aus physiotherapeutischer Sicht. Sportorthopädie Sporttraumatologie (2002); 18: 25-29

[435] Welters, I.: Opioide und Immunsystem – Klinische Relevanz? Anaesthesist (2003); 52: 442-452

[436] Wening, J.V.; Jungbluth, K.H. (1994): Komplikationen diagnostischer Kniegelenkarthroskopien und arthroskopischer Operationen. In: Jürgens, C.; Hertel, P.; Wolter, D.: Arthroskopische Chirurgie im Schulter- und Kniegelenkbereich. Springer-Verlag (Berlin, Heidelberg, New York, London, Paris, Tokyo, Hong Kong, Barcelona, Budapest), 1.Auflage: 159-168

[437] Wenz, W.; Breusch, S.J.; Graf, J.; Stratmann, U.: Ultrastructural Findings after Intraarticular Application of Hyaluronan in a Canine Model of Arthropathy. Journal of Orthopaedic Research (2000); 18: 604-612

[438] Wenz, W.; Graf, J.; Brocai, D.R.C.; Breusch, S.J.; Mittnacht, M.; Thomas, O.; Niethard, F.U.: Wirksamkeit von intraartikulär applizierter Hyaluronsäure auf Frühformen der Femoropatellararthrose – Eine experimentelle Untersuchung an Hunden. Zeitschrift Orthopädie und ihre Grenzgebiete (1998); 136: 298-303

[439] Whiteside, J.B.; Wildsmith, J.A.W.: Developments in local anaesthetic drugs. British Journal of Anaesthesia (2001); 87 (1): 27-35

[440] Whitford, A.; Healy, M.; Joshi, G.P.; McCarroll, S.M.; O`Brien, T.M.: The Effect of Tourniquet Release Time on the Analgesic Efficacy of Intraarticular Morphine After Arthroscopic Knee Surgery. Anesth Analg (1997); 84: 791-793

[441] Wiese, M.; Philippou, S.; Löhnert, J.; Gossen, A.; Rubenthaler, F.; Krämer, J.; Bernsmann, K.: Erfahrungen aus 139 Chondrozytentransplantationen (ACT) am Kniegelenk; Klinik, MRT und Histologie. Orthopädische Praxis (2002); 38 (1): 53-56

[442] Wiemann, K.; Kamphöfner, M.: Verhindert statisches Dehnen das Auftreten von Muskelkater nach exzentrischem Training? Deutsche Zeitschrift für Sportmedizin (1995); 46 (9): 411-421

[443] Wild, A.; Jaeger, M.; Poehl, C.; Werner, A.; Raab, P.; Krauspe, R.: Morbidity Profile of High-Performance Fencers. Sportverletzung Sportschaden (2001); 15: 59-61

[444] Wilhelm, K. (1997): Squash. In: Engelhardt, M.; Hintermann, B.; Segesser, B. (Hrsg.): GOTS-Manual Sporttraumatologie. Verlag Hans Huber (Bern, Göttingen, Toronto, Seattle); 1.Auflage: 329-330

[445] Wilke, C.; Froböse, I.: Quantifizierung propriozeptiver Leistungen von Kniegelenken. Deutsche Zeitschrift für Sportmedizin (2003); 54 (2): 49-54

[446] Wirhed, R. (1988): Sport-Anatomie und Bewegungslehre; Schattauer, 2.Auflage

[447] Wirth, C.J. (2001): Praxis der Orthopädie – Band I: Konservative Orthopädie. Georg Thieme Verlag (Stuttgart, New York); 1. Auflage

[448] Wirth, C.J. (2001): Praxis der Orthopädie – Band II: Operative Orthopädie. Georg Thieme Verlag (Stuttgart, New York); 1. Auflage

[449] Wirth, C.J.; Kohn, D.: Der Meniskus - Einführung zum Thema. Orthopäde (1994); 23: 89

[450] Wirth, C.J.; Rodriguez, M.; Milachowski, K.A. (1988): Meniskusnaht, Meniskusersatz. Georg Thieme Verlag (Stuttgart, New York); 1.Auflage

[451] Wirth, C.J.; Peters, G.: Die Meniskusläsion. Der Orthopäde (1997); 26: 191-208

[452] Wolpert, W.; Zichner, L.; Varnai, S.: Korrekturen am und im Sportschuh. Sportverletzung Sportschaden (1993); 7: 210-215

[453] Young, A; Stokes, M.; Iles, J.F.: Effects of Joint Pathology on Muscle. Clinical Orthopaedics and Related Research (1987); 219: 21-27

[454] Zhang, Z.; Arnold, J.A.; Williams, T.; McCann, B.: Repairs by Trephination and Suturing of Longitudinal Injuries in the Avascular Area of the Meniscus in Goats. The American Journal of Sports Medicine (1995); 23 (1); 35-41

[455] Zichner, L.: Epidemiologie von Sportverletzungen und Fehlbelastungen. In: Engelhardt, M.; Freiwald, J., Zichner, L. (2000): Die Rehabilitation des traumatisierten Sportlers. Novartis Pharma Verlag (Nürnberg), 2.Auflage: 9-16

[456] Zichner, L.; Engelhardt, M.; Freiwald, J. (1997): Einleitung. In: Zichner, L.; Engelhardt, M.; Freiwald, J. (Hrsg.): Sport bei Arthrose und nach endoprothetischem Einsatz. Ciba-Geigy Verlag (Wehr/Baden), 1.Auflage: 7-8

[457] Ziegler, R.: Interview mit Luppa, D.; Träger, S.J.; Weinhart, H.: Anti-Arthrotikum Hyaluronsäure – Reverenz an das Optimum. Sportorthopädie Sporttraumatologie (2002); 18: 30-31

[458] Ziegler, R.: Interview mit Fuchs, S.: Hyaluronsäure – studiengesicherte Therapie- Alternative beim lumbalen Facettensyndrom. Sportorthopädie Sporttraumatologie (2002); 18: 50

[459] Ziegler, R.: Interview mit Talke, M.: Hyaluronsäure – revolutionärer Therapie-Ansatz bei Daumensattelgelenk-Arthrose. Sportorthopädie Sporttraumatologie (2002); 18: 51

[460] Zilch, H.: Kniegelenk und Unterschenkel. In: Zilch, H.; Weber, U.: Lehrbuch Orthopädie mit Repetitorium. Walter de Gruyter Verlag (Berlin, New York); 1.Auflage: 432-460

[461] Zilles, K.; Rehkämper, G. (1994): Funktionelle Neuroanatomie (Lehrbuch und Atlas). Springer-Verlag (Berlin, Heidelberg, New York, London, Paris, Tokyo, Hong Kong, Barcelona, Budapest); 2.Auflage

[462] Zimmermann, M. (1995): Das somatoviszerale sensorische System. In: Schmidt, R.F.; Thews, G.: Physiologie des Menschen. Springer-Verlag (Berlin, Heidelberg, New York), 26.Auflage: 216-235

[463] Zollinger, H.; Gorschewsky, O.; Cathrein, P.: Verletzungen beim Snowboardsport – eine prospektive Studie. Sportverletzung Sportschaden (1994); 8: 31-37

# 10 Anhang

## *10.1 Frage- und Untersuchungsbögen*

### 10.1.1 IKDC Knie-Evaluationsblatt

**IKDC KNIE-EVALUATIONSBLATT**

Name:______________________ Vorname:__________ geb.__/__/__ Pat.Nr.:__________

Untersucher:________ Datum Unters.:__/__/__ Datum Unf./-älle:__/__/__ ; __/__/__ Datum Op.:__/__/__;__/__/__

Unfallursache : ☐ Alltag ☐ Verk. ☐ Nicht-Kontaktsport ohne Rot. ☐ Nicht-Kont.sp. mit Rot. ☐ Kontaktsp. ☐ Arbeit

Zeit Unfall-Op: : ______ (Mon.) ☐ akut (0-2 Wochen) ☐ subakut (2-8 Wochen) ☐ chron. (>8 Wochen)

Betroffenes Knie : ☐ re. ☐ li. Gegenseite: ☐ norm. ☐ verletzt Unters. in Anaesthes.: ☐ ja ☐ nein

Postop. Diagnose : ______________________________

Operation : ______________________________

Zustand Menisci : norm ☐ med. ☐ lat. 1/3 entf.: ☐ med. ☐ lat. 2/3 entf.: ☐ med. ☐ lat. kompl.entf.: ☐ med. ☐ lat.

Morphotyp : ☐ lax ☐ normal ☐ straff ☐ varus ☐ valgus

Aktiv.niveau : vor Unfall: ☐ I ☐ II ☐ III ☐ IV vor Op.: ☐ I ☐ II ☐ III ☐ IV

heute: ☐ I ☐ II ☐ III ☐ IV ev. Veränderung wegen Knie ☐ ja ☐ nein

| GRUPPEN (PROBLEMBEREICHE) | BEWERTUNG INNERHALB GRUPPEN<br>A: normal | B: fast norm. | C: abnormal | D: stark abnorm. | GRUPPENQUALIF.<br>A B C D |
|---|---|---|---|---|---|
| **1. SUBJEKTIVE BEURTEILUNG DURCH PATIENT** | | | | | |
| Wie funktioniert Ihr Knie? | ☐ normal | ☐ fast normal | ☐ abnormal | ☐ stark abn. | |
| Wie beeinflusst Ihr Knie Ihre Aktivität auf auf einer Skala von 0 bis 3? | ☐ 0 | ☐ 1 | ☐ 2 | ☐ 3 | ☐ ☐ ☐ ☐ |
| **2. SYMPTOME** (Fehlen von signifikanten Symptomen bei höchster vom Pat. ausgeübter Aktivitätsstufe) | | | | | |
| Keine Schmerzen bei Aktivitätsniveau | ☐ I | ☐ II | ☐ III | ☐ IV od. | |
| Keine Schwellung bei Aktivitätsniveau | ☐ I | ☐ II | ☐ III | ☐ IV schlech- | |
| Kein teilw. Giving way bei Akt.niveau | ☐ I | ☐ II | ☐ III | ☐ IV ter | |
| Kein kompl. Giving way bei Akt.niveau | ☐ I | ☐ II | ☐ III | ☐ IV | ☐ ☐ ☐ ☐ |
| **3. BEWEGUNGSUMFANG:** Flex./Ext.: Betroffene Seite: __/__/__ Gegenseite: __/__/__ | | | | | |
| Streckausfall (von anatom. Nullstellung) | ☐ <3° | ☐ 3-5° | ☐ 6-10° | ☐ >10° | |
| Δ Flexionsausfall | ☐ 0-5° | ☐ 6-15° | ☐ 16-25° | ☐ >25° | ☐ ☐ ☐ ☐ |
| **4. UNTERSUCHUNG BANDAPPARAT** | | 3 bis 5mm od. | 6 bis 10mm | | |
| Δ Lachman (in 25°, flex.) | ☐ -1 bis 2mm | ☐ -1 b.-3mm | ☐ od.<-3mm | ☐ >10mm | |
| idem (alternative Unters., fakultat.) | ☐ -1 bis 2mm | ☐ 3-5/-1 to-3mm | ☐ 6-10/<-3mm | ☐ >10mm | |
| Anschlag: ☐ fest ☐ weich | | | | | |
| Δ totale a.p.Transl. in 70° Flex. | ☐ 0 bis 2mm | ☐ 3 bis 5mm | ☐ 6 bis 10mm | ☐ >10mm | |
| idem (alternative Unters., fakultat.) | ☐ 0 bis 2mm | ☐ 3 bis 5mm | ☐ 6 bis 10mm | ☐ >10mm | |
| Δ hint. Durchhang in 70° Flex. | ☐ 0 bis 2mm | ☐ 3 bis 5mm | ☐ 6 bis 10mm | ☐ >10mm | |
| Δ med. Gelenköffnung (Valgusrotation) | ☐ 0 bis 2mm | ☐ 3 bis 5mm | ☐ 6 bis 10mm | ☐ >10mm | |
| Δ lat. Gelenköffnung (Varusrotation) | ☐ 0 bis 2mm | ☐ 3 bis 5mm | ☐ 6 bis 10mm | ☐ >10mm | |
| Pivot shift | ☐ neg. | ☐ + | ☐ ++ | ☐ +++ | |
| Δ Reversed pivot shift | ☐ = (neg.)<br>☐ = (pos.) | ☐ gering | ☐ markant | ☐ massiv | ☐ ☐ ☐ ☐ |
| **5. KOMPARTIMENTALE BEFUNDE** | | | | | |
| Δ Patellofemorale Krepitation | ☐ keine/seiteng. | ☐ mässig | ☐ schmerzhaft | ☐ stark | |
| Δ Krepitation mediales Kompartiment | ☐ keine | ☐ mässig | ☐ schmerzhaft | ☐ stark | |
| Δ Krepitation laterales Kompartiment | ☐ keine | ☐ mässig | ☐ schmerzhaft | ☐ stark | |
| **6. SYMPTOME BEI TRANSPLANTATENTNAHMESTELLE** | | | | | |
| Druckdolenz, Irritation, Gefühlsstörung | ☐ keine | ☐ gering | ☐ mässig | ☐ stark | |
| **7. RÖNTGENBEFUNDE (ARTHROSE)** | | | | | |
| Patello-fem. Gelenkspalt | ☐ normal | ☐ > 4mm | ☐ 2-4mm | ☐ < 2mm | |
| Medialer Gelenkspalt | ☐ normal | ☐ > 4mm | ☐ 2-4mm | ☐ < 2mm | |
| Lateraler Gelenkspalt | ☐ normal | ☐ > 4mm | ☐ 2-4mm | ☐ < 2mm | |
| **8. FUNKTIONELLER TEST** | | | | | |
| Δ Einbeinsprung (% der Gegenseite) | ☐ 90-100% | ☐ 76-90% | ☐ 50-75% | ☐ <50% | |
| **GESAMTAUSWERTUNG** | | | | | ☐ ☐ ☐ ☐ |

**Abbildung 151: IKDC-Knie-Evaluationsblatt (aus [169])**

## 10.1.2 The Cartilage Standard Evaluation Form/Knee (ICRS)

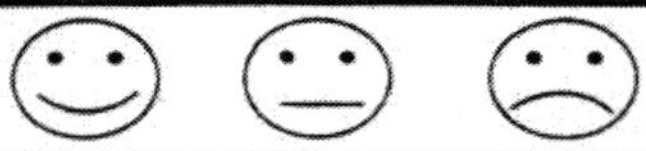

**Abbildung 152:** The Cartilage Standard Evaluation Form/Knee (ICRS) - Blatt 1 ([313])

## THE CARTILAGE STANDARD EVALUATION FORM/KNEE [1]

*Surgeons Form*

Examiner ______________ Date of examination. ______________

Name: ______________ First Name: ______________ Date of birth: ______________

pretreatment clinical examination ☐ Follow up ☐ Status (weeks post-op): ______

Morphotype lax ☐ normal ☐ tight ☐ varus ☐ valgus ☐

Meniscal state:

| | | | | |
|---|---|---|---|---|
| lateral | norm ☐ | 1/3 removed ☐ | 2/3 removed ☐ | 3/3 removed ☐ |
| medial | norm ☐ | 1/3 removed ☐ | 2/3 removed ☐ | 3/3 removed ☐ |

| GROUPS (PROBLEM AREA) | QUALIFICATION WITHIN GROUPS I Normal | II Nearly Normal | III Abnormal | IV Severely Abnormal | GROUP QUALIFICATION I II III IV |
|---|---|---|---|---|---|
| **1. Patient Subjective Assessment** [2] | | | | | 1. |
| How does your knee function ? | ☐ | ☐ | ☐ | ☐ | ☐☐☐☐ |
| **2. Patients Pain Assessment** [2] | ☐ | ☐ | ☐ | ☐ | 2. ☐☐☐☐ |
| **3. Symptoms (absence of significant symptoms at highest activity level known by patient)** [4] | [3] | [3] | [3] | [3] | |
| pain at activity level... | I ☐ | II ☐ | III ☐ | IV ☐ | |
| swelling at activity level... | I ☐ | II ☐ | III ☐ | IV ☐ | |
| giving way at activity level (catching, locking, giving away) | I ☐ | II ☐ | III ☐ | IV ☐ | 3. |
| starting pain | I ☐ | II ☐ | III ☐ | IV ☐ | ☐☐☐☐ |
| **4. Range Of Motion** Flex / Ext documented side ☐☐☐ [5] Flex / Ext opposite side ☐☐☐ | | | | | 4. |
| Lack of extension (from zero anatomic) | < 3° ☐ | 3-5° ☐ | 6-10° ☐ | >10° ☐ | |
| Lack of flexion | 0-5° ☐ | 6-15° ☐ | 16-25° ☐ | >25° ☐ | ☐☐☐☐ |
| **5. Ligament Examination** | | | | | |
| [6] Δ Lachman (in 25° flex) (mm) (alternative measurement, optional) | -1 to 2 ☐☐ | 3 to 5 or [4] -1 to -3 ☐☐ | 6 to 10 or <-3 ☐☐ | >10 ☐☐ | |
| Endpoint anterior. firm ☐ soft ☐ Endpoint post. firm ☐ soft ☐ [7] | | | | | |
| [6] Δ Total a.p. transl. in 70° flex. | ☐ | ☐ | ☐ | ☐ | |
| Δ Total a.p. translation in 25° flex | ☐ | ☐ | ☐ | ☐ | |
| [6] Δ post. sag in 70° Flex(post sag view) | ☐ | ☐ | ☐ | ☐ | |
| [6] med. joint opening (Valgus rotation) | 0 to 2 ☐ | 3 to 5 ☐ | 6 to 10 ☐ | > 10 ☐ | |
| [6] lat. joint opening (Varus rotation) | ☐ | ☐ | ☐ | ☐ | |
| Pivot shift [8] | neg. ☐ | + ☐ | ++ ☐ | +++ ☐ | 5. |
| [6] Reversed pivot shift equal neg. ☐ | equal. pos. ☐ | slight ☐ | marked ☐ | gross ☐ | ☐☐☐☐ |
| **5. Compartmental Finding** [9] | | | | | |
| Crepitus patellofemoral | None / equal ☐ | ☐ | ☐ | ☐ | |
| Crepitus medial compartmental | none ☐ | moderate ☐ | painful ☐ | severe ☐ | |
| Crepitus lateral compartmental | ☐ | ☐ | ☐ | ☐ | |
| **6. Harvest Site Pathology** | | | | | |
| Tenderness, irritation, numbness ipsilateral | none ☐ | slight ☐ | moderate ☐ | severe ☐ | |
| Controlateral donor site yes ☐ | no ☐ | | | | |
| Tenderness, irritation, numbness Controlateral | none ☐ | slight ☐ | moderate ☐ | severe ☐ | |
| **7. X-Ray findings (Degenerative joint disease)** [10] | normal | > 4 mm | 2-4 mm | < 2 mm | |
| Patellofemoral cartilage space | ☐ | ☐ | ☐ | ☐ | |
| Medial compartment cartilage space | ☐ | ☐ | ☐ | ☐ | |
| Lateral compartment cartilage space | ☐ | ☐ | ☐ | ☐ | |
| pa 45° | ☐ | ☐ | ☐ | ☐ | |
| **8. Functional Test** | | | | | |
| One leg hop (percent of opposite side) [11] | 90-100 ☐ | 76-90 ☐ | 50-75 ☐ | <50 ☐ | |
| **FINAL EVALUATION** | | | | | ☐☐☐☐ |

Final evaluation: The lowest grade within a group determines the group grade. The worst group grade determines the final evaluation for acute and subacute patients. In chronic patients compare pre- and postoperative evaluations. Only the first 5 groups are used for the evaluation determination.



**Abbildung 153: The Cartilage Standard Evaluation Form/Knee (ICRS) - Blatt 2 ([313])**

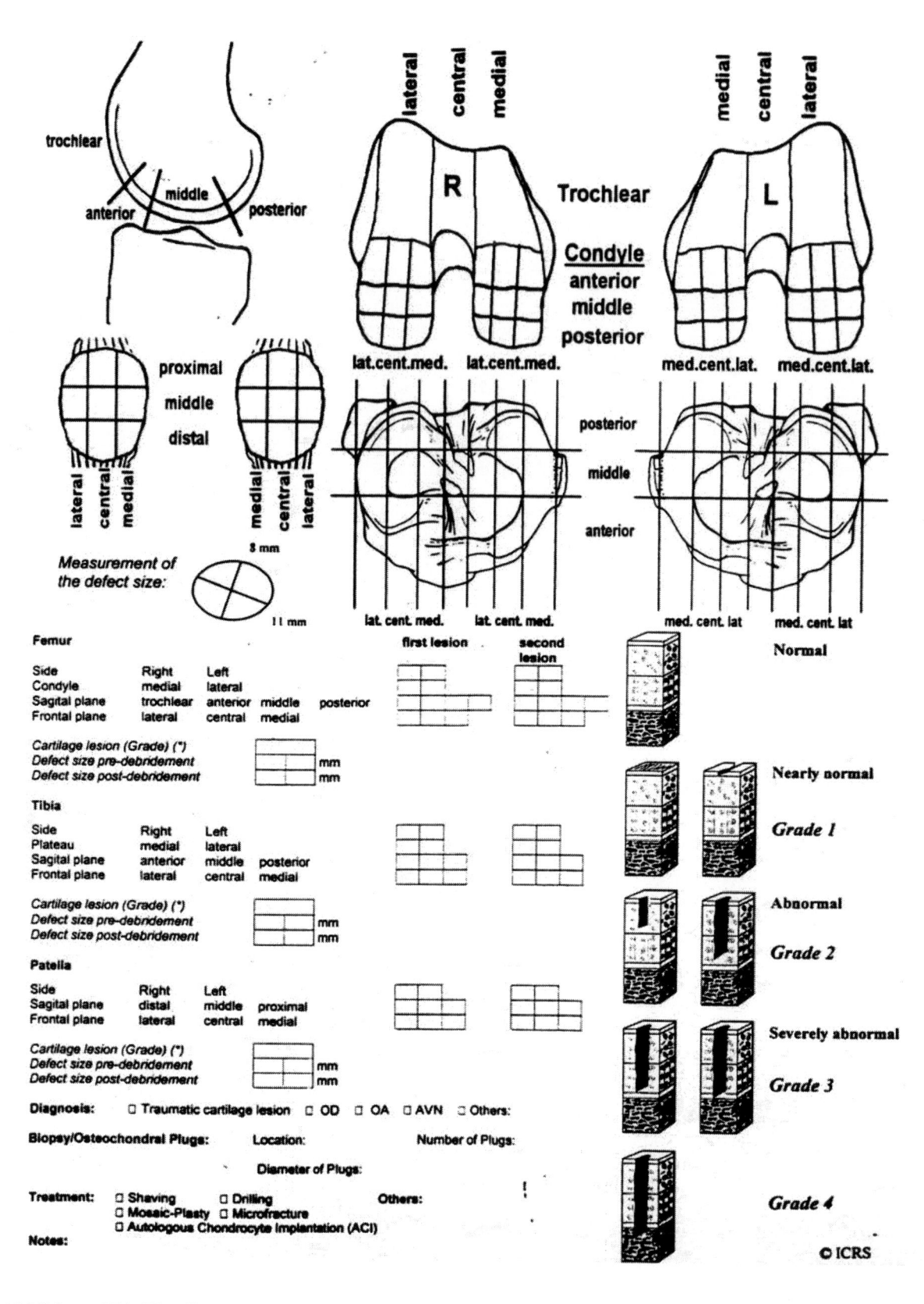

Abbildung 154: The Cartilage Standard Evaluation Form/Knee (ICRS) - Blatt 3 ([313])

# Cartilage Repair Assessment

| Criteria | Points | |
|---|---|---|
| **Degree of Defect Repair** | | |
| I Protocol A [1] | • In level with surrounding cartilage | 4 |
| | • 75% repair of defect depth | 3 |
| | • 50% repair of defect depth | 2 |
| | • 25% repair of defect depth | 1 |
| | • 0% repair of defect depth | 0 |
| I Protocol B [2] | • 100% survival of initially grafted surface | 4 |
| | • 75% survival of initially grafted surface | 3 |
| | • 50% survival of initially grafted surface | 2 |
| | • 25% survival of initially grafted surface | 1 |
| | • 0% (plugs are lost or broken) | 0 |
| II Integration to Border zone | • Complete integration with surrounding cartilage | 4 |
| | • Demarcating border <1mm | 3 |
| | • ¾ of graft integrated, ¼ with a notable border >1mm width | 2 |
| | • 1/2 of graft integrated with surrounding cartilage, 1/2 with a notable border >1mm | 1 |
| | • From no contact to ¼ of graft integrated with surrounding cartilage | 0 |
| III Macroscopic Appearance | • Intact smooth surface | 4 |
| | • Fibrillated surface | 3 |
| | • Small, scattered fissures or cracs | 2 |
| | • Several, small or few but large fissures | 1 |
| | • Total degeneration of grafted area | 0 |
| **Overall Repair Assessment:** | Grade I  normal | 12  P |
| | Grade II  nearly normal | 11-8  P |
| | Grade III  abnormal | 7-4  P |
| | Grade IV  severely abnormal | 3-1  P |

*An MRI and biomechanical evaluation form will be added to the cartilage repair assessment protocol in a near future*

**Cartilage Biopsy** ☐   **Location** _____

(1) Protocol A : autologous chondrocyte implantation (ACI) ; periosteal or perichondrial transplantation ; subchondral drilling ; microfracturing ; carbon fibre implants ; others :

(2) Protocol B : mosaicplasty ; OAT ; osteochondral allografts ; others :

---

**FOOTMARKS :**
- [1] IKDC -Form extended by task force of ICRS
- [2] See patients subjective Assessment on the Patients form, point 1 and 2
- [3] DEFINITION OF ACTIVITY LEVELS: I: Jumping, pivoting, hard cutting, football, soccer; II: Heavy manual work, skiing, tennis;III: Light manual work, jogging, running; IV: Sedentary work (ADL)
- [4] Rate at the highest activity level, where the patient is confirming, that he would be able to function without symptoms, even if he is not actually practising activities on this level.
- [5] Use neutral-zero-method for documentation of the data of the passive range of motion. Write three figures for flexion / zero-point / hyperextension.
  Examples:
  150° flexion, 10° hyperextension  =150/0/10
  150° flexion, full extension  = 150/0/0
  150° flexion, 20° flexion contracture = 150/20/0
- [6] Write: M=manual, I=instrumented, R=x-ray.
- [7] Both endpoints must be firm, otherwise qualification <III> (abnormal).
- [8] Pivot shift is not rated in comparison to the opposite side, as a positive pivot shift is always pathologic and should not be confused with a physiologic reversed pivot shift.
- [9] Palpation of crepitus in the various compartments. The examination should be carried out during weightbearing flexion- and extension-movements. Crepitus is rated abnormal (III), if it is painful, and severely abnormal (IV), if it is not only palpable, but also audible.
- [10] X-rays should be taken as standing a.p.-x-rays in 30° flexion. They are rated normal, when there is no change. Nearly normal (II) should be marked, if there are minimal changes (e.g. small osteophytes, slight sclerosis or flattening of the femoral condyle), but the joint space is wider than 4 mm. For abnormal (III) and severely abnormal rating (IV) the absolute values of the joint (cartilage) space is determining.
- [11] As a functional test one leg hops are carried out on both legs. The percentage of hops on the injured side compared to the opposite side is noted.

© ICRS

Abbildung 155: The Cartilage Standard Evaluation Form/Knee (ICRS) - Blatt 4 ([313])

## 10.1.3 Postoperativer Frage- und Untersuchungsbogen für die Patienten mit Meniskusverletzungen und Frage- und Untersuchungsbogen für die kniegesunden Kontrollgruppenteilnehmer

**Gruppe:** Kontrollgruppe / Knorpelschaden / Meniskusverletzung / Kreuzbandschaden

**Demographische Daten:**

Name:                                             Datum:
Geburtsdatum:                                     Aufnahmetag:
Adresse:                                          OP- Tag:
Telefon:

Größe:                                            Gewicht:

Verletztes / Behandeltes Kniegelenk:    links / rechts

**Umfangsmessungen: linkes Bein**

Oberschenkel:   Oberschenkelumfang 20cm oberhalb des inneren Gelenkspalts:
                Oberschenkelumfang 10cm oberhalb des inneren Gelenkspalts:
Kniegelenk:     Kniegelenkumfang in Höhe des inneren Gelenkspalts:
Unterschenkel:  Unterschenkelumfang 10cm unterhalb des inneren Gelenkspalts:
                Größter Unterschenkelumfang:

**Umfangsmessungen: rechtes Bein**

Oberschenkel:   Oberschenkelumfang 20cm oberhalb des inneren Gelenkspalts:
                Oberschenkelumfang 10cm oberhalb des inneren Gelenkspalts:
Kniegelenk:     Kniegelenkumfang in Höhe des inneren Gelenkspalts:
Unterschenkel:  Unterschenkelumfang 10cm unterhalb des inneren Gelenkspalts:
                Größter Unterschenkelumfang:

Entzündungszeichen: linkes Knie
Schmerzen: schwach / mittel/ stark       in Ruhe / bei Belastung:       (Skala 0-10)
Rötung:                                                          10= stärkste, zerreißende Schmerzen
Schwellung:
Überwärmung:
Einschränkungen in der Funktion:         Aktivitätseinschränkung:

Entzündungszeichen: rechtes Knie
Schmerzen: schwach / mittel/ stark       in Ruhe / bei Belastung:       (Skala 0-10)
Rötung:                                                          0 – keine Schmerzen
Schwellung:
Überwärmung:
Einschränkungen in der Funktion:         Aktivitätseinschränkung:

Bewegungsumfang: Aktive Beugung/ Streckung
Extension / Flexion:   **linkes Knie:**      /     /
                       **rechtes Knie:**     /     /

Momentane Stimmung: 😊 😐 ☹ 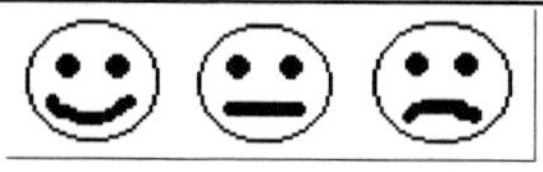
Wie funktioniert Ihr verletztes Knie?    normal    fast normal    abnormal    stark abnormal
Wieviel ist das verletzte Knie gegenüber dem gesunden wert? (in Prozent)
Sportlevel (1= Leistungssport; 4= kein Sport):

**Erstes Aufstehen** nach der OP:
**Erstes Auftreten** nach der OP auf das arthroskopierte Bein:

**Hebelarm – Länge** des Biodex- Gerätes: rechts:           ; links:

Abbildung 156: Postoperativer Frage- und Untersuchungsbogen für die Patienten mit Meniskusverletzungen und Frage- und Untersuchungsbogen für die kniegesunden Kontrollgruppenteilnehmer

## 10.2 Ausführliche Tabellen

# Tabellenanhang Teil A

| Aktivitätseinschränkung | Knorpelgruppe | | Meniskusgruppe | |
|---|---|---|---|---|
| Keine | 1 | 10 % | 2 | 5,41 % |
| Fast keine | 1 | 10 % | 8 | 21,62 % |
| Mäßig | 3 | 30 % | 17 | 45,95 % |
| Stark | 5 | 50 % | 10 | 27,03 % |
| Anzahl der Patienten | 10 | 100 % | 37 | 100 % |

Tabelle 59: Aktivitätsbeeinflussung durch das verletzte Kniegelenk (Vergleich Knorpelgruppe - Meniskusgruppe)

| Keine Schmerzen bei Aktivität | Knorpelgruppe | | Meniskusgruppe | |
|---|---|---|---|---|
| Normal (keine Schmerzen) | 4 | 40 % | 3 | 8,11 % |
| Fast normal | 1 | 10 % | 8 | 21,62 % |
| Abnormal | 2 | 20 % | 15 | 40,54 % |
| Stark abnormal | 3 | 30 % | 11 | 29,73 % |
| Anzahl der Patienten | 10 | 100 % | 37 | 100 % |

Tabelle 60: Schmerzen bei Aktivität (Vergleich Meniskusgruppe - Knorpelgruppe)

| Keine Schwellung bei Aktivität | Knorpelgruppe | | Meniskusgruppe | |
|---|---|---|---|---|
| Normal (keine Schwellung) | 5 | 50 % | 9 | 24,32 % |
| Fast normal | 2 | 20 % | 10 | 27,03 % |
| Abnormal | 1 | 10 % | 11 | 29,73 % |
| Stark abnormal | 2 | 20 % | 7 | 18,92 % |
| Anzahl der Patienten | 10 | 100 % | 37 | 100 % |

Tabelle 61: Schwellung bei Aktivität (Vergleich Knorpelgruppe - Meniskusgruppe)

| Kein teilweises giving-way-Phänomen bei Aktivität | Knorpelgruppe | | Meniskusgruppe | |
|---|---|---|---|---|
| Normal (kein teilweises giving-way-Phänomen) | 5 | 50,00 % | 22 | 59,46 % |
| Fast normal | 2 | 20,00 % | 4 | 10,81 % |
| Abnormal | 1 | 10,00 % | 5 | 13,51 % |
| Stark abnormal | 2 | 20,00 % | 6 | 16,22 % |
| Anzahl der Patienten | 10 | 100,00 % | 37 | 100,00 % |

Tabelle 62: Teilweises giving-way-Phänomen bei Aktivität (Vergleich Knorpelgruppe - Meniskusgruppe)

| Kein komplettes giving-way-Phänomen bei Aktivität | Knorpelgruppe | | Meniskusgruppe | |
|---|---|---|---|---|
| Normal (kein komplettes giving-way-Phänomen) | 10 | 100,00 % | 29 | 78,38 % |
| Fast normal | 0 | 0,00 % | 2 | 5,40 % |
| Abnormal | 0 | 0,00 % | 3 | 8,11 % |
| Stark abnormal | 0 | 0,00 % | 3 | 8,11 % |
| Anzahl der Patienten | 10 | 100,00 % | 37 | 100,00 % |

Tabelle 63: Komplettes giving-way-Phänomen bei Aktivität (Vergleich Knorpelgruppe - Meniskusgruppe)

| Startschmerz | Knorpelgruppe | | Meniskusgruppe | |
| --- | --- | --- | --- | --- |
| Normal (keine Schmerzen) | 3 | 30 % | 13 | 35,14 % |
| Fast normal | 4 | 40 % | 3 | 8,11 % |
| Abnormal | 1 | 10 % | 14 | 37,84 % |
| Stark abnormal | 2 | 20 % | 7 | 18,91 % |
| Anzahl der Patienten | 10 | 100 % | 37 | 100 % |

Tabelle 64: Startschmerz (Vergleich Meniskusgruppe - Knorpelgruppe)

| Beinachse | Knorpelgruppe | | Meniskusgruppe | |
| --- | --- | --- | --- | --- |
| Varische Beinachse | 2 | 20 % | 6 | 16,22 % |
| Valgische Beinachse | 3 | 30 % | 5 | 13,51 % |
| Gerade Beinachse | 5 | 50 % | 26 | 70,27 % |
| Patientenanzahl | 10 | 100 % | 37 | 100 % |

Tabelle 65: Beinachse (Vergleich Knorpelgruppe - Meniskusgruppe)

| Zeichen eines Knorpelschadens an der Patella | Knorpelgruppe | | Meniskusgruppe | |
| --- | --- | --- | --- | --- |
| Keine Anzeichen | 3 | 30 % | 25 | 67,57 % |
| Mäßige Ausprägung | 6 | 60 % | 10 | 27,03 % |
| Stark schmerzhaft | 1 | 10 % | 2 | 5,41 % |
| Patientenanzahl | 10 | 100 % | 37 | 100 % |

Tabelle 66: Zeichen eines patellaren Knorpelschadens (Vergleich Knorpelgruppe - Meniskusgruppe)

| Röntgenbefunde - patellofemoraler Gelenkspalt | Knorpelgruppe | | Meniskusgruppe | |
| --- | --- | --- | --- | --- |
| Normal | 6 | 60 % | 17 | 45,95 % |
| > 4mm | 1 | 10 % | 5 | 13,51 % |
| 2mm bis 4mm | 2 | 20 % | 10 | 27,03 % |
| < 2mm | 1 | 30 % | 5 | 13,51 % |
| Anzahl der Patienten | 10 | 100 % | 37 | 100 % |

Tabelle 67: Röntgenbefunde - patellofemoraler Gelenkspalt (Vergleich Knorpelgruppe - Meniskusgruppe)

| Röntgenbefunde - medialer Gelenkspalt | Knorpelgruppe | | Meniskusgruppe | |
| --- | --- | --- | --- | --- |
| Normal | 5 | 50 % | 17 | 45,95 % |
| > 4mm | 2 | 20 % | 8 | 21,62 % |
| 2mm bis 4mm | 2 | 20 % | 9 | 24,32 % |
| < 2mm | 1 | 10 % | 3 | 8,11 % |
| Anzahl der Patienten | 10 | 100 % | 37 | 100 % |

Tabelle 68: Röntgenbefunde - medialer Gelenkspalt (Vergleich Knorpelgruppe - Meniskusgruppe)

| Röntgenbefunde - lateraler Gelenkspalt | Knorpelgruppe | | Meniskusgruppe | |
| --- | --- | --- | --- | --- |
| Normal | 6 | 60 % | 18 | 48,65 % |
| > 4mm | 3 | 30 % | 11 | 29,73 % |
| 2mm bis 4mm | 1 | 10 % | 8 | 21,62 % |
| < 2mm | 0 | 0 % | 0 | 0 % |
| Anzahl der Patienten | 10 | 100 % | 37 | 100 % |

Tabelle 69: Röntgenbefunde - lateraler Gelenkspalt (Vergleich Knorpelgruppe - Meniskusgruppe)

| Höchstgradigster Knorpelschaden | Knorpelgruppe | | Meniskusgruppe | |
|---|---|---|---|---|
| 0. Grades (=kein Knorpelschaden) | 0 | 0 % | 8 | 21,62 % |
| >0.Grades bis 1.Grades | 0 | 0 % | 3 | 8,11 % |
| >1.Grades bis 2.Grades | 4 | 40 % | 4 | 10,81 % |
| >2.Grades bis 3.Grades | 1 | 10 % | 10 | 27,03 % |
| >3.Grades bis 4.Grades | 5 | 50 % | 12 | 32,43 % |
| Anzahl der Patienten | 10 | 100 % | 37 | 100 % |

Tabelle 70: Höchstgradigster Knorpelschaden in den Patientengruppen eingestuft in Gradkategorien (Vergleich Knorpelgruppe - Meniskusgruppe)

# Tabellenanhang Teil B

| | Meniskusgruppe Ohne Medikation | | Meniskusgruppe mit Morphin, Suprarenin®, Supertendin® | | Meniskusgruppe mit Hyaluronsäure | | Meniskusgruppe mit Lokalanästhetikum, Suprarenin® | |
|---|---|---|---|---|---|---|---|---|
| 0. Grades (=kein Knorpelschaden) | 3 | 37,5 % | 3 | 42,9 % | 2 | 28,6 % | 5 | 71,4 % |
| >0.Grades bis 1.Grades | 0 | 0 % | 1 | 14,3 % | 0 | 0 % | 0 | 0 % |
| >1.Grades bis 2.Grades | 1 | 12,5 % | 0 | 0 % | 2 | 28,6 % | 0 | 0 % |
| >2.Grades bis 3.Grades | 1 | 12,5 % | 3 | 42,9 % | 3 | 42,9 % | 2 | 28,6 % |
| >3.Grades bis 4.Grades | 3 | 37,5 % | 0 | 0 % | 0 | 0 % | 0 | 0 % |
| Anzahl | 8 | | 7 | | 7 | | 7 | |

Tabelle 71: Ausmaß des während der Operation festgestellten retropatellaren Knorpelschadens

| Stimmung an den Messterminen | | 1. Messung (präoperativ) | | 2. Messung (2. Tag postoperativ) | | 3. Messung (5. Tag postoperativ) | |
|---|---|---|---|---|---|---|---|
| Meniskusgruppe ohne Medikation | Gut | 4 | 50,00 % | 5 | 62,5 % | 4 | 50,00 % |
| | Mittel | 4 | 50,00 % | 3 | 37,5 % | 2 | 25,00 % |
| | Schlecht | 0 | 0,00 % | 0 | 0,00 % | 2 | 25,00 % |
| Meniskusgruppe mit Morphin, Suprarenin®, Supertendin® | Gut | 2 | 28,57 % | 7 | 100,00 % | 6 | 85,71 % |
| | Mittel | 5 | 71,43 % | 0 | 0,00 % | 1 | 14,29 % |
| | Schlecht | 0 | 0,00 % | 0 | 0,00 % | 0 | 0,00 % |
| Meniskusgruppe mit Hyaluronsäure | Gut | 1 | 14,29 % | 4 | 57,14 % | 4 | 57,14 % |
| | Mittel | 4 | 57,14 % | 3 | 42,86 % | 2 | 28,57 % |
| | Schlecht | 2 | 28,57 % | 0 | 0,00 % | 1 | 14,29 % |
| Meniskusgruppe mit Lokalanästhetikum, Suprarenin® | Gut | 4 | 57,14 % | 6 | 85,71 % | 6 | 85,71 % |
| | Mittel | 2 | 28,57 % | 1 | 14,29 % | 1 | 14,29 % |
| | Schlecht | 1 | 14,29 % | 0 | 0,00 % | 0 | 0,00 % |

Tabelle 72: Stimmung der Patienten an den verschiedenen Messtagen. (Die Mediane der einzelnen Meniskusgruppen sind kursiv hervorgehoben. Bei zwei kursiven Zellen in einer Spalte einer Meniskusgruppe ist der Median zwischen den Reihen zu finden.)

| Subjektive Patienteneinschätzung der Funktion des verletzten Kniegelenks | | 1. Messung (präoperativ) | | 2. Messung (2. Tag postoperativ) | | 3. Messung (5. Tag postoperativ) | |
|---|---|---|---|---|---|---|---|
| Meniskusgruppe ohne Medikation | Normal | 2 | 25,00 % | 0 | 0,00 % | 0 | 0,00 % |
| | Fast normal | 0 | 0,00 % | 2 | 25,00 % | 4 | *50,00 %* |
| | Abnormal | 5 | *62,50 %* | 5 | *62,50 %* | 3 | 37,50 % |
| | Stark abnormal | 1 | 12,50 % | 1 | 12,50 % | 1 | 12,50 % |
| Meniskusgruppe mit Morphin, Suprarenin®, Supertendin® | Normal | 0 | 0,00 % | 1 | 14,29 % | 2 | 28,57 % |
| | Fast normal | 1 | 14,29 % | 4 | *57,14 %* | 4 | *57,14 %* |
| | Abnormal | 4 | *57,14 %* | 1 | 14,29 % | 0 | 0,00 % |
| | Stark abnormal | 2 | 28,57 % | 1 | 14,29 % | 1 | 14,29 % |
| Meniskusgruppe mit Hyaluronsäure | Normal | 1 | 14,29 % | 1 | 14,29 % | 0 | 0,00 % |
| | Fast normal | 2 | 28,57 % | 2 | 28,57 % | 5 | *71,43 %* |
| | Abnormal | 3 | 42,86 % | 1,5 | 21,43 % | 2 | 28,57 % |
| | Stark abnormal | 1 | 14,29 % | 2,5 | 35,71 % | 0 | 0,00 % |
| Meniskusgruppe mit Lokalanästhetikum, Suprarenin® | Normal | 2 | 28,57 % | 0 | 0,00 % | 0 | 0,00 % |
| | Fast normal | 1 | 14,29 % | 4 | *57,14 %* | 4 | *57,14 %* |
| | Abnormal | 2 | *28,57 %* | 1 | 14,29 % | 3 | 42,86 % |
| | Stark abnormal | 2 | 28,57 % | 2 | 28,57 % | 0 | 0,00 % |

Tabelle 73: Subjektive Patienteneinschätzung der Funktion des verletzten Kniegelenks an den drei Messterminen (kursiv dargestellt sind die Mediane der einzelnen Meniskusgruppen. Bei zwei kursiven Tabellenzellen in einer Spalte an einem Untersuchungstag lag der Median zwischen den beiden Zellen.)

| Subjektive Patienteneinschätzung des Wertes des verletzten Kniegelenks im Vergleich zu dem der Gegenseite in % (Einstufung in Prozentkategorien) | | 1. Messung (präoperativ) | | 2. Messung (2. Tag postoperativ) | | 3. Messung (5. Tag postoperativ) | |
|---|---|---|---|---|---|---|---|
| Meniskusgruppe ohne Medikation | 90-100% | 2 | 25,00 % | 0 | 0,00 % | 0 | 0,00 % |
| | 70-90% | 2 | *25,00 %* | 2 | 25,00 % | 3 | 37,50 % |
| | 40-70% | 2 | *25,00 %* | 3 | *37,50 %* | 4 | *50,00 %* |
| | 0-40% | 2 | 25,00 % | 3 | *37,50 %* | 1 | 12,50 % |
| Meniskusgruppe mit Morphin, Suprarenin®, Supertendin® | 90-100% | 0 | 0,00 % | 1 | 14,29 % | 2 | 28,57 % |
| | 70-90% | 2 | 28,57 % | 2 | 28,57 % | 1 | 14,29 % |
| | 40-70% | 5 | *71,43 %* | 2 | *28,58 %* | 2 | *28,57 %* |
| | 0-40% | 0 | 0,00 % | 2 | 28,57 % | 2 | 28,57 % |
| Meniskusgruppe mit Hyaluronsäure | 90-100% | 0 | 0,00 % | 0 | 0,00 % | 0 | 0,00 % |
| | 70-90% | 2 | 28,57 % | 0 | 0,00 % | 3 | 42,86 % |
| | 40-70% | 3 | *42,86 %* | 4 | *57,14 %* | 3 | *42,86 %* |
| | 0-40% | 2 | 28,57 % | 3 | 42,86 % | 1 | 14,29 % |
| Meniskusgruppe mit Lokalanästhetikum, Suprarenin® | 90-100% | 0 | 0,00 % | 0 | 0,00 % | 0 | 0,00 % |
| | 70-90% | 2 | 28,57 % | 1 | 14,29 % | 2 | 28,57 % |
| | 40-70% | 4 | *57,14 %* | 2 | 28,57 % | 4 | *57,14 %* |
| | 0-40% | 1 | 14,29 % | 4 | *57,14 %* | 1 | 14,29 % |

Tabelle 74: Subjektive Patienteneinschätzung des Wertes des verletzten Kniegelenks im Vergleich zu dem der Gegenseite in Prozent an den drei Messzeitpunkten (Einstufung in Prozentkategorien). (Kursiv sind die Mediane der einzelnen Meniskusgruppen hervorgehoben. Sind zwei Zellen einer Meniskusgruppe zu einem Messtermin kursiv geschrieben, befindet sich der Median zwischen den beiden Zellen.)

| Rötung an den Messterminen | | 1. Messung (präoperativ) | | 2. Messung (2. Tag postoperativ) | | 3. Messung (5. Tag postoperativ) | |
|---|---|---|---|---|---|---|---|
| Meniskusgruppe ohne Medikation | Keine | 8 | *100,00 %* | 6 | *75,00 %* | 8 | *100,00 %* |
| | Schwach | 0 | 0,00 % | 2 | 25,00 % | 0 | 0,00 % |
| | Mittel | 0 | 0,00 % | 0 | 0,00 % | 0 | 0,00 % |
| | Stark | 0 | 0,00 % | 0 | 0,00 % | 0 | 0,00 % |
| Meniskusgruppe mit Morphin, Suprarenin®, Supertendin® | Keine | 7 | *100,00 %* | 6 | *85,71 %* | 7 | *100,00 %* |
| | Schwach | 0 | 0,00 % | 1 | 14,29 % | 0 | 0,00 % |
| | Mittel | 0 | 0,00 % | 0 | 0,00 % | 0 | 0,00 % |
| | Stark | 0 | 0,00 % | 0 | 0,00 % | 0 | 0,00 % |
| Meniskusgruppe mit Hyaluronsäure | Keine | 7 | *100,00 %* | 5 | *71,42 %* | 7 | *100,00 %* |
| | Schwach | 0 | 0,00 % | 1 | 14,29 % | 0 | 0,00 % |
| | Mittel | 0 | 0,00 % | 1 | 14,29 % | 0 | 0,00 % |
| | Stark | 0 | 0,00 % | 0 | 0,00 % | 0 | 0,00 % |
| Meniskusgruppe mit Lokalanästhetikum, Suprarenin® | Keine | 7 | *100,00 %* | 7 | *100,00 %* | 7 | *100,00 %* |
| | Schwach | 0 | 0,00 % | 0 | 0,00 % | 0 | 0,00 % |
| | Mittel | 0 | 0,00 % | 0 | 0,00 % | 0 | 0,00 % |
| | Stark | 0 | 0,00 % | 0 | 0,00 % | 0 | 0,00 % |

Tabelle 75: Rötung des verletzten Kniegelenks in den einzelnen Meniskusgruppen an den drei Messterminen. (Kursiv sind die Mediane der Messtage in den einzelnen Meniskusgruppen dargestellt.)

| Überwärmung an den Messterminen | | 1. Messung (präoperativ) | | 2. Messung (2. Tag postoperativ) | | 3. Messung (5. Tag postoperativ) | |
|---|---|---|---|---|---|---|---|
| Meniskusgruppe ohne Medikation | Keine | 6 | *75,00 %* | 2 | 25,00 % | 3 | 37,50 % |
| | Schwach | 2 | 25,00 % | 4 | *50,00 %* | 4 | *50,00 %* |
| | Mittel | 0 | 0,00 % | 1 | 12,50 % | 0 | 0,00 % |
| | Stark | 0 | 0,00 % | 1 | 12,50 % | 1 | 12,50 % |
| Meniskusgruppe mit Morphin, Suprarenin®, Supertendin® | Keine | 6 | *85,71 %* | 4 | *57,14 %* | 4 | *57,14 %* |
| | Schwach | 1 | 14,29 % | 1 | 14,29 % | 3 | 42,86 % |
| | Mittel | 0 | 0,00 % | 2 | 28,57 % | 0 | 0,00 % |
| | Stark | 0 | 0,00 % | 0 | 0,00 % | 0 | 0,00 % |
| Meniskusgruppe mit Hyaluronsäure | Keine | **7** | ***100,00 %*** | **1** | **14,29 %** | **4** | **57,14 %** |
| | Schwach | **0** | **0,00 %** | **5** | ***71,43 %*** | **3** | **42,86 %** |
| | Mittel | **0** | **0,00 %** | **1** | **14,29 %** | **0** | **0,00 %** |
| | Stark | **0** | **0,00 %** | **0** | **0,00 %** | **0** | **0,00 %** |
| Meniskusgruppe mit Lokalanästhetikum, Suprarenin® | Keine | 6 | *85,71 %* | 3 | *42,86 %* | 3 | 42,86 % |
| | Schwach | 0 | 0,00 % | 2 | 28,57 % | 4 | *57,14 %* |
| | Mittel | 1 | 14,29 % | 2 | 28,57 % | 0 | 0,00 % |
| | Stark | 0 | 0,00 % | 0 | 0,00 % | 0 | 0,00 % |

Tabelle 76: Überwärmung des verletzten Kniegelenks in den einzelnen Meniskusgruppen an den drei Messterminen. (Kursiv sind die Mediane der Messtage in den einzelnen Meniskusgruppen dargestellt.)

| Schwellung an den Messterminen | | 1. Messung (präoperativ) | | 2. Messung (2. Tag postoperativ) | | 3. Messung (5. Tag postoperativ) | |
|---|---|---|---|---|---|---|---|
| Meniskusgruppe ohne Medikation | Keine | 1 | 12,50 % | 0,5 | 6,25 % | 1 | 12,50 % |
| | Schwach | *6,5* | *81,25 %* | 3 | 37,50 % | 5 | 62,50 % |
| | Mittel | 0,5 | 6,25 % | *2,5* | *31,25 %* | 0 | 0,00 % |
| | Stark | 0 | 0,00 % | 2 | 25,00 % | 2 | 25,00 % |
| Meniskusgruppe mit Morphin, Suprarenin®, Supertendin® | Keine | *4* | *57,14 %* | 2 | 28,57 % | 3 | 42,86 % |
| | Schwach | 2 | 28,57 % | 1 | 14,29 % | *4* | *57,14 %* |
| | Mittel | 1 | 14,29 % | *3* | *42,86 %* | 0 | 0,00 % |
| | Stark | 0 | 0,00 % | 1 | 14,29 % | 0 | 0,00 % |
| Meniskusgruppe mit Hyaluronsäure | Keine | 3 | 42,86 % | 0 | 0,00 % | 1 | 14,29 % |
| | Schwach | 2 | 28,57 % | 4 | *57,14 %* | *4,5* | *64,31 %* |
| | Mittel | 1,5 | 21,43 % | 2,5 | 35,71 % | 1,5 | 21,43 % |
| | Stark | 0,5 | 7,14 % | 0,5 | 7,14 % | 0 | 0,00 % |
| Meniskusgruppe mit Lokalanästhetikum, Suprarenin® | Keine | *4* | *57,14 %* | 2 | 28,57 % | 2 | 28,57 % |
| | Schwach | *2,5* | *35,72 %* | *3* | *42,86 %* | *3,5* | *50,00 %* |
| | Mittel | 0,5 | 7,14 % | 1,5 | 21,43 % | 1,5 | 21,43 % |
| | Stark | 0 | 0,00 % | 0,5 | 7,14 % | 0 | 0,00 % |

Tabelle 77: Schwellung des verletzten Kniegelenks in den einzelnen Meniskusgruppen an den drei Messterminen. (Kursiv sind die Mediane der Messtage in den einzelnen Meniskusgruppen dargestellt. Befindet sich der Median einer Gruppe zwischen zwei Einstufungskategorien, sind zwei Zellen an einem Messtermin in einer Meniskusgruppe kursiv hervorgehoben.)

# 11 Abkürzungen

| | |
|---|---|
| µ | mikro ($10^{-6}$) |
| µV | Mikrovolt |
| γ-GT | γ-Glutamyl-Transpeptidase |
| BMI | Body-Mass-Index |
| BKS | Blutkörperchensenkungsgeschwindigkeit |
| BSG | Blutkörperchensenkungsgeschwindigkeit |
| bzw. | beziehungsweise |
| cm | Zentimeter |
| CRP | C-reaktives Protein |
| EKG | Elektrokardiogramm |
| EMG | Elektromyographie |
| etc. | et cetera |
| g | Gramm |
| GOT | Glutamat-Oxalacetat-Transaminase |
| GPT | Glutamat-Pyruvat-Transaminase |
| h | Stunde |
| Hz | Hertz |
| i.a. | intraartikulär |
| IASP | International Association for the Study of Pain |
| ICRS | International Cartilage Repair Society |
| IKDC | Internationalen Knie-Dokumentations-Komitee |
| kg | Kilogramm |
| l | Liter |
| lat. | lateral |
| Lig. | Ligamentum |
| LWS | Lendenwirbelsäule |
| m | Meter |
| M. | Musculus |
| max. | maximal |
| med. | medial |
| mg | Milligramm |
| min. | minimal |
| ml | Milliliter |
| mm | Millimeter |
| Mm. | Musculi |
| N | Newton |
| $Na^+$ | Natriumion |
| NSAID | Non-steroidal anti-inflammatory drugs |
| NSAR | Nicht steroidale Antirheumatika |
| PNS | peripheres Nervensystem |
| s | Sekunde |
| S. | Seite |
| U | Unit |
| V | Volt |
| VKB | vorderes Kreuzband |
| z.B. | zum Beispiel |
| ZNS | zentrales Nervensystem |

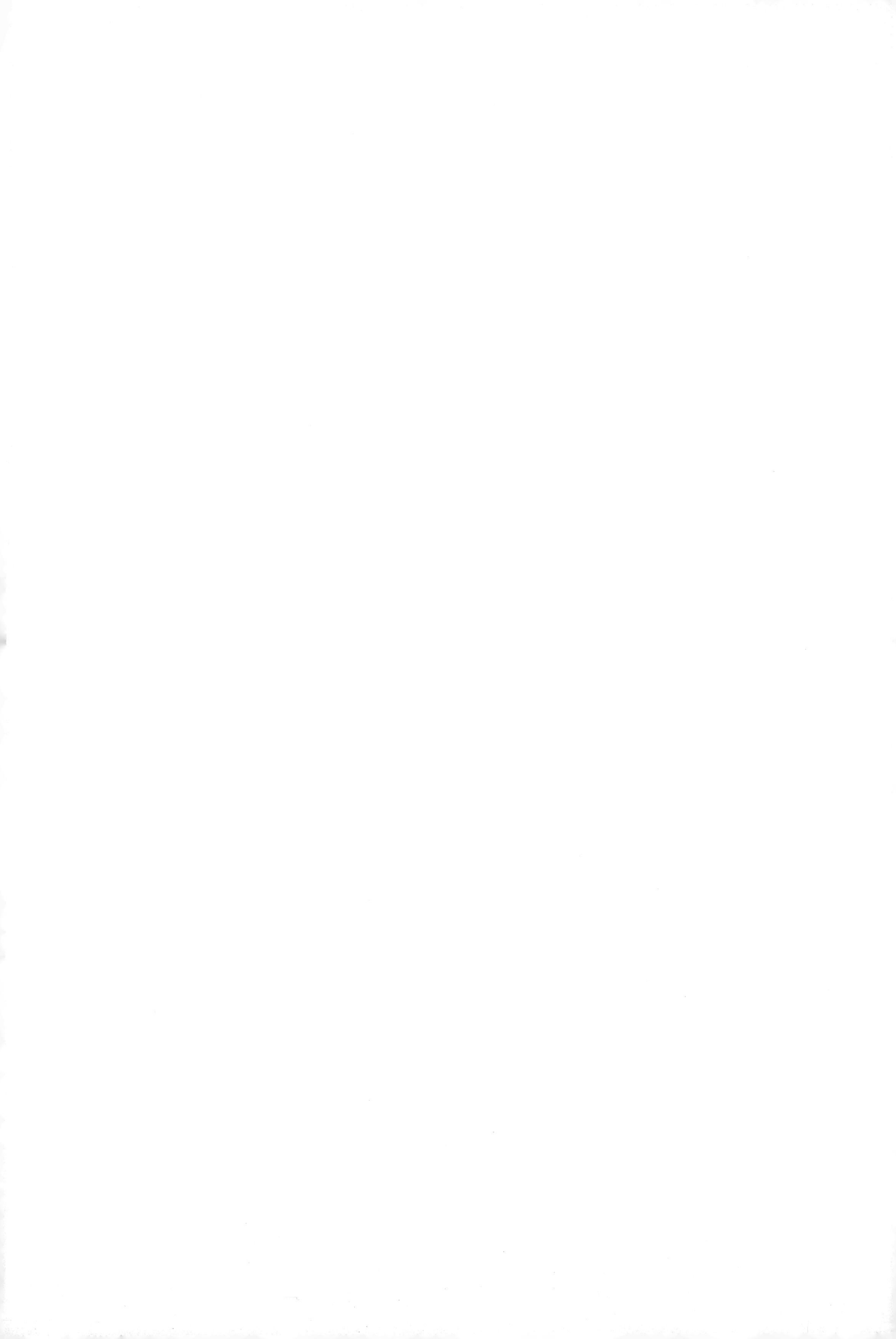